Lehrbuch Geschichte der Pflege

Susanne Kreutzer · Jette Lange ·
Karen Nolte · Pierre Pfütsch ·
Sünje Prühlen
(Hrsg.)

Lehrbuch Geschichte der Pflege

Für Studium und Ausbildung

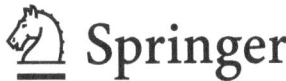

Hrsg.
Susanne Kreutzer
Fachbereich Gesundheit
Fachhochschule Münster
Münster, Deutschland

Karen Nolte
Ruprecht-Karls-Universität Heidelberg
Institut für Geschichte und Ethik der Medizin
Heidelberg, Deutschland

Sünje Prühlen
Health Care Academy
Hamburg, Deutschland

Jette Lange
IMC Krems University of Applied Sciences
Institut Pflegewissenschaft
Krems, Österreich

Pierre Pfütsch
Institut für Geschichte der Medizin des Bosch Health Campus
Stuttgart, Deutschland

ISBN 978-3-662-69825-9   ISBN 978-3-662-69826-6 (eBook)
https://doi.org/10.1007/978-3-662-69826-6

Die Deutsche Nationalbibliothek verzeichnet diese Publikation in der Deutschen Nationalbibliografie; detaillierte bibliografische Daten sind im Internet über https://portal.dnb.de abrufbar.

© Der/die Herausgeber bzw. der/die Autor(en), exklusiv lizenziert an Springer-Verlag GmbH, DE, ein Teil von Springer Nature 2025

Das Werk einschließlich aller seiner Teile ist urheberrechtlich geschützt. Jede Verwertung, die nicht ausdrücklich vom Urheberrechtsgesetz zugelassen ist, bedarf der vorherigen Zustimmung des Verlags. Das gilt insbesondere für Vervielfältigungen, Bearbeitungen, Übersetzungen, Mikroverfilmungen und die Einspeicherung und Verarbeitung in elektronischen Systemen.
Die Wiedergabe von allgemein beschreibenden Bezeichnungen, Marken, Unternehmensnamen etc. in diesem Werk bedeutet nicht, dass diese frei durch jede Person benutzt werden dürfen. Die Berechtigung zur Benutzung unterliegt, auch ohne gesonderten Hinweis hierzu, den Regeln des Markenrechts. Die Rechte des/der jeweiligen Zeicheninhaber*in sind zu beachten.
Der Verlag, die Autor*innen und die Herausgeber*innen gehen davon aus, dass die Angaben und Informationen in diesem Werk zum Zeitpunkt der Veröffentlichung vollständig und korrekt sind. Weder der Verlag noch die Autor*innen oder die Herausgeber*innen übernehmen, ausdrücklich oder implizit, Gewähr für den Inhalt des Werkes, etwaige Fehler oder Äußerungen. Der Verlag bleibt im Hinblick auf geografische Zuordnungen und Gebietsbezeichnungen in veröffentlichten Karten und Institutionsadressen neutral.

Planung/Lektorat: Sarah Busch
Springer ist ein Imprint der eingetragenen Gesellschaft Springer-Verlag GmbH, DE und ist ein Teil von Springer Nature.
Die Anschrift der Gesellschaft ist: Heidelberger Platz 3, 14197 Berlin, Germany

Wenn Sie dieses Produkt entsorgen, geben Sie das Papier bitte zum Recycling.

Inhaltsverzeichnis

Teil I   Einleitung

1   **Konzept und Relevanz des Buchs** 3
Susanne Kreutzer, Jette Lange, Karen Nolte, Pierre Pfütsch
und Sünje Prühlen

2   **Einführung in die pflegehistorische Forschung** 9
Sünje Prühlen und Jette Lange

Teil II   Geschichte des Pflegeberufs

3   **Pflege und (De-)Professionalisierung** 23
Susanne Kreutzer, Pierre Pfütsch und Jette Lange

4   **Internationale Einflüsse auf die Entwicklung der Pflege** 47
Jette Lange und Susanne Kreutzer

5   **Entwicklung der Kinderkrankenpflege** 65
Christoph Schwamm und Karen Nolte

6   **Entwicklung der Altenpflege** 77
Nina Grabe

7   **Entwicklung der Psychiatriepflege** 89
Pierre Pfütsch, Sabine Braunschweig und Karen Nolte

8   **Pflege im Nationalsozialismus** 107
Maike Rotzoll und Christof Beyer

Teil III   Geschichte der Pflege im gesellschaftlichen Kontext

9   **Pflege und Geschlecht** 129
Karen Nolte und Christoph Schwamm

10   **Krankenpflege und Religion** 145
Susanne Kreutzer und Karen Nolte

| 11 | **Pflege und ihre Interessenvertretungen** | 163 |

Susanne Kreutzer

| 12 | **Pflege und Migration** | 179 |

Urmila Goel

| 13 | **Pflege im Film** | 193 |

Sabine Schlegelmilch

Teil IV Geschichte der Pflege im Kontext der Gesundheitsversorgung

| 14 | **Pflegende und Gepflegte** | 209 |

Karen Nolte

| 15 | **Pflege und andere Gesundheitsberufe** | 223 |

Pierre Pfütsch und Karen Nolte

| 16 | **Rehabilitation und Pflege** | 235 |

Elsbeth Bösl und Ulrike Winkler

| 17 | **Prävention und Gesundheitsförderung in der Pflege** | 251 |

Pierre Pfütsch und Jette Lange

Teil I
Einleitung

Konzept und Relevanz des Buchs

Susanne Kreutzer, Jette Lange, Karen Nolte, Pierre Pfütsch und Sünje Prühlen

Pflegegeschichte spielt im Rahmen der theoretischen Pflegeausbildung und des Pflegestudiums tendenziell eher eine untergeordnete Rolle und stand bisher bestenfalls als separater Teil am Anfang des jeweiligen Bildungsgangs. Im Zuge der Neustrukturierung durch das Gesetz über die Pflegeberufe – kurz Pflegeberufegesetz – und der damit zusammenhängenden Einführung der Rahmenlehrpläne für den theoretischen Unterricht seitens der Fachkommission (gemäß § 53 des Pflegeberufegesetzes) werden jetzt pflegehistorische Inhalte durch die situationsorientiert angelegten Curricularen Einheiten (CE) in die Ausbildung integriert. So kommt nun eine Aufgabe, die vormals von pflegegeschichtlich besonders interessierten Lehrpersonen übernommen wurde, in der Ausbildung auf eine größere Anzahl an Kolleg*innen zu. Für das Studium können vergleichbare Herausforderungen angenommen werden. Gleichzeitig ist die Einarbeitung in pflegehistorische Inhalte ein eher langwieriger Prozess, da es kaum aktuelle Überblickswerke für die historische Entwicklung der Pflege in Deutschland gibt. Quellen als das Handwerkszeug historischen Arbeitens sind zudem nur schwer für den Unterricht zugänglich.

Ziel der Autor*innen ist es daher, Lehrpersonen zu unterstützen, indem das Buch zum einen einen Überblick über relevante historische Inhalte in der Pflege auf dem aktuellen Stand der Forschung vermittelt und zum anderen Online-Materialien zur Verfügung gestellt werden, anhand derer Pflegegeschichte lebendig in den unterschiedlichen Curricularen Einheiten und im Studium gelehrt werden kann. Die meisten hier behandelten Themen knüpfen direkt an Inhalte der CEs der Rahmenlehrpläne an, wo folgende Themen hinterlegt sind:

- nationale und internationale Geschichte des Pflegeberufs,
- Geschichte der Pflege im Kontext der medizinischen Entwicklung und Wandel vom Assistenz- zum Heilberuf,

S. Kreutzer (✉)
Fachbereich Gesundheit, Fachhochschule Münster, Münster, Deutschland
E-Mail: kreutzer@fh-muenster.de

J. Lange
Institut Pflegewissenschaft, IMC Krems University of Applied Sciences, Krems, Österreich
E-Mail: jette.lange@imc.ac.at

K. Nolte
Institut für Geschichte und Ethik der Medizin, Ruprecht-Karls-Universität Heidelberg, Heidelberg, Deutschland
E-Mail: karen.nolte@histmed.uni-heidelberg.de

P. Pfütsch
Institut für Geschichte der Medizin des Bosch Health Campus, Stuttgart, Deutschland
E-Mail: pierre.pfuetsch@igm-bosch.de

S. Prühlen
Health Care Academy, Hamburg, Deutschland
E-Mail: pruehlen@hca-hamburg.de

- Pflege als weibliche Tätigkeit und Pflege als Frauenberuf,
- Altenpflege – vom sozialpflegerischen zum Heilberuf sowie die Geschichte der (geronto-)psychiatrischen Pflege, verbunden mit der
- Pflege im Nationalsozialismus und der Psychiatriereform.

Der Anspruch des vorliegenden Buchs geht aber über diese pflegehistorischen Bereiche hinaus. So werden hier mit der Pflegegeschichte verbundene Reformer*innen (z. B. Agnes Karll), die Auseinandersetzung um Arbeitsbedingungen, die jüdische Pflegegeschichte oder die gesellschaftliche und politische Organisation der Pflege thematisiert. Pflege als Frauenberuf wird um die historisch relevante Entwicklung von einer geschlechterdifferenzierten Tätigkeit zu eben diesem Frauenberuf ergänzt.

All diese Themen haben auch aktuelle Bezüge und sind sowohl im beruflichen Kontext als auch hinsichtlich der Professionalisierung wichtig. Ein solides Wissen um vergangene Entwicklungen innerhalb der Pflege fördert ein kritisches berufliches Selbstbewusstsein und eine reflexive Identität von Pflegefachpersonen.

Daher ist dieses Buch nicht nur in der Pflegeausbildung in guten Händen: Es bietet auch Absolvent*innen von pflegebezogenen Studiengängen, Pflegestudierenden und anderen pflegehistorisch Interessierten einen ersten aktuellen Überblick über die Bandbreite und den Stand pflegegeschichtlicher Forschung in Deutschland. Wichtig ist zu betonen, dass bewusst auf eine wissenschaftliche Darstellung und vertiefte Auseinandersetzung mit vorhandenem Quellenmaterial verzichtet wurde. So finden sich trotz der intensiven Arbeit mit dem Quellenmaterial und der Forschungsliteratur, die allen Kapiteln zugrunde liegt, nur wenige Literaturverweise innerhalb der Texte selbst. Hier wurde dem Überblick, der schnellen Verständlichkeit und Handhabbarmachung für den Unterricht Vorzug vor der pflegehistorischen und wissenschaftlichen Auseinandersetzung gegeben. Das bedeutet, dass so manche geschichtswissenschaftliche Vertiefung im Entstehungsprozess dieses Buchs schmerzhaft verworfen wurde, um die Verständlichkeit für pflegehistorische Laien zu erhöhen. Für eine vertiefendere Einarbeitung wird am Ende jedes Kapitels weiterführende Literatur empfohlen.

Im Bereich der Pflegegeschichte gibt es Zeiten, die bereits sehr gut beforscht sind. Es gibt aber auch solche, bei denen kaum oder gar keine pflegehistorischen Erkenntnisse vorhanden sind. Diese Forschungsdesiderata werden in den Kapiteln transparent gemacht. Ein wichtiges Beispiel sind die Entwicklungen der Pflege in der Deutschen Demokratischen Republik (DDR). Hier gibt es nur punktuell tiefergehende pflegehistorische Untersuchungen. Die Pflegegeschichte der DDR stellt sich bisher als eher lückenreich erforscht dar und kann deshalb nur in Ansätzen miteinbezogen werden. Dies bedeutet aber auch, dass hier noch ein pflegehistorischer Schatz liegt, der in den nächsten Jahren gehoben werden sollte. Um das Wissen der Generationen von ostdeutschen Pflegekräften nicht zu verlieren, müssen insbesondere Oral-History-Studien zeitnah durchgeführt werden.

Der Pflegeberuf ist in seiner Geschichte immer wieder mit der Problematik der Geschlechter konfrontiert worden und ist auch selbst Fundus für feministische Forschung sowie Gender Studies. In diesem Buch wird, sofern historisch passend, mit dem Genderstern (*) gearbeitet. An manchen Stellen werden nur weibliche oder nur männliche Formen verwendet (z. B. bei Erläuterungen zu Ärzten im 19. Jahrhundert, als Frauen noch nicht studieren durften, oder bei Krankenpflegerinnen in Schwesternschaften, bei denen Männer ausgeschlossen waren). Dies soll nicht heißen, dass es Diversität nicht gegeben haben könnte. Jedoch ließ weder die gesellschaftliche Struktur Diversität zu, noch gibt es klare Forschungsergebnisse zur queeren Geschichte von Pflege, sodass ein Gendersternchen nach derzeitigem Forschungs- und Erkenntnisstand nicht gesetzt werden kann. Bei Sammelbegriffen, die Kollektive bezeichnen, wie Patient*innen etc., kann von Diversität ausgegangen werden.

1 Konzept und Relevanz des Buchs

Aufbau und Nutzung des Buchs

Das Buch wird eröffnet mit einer grundlegenden Einführung in die pflegehistorische Forschung (Kap. 2) und gliedert sich dann in drei große thematische Teile mit inhaltlich passenden Kapiteln. Trotz dieser Unterteilung gibt es auch thematische Überschneidungen, die durch Querverweise in den einzelnen Kapiteln kenntlich gemacht werden. So sollen auch inhaltliche Doppelungen auf ein geringes Maß begrenzt werden.

Im ersten dieser thematischen Teile wird die Geschichte des Pflegeberufs aufgearbeitet. Dabei wird zunächst in Kap. 3 auf die Frage nach der Professionalisierung von Pflege eingegangen. Inhalte sind die Geschichte der Pflege(aus)bildung, der Spezialisierung von Pflege sowie der Strukturierung von pflegerischen Aktivitäten. Dieses Kapitel fungiert außerdem als eine Art Einführung in die Entwicklung des Pflegeberufs, da hier die Themen der nachfolgenden Kapitel angeschnitten bzw. gestreift werden. Kap. 4 fokussiert die internationalen Einflüsse auf die Entwicklung der Pflege in Deutschland. Kap. 5 und 6 beschäftigen sich insbesondere mit der Geschichte der Kinderkrankenpflege und der Altenpflege. Auch die Psychiatriepflege stellt einen eigenen großen Komplex in der Pflegegeschichte dar. Sie wird in Kap. 7 thematisiert. Der Pflege zur Zeit des Nationalsozialismus in Deutschland wird Kap. 8 gewidmet. In diesem Zeitraum erfuhr der Pflegeberuf nicht nur einen massiven politischen und rechtlichen Wandel, sondern er spielte auch eine diskussionswürdige gesellschaftspolitische Rolle in der Erhaltung der Gesundheit des nationalsozialistischen „Volkskörpers", sodass diese Zeit zu Recht in den CEs als Lehrinhalt gesetzt ist.

Der zweite Teil des Buchs thematisiert die Geschichte der Pflege im gesellschaftlichen Kontext. Wie bereits erwähnt, spielt die Geschlechtlichkeit hier seit jeher eine Rolle. Kap. 9 beschäftigt sich mit der Frage, welche Bedeutung Geschlecht in der Pflege hat(te). Auch religiöse Aspekte bestimmen die Pflege. Wie genau der religiöse Einfluss gerade in Deutschland das Pflegeverständnis geprägt hat, wird in Kap. 10 dargestellt. Neben konfessionellen Verbänden haben sich auch weltliche Organisationen gebildet, um den Pflegeberuf zu vertreten. Die Diskussion um Berufsverbände und Gewerkschaften ist im Gegensatz zu der um Pflegekammern als Interessenvertretungen nicht neu, aber derzeit (wieder) aktuell. Die Entwicklung der historisch relevanten Organisationen und ihre durchaus auch konfliktreiche Beziehung zueinander werden in Kap. 11 nachgezeichnet. Auch die Anwerbung und Migration von Pflegefachpersonen aus anderen Ländern in die Pflege nach Deutschland ist – wenngleich hochaktuell – kein neues Phänomen. Der Pflegebereich täte gut daran, sich der Lernergebnisse aus den Anwerbephasen der 1960er- und 1970er-Jahre zu erinnern. Eine einführende Hilfestellung gibt es hierfür in Kap. 12. Das Bild von Pflege unterliegt einem stetigen Wandel und ist auch in sich nicht konsistent. So differieren häufig Fremd- und Selbstbild von Pflegefachpersonen sowohl in Bezug auf die Gegenwart als auch hinsichtlich des historischen Verständnisses von Pflege. Einen großen Anteil daran hat die aktuelle mediale Darstellung. Insbesondere diese Aufbereitung von Pflege mit Blick auf die Vergangenheit steht teilweise im Widerspruch zu pflegegeschichtlichen Erkenntnissen; sie hat aber einen prägenden Einfluss auf das Selbstbild von Pflegefachpersonen und das gesellschaftliche Ansehen. Eine historische Aufarbeitung und kritische Reflexion solcher medialen Darstellungen wie z. B. der erfolgreichen Serie *Charité* bietet Kap. 13.

Im dritten Teil des Buchs wird die Geschichte der Pflege im Kontext der Gesundheitsversorgung thematisiert. Hier werden zunächst in Kap. 14 die Veränderungen und Kontinuitäten in der Beziehung von Pflegenden und Gepflegten – aus Sicht der Ersteren – dargestellt. Kap. 15 beschäftigt sich mit dem Verhältnis von Pflege und anderen Gesundheitsberufen. Der Schwerpunkt liegt hier auf der interdisziplinären Zusammenarbeit mit Mediziner*innen, die am besten dokumentiert ist. Zur Geschichte von Rehabilitation in der Pflege gibt Kap. 16 Auskunft. Hier zeigt sich nicht nur der Zusammenhang von Kriegen und Pflege, sondern auch der daraus resultierende Fortschritt in der Orthopädietechnik. Prävention und Gesundheitsförderung waren und

Tab. 1.1 Zuordnung der Kapitel zu den CEs der Rahmenlehrpläne

Curriculare Einheit nach den Rahmenlehrplänen		Kapitel
CE 01	Pflegefachfrau/Pflegefachmann werden	Kap. 3, 4, 6, 8, 9, 10, 11, 13, 14 und 16
CE 02	Zu pflegende Menschen in der Bewegung und Selbstversorgung unterstützen	Kap. 8, 10, 14 und 17
CE 03	Erste Pflegeerfahrung reflektieren – verständigungsorientiert kommunizieren	Kap. 14
CE 04	Gesundheit fördern und präventiv handeln Gesundheit von Kindern und Jugendlichen fördern und präventiv handeln Gesundheit alter Menschen fördern und präventiv handeln	Kap. 4, 5, 6, 12, 16 und 17
CE 05	Menschen in kurativen Prozessen pflegerisch unterstützen und Patientensicherheit stärken Kinder und Jugendliche in kurativen Prozessen pflegerisch unterstützen und Patientensicherheit stärken Alte Menschen in kurativen Prozessen pflegerisch unterstützen und Patientensicherheit stärken	Kap. 3, 4, 6, 7, 11 und 14
CE 06	In Akutsituationen sicher handeln Kinder, Jugendliche und ihre Bezugspersonen in Akutsituationen sicher begleiten Alte Menschen und ihre Bezugspersonen in Akutsituationen sicher begleiten	*Hier gibt es keine direkte Verbindung zwischen CE 06 und den einzelnen Kapiteln*
CE 07	Rehabilitatives Pflegehandeln im interprofessionellen Team Rehabilitatives Pflegehandeln bei Kindern und Jugendlichen im interprofessionellen Team Rehabilitatives Pflegehandeln bei alten Menschen im interprofessionellen Team	Kap. 6, 11, (15) und 16
CE 08	Menschen in kritischen Lebenssituationen und in der letzten Lebensphase begleiten Alte Menschen in kritischen Lebenssituationen und in der letzten Lebensphase begleiten	Kap. 5, 10 und 14
CE 09	Menschen bei der Lebensgestaltung lebensweltorientiert unterstützen	Kap. 6, 7, 9, 10, 11, 12, 14, 16 und 17
CE 10	Entwicklung und Gesundheit in Kindheit und Jugend in pflegerischen Situationen fördern	Kap. 5
CE 11	Menschen mit psychischen Gesundheitsproblemen und kognitiven Beeinträchtigungen personenzentriert und lebensweltbezogen unterstützen Kinder und Jugendlich mit psychischen Gesundheitsproblemen und kognitiven Beeinträchtigungen personenzentriert und lebensweltbezogen unterstützen Alte Menschen mit psychischen Gesundheitsproblemen und kognitiven Beeinträchtigungen personenzentriert und lebensweltbezogen unterstützen	Kap. 7, 8 und 12

sind wichtige Zweige der Pflege und werden in Kap. 17 behandelt.

Wie bereits erwähnt, sollen die Kapitel einen Überblick über die Geschichte der Pflege in Deutschland geben. Da die Idee zu diesem Lehrbuch eindeutig in Zusammenhang mit dem Pflegeberufegesetz steht und das Buch somit konkret für die neue Pflegeausbildung in Deutschland konzipiert wurde, liegt der generelle Fokus auf der Geschichte der Pflege in Deutschland. Querbezüge zu anderen Ländern im deutschsprachigen Raum, wie der Schweiz und Österreich, lassen sich nur punktuell finden. Die Herausgeber*innen erheben nicht den Anspruch, eine überblicksartige Geschichte der Pflege im deutschsprachigen Raum zu präsentieren. Ganz im Gegenteil sind die Inhalte sehr klar auf die CEs der Rahmenlehrpläne zugeschnitten, wie Tab. 1.1 zeigt. Die hier präsentierten CEs sind nur Empfehlungen; die Kapitel bieten wesentlich mehr Ansatzpunkte für den Pflegeunterricht. In jedem Kapitel gibt es eine exemplarische Quellenanalyse sowie – außer bei Kap. 13 „Pflege im Film" – in digitaler Version weiteres Quellenmaterial; zusammen bieten sich diverse Ansatzpunkte für den Unterricht. Auf die Handhabung dieses Materials wird in den didaktischen Überlegungen (vgl. Kap. 2) näher eingegangen.

In den Kapiteln – und auch bei den Online-Materialien – wird mit Gegenwartsbezügen gearbeitet, um die Relevanz des jeweiligen Themas für die heutige Situation in der Pflege erkennbar zu machen sowie einen einfachen Zugang für Lehrende und Lernende zu ermöglichen. Es geht daher weniger um tagesaktuelle Ereignisse als vielmehr um wiederkehrende bzw. generelle Debatten innerhalb und um die Pflege, die hier nun historisch verortet werden. Beispiele sind der Fachkräftemangel, das Spannungsfeld von Pflege und Medizin, das Pflegeverständnis, die Beziehung zu den Gepflegten, das gesellschaftliche Bild von Pflege oder Migrant*innen in der Pflege. Für die Verortung und Kontextualisierung der historischen Erkenntnisse werden außerdem gesellschaftspolitische und medizinhistorische Hintergrundinformationen gegeben.

Um bestimmte Inhalte klarer herauszustellen und die Verständlichkeit zu erhöhen, haben die Autor*innen innerhalb der Kapitel mit Gestaltungselementen gearbeitet, die wichtige Kernaussagen zusammenfassen oder vertiefte Informationen geben. Zur besseren Lesbarkeit ist auf Quellenangaben und Fußnoten innerhalb der Kapitel weitgehend verzichtet worden. Wesentliche Grundlagen der Ausführungen und weiterführende Literatur werden am Ende der Kapitel genannt.

Einführung in die pflegehistorische Forschung

Sünje Prühlen und Jette Lange

Inhaltsverzeichnis

2.1　Pflegegeschichte 9
　　2.1.1　Sinn der Pflegegeschichte 11
　　2.1.2　Quellen und Quellengattungen 12
　　2.1.3　Historisches Arbeiten 13
2.2　Didaktische Überlegungen 16
Weiterführende Literatur 19

2.1　Pflegegeschichte

Die Forschungsthemen der Pflegegeschichte sind sehr vielfältig: Sie reichen von der Entwicklung des Berufs allgemein sowie der Kranken-, Kinderkranken- und Altenpflege bis zur Generalisierung und Generalistik, von den Anfängen der Ausbildung bis zum Studium, von der Spezialisierung innerhalb der Pflege (z. B. Anästhesie-, Intensiv-, OP-, Psychiatriepflege) über den Pflege-, Arbeits- und Lebensalltag der Pflegenden, den Umgang mit zu Pflegenden und deren Angehörigen sowie die Entwicklung des Pflegewissens bis hin zur Pflegetätigkeit selbst. Darüber hinaus liegen Forschungsbereiche in der Verwissenschaftlichung und Theoriebildung, der Definition und dem Verständnis von Pflege. Hier bieten sich sowohl die nationale Sicht als auch der internationale Vergleich an. Die konfessionelle Pflege spielte bislang in der Pflegegeschichtsschreibung ebenso eine wichtige Rolle wie die Pflege im Nationalsozialismus.

> **Generalistik und Generalisierung**
> Die beiden Begriffe „Generalistik" und „Generalisierung" sind selbst Aspekte der Pflegegeschichte. In dem für die deutsche Pflegeausbildung wegweisenden Werk *Pflege neu denken*, das im Jahr 2000 als Ergebnis einer Zukunftswerkstatt mit namhaften Pflegewissenschaftler*innen und -pädagog*innen wie z. B. Christel Bienstein, Stefan Görres, Frank Weidner und Barbara Knigge-Demal von der Robert Bosch Stiftung herausgegeben wurde, ging es um die Generalisierung. Durch die Zusammenführung der Kranken-, Kinderkranken- und Altenpflege zu einer

S. Prühlen (✉)
Health Care Academy, Hamburg, Deutschland
E-Mail: pruehlen@hca-hamburg.de

J. Lange
Institut Pflegewissenschaft, IMC Krems Universityof Applied Sciences, Krems, Österreich
E-Mail: jette.lange@imc.ac.at

generalistischen Pflegeausbildung würde ermöglicht werden, sich am tatsächlichen Pflegebedarf eines Menschen und nicht an dessen Lebensphase zu orientieren. Der Pflegeprozess in all seinen Facetten sollte zum Inhalt der Ausbildung werden und die Pflege in ihrer Professionalisierung stärken. Damit verbunden war für die Teilnehmenden dieser Zukunftswerkstatt auch, dass eine Pflegeperson durch lebensalterübergreifende Ausbildung flexibel in ihren Einsatzmöglichkeiten werden würde.

Die Generalistik hingegen meint nur die Zusammenführung der bisherigen Berufe aus dem Bereich der Altenpflege, der Gesundheits- und Kinderkrankenpflege sowie der Gesundheits- und Krankenpflege zu einem Berufsbild; die Hinführung und professionelle Begründung ist dementsprechend anders als bei der Generalisierung. Zweifellos ist im Pflegeberufegesetz, mit dem die Generalistik in der Pflege verankert wurde, auch die Stärkung des Pflegeprozesses und die Professionalisierung der Pflege verbunden. Im Gegensatz zum Begriff der „generalistischen Ausbildung", der auch schon in der Zukunftswerkstatt benutzt wurde, hat sich der Ausdruck „Generalisierung" nicht durchgesetzt und ist inhaltlich nur z. T. in den der „Generalistik" übergegangen.

Das interprofessionelle Arbeiten ist im pflegerischen Alltag unerlässlich und wird folgerichtig in der Ausbildung thematisiert. Auch in der Vergangenheit hat die Pflege nicht allein existiert. Spätestens hier überschneiden sich Pflege- und Medizingeschichte – und grenzen sich auch ab. Historisch gesehen ist die Pflegegeschichte eng mit der Medizingeschichte verbunden. Vor allem Medizinhistoriker*innen haben wesentliche Forschungsarbeiten geliefert. Heutzutage bildet die Pflegegeschichte am Institut für Geschichte und Ethik der Medizin der Universität Heidelberg sowie am Institut für Geschichte der Medizin der Robert Bosch Stiftung sogar Forschungsschwerpunkte. Neben dieser interdisziplinären Verbindung bieten sich geschichtlich sowohl inhaltliche wie auch organisatorische Anknüpfungspunkte mit anderen Berufsgruppen wie z. B. Hebammen, Rettungssanitäter*innen, Physio- und Ergotherapeut*innen sowie Logopäd*innen. Berufliche Abspaltungen bzw. Fortentwicklungen aus der Pflege selbst (Anästhesiepflege, OTA, ATA etc.) werden hier nur sehr am Rande betrachtet.

Die Forschungsbereiche der Pflegegeschichte, die zur Geschichtswissenschaft gezählt werden kann, und die kritische Auseinandersetzung damit sind noch weit vielfältiger als hier aufgeführt. Im Gegensatz zur Pflegegeschichte ist die historische Pflegeforschung Teil der Pflegewissenschaft, kommt folglich aus einer anderen wissenschaftlichen Disziplin. Beide Begriffe und Ausrichtungen sind hier zu finden, dürfen jedoch nicht synonym verwendet werden. Pflegende selbst nehmen diesen Bereich in der Regel gar nicht mehr oder nur begrenzt als Teil der Forschung in der Pflege wahr – und differenzieren hier nicht. Das mag auch daran liegen, dass diese Bereiche – Pflegegeschichte und historische Pflegewissenschaft – selbst recht jung sind und ihre disziplinäre Ausdifferenzierung noch wenig geläufig ist. Im Studium und in der Ausbildung wird dies meist nur gestreift, was auch daran liegt, dass sich Lehrende und Dozierende hier weniger kompetent fühlen. Dabei war für viele US-amerikanische Pionierinnen in der akademisierten Pflegewissenschaft am Ende des 19. und zu Beginn des 20. Jahrhunderts die Auseinandersetzung mit der Geschichte ihres Berufs ein erster wichtiger Forschungszugang. So wollten Lavinia Dock (1858–1956) und Mary Adelaide Nutting (1858–1948) mit ihrem vierbändigen Werk *A History of Nursing* auch zur eigenen beruflichen Identitätsbildung beitragen (eine immer noch aktuelle Motivation: vgl. Abschn. 2.1.2). Erst danach widmeten sie sich anderen pflegewissenschaftlichen Forschungsbereichen.

Dieser historisch ausgerichtete Zugang rückt bis heute nicht nur in den USA zugunsten eines klinischen immer stärker in den Hintergrund.

Auch in Deutschland kann Ähnliches wahrgenommen werden, wo die Geschichte früher selbstverständlich einen festen Bestandteil der Pflegeforschung darstellte. So übersetzte die international gut vernetzte und 1909 zur Präsidentin des International Council of Nurses (kurz: ICN, zu Deutsch damals „Weltbund für Krankenpflegerinnen") gewählte Agnes Karll (1868–1927) drei Jahre nach Erscheinen des ersten Bandes von *A History of Nursing* 1910 dieses Werk ins Deutsche und veröffentlichte alle Bände unter dem Titel *Geschichte der Krankenpflege*. Den Stellenwert der eigenen Geschichte kann man auch an dem 1989 gegründeten Deutschen Verein zur Förderung von Pflegewissenschaft und -forschung, der heutigen Deutschen Gesellschaft für Pflegeforschung, erkennen, wo die Sektion Historische Pflegeforschung die bei weitem älteste Sektion ist.

Die Pflegegeschichte, die in den folgenden Ausführungen den Schwerpunkt bildet, folgt – wie oben erwähnt – den wissenschaftlichen Regeln der Geschichtswissenschaft. Da diese nicht Gegenstand des pflegewissenschaftlichen oder -pädagogischen Studiums sind, fühlen sich Lehrende und Dozierende in dem Bereich meist nicht kompetent. Hinzu kommt, dass in der Pflegegeschichte zunehmend historisch ausgebildete Expert*innen tätig sind. Trotz dieser Spezialisierung zeigt sich beispielhaft anhand der Autor*innen, die an diesem Buch mitgearbeitet haben, die disziplinäre Bandbreite innerhalb der Pflegegeschichte: Neben den Geschichtswissenschaften und der Medizingeschichte sind es die Pflege- und Sozialwissenschaft sowie Soziologie und Ethnologie. Diese Liste erhebt in Bezug auf die relevanten Disziplinen der Pflegegeschichte an sich keinen Anspruch auf Vollständigkeit. Zum besseren Verständnis wird hier nun eine kurze, sich nur auf für dieses Buch relevante Aspekte begrenzende Einführung in die Geschichtswissenschaften und deren Methodik gegeben.

2.1.1 Sinn der Pflegegeschichte

Wozu sollte sich ein Beruf mit der eigenen Geschichte überhaupt beschäftigen? Der Historiker Johann Gustav Droysen (1808–1884) hätte diese Frage nach dem Erkenntnisinteresse im 19. Jahrhundert anhand von zwei Aspekten beantwortet; gerade der erste kann in den verschiedenen Überlieferungen in Berufsfachschulen, die Krankenhäusern oder Pflegeeinrichtungen angegliedert sind, nachvollzogen werden. Er sieht Geschichte im Bewahren, Beschreiben und Sichern vor dem Vergessen. Diesen Aspekt kann man sehr gut in Archiven – z. B. in Kellern von Krankenhäusern oder Pflegeschulen – wahrnehmen. Hier lagert einiges, was meist keiner mehr richtig einer Person, einer Station oder einem Vorgang zuordnen kann. Man hat diese Dinge vor dem Entrümpeln oder der Entsorgung gerettet und weiß im Grunde weder um deren Wert noch darum, was man (zukünftig) damit anfangen möchte. Vielfach wissen nur Eingeweihte um diese „Geheimnisse", die sie selbst meist historisch nicht einordnen können. Aufbewahrt werden z. B. Broschen, Trachten oder Hauben als Gegenstände, die offensichtlich einen Bezug zur eigenen Pflege- und Institutionsgeschichte haben. Gesichert werden darüber hinaus oft massentauglichere medizinische Gegenstände wie z. B. (Glas-)Spritzen mit Metallkanülen oder Irrigatoren. Diese oder ähnliche Dinge präsentiert man der Öffentlichkeit auch in den diversen medizinhistorischen Sammlungen. Eigentliche „Pflegedinge" (zur Definition etc. vgl. Abschn. 2.1.3) hingegen bilden nicht nur in diesen Sammlungen, sondern auch in Archiven eher die Ausnahme. Entweder ist deren pflegerischer Sinn nicht mehr klar, oder aufgrund des wenig offensichtlichen pflegehistorischen Wertes sind die Gegenstände bereits entsorgt worden.

Der zweite Aspekt als Antwort auf die eingangs gestellte Frage kommt durch den stärkeren Gegenwartsbezug dem nahe, was der Fachkommission der Rahmenlehrpläne zum Pflegeberufegesetz (Rahmenlehrpläne 2020) vorschwebte: Zunächst kommt die Identitätsbildung des Berufes – der eigenen Profession – zum Tragen. Wie ist der Pflegeberuf zu dem geworden, was er heute ist? Diese Frage inspirierte – wie erwähnt – auch schon die ersten Pflegewissenschaftlerinnen. Heute spielen hier z. B.

nicht nur Aufgaben und Kompetenzen, sondern auch Ausbildung, berufliches Selbstverständnis der Pflegenden sowie gesellschaftliches Ansehen des Berufs und Geschlechterverteilung eine wichtige Rolle. Viele der bereits oben erwähnten Inhalte oder möglichen Forschungsbereiche tragen mit ihren Ergebnissen dazu bei, zu erkennen, woher die Pflege gekommen ist und was sie geprägt hat. Im internationalen Vergleich wird so auch deutlich, wieso sich die Pflege im 20. Jahrhundert in Deutschland anders entwickelt hat als in anderen Ländern. Daneben sind die heutige Pflege und das berufliche Selbstverständnis auch durch die Zeit des Nationalsozialismus und die jüngere Geschichte in zwei Staaten sowie die Wiedervereinigung maßgeblich geprägt.

Als weiterer Aspekt des Gegenwartsbezugs sind die historischen Wurzeln heutiger Konfliktlagen relevant. Ärzte waren z. B. erste Autoren von Pflegefachbüchern und definierten dementsprechend Inhalte von Pflege. Sie trugen so auch zur hierarchischen Sichtweise beider Berufsgruppen aufeinander bei. Mediziner*innen nehmen bis heute durch ihre starke Standesvertretung entscheidenden Einfluss auf den Pflegeberuf – wie z. B. innerhalb des Gesetzgebungsverfahrens zum Pflegeberufegesetz. Hier Zusammenhänge zu erkennen und besser zu verstehen bietet auch die Möglichkeit, Konflikte anzugehen und nach besseren Lösungen zu suchen. Eine eigene Berufsidentität trägt hierzu sehr wohl bei, wie andere Berufsgruppen (z. B. Hebammen) zeigen.

Biografiearbeit
Geschichte spielt im Zusammentreffen mit Patient*innen, Kund*innen und Bewohner*innen im pflegerischen Prozess eine wichtige Rolle. Nicht nur die Pflegefachkraft, sondern auch der bzw. die Pflegeempfangende hat eine eigene Biografie. Es gilt also, den eigenen sowie den fremden sozialen, politischen, historischen und kulturellen Kontext zu reflektieren, um den Pflegeprozess innerhalb der Generalistik professionell gestalten zu können. Für die Biografiearbeit benötigt eine Pflegefachperson neben dem Wissen zur jeweiligen Person auch Kenntnisse zu deren Generation – folglich vor allem zum kulturellen, sozialen, gesellschaftlichen und politischen Hintergrund. Darüber hinaus ist in manchen Bereichen – wie etwa der psychiatrischen Pflege – ein breitgefächertes historisches Verständnis durchaus von Vorteil, um z. B. Ängste, Befürchtungen sowie Kritik nicht nur einzelner Betroffener, sondern auch ganzer Interessengruppen besser verstehen zu können. Somit sollte es im professionellen Interesse einer jeden Pflegefachperson liegen, ein historisches Verständnis zu haben oder zu entwickeln.

2.1.2 Quellen und Quellengattungen

Die Geschichtswissenschaft fragt im Themenfeld der Pflege danach, wie z. B. die Pflege an einem bestimmten Ort durchgeführt wurde oder – wie bereits erwähnt – wie die Pflege zu dem geworden ist, was sie heute ist. Als empirische Wissenschaft nähert sie sich dem durch die Analyse historischer Quellen an und versucht zu ergründen, wie es gewesen sein könnte. Historische Quellen sind allgemein Zeugnisse aus der Vergangenheit. Sie geben Informationen über geschichtliche Abläufe, Zustände, Denk- und Verhaltensweisen. Potenzielle Quellen sind alle Überlieferungen, die etwas über die Vergangenheit aussagen können. Zur Quelle wird eine Überlieferung allerdings erst, wenn sie jemand als Quelle beachtet, wenn jemand Fragen bezüglich der Vergangenheit an den Gegenstand richtet. Dieser Begriff bezeichnet nicht die Objekte an sich, sondern ihre Funktion für die Geschichtswissenschaft. Quellen sind nicht nur Basis der historischen und akademischen Forschung, sondern auch Grundlage für Lehr- und Fachbücher, Fernsehsendungen, Filme, Literatur und vieles mehr. Allen Quellen gemein ist sowohl ihr subjektiver Wert als auch ihre Aussagekraft für einen kleinen Ausschnitt aus der Geschichte.

Sogenannte Primärquellen sind meist mit einem kurzen zeitlichen oder örtlichen Abstand zum Ereignis selbst entstanden. Sie können also direkt von Augen- und Ohrenzeugen stammen. Tagebucheintragungen, die z. B. am selben Tag und somit ohne große Reflexion verfasst wurden, sind ein Beispiel für eine Primärquelle. In ihrem historischen Wert unterscheiden sie sich nicht von den sogenannten Sekundärquellen, die eine zeitliche und örtliche Distanz zum Ereignis haben können. Ihre Information kann aus dem Hörensagen, aus der Erinnerung oder nach einer Reflexion des Wahrgenommenen oder Erlebten entstanden sein. Hier erschließt sich ein zusätzlicher Zugang zu Reflexion als weiterem Paradigma des Pflegeberufegesetzes. Eine Sekundärquelle kann sich auf eine Primärquelle beziehen, indem sie z. B. auf ein Sitzungsprotokoll verweist, um inhaltlich oder zeitlich einen Zusammenhang herzustellen.

Eine Quelle kann grundsätzlich alles sein. Bislang sind hier materielle Quellen wie Broschen, Trachten, Irrigatoren und indirekt überlieferte Texte erwähnt worden. Immaterielle Quellen wie z. B. Sitten und Gebräuche kommen in der Pflege eher unbewusst etwa im Rahmen der Biografiearbeit vor. Von Pflegenden selbst sind darüber hinaus viele pflegerische Maßnahmen und Einschätzungen sowie Gebräuche auch durch tradierte Erzählungen weitergegeben worden. Sie gehören neben der Evidenzbasierung und dem logischen pflegerischen Begründungsrahmen zum Alltag. Aus dieser Perspektive eröffnet sich ein weites und bisher eher wenig beachtetes Forschungsfeld. Als Beispiel für eine zunächst tradierte Erzählung sei hier das Eisen und Föhnen zur Dekubitusprophylaxe und -behandlung genannt, dessen Prozedere und vermeintlicher Nutzen im Alltag auf Station weitergereicht wurde und dann Einzug in Pflegelehrbücher fand.

Überlieferte Texte und Artefakte werden aus unterschiedlichen Blickwinkeln in Quellengattungen eingeteilt. Die oben erwähnten „Pflegedinge" könnten der Gattung Gegenstände zugeordnet werden. Wie bereits angedeutet, sind hier auch andere Zuweisungen, die sich z. B. aus dem Nutzungsverhalten oder den Erfahrungen mit dem Gegenstand ergeben, möglich. Überlieferungen sind so auch eine andere Quellengattung. Im vorliegenden Buch und in den Online-Ressourcen werden sie z. B. in Form von Zeitschriften/Zeitungen, Büchern, Tagebüchern, Briefen, Bildern, Fotografien, Zeichnungen, Reportagen oder Akten berücksichtigt. Im historischen Sinn sind dies Quellen, die nach ihrer äußeren Form so eingeteilt werden können. Nicht alle dieser Überlieferungen sind aber zum gleichen Zweck oder mit derselben Funktion entstanden: Manche sind privat, manche öffentlich, manche für einen bestimmten Adressat*innenkreis mit einer klaren Intention, manche nur als Erinnerung für einen selbst.

Die Funktion, die so selbst auch eine Quellengattung bilden kann, hat Einfluss auf den Inhalt und die Form der Informationsweitergabe: Ein persönlicher Brief wie z. B. von Agnes Karll an ihre Mutter oder unter Geschwistern kann eine andere Offenheit gegenüber Adressat*innen haben. Dies zeigt sich in der Auswahl der Inhalte und Details sowie in der Subjektivität z. B. in Bezug auf Sichtweise oder Gefühle. Die Nähe zum Alltag ist hier meist offensichtlich und erleichtert oft den Zugang. Im historischen Arbeiten hingegen erfordert es besondere Sorgfalt in der Quellenkritik. Ein öffentliches Schreiben einer staatlichen Stelle folgt ganz anderen – normativen und inhaltlichen – Regeln. Die Funktion und somit auch die Auswahl der überlieferten oder in Szene gesetzten Informationen zu erkennen ist manchmal schwierig. Vielfach erschließt sich dies nur aus dem Kontext. Deshalb werden in diesem Buch neben den Quellen selbst auch auf Grundlage weiterführender Literatur die sozialen, politischen, kulturellen und professionellen Umstände dargestellt.

2.1.3 Historisches Arbeiten

Die unterschiedlichen Aspekte des Gegenwartsbezugs üben für Nichthistoriker*innen den größten Reiz aus, sich überhaupt mit Geschichte zu beschäftigen. Historisches Arbeiten bedeutet immer, sich mit historischen Quellen auseinanderzusetzen, da sie die Basis der (Pflege-) Geschichte sind. Trotz der vielen zuvor aufgeführten unterschiedlichen Quellengattungen – und hier ist nur eine Auswahl getroffen – existieren vermutlich nicht zu allen interessant erscheinenden Aspekten bereits quellenbasierte Forschungsarbeiten. Die historische Pflegeforschung und die Pflegegeschichte sind im Fluss. Neue Fragestellungen eröffnen entweder einen anderen Blick auf bereits bekannte Quellen und Forschungsergebnisse oder animieren zu weiteren Forschungen – und somit auch zur Quellensuche.

Verkürzt dargestellt wird im Forschungsprozess, der dem pflegewissenschaftlichen Prozess an vielen Stellen ähnelt, auf Grundlage einer Forschungsfrage zunächst Literatur recherchiert; dann werden Quellen gesammelt und kritisch ausgewertet sowie interpretiert. Am Ende steht meist eine öffentliche Darstellung (Vortrag, Posterpräsentation) oder/und eine Veröffentlichung (Aufsatz, Buch oder Online-Ressource). Innerhalb dieses Prozesses oder durch das Ergebnis selbst kann es zu einer neuen kritischen Einordnung bereits bekannter Quellen und Forschungserkenntnisse kommen.

Umgang mit normativen Quellen
Normative Quellen sind Quellen, die Aussagen darüber treffen, wie etwas sein sollte. Das Pflegeberufegesetz ist ein Beispiel für eine zukünftig historisch normative Quelle. Dieses Gesetz sagt etwas über die Ausbildung und den Pflegeberuf aus. Es kann Auskunft darüber geben, wie z. B. die Ausbildung sein soll – aber nicht, wie sie faktisch ist. Weder die Gesamtheit des Berufs noch die Ausbildung werden im Gesetz vollumfänglich dargestellt. Deswegen werden aus historischer Perspektive zukünftig auch die Informationen, die das Gesetz nicht liefert, ebenso interessant sein wie dessen Aufbau und innere Struktur. Bei normativen Quellen geht es also nicht nur um gegebene und weggelassene Inhalte, sondern auch um deren Form. Im Vergleich mit anderen normativen Quellen – wie z. B. gesetzlichen Vorläufern oder Protokollen zum Gesetzgebungsverfahren – kann man auch Ansatzpunkte für Aussagen zur gesellschaftlichen Entwicklung des Berufs, zum Wandel seiner Bezeichnungen, zu Berufsinhalten und der Ausbildung finden. Normative Quellen müssen – wie andere Quellen auch – folglich in ihrem Kontext gesehen werden.

Zum Entdecken von Quellen bieten sich für die Ausbildung oder das Studium u. a. an: der Alltag (z. B. Gebäude, Straßennamen, Denkmäler), Museen, Archive, Quelleneditionen und persönliche Gespräche. Mit Archiven sind hier nicht nur private auf dem Dachboden oder im Keller oder das bereits erwähnte der Institutionen selbst gemeint, sondern auch z. B. staatliche, kirchliche, politische und institutionsübergreifende. Sowohl Archive, Museen wie auch Bibliotheken bieten digitale Zugänge für eine schnelle Recherche.

Für angehende Pflegende, die in den kommunikativen Kompetenzen geschult sind, bieten sich persönliche Gespräche an. Diese können dem wissenschaftlichen Bereich von Oral History zugeordnet werden: In den mit Fragenkatalogen vorbereiteten narrativen Interviews stellen die Zeitzeug*innen ihre Wahrnehmung dar. Neben den Inhalten und Reaktionen des bzw. der Interviewten sind auch die Interviewenden selbst ein Teil des Geschehens: Ihre verbale und nonverbale Kommunikation trägt zur Entstehung dieser sehr subjektiven Quelle bei. Folglich kann man sich auch in der Lehre auf die Suche nach Quellen machen oder in Projekten Zeitzeug*innen zu bestimmten Aspekten der Pflegegeschichte befragen. Eine begleitende Beobachtung kann hier einen weiteren Zugang zur verbalen und nonverbalen Kommunikation eröffnen.

Obwohl es viele verschiedene Zugänge zur Pflegegeschichte gibt, die bislang noch nicht ausgeschöpft sind, kommt man an die Grenzen des historisch Erforschbaren: Es ist nicht alles überliefert, was z. B. in Bezug auf die Pflegegeschichte relevant sein könnte. Zum einen sind Quellen z. B. entsorgt oder (durch Kriege) vernichtet worden. Zum anderen haben häufig soziale Eliten Quellen verfasst – mit Auswirkungen auf Inhalt und Sichtweise. So gibt es etwa nach derzeitigem Wissensstand keine Zeugnisse, die von Krankenwärter*innen selbst verfasst wurden – aber es gibt welche aus höheren sozialen Schichten über sie. Krankenwärter*innen übernahmen im 19. Jahrhundert und bis Anfang des 20. Jahrhunderts die Krankenversorgung gegen Lohn. Sie waren gar nicht oder nur schlecht ausgebildet. Ihre Pflege galt als unempathisch den Patient*innen gegenüber. Will man aus diesen Quellen z. B. etwas über das Leben der Krankenwärter*innen erfahren, muss man sie gegen den Strich lesen – folglich die Perspektive der Betreffenden und nicht die der Verfassenden einnehmen. Für das historische Arbeiten kann dies aufgrund des zum jetzigen Zeitpunkt fehlenden Quellennachweises bedeuten, dass zu einigen Aspekten wissenschaftlich verantwortbar nur (Hypo-)Thesen formuliert werden können oder nur ein begrenzter Einblick in die Pflegegeschichte gegeben werden kann.

Grundsätzlich gilt daher, dass – auch die hier benutzten – Quellen nur einen Auszug aus der Pflegegeschichte widerspiegeln – und sie somit nicht den Anspruch erheben, *die* Wirklichkeit der damaligen Pflege zu zeigen. Durch sorgfältiges historisches Arbeiten wird eine Annäherung an die Geschichte versucht, werden historische Quellen beschrieben und interpretiert – aber nicht bewertet. Quellen bilden nach einer sorgfältigen kritischen Einschätzung so auch die Grundlagen z. B. für Fachbücher, Vorträge, historische Abhandlungen, populäre Darstellungen, Filme, Fernsehserien, Unterrichte oder virtuelle Szenarien.

Die Quellenkritik ist daher die Basis der geschichtswissenschaftlichen Arbeit. Aus den bisherigen Ausführungen abgeleitet, ergeben sich bereits folgende grundlegende quellenkritische Fragen:

- Wer hat die Quelle verfasst? Welche Interessen verfolgte er*sie? Für welche(n) Adressat*innen(kreis) wurde die Quelle verfasst? Ist die Quelle zufällig oder absichtlich entstanden? Was wird nicht dargestellt? Was wird bewusst verschwiegen?
- Wann und wo ist die Quelle entstanden? In welchem Kontext? In welchem zeitlichen Abstand steht sie zum Ereignis?
- Welche Vorgeschichte hat die Quelle? Warum ist die Quelle entstanden?
- Welche Funktion hat die Quelle?
- Welche besonderen Merkmale weist die Quelle auf? Wer wird z. B. dargestellt? Wie wird der-*diejenige dargestellt oder in Szene gesetzt? Mit welchen Worten oder Begriffen wird etwas beschrieben?

In den einzelnen Kapiteln dieses Buchs und im Zusammenhang mit den Online-Ressourcen werden noch weitere Fragen im Rahmen der Quellenkritik gestellt. Diese Fragen knüpfen nicht nur an die eigentliche Forschungsfrage an, sondern ergeben sich z. T. auch aus der Spezialisierung der Geschichtswissenschaft. Für die Geschichte der Pflege sind dies u. a. die Technik-, die Geschlechter-, die Migrations-, die Sozial-, die Ideen- oder die Kulturgeschichte. Viel mehr als in der heutigen globalisierten und digitalisierten Welt zeigt sich Pflegegeschichte auch als Regional- oder Lokalgeschichte. Trotz dieser Spezialisierung ist sie auch abhängig von der allgemeinen Geschichtswissenschaft, die sich mit übergeordneter Politik, rechtlichen Vorgaben und gesellschaftlichen wie kulturellen Entwicklungen befasst.

In diesem Buch wird nicht explizit auf diese einzelnen Spezialisierungen der Geschichts- oder anderer Geisteswissenschaften abgehoben. Trotzdem stellen die Autor*innen auf Grundlage ihres speziellen Fachwissens die Quellen exemplarisch in den jeweiligen Kapiteln vor. Das allgemeine geisteswissenschaftliche Know-how ermöglicht es auch, dass die historischen Hilfs- und Bezugswissenschaften in die historische Pflegewissenschaft mit einfließen. Allen Kapiteln liegt eine intensive Literaturrecherche zugrunde. Dieser Teil wird hier nicht weiter ausgeführt, da er im Rahmen jedes einzelnen Kapitels selbst nachvollzogen werden kann.

Pflegedinge und Material Care Studies
Wie bereits erwähnt, werden viele Pflegedinge in den unterschiedlichen – meist medizinhistorischen – Archiven aufbewahrt. Obwohl Pflegende täglich Kontakt mit Objekten – also potenziellen Pflegedingen – haben, werden diese Gegenstände erst zu Pflegedingen, wenn man sie in ihrem Kontext analysiert. Pflegedinge dienen der Pflege und der Care/Sorge/Fürsorge – im generalisierten Kontext und im Sinne der ICN-Definition. Sie sind nicht nur als Objekt – z. B. als Steckbecken/Bettpfanne –, sondern in ihrem pflegerischen Kontext zu sehen. Wie die Historikerinnen Lucia Artner und Isabel Atzl herausstellen, entsteht die typische Assoziation von Pflege und Bettpfanne nur, wenn *Ding* (Bettpfanne) und *Akteur*innen* (Pflegeperson und Zupflegende) mit dem Setting (Pflegebett bzw. Pflegezimmer) verbunden werden. Es geht hier also nicht nur um die Bettpfanne in ihrer Beschaffenheit oder Haptik sowie deren sensuelle Wahrnehmung, sondern um die Interaktion am Krankenbett oder in dessen Umfeld. Folglich können auch Scham und Ekel der gepflegten Person, der Pflegeperson oder anderer im Krankenzimmer Anwesender hier im Umfeld des Gegenstands in Betracht kommen. Die historische Rekonstruktion reicht somit weit über den Gegenstand selbst hinaus und sucht nach zusätzlichen Informationen und Bedeutungen.

Die Pflege verändert sich auch durch die Entwicklung von Objekten. Bei Problemen sucht man zunächst nach einfachen und entwickelt dann passende, massentaugliche Lösungen. Zu deren Verbreitung und Gebrauchsanleitung dien(t)en immer auch (historische) Pflegelehrbücher. So kommt es – manchmal unbemerkt – zum Wandel von Pflege und Care. Das Pflegeding ermöglicht damit auch den praxeologischen Fokus (Praxeologie = Wissenschaft von Praktiken): Durch die Beschäftigung mit der Funktionalität und dem Handling von Pflegedingen können routinisierte Praktiken in früheren Zeiten herausgearbeitet werden, die in Textquellen nicht überliefert sind. Hintergrund ist, dass das, was eine Pflegeperson früher selbstverständlich tat, in der Regel nicht aufgeschrieben wurde. Wie änderte sich die Pflege oder Care durch das Objekt? Es können sich so neben pflegerischen auch soziale und ethische Fragestellungen eröffnen, die im Rahmen der Material Care Studies zu weiterführenden (pflegehistorischen) Erkenntnissen führen.

Dieser Bereich ist in Deutschland sehr jung und noch wenig erforscht. Er eröffnet nicht nur einen Blick in die Vergangenheit, sondern auch einen Gegenwartsbezug. Durch Erfindungen und Entwicklungen verändert sich die Pflege/Care nicht nur in ihrer Tätigkeit, sondern auch in ihrem Wesen und Selbstverständnis. Material Care Studies verbinden somit das Objekt mit Pflege und Care und deren Weiterentwicklung. Hierzu bedarf es einer Kombination unterschiedlicher Quellengattungen.

2.2 Didaktische Überlegungen

Die quellenkritische Arbeit ist das wichtigste Handwerkszeug in der Geschichtswissenschaft – sozusagen deren Kerndisziplin. Quellenkritik lässt sich eigentlich nicht ohne Vorwissen und -erfahrungen in der pflegepädagogischen oder -wissenschaftlichen Lehre einsetzen. Deshalb werden in diesem Buch und bei den online hinterlegten Quellen verschiedene Möglichkeiten zur praktischen Umsetzung in der Lehre angeboten. Die folgenden orientieren sich stark am geschichtswissenschaftlichen Umgang –

2 Einführung in die pflegehistorische Forschung

weitere Möglichkeiten werden am Ende dieses Kapitels vorgeschlagen:
- die Nutzung der exemplarischen Quellenanalyse der fachkundigen Autor*innen,
- die eigene quellenkritische Auseinandersetzung auf Grundlage der im Buch oder im Online-Teil hinterlegten Quellen,
- die Annäherung an die Quellen mit kurzen einführenden Texten und inhaltlichen Fragen.

Bis auf Kap. 13 „Pflege im Film" findet sich in jedem Kapitel eine exemplarische Quellenanalyse, welche sich auf eine oder mehr Quellen bezieht. Anhand dieser soll eine mögliche Vorgehensweise bei der Analyse von Quellen aufgezeigt werden. Die konkreten Quellenbezüge in den Kapiteln sind überwiegend als Online-Ressourcen hinterlegt und somit ohne weiteres im Unterricht oder in der Lehre einsetzbar. Vereinzelt sind auch nur Quellenangaben gegeben (z. B. für Videos, die im Internet frei verfügbar sind).

Für einen einfacheren Zugang zu den vorhandenen Quellen haben die Autor*innen der Kapitel neben der Quellenanalyse selbst quellenkritische Fragen formuliert. Daneben haben die Verfasserinnen der einführenden Texte zu den Quellen weitere Fragen – zum Teil auch als Reflexionsanlässe weiterer Lerninhalte des Rahmencurriculums – sowie Ausgangspunkte für Diskussionen entworfen. Diese Zusammenstellungen sind in den Online-Ressourcen hinterlegt und können so für die Lehre genutzt werden. Ein Erwartungshorizont wird jedoch nicht gegeben; die Antworten können aus den Inhalten der jeweiligen Kapitel und den den Onlinequellen vorangestellten Einführungen hergeleitet werden. Pädagogisch geht es bei vielen Fragen auch nicht um eine richtige oder falsche Antwort, sondern um die Auseinandersetzung mit der Quelle und den Kontext ihrer Entstehung sowie ihrer Wirkung. Darüber hinaus können die Quellen auch eine weitere Reflexionsfläche bieten – mit Bezug zu aktuellen Anforderungen an den Pflegeberuf. Zudem können die Lernenden auch aufgrund z. B. der eigenen Institutions- oder Regionalgeschichte zu anderen Einschätzungen kommen als die Autor*innen. Diese Deutungsoffenheit entspricht der (pflege-)geschichtlichen Auseinandersetzung innerhalb eines Forschungsprozesses und ist sogar erwünscht. Zum anderen ergeben sich – wie sich im weiteren Verlauf dieses Kapitels zeigen wird – noch andere Zugänge zu den Quellen, die – auch durch Verknüpfungen zur heutigen Pflege – zum Unterrichtsgegenstand werden können. So eröffnen sich Möglichkeiten zur (Selbst-)Reflexion, zum Wissenstransfer und zum interdisziplinären Austausch mit dem Ziel, auch durch historische Inhalte die persönlichen und fachlichen Kompetenzen mit Blick auf das gesetzlich hinterlegte Ausbildungs- und Studienziel zu erweitern.

Ein konkreter Stundenentwurf erscheint somit im Rahmen dieses Buchs nicht sinnvoll, da dieser weder den Bedürfnissen und Ressourcen der Lehrenden/Dozierenden noch der Auszubildenden oder Studierenden gerecht werden kann. Die Heterogenität der jeweiligen Zielgruppe von Lernenden zu berücksichtigen übersteigt die Zielsetzung dieses Lehrbuchs und liegt eindeutig bei den jeweiligen Lehrenden. Zudem sollte die pädagogische Kompetenz auch dazu beitragen, die Spezifika der einzelnen Einrichtungen, der Stadt oder Region und bestimmter Personen mit in den Unterricht oder in Projekte zu integrieren. Gerade dies erhöht die Motivation innerhalb der Lehre und ermöglicht weitere kreative Zugänge wie z. B. Exkursionen, das Einladen von Zeitzeug*innen etc.

Wie in Abschn. 2.1.2 bereits angedeutet, eröffnet das individuelle quellenkritische Vorgehen ebenso die Möglichkeit, den eigenen Fundus an Quellen zu heben. Die eigene Geschichte zu erforschen fördert die Motivation bei den Auszubildenden und Studierenden – und die Identifikation mit der jeweiligen Institution. Der Forscher*innengeist wird geweckt und genutzt. Hierbei ist zu beachten, dass dieses Vorgehen sich eher für Projekte eignet, da hier auch eine eigene Recherche vonnöten ist, die in einem wenig bis gar nicht vertrauten Terrain stattfinden muss. Auch die Vorbereitungsleistung der Lehrenden und Dozierenden ist nicht zu unterschätzen: Sowohl Zeit als auch eine intensive, eigene Auseinandersetzung mit den Quellen sowie deren historischen Kontexten sind hier wichtig.

Wie bereits erwähnt, können die aufgestellten Hypothesen nicht immer anhand der gefundenen Quellen auch verifiziert werden. Trotzdem ist es ein wichtiger Schritt, die Quellen der eigenen Pflegegeschichte – sei es auf Institutions- oder Regionalebene – zu heben. Wie umfangreich, intensiv und selbstgesteuert dieser Unterricht oder die Lehre sein muss, kann jede*r Lehrende ebenso selbst bestimmen wie den angestrebten Kompetenzzuwachs. Vielfach kann man sich auch Unterstützung aus Geschichtswerkstätten oder fest etablierten Institutionen wie z. B. Gedenkstätten und Archiven holen, was sich wiederum auf den Zeitaufwand und den Vorlauf in den Planungen auswirkt.

> **Quellenkritisches Vorgehen**
> Eine Quelle gibt einen Einblick in einen kleinen Teil der Geschichte. Wie oben bereits ausgeführt, muss man die Quelle selbst erst einmal kritisch „befragen" (ohne sie zu bewerten), um ihren Aussagen – auch zwischen den Zeilen – näherzukommen. Daher ist der oben aufgeführte Fragenkatalog eine wichtige Grundlage, um das dargestellte Ereignis und den bzw. die Verfasser*in oder Adressat*in der Quelle zu beschreiben. In manchen Quellen kann man auch die gesellschaftlichen Strukturen, Rahmenbedingungen und Entwicklungen selbst zum Teil nachvollziehen, ohne zunächst andere Quellen oder weiterführende Literatur heranziehen zu müssen. Trotzdem ist eine zusätzliche Recherche unerlässlich, um Zahlen, Daten und Fakten sowie weitere Aspekte der Vor- und Nachgeschichte einer Quelle zusammenzutragen. Je nach Quelle kann sich dieser Prozess einfach gestalten, wie z. B. bei politischen Ereignissen, die gut dokumentiert und somit leicht zu finden sind. Je persönlicher die Dinge sind, desto schwieriger kann es allein schon werden, etwas zu den Verfasser*innen und deren Lebensumständen zu finden. Das Internet liefert nicht zu allen etwas. Hilfreich ist dann oft, sich von der Person des bzw. der Verfasser*in zu entfernen und auf die gesellschaftliche, soziale oder politische Ebene zu wechseln. Dann können logisch Hypothesen abgeleitet und Begründungen formuliert werden. So nähert man sich der Person – und vielleicht auch ihrer Intention. Ob es so gewesen ist, bleibt aber – historisch gesehen – weiterhin fraglich, denn der Zusammenhang zwischen der übergeordneten und der persönlichen Ebene ist und bleibt konstruiert. Weitere Quellen, die gesucht und gefunden werden, können in diesem Konstrukt erhellende Aspekte liefern.

Historisches Arbeiten bedeutet immer einen Prozess aus Suchen und Finden von Quellen und Literatur sowie anschließendem Auswerten und Denken. In der Lehre eignet sich hier neben einer gemeinschaftlichen Recherche zum Finden von Quellen und Literatur auch das gemeinsame Auswerten und Denken. Dieser Aspekt schärft auch die Methodenkompetenz, die Dinge aus unterschiedlichen Sichtweisen logisch zu beleuchten und zu argumentieren. Diese Kompetenz ist im pflegerischen Zusammenhang nicht nur für den pflegerischen Begründungsrahmen wichtig, sondern auch für (interdisziplinäre) Fallkonferenzen unerlässlich.

Im historischen Kontext schließt sich der Prozess durch die Präsentation der Ergebnisse, damit Forschung sichtbar und auch für andere recherchierbar wird. So kann nicht nur die Logik nachvollzogen werden, sondern auch eine kritische Auseinandersetzung stattfinden. Im Rahmen von Projekten kann die Präsentation nicht nur in der eigenen Institution, sondern einfach über soziale Netzwerke erfolgen. So ist es möglich, dass der Unterricht auch zur pflegegeschichtlichen Forschung beiträgt.

Die Idee zur Annäherung an die Quellen mit kurzen einführenden Texten und inhaltlichen Fragen verdanken die Herausgeber*innen Pia Evers, Heike Dunkhorst und Yasemin Cayli. Diese Pflegepädagoginnen testeten im Rahmen eines Workshops innerhalb des Erstellungsprozesses des Buchs dessen Praxistauglichkeit für Ausbildung und Studium. Folgende ihrer Verbesserungsvorschläge mit Blick auf den pflegepädagogischen Alltag wurden aufgegriffen: Zu den Online-Quellen gibt es kurze Einführungstexte und Fragen, die sich an der Gegenwart der Pflege und auch an nicht historisch geprägten Lehrinhalten des Curriculums orientieren. Dies eröffnet auch den Zugang zu weiteren CEs der Rahmenlehrpläne, was bei den Online-Quellen durch eine differenzierte Aufführung relevanter CEs deutlich werden soll. Dies soll die Unterrichtsvorbereitung erleichtern. So eröffnet sich die Möglichkeit, historische Inhalte im Zusammenhang mit anderen Unterrichtsthemen zu nutzen.

Die Einführungstexte sind in erster Linie für die Lehrenden als Vorbereitung und nicht als eigentliches Unterrichtsmaterial gedacht. Sie bilden nicht den gesamten historischen Kontext ab. Zur weiteren Vorbereitung dienen die einzelnen Kapitel, die die notwendigen Hintergrund- und Kontextinformationen geben. Die inhaltlichen Fragen, die nach den einführenden Texten zu finden sind, können als Unterrichtsfragen direkt mit den Auszubildenden oder Studierenden bearbeitet werden. Zudem kann man nicht nur eine Quelle, sondern je nach Unterrichtsressourcen auch mehrere Quellen bearbeiten. Dass dieses Vorgehen den (geschichts-)wissenschaftlichen Ansprüchen nicht genügt, ist nachvollziehbar. Trotzdem eröffnet sich so ein Weg, Pflegegeschichte in den Unterricht zu integrieren, in Ansätzen erlebbar zu machen und Quellenarbeit zu ermöglichen. Daher wird diese Chance hier als niedrigschwelliges Angebot eröffnet. In den Curricula ist zudem die Zeit für historische Themen meist sehr knapp bemessen, weil der professionalisierende Wert bislang dann doch unterschätzt wird. Bis zur Erhöhung der pflegegeschichtlichen Anteile in den Curricula sollte daher auch dieser Weg genutzt werden.

Viele Quellen eignen sich nicht nur zur Auseinandersetzung mit historischen Themen, Belangen und Konstellationen, sondern eröffnen Zugänge zu aktuellen Diskussionen. Der Blick auf die Gegenwart zeigt sich einleitend in vielen Kapiteln. Manche Diskussionen sind folglich nicht neu oder werden immer wieder aktuell, was den Pflegepädagoginnen im oben erwähnten Workshop schnell klar wurde. In den einführenden Texten zu den Online-Quellen und in den Lernfragen lassen sich noch weitere Bezüge herstellen. Es eröffnet sich so ein zusätzlicher pragmatischer Weg, Pflegegeschichte für viele Lehrende und Dozierende interessant und handhabbar zu machen. In den Online-Quellen wird dieser Weg explizit unter der Rubrik „Mögliche Fragen und Diskussionspunkte für diese Quelle" aufgegriffen.

Langfristig sollte die Pflegegeschichte in allen Studiengängen und im Rahmencurriculum einen so wichtigen Platz einnehmen, dass die didaktischen „Umwege", die hier aus pragmatischen Gründen aufgegriffen worden sind, überflüssig werden. Der Umgang mit der eigenen Berufsgeschichte und die Arbeit mit Quellen stärken nicht nur die Methodenkompetenz und erweitern die Fachkompetenz, beides vertieft auch das eigene Berufsverständnis und fördert ein differenziertes pflegerisches und pflegepolitisches Selbstbewusstsein. Daher darf die Pflegegeschichte in Zukunft kein Nischendasein mehr führen, sondern sollte zu einem wichtigen didaktischen Inhalt werden, der mit unterschiedlichen Methoden zielgruppenorientiert in die Ausbildung und das Studium integriert werden kann.

Weiterführende Literatur

Artner L, Atzl I (2018) Workingpaper: „Material Care Studies – objekttheoretische Zugänge zu Pflege und Care". Universitätsverlag Hildesheim, Hildesheim. https://doi.org/10.18442/758

Atzl I (2017) Das materiale Erbe der Pflege. Historische Pflegedinge in Sammlungen und Museen und ihr Potenzial für die (pflege-)historische Forschung. In: Artner L, Atzl I, Depner A, Heitmann-Möller A, Kollewe C (Hrsg) Pflegedinge. Materialitäten in Pflege und Care. transcript, Bielefeld, S 51–84

Eckart WE, Jütte R (2014) 4.6 Pflegegeschichte. In: Medizingeschichte. Eine Einführung. 2. Aufl. Utb, Köln, S 316–328

Eckert G, Beigel T (2019) Historisch Arbeiten. Handreichung zum Geschichtsstudium. Utb, Göttingen

Nolte K (2012) Einführung: Pflegegeschichte – Fragestellungen und Perspektiven. Medizinhist J 47:115–128

Rahmenlehrpläne (2020) Rahmenpläne der Fachkommission nach § 53 PflBG – Rahmenlehrpläne für den theoretischen und praktischen Unterricht. Hrsg. v. Bundesinstitut für Berufsbildung (BIBB). 2. Aufl. Barbara Budrich, Leverkusen

Teil II
Geschichte des Pflegeberufs

Pflege und (De-)Professionalisierung

Susanne Kreutzer, Pierre Pfütsch und Jette Lange

Inhaltsverzeichnis

3.1	Einleitung	23
3.2	Geschichte der Pflegeausbildung	25
	3.2.1 Pflegeausbildung im 18. und 19. Jahrhundert	25
	3.2.2 Staatliche Regulierung der Pflegeausbildung Anfang des 20. Jahrhunderts	26
	3.2.3 Krankenpflegeausbildung im Nationalsozialismus	27
	3.2.4 Reformdiskussionen nach dem Zweiten Weltkrieg und das Krankenpflegegesetz von 1957	28
	3.2.5 Nach der Reform ist vor der Reform: Das Krankenpflegegesetz von 1965	29
	3.2.6 Die gesetzlichen Rahmenbedingungen ab den 1980er-Jahren	30
	3.2.7 Akademisierungsschritte der Pflege in der Bundesrepublik	32
	3.2.8 Pflegeausbildung in der DDR	34
3.3	Ausdifferenzierung und Spezialisierung	35
	3.3.1 Fort- und Weiterbildungen	36
	3.3.2 Die Spezialisierung der Pflege im Operationsdienst	38
3.4	Der (de-)professionalisierende Charakter des Pflegeprozesses	42
	3.4.1 Die Einführung des Pflegeprozesses in Westdeutschland: die gesundheitsökonomische Perspektive	42
	3.4.2 Die Einführung des Pflegeprozesses in Westdeutschland: die pflegeberufliche Perspektive	43
	3.4.3 Hinweise auf Deprofessionalisierung	44
3.5	Fazit	45
Quellen		45
Weiterführende Literatur		46

S. Kreutzer (✉)
Fachhochschule Münster, Fachbereich Gesundheit, Münster, Deutschland
E-Mail: kreutzer@fh-muenster.de

P. Pfütsch
Institut für Geschichte der Medizin des Bosch Health Campus, Stuttgart, Deutschland
E-Mail: pierre.pfuetsch@igm-bosch.de

J. Lange
IMC Krems University of Applied Sciences, Institut Pflegewissenschaft, Krems, Österreich
E-Mail: Jette.lange@imc.ac.at

Ergänzende Information Die elektronische Version dieses Kapitels enthält Zusatzmaterial, auf das über folgenden Link zugegriffen werden kann https://doi.org/10.1007/978-3-662-69826-6_3.

3.1 Einleitung

Über die Notwendigkeit einer fortgesetzten Professionalisierung der Pflege herrscht in der aktuellen pflegepolitischen und pflegewissenschaftlichen Diskussion in der Regel Einigkeit. Was mit dieser Forderung genau verbunden wird, kann jedoch – abhängig vom Professionalisierungsverständnis – erheblich variieren. In der historischen Forschung haben sich machttheoretische Ansätze als besonders fruchtbar erwiesen, weil sie den Blick auf Professionalisierungs*prozesse* lenken. Professionalisierung ist demnach ein Prozess der Ausdifferenzierung und Hierarchisierung eines Tätigkeitsfeldes, in dessen Verlauf sich eine Berufsgruppe als dominant durchsetzt.

> **Profession und Professionalisierung**
> Die Begriffe „Profession" und „Professionalisierung" lassen sich nicht eindeutig definieren. Im 20. Jahrhundert wurden sowohl im anglophonen als auch im deutschen Sprachraum verschiedene professionstheoretische Ansätze entwickelt, die jeweils eigene spezifische Professionsverständnisse aufweisen. So gibt es merkmalstheoretische Ansätze, die Professionen als Bündel bestimmter Merkmale definieren. Innerhalb dieser Ansätze wird Pflege häufig als eine Semiprofession gedeutet. Außerdem finden sich funktionstheoretische Professionsverständnisse, die Professionen in ihrer Rolle innerhalb einer funktionalistisch differenzierten Gesellschaft analysieren. Machttheoretische Ansätze beschreiben die Herausbildung von Professionen als Ermächtigungs- und Machterhaltungsprozess gegenüber anderen Berufen.
> In der neueren Vergangenheit werden insbesondere im deutschsprachigen Raum auch handlungstheoretische Ansätze als Erläuterung der Professionalisierung von Pflege herangezogen. Hierbei wird beruflich handelnden Personen Professionalität zugeschrieben, wenn sie zur Entscheidungsfindung im oftmals auch widersprüchlichen beruflichen Alltag (evidenzbasierte) Theorie und (individuelle) Praxis miteinander verschränken und situativ ihr Handeln abwägen.

> In diesem Buch wird neben dem vorliegenden auch in weiteren Kapiteln die Professionalisierungsdiskussion in der Pflege aufgegriffen. Beispielsweise wird sie deutlich in Kap. 4, hier insbesondere die Entwicklung des Ethikkodex des International Council of Nurses (ICN) als ein Merkmal von Professionen nach dem merkmalstheoretischen Ansatz, aber auch in Kap. 11, in dem die Entwicklung beruflicher Vertretungen in der Pflege nachgezeichnet wird.

Dass es sich bei Professionalisierungsprozessen nicht per se um lineare Prozesse handelt, ist in den letzten Jahren unter dem Begriff der Deprofessionalisierung verstärkt in die Diskussion geraten. So können die Auswirkungen der Ökonomisierung des Gesundheitswesens auch als Zeichen einer Deprofessionalisierung gedeutet werden, weil fachlich pflegerisch-medizinische Entscheidungen zunehmend von ökonomischen Erwägungen überlagert werden. In dem Sinne thematisiert das folgende Kapitel nicht nur Professionalisierungsprozesse in der Pflege, sondern auch historisch gegenläufige Tendenzen einer Deprofessionalisierung.

Ein wichtiges Mittel der Professionalisierung – der Selbstaufwertung und Abgrenzung „nach unten" – liegt in dem Ausbau theoretischer Ausbildungsanteile. Diese Entwicklung wird in Abschn. 3.2 skizziert, das sich mit der Geschichte der Pflegeausbildung seit dem ausgehenden 18. Jahrhundert befasst sowie mit den Anfängen der Akademisierung der Pflege im 20. Jahrhundert. Hierbei wird sich – aufgrund der längeren allgemeingültigen Ausbildung – auf die Entwicklung in der Krankenpflege bezogen. Ein weiteres Merkmal einer Professionalisierung ist die Ausdifferenzierung der Tätigkeitsfelder und damit einhergehend eine Spezialisierung der Berufsangehörigen. Dieser Entwicklung für die Pflege wird in Abschn. 3.3 nachgegangen. Abschn. 3.4 beschäftigt sich mit der Einführung des Pflegeprozesses in Westdeutschland in den 1970er- und 1980er-Jahren und seiner Setzung als Kernbestandteil professioneller Pflege. Es wird in diesem Kapitel jedoch nicht einseitig dem Narrativ gefolgt, dass der Pflegeprozess zur Professionalisierung der Pflege beigetragen habe, sondern es wird auch seine deprofessionalisierende Wirkung auf den Berufsstand Pflege erklärt.

3.2 Geschichte der Pflegeausbildung

Die Geschichte der Pflegeausbildung in Deutschland ist durch eine außerordentliche Heterogenität gekennzeichnet. Katholische, protestantische und jüdische Pflegeorganisationen, freiberufliche und gewerkschaftliche Verbände sowie Rot-Kreuz-Schwesternschaften verfolgten unterschiedliche Ausbildungskonzepte. Auch innerhalb der jeweiligen Pflegegruppierung variierte die Ausbildungspraxis mitunter erheblich. Einigkeit herrschte jedoch darin, dass die Pflegeausbildung aus drei Elementen zu bestehen habe: Neben der theoretischen und praktischen Ausbildung ging es stets auch um die Entwicklung einer „Schwesternpersönlichkeit". Im Folgenden werden einerseits die gesetzlichen Rahmenbedingungen der Pflegeausbildung skizziert. Andererseits wird gezeigt, wie sich die Gewichtung der Bildungsziele verschob. Der wachsende Stellenwert theoretischer Bildung zeigt sich nicht zuletzt angesichts der forcierten Akademisierungsbestrebungen seit den 1980er-Jahren.

3.2.1 Pflegeausbildung im 18. und 19. Jahrhundert

Weit bevor die ersten staatlichen Regulierungen zur Krankenpflegeausbildung erlassen wurden, gab es zahlreiche Initiativen zur Ausbildung von Pflegenden. *Zum einen* begannen Ärzte, Krankenpflegeschulen zu gründen. So errichtete der Mediziner Franz Anton Mai 1781 in Mannheim eine Krankenwärterschule und verfasste ein eigenes Lehrbuch mit dem Ziel, die Pflege auf wissenschaftlichem Niveau als Zweig der Heilkunde zu lehren. Zugleich wollte er die Pflege einhegen und als Zuarbeit für den Arzt festschreiben. Zudem formulierte er den ärztlichen Anspruch, die Aufsicht über die Pflege auszuüben. Dennoch scheiterte sein Projekt nicht zuletzt wegen des massiven Widerstands ärztlicher Kollegen, die sich vor beruflicher Konkurrenz fürchteten (vgl. Kap. 15).

Damit zeichnete sich schon Ende des 18. Jahrhunderts ein Konfliktfeld ab, das die Auseinandersetzung um die Konzeption der Pflegebildung bis heute kennzeichnet. Bestrebungen zur Verwissenschaftlichung der Pflege drohen stets in Konflikt mit den Standesinteressen der Ärzteschaft zu geraten und massive Abwehrkämpfe zu provozieren. Gleichwohl begannen auch andernorts Mediziner, sich der Pflegeausbildung zuzuwenden. 1832 veröffentlichte Johann Friedrich Dieffenbach, Arzt am Berliner Universitätsklinikum Charité, die *Anleitung zur Krankenwartung*, die sich zum Standardpflegelehrbuch des 19. Jahrhunderts entwickelte.

Zum anderen boten die im 19. Jahrhundert gegründeten konfessionellen Schwesternschaften (vgl. Kap. 10) ihren Mitgliedern eine Ausbildung an. Sowohl protestantische als auch katholische Gemeinschaften teilten die Auffassung, dass sich die „Schwesternpersönlichkeit" am besten im gemeinschaftlichen Arbeiten und Leben entwickele. Besonders gut ist die Ausbildung im Bereich der protestantischen Pflege – insbesondere des ersten Diakonissenmutterhauses in Kaiserswerth – untersucht. Die Diakonissen wurden gründlich auf die Pflege des kranken Leibes und der Seele von Patient*innen vorbereitet. Sie erhielten detaillierte „Instruktionen zur Seelenpflege" und lernten, mit kranken und sterbenden Menschen über deren Seelenzustand zu sprechen.

Die Ausbildung in der Leibespflege stützte sich in Kaiserswerth auf das Lehrbuch von Dieffenbach. Die Schülerinnen lernten anatomisches Grundwissen und praktische Pflegetätigkeiten wie Betten, Waschen, Wundversorgung und die korrekte Verabreichung von Arzneien. In einem wesentlichen Punkt wich die Ausbildung in Kaiserswerth jedoch von Dieffenbachs Lehrbuch ab. So wurden die Diakonissen auch in der sogenannten kleinen Chirurgie wie dem Schröpfen und Blutegel-Setzen ausgebildet – Aufgaben, die in Dieffenbachs Lehrbuch Pflegenden strikt untersagt wurden. Dieses Beispiel zeigt, dass mit der Entscheidung über Ausbildungsinhalte gleichzeitig Kompetenzbereiche abgesteckt wurden. Ganz offenkundig waren die Diakonissen jedoch nicht bereit, den ärztlichen Bestrebungen zur Einschränkung pflegerischer Aufgabenbereiche umstandslos Folge zu leisten. Sie bildeten ihren Nachwuchs selbstverständlich in Tätigkeiten aus, die die Ärzteschaft für sich beanspruchte.

> **Ärztlicher Einfluss auf die Pflegeausbildung**
> Zur ärztlichen Professionalisierungsstrategie gehörte es schon im 19. Jahrhundert, durch den Einfluss auf die inhaltliche Ausrichtung der Pflegeausbildung den pflegerischen Kompetenzbereich zu begrenzen und damit die eigene Vormachtstellung innerhalb der Gesundheitsberufe zu zementieren. Dies bedeutete aber nicht, dass sich die Schwesternschaften in der Praxis immer an diese Vorgaben hielten. Auch die Tatsache, dass die Pflegeausbildung bis weit in die zweite Hälfte des 20. Jahrhunderts hinein primär praktisch ausgerichtet war, sicherte den Schwesternschaften einen großen Einfluss auf die Gestaltung der Ausbildung.

Im Unterschied zu den konfessionellen Schwesternschaften bereiteten die Rot-Kreuz-Schwesternschaften, die in der zweiten Hälfte des 19. Jahrhunderts entstanden, in besonderem Maße auf den Kriegseinsatz vor. Fachliche Schwerpunkte bildeten die Verwundetenpflege und die Ausbildung für eine Tätigkeit in der Chirurgie. Charakterliche Erziehung spielte hier zwar auch eine bedeutende Rolle, wozu auch religiöse Unterweisungen zählten. Dennoch lag der Fokus vor allem auf einer humanitären und patriotischen Erziehung.

Ab den 1890er-Jahren entstanden außerdem Vereine für jüdische Krankenpflegerinnen, die in der Regel an jüdischen Krankenhäusern und Krankenpflegeschulen ausgebildet wurden. Diese Ausbildung galt als sehr qualifiziert. Angesichts des weitverbreiteten Antisemitismus im deutschen Kaiserreich sahen sich die Schulen unter besonderem Druck, nachzuweisen, dass ihre Absolventinnen zu dem am besten qualifizierten Pflegepersonal zählten. Auch an jüdischen Krankenpflegeschulen nahm neben der Vermittlung fachlicher Kenntnisse eine charakterliche Erziehung im Sinne der jüdischen Sozialethik einen hohen Stellenwert ein.

3.2.2 Staatliche Regulierung der Pflegeausbildung Anfang des 20. Jahrhunderts

Ende des 19. Jahrhunderts erhielt die Pflegeausbildung vor dem Hintergrund der medizinischen Fortschritte im Bereich der Wundbehandlung, Bakteriologie und Hygiene wachsende Aufmerksamkeit. Außerdem entstanden unter dem Einfluss der bürgerlichen Frauenbewegung neue Pflegeorganisationen wie die Berufsorganisation der Krankenpflegerinnen Deutschlands (vgl. Kap. 11), die sich für eine systematische dreijährige Ausbildung einsetzte. Doch der Weg zur dreijährigen Ausbildung war lang. Die ersten staatlichen Regularien zur Pflegeausbildung in Preußen 1906/07 sahen lediglich eine einjährige Ausbildungszeit vor, die mit einer von Ärzten abzunehmenden Prüfung abschloss.

Diese Prüfung war als Ergebniskontrolle konzipiert, wobei die Berufsausübung nicht an den Nachweis einer Prüfung gebunden wurde. Die Ausbildungszeit selbst blieb weitgehend unreguliert. Die fachlichen Anforderungen wurden in einem amtlichen Krankenpflegelehrbuch von 1909 definiert, das von Ärzten geschrieben wurde. Die Verfasser nutzten erneut die Gelegenheit, nicht nur Fachwissen zu vermitteln, sondern auch die aus ihrer Sicht gebotenen Grenzen des pflegerischen Kompetenzbereichs abzustecken. So sollten Pflegende auf keinen Fall therapeutisch tätig werden.

Bei den Regularien zum preußischen Krankenpflegeexamen hatte sich also die Ärzteschaft als dominante Profession durchgesetzt. Dies betraf jedoch primär die Gestaltung der Prüfung. Die Ausbildung selbst verblieb organisatorisch im Hoheitsbereich der Schwesternschaften, die etwa das Lehrpersonal an den Krankenpflegeschulen auswählten. Da die Ausbildung ohnehin weitgehend in der Praxis stattfand, ist der Einfluss der Schwesternschaften auf die Bildung des Nachwuchses und die Prägung der „Schwesternpersönlichkeit" nicht zu unterschätzen.

Auch die anderen Länder des Deutschen Reiches führten vor dem Beginn des Ersten Weltkriegs das staatliche Krankenpflegeexamen ein. Obwohl es nicht verpflichtend vorgeschrieben wurde, begannen die meisten Schwesternschaften ihren Nachwuchs nach den neuen Regularien auszubilden. Schlusslichter bildeten die Länder Bayern und Baden, die erst 1919 bzw. 1920 eine staatliche Krankenpflegeprüfung beschlossen. 1917 trug Preußen außerdem der Entwicklung der Säuglings- und Kinderkrankenpflege zu einem eigenständigen pflegerischen Spezialgebiet Rechnung und legte analog zur Krankenpflege eine einjährige Ausbildungszeit fest (vgl. Kap. 5). Ausgenommen von diesen Entwicklungen war die psychiatrische Pflege. Es blieb den einzelnen psychiatrischen Einrichtungen überlassen, in welchem Umfang sie das Pflegepersonal durch hausinterne Schulungen qualifizierten, die aber nicht staatlich anerkannt wurden (vgl. Kap. 7).

Der Ausbau des Wohlfahrtsstaates in der Weimarer Republik förderte eine weitere Regulierung der Pflegeausbildung. So wurde der Krankenpflegelehrgang in Preußen 1921 auf zwei Jahre verlängert. 1923 wurde die Dauer der Säuglings- und Kinderkrankenpflegeausbildung in den meisten deutschen Ländern auf zwei Jahre erhöht. Außerdem zeigten sich erste Ansätze, Ausbildungsinhalte und -strukturen stärker zu vereinheitlichen. So führten die Diakonissenmutterhäuser einen einheitlichen Aufbau der Diakonissenausbildung ein, die zunächst mit praktischen Einsätzen und begleitenden ärztlichen Unterrichtsstunden begann. In sogenannten kleinen und großen Kursen wurde allgemeine und diakonische Bildung vermittelt. Der eigentliche Krankenpflegekurs fand in den letzten sechs Monaten der Diakonissenausbildung statt. Dieses Konzept, Pflege zunächst in der Praxis zu erlernen und theoretische Begründungen am Ausbildungsende nachzuliefern, prägte die Diakonissenausbildung bis in die 1960er-Jahre hinein.

3.2.3 Krankenpflegeausbildung im Nationalsozialismus

Die Krankenpflegeausbildung wurde nach 1933 nach nationalsozialistischen Vorgaben reorganisiert. Pflegende hatten eine zentrale Funktion bei der Umsetzung der nationalsozialistischen Rassen- und Bevölkerungspolitik (vgl. Kap. 8). Die „Erb- und Rassenpflege" wurde zu einem wichtigen Teil der Pflegeausbildung. Dies galt auch für die christliche Krankenpflege. So wurden nun auch Diakonissen in den Grundlagen der „Erb- und Rassenpflege" ausgebildet.

Neben der Anpassung der Ausbildungsinhalte wurde schon 1933 die Ausgrenzung von als jüdisch klassifizierten Personen und Institutionen eingeleitet. So wurde 1933 in Hamburg der ersten jüdischen Krankenpflegeschule die staatliche Anerkennung entzogen. Dennoch blieb die Ausbildung in der jüdischen Krankenpflege auch im Nationalsozialismus bestehen. Der Pflegeberuf zählte zu den wenigen Professionen, die Jüd*innen auch im „Dritten Reich" offenstanden. Mit Verabschiedung des Krankenpflegegesetzes von 1938 konnte die Ausbildung jedoch nur noch in jüdischen Einrichtungen erfolgen.

Das Krankenpflegegesetz von 1938 legte erstmals reichseinheitliche Regularien für die Pflegeausbildung fest. Zulassungsvoraussetzungen waren die Vollendung des 18. Lebensjahres, eine abgeschlossene Volksschulausbildung und bei Bewerberinnen (im Unterschied zu Bewerbern) der Nachweis einer einjährigen hauswirtschaftlichen Tätigkeit. Die Ausbildung sollte anderthalb Jahre (ab 1942 zwei Jahre) dauern und überwiegend praktisch erfolgen. Der theoretische Unterricht war an einer staatlich anerkannten Krankenpflegeschule durchzuführen und mit 200 Stunden vergleichsweise gering im Umfang. Mindestens die Hälfte der Unterrichtsstunden sollte von Ärzt*innen gelehrt werden. Außerdem schrieb das Krankenpflegegesetz die ärztliche Leitung der Krankenpflegeschule fest, der eine Unterrichtsschwester/ein Unterrichtspfleger als Vertretung an die Seite zu stellen war.

Ausgenommen vom Geltungsbereich des Krankenpflegegesetzes waren wiederum die psychiatrischen Einrichtungen, die nur sogenannte Hausexamen oder verwaltungseigene Prüfungen abnehmen konnten. Dennoch gehörte die Ausbildung beispielsweise in der Krankenbeobachtung schon in den 1930er-Jahren zum Standard in der psychiatrischen Pflege. Mit der Einführung neuer Therapien wie der Elektrokrampftherapie ab der zweiten Hälfte der 1930er-Jahre erhöhten sich außerdem die Anforderungen an die fachliche Qualifikation der Pflegenden, die für die Überwachung und Beobachtung der Patient*innen zuständig waren. Die psychiatrischen Einrichtungen gingen deshalb dazu über, einen Teil des Pflegepersonals für die Übernahme dieser spezialisierten Aufgaben zu schulen. Doch auch diese Weiterqualifizierungen führten zu keinem formal anerkannten Bildungsabschluss.

3.2.4 Reformdiskussionen nach dem Zweiten Weltkrieg und das Krankenpflegegesetz von 1957

Nach dem Zweiten Weltkrieg behielt das Krankenpflegegesetz von 1938 vorerst seine Gültigkeit, nur die explizit nationalsozialistischen Bestimmungen wurden gestrichen. Schwesternverbände, Militärregierungen und Gesundheitsverwaltungen in den Westzonen waren sich jedoch weitgehend einig, dass eine Reform der Pflegeausbildung – vor allem eine Verlängerung der Ausbildungsdauer auf drei Jahre – dringend geboten sei. In der Tat führten schon vor Gründung der Bundesrepublik Deutschland (BRD) im Mai 1949 einige Länder wie beispielsweise Niedersachsen eine dreijährige Ausbildung ein. Diese länderspezifischen Regelungen bedeuteten, dass Mitglieder eines Schwesternverbandes regional unterschiedliche Ausbildungen erhalten konnten. Die Schwesternverbände forderten deshalb eine schnelle einheitliche Regelung der Ausbildung.

Die konkrete Ausgestaltung einer dreijährigen Ausbildung wurde jedoch höchst kontrovers diskutiert. Umstritten war vor allem die Frage, wann das Examen abzulegen sei – am Ende des dritten Jahres oder, wie im Modell „2 + 1" vorgesehen, schon nach dem zweiten Jahr, um das dritte Jahr als Praktikum zu organisieren. Für eine dreijährige Ausbildung sprachen sich der Agnes Karll-Verband – die Nachfolgeorganisation der Berufsorganisation der Krankenpflegerinnen Deutschlands (vgl. Kap. 11) – und das Deutsche Rote Kreuz (DRK) aus. Mit einer geschlossenen dreijährigen Ausbildungszeit wollten sie sicherstellen, dass tatsächlich der gesamte Zeitraum als Ausbildungsphase ernst genommen würde.

Caritas, Innere Mission und die Gewerkschaft Öffentliche Dienste, Transport und Verkehr (ÖTV) hingegen setzten sich aus unterschiedlichen Gründen für das Modell „2 + 1" ein. Die ÖTV verfolgte dabei vor allem das Ziel, die Ausbildung tarifrechtlich abzusichern und damit der Tatsache gerecht zu werden, dass die Schüler*innen zu einem erheblichen Anteil als Arbeitskräfte in den Krankenhäusern eingesetzt wurden. Ein drittes Praktikumsjahr bot die Chance, zumindest das letzte Ausbildungsdrittel tarifvertraglich zu verankern.

Caritas und Innere Mission hingegen trieb eine andere Überlegung um. Sie befürchteten, dass bei einer geschlossenen dreijährigen Ausbildungszeit der theoretische Unterricht zu sehr betont würde. Die Schwestern drohten damit, so die Sorge, zu „Arzthelferinnen" zu werden, während die Aufgaben in der unmittelbaren Betreuung von Patient*innen auf Pflegehilfskräfte übergehen würden. Die konfessionellen Verbände sprachen damit eine Frage an, die die Auseinandersetzung um die Gestaltung der Pflegeausbildung bis heute prägt: Welche Folgen hat der Ausbau theoretischer Bildung für das Selbstverständnis von Pflegenden und wie ändern sich in der Folge ggf. Berufsbilder in der Pflege?

Wie eng Ausbildungsfragen mit der Konzeption des Berufsbildes verknüpft sind, zeigt sich auch an der Diskussion um den Schutz der Berufsausübung. Zwar waren sich Schwestern- und Wohlfahrtsverbände sowie Gewerkschaften ungewöhnlich einig, dass ein Schutz der Berufsausübung unbedingt vonnöten sei. Sie scheiterten jedoch bei dem Versuch, zu definieren, was genau die zu schützenden berufsspezifischen Tätigkeiten im Unterschied zu berufsfremden Aufgaben sein sollten. Dieses Definitionsproblem sei am Beispiel des Vorbereitens und Verteilens von Mahlzeiten – einer typischen Aufgabe im Grenzbereich zwischen Pflege und Hauswirtschaft – erläutert. So waren die Schwesternverbände zwar der Meinung, dass eine Delegation dieser Tätigkeiten an das Hauspersonal wesentlich zur Entlastung von Pflegenden beitragen würde. Gleichzeitig erachteten sie es jedoch als unabdingbar, dass Pflegende diese Aufgabe selbst übernehmen, damit sie wissen, was die Kranken zu essen bekommen. Insgesamt galt eine Arbeitsteilung am Krankenbett, also in der unmittelbaren Patientenversorgung, noch Anfang der 1950er-Jahre als ausgeschlossen. Dieses weit gefasste Pflegeverständnis erschwerte die Verständigung auf klar definierte Vorbehaltstätigkeiten enorm.

Das Krankenpflegegesetz, das schließlich 1957 erlassen wurde und die Ausbildung bundeseinheitlich regelte, schützte letztlich allein die Berufsbezeichnung. Nur examiniertes Pflegepersonal durfte sich „Krankenschwester" oder „-pfleger" nennen. Neu war, dass das Gesetz nun einheitlich für die Krankenpflege, Kinderkrankenpflege und erstmals auch für die sogenannte Geisteskrankenpflege galt. Außerdem konnte das Pflegepersonal nun auch an der Leitung der Krankenpflegeschule beteiligt werden. Die Schulen konnten entweder von einem*einer Ärzt*in, einer leitenden Pflegefachkraft oder aber durch eine gemeinsame pflegerische und ärztliche Leitung geführt werden.

Ansonsten aber bekräftigte das Krankenpflegegesetz die herkömmliche Ausbildungspraxis. Eingangsvoraussetzung blieb die Volksschule, und die Pflege sollte weiterhin vorwiegend praktisch erlernt werden. Die Ausbildung wurde zwar auf drei Jahre verlängert, der eigentliche Krankenpflegelehrgang sollte jedoch in den ersten beiden Jahren erfolgen. Damit hatte sich das Modell „2+1" mit einem dritten praktischen Jahr durchgesetzt. Die Prüfung war in der Regel nach dem zweiten Jahr abzulegen, Ausnahmen waren aber möglich. Der Umfang theoretischen Unterrichts blieb mit 400 Stunden in den ersten zwei Jahren und 50 weiteren Stunden im dritten Jahr relativ gering – verglichen beispielsweise mit der Deutsche Demokratische Republik (DDR) (vgl. Abschn. 3.2.8). Hinzu kam eine nicht näher bestimmte Anzahl praktischer Unterrichtsstunden. In Bezug auf die Qualifikation der Lehrenden mussten die Krankenpflegeschulen lediglich eine „ausreichende" Zahl geeigneter Lehrkräfte vorweisen. Worin diese Eignung genau bestand, blieb offen.

Im Hinblick auf die tarifvertragliche Ausgestaltung der Ausbildungszeit ging das Kalkül der Gewerkschaft ÖTV im Übrigen auf. 1960 gelang es ihr erstmals, einen Tarifvertrag für das dritte praktische Jahr abzuschließen, der die Arbeitszeit und Vergütung der Pflegeschüler*innen im öffentlichen Dienst regelte.

3.2.5 Nach der Reform ist vor der Reform: Das Krankenpflegegesetz von 1965

Die Regularien des Krankenpflegegesetzes, insbesondere der Umfang theoretischen Unterrichts, waren schnell überholt. Schon 1958 wurde die Mindeststundenzahl in den meisten Schulen überschritten. 1961 führten viele Krankenpflegeschulen schon 800-stündige Lehrgänge durch. Bereits kurz nach Erlass des Krankenpflegegesetzes von 1957 setzte deshalb die Diskussion um dessen Novellierung ein. Dabei ging es um zwei Zielsetzungen: Zum einen sollte der theoretische Ausbildungsanteil deutlich gestärkt und zum anderen ein neuer Ausbildungsgang für Pflegehilfskräfte initiiert werden.

Die geplante Schaffung einer neuen Berufsgruppe von Pflegehilfskräften verweist auf einen pflegegeschichtlich grundlegenden Wandel. Noch Anfang der 1950er-Jahre hatten die Schwesternschaften den Einsatz von Hilfskräften am Krankenbett vehement abgelehnt. Dies änderte sich Ende der 1950er-Jahre unter dem Druck eines sich dramatisch zuspitzenden Pflegenotstands. Um das Pflegepersonal zu entlasten und dem Personalmangel zu begegnen, gingen Krankenhäuser dazu über, auch Hilfskräfte in der pflegerischen Versorgung einzusetzen. Vor diesem Hintergrund galt eine Zweiteilung des Pflegeberufes Anfang der 1960er-Jahre als unvermeidbar.

Die Novelle des Krankenpflegegesetzes von 1965 trug dieser Entwicklung Rechnung. Schon bei Erlass galt das Gesetz als wichtiger Schritt zur Professionalisierung der Pflege. Die Dauer des Lehrgangs wurde auf drei Jahre verlängert und die Mindeststundenanzahl mit 1200 im Vergleich zu 1957 nahezu verdreifacht. Allerdings bezog sich die Vorgabe nicht nur auf den theoretischen, sondern auch auf den praktischen Unterricht. Darüber hinaus wurden die Voraussetzungen zur Anerkennung von Krankenpflegeschulen spezifiziert. Sie mussten nun eine bestimmte Varianz praktischer Einsatzmöglichkeiten bieten und erstmals eine besonders vorgebildete Lehrkraft nachweisen.

Als Eingangsvoraussetzung galt nun die Realschulbildung. Während die Anforderungen an die schulischen Voraussetzungen stiegen, nahm der Stellenwert hauswirtschaftlicher Vorbildung ab. Statt wie bisher ein Jahr mussten die Bewerberinnen nur noch ein halbes Jahr Tätigkeit in der Hauswirtschaft nachweisen. Dies entsprach dem gewandelten Berufsbild der Krankenschwester, denn ein Großteil der hauswirtschaftlichen Aufgaben sollte von nun an das Pflegehilfspersonal übernehmen.

Das Gesetz regelte auch die Ausbildung dieses Hilfspersonals. Hier genügte die Volksschulbildung als Aufnahmevoraussetzung. Der Lehrgang sollte ein Jahr dauern und 250 Unterrichtsstunden umfassen. Beide Ausbildungsgänge wurden mit einem Examen abgeschlossen, das dazu berechtigte, die jeweilige Berufsbezeichnung zu führen. Wiederum wurde also nur die Berufsbezeichnung, nicht aber der Tätigkeitsbereich selbst geschützt. Für beide Ausbildungsgänge gelang es der Gewerkschaft ÖTV 1966, einen Tarifvertrag über die gesamte Ausbildungszeit auszuhandeln. Auch die Arbeitgeber erkannten, dass eine Verbesserung der materiellen Bedingungen ein wesentliches Mittel war, um die Ausbildung attraktiver zu gestalten.

Reform der Krankenpflegegesetze in Westdeutschland
1957
Eingangsvoraussetzung: Volksschule
Ausbildungsdauer: zwei Jahre + anschließendes praktisches Jahr
Stundenumfang: 400 + 50 theoretische Unterrichtsstunden

1965
Eingangsvoraussetzung: Realschulbildung/ zehnjährige Schulbildung
Ausbildungsdauer: drei Jahre
Stundenumfang: 1200 theoretische und praktische Unterrichtsstunden
Erstmalige Regelung der Ausbildung von Pflegehilfskräften:
Eingangsvoraussetzung: Volksschule
Ausbildungsdauer: ein Jahr
Stundenumfang der theoretischen Ausbildung: 250

1985
Eingangsvoraussetzung: Realschulabschluss/ zehnjährige Schulbildung
Ausbildungsdauer: drei Jahre
Stundenumfang: 1600 theoretische und praktische Unterrichtsstunden

3.2.6 Die gesetzlichen Rahmenbedingungen ab den 1980er-Jahren

Auch wenn das Krankenpflegegesetz von 1965 20 Jahre lang Bestand hatte, setzte die Diskussion um dessen Reform schon kurz nach Erlass ein. Anlass war, dass die Bundesrepublik Deutschland 1967 das europäische Übereinkommen über die theoretische und praktische Ausbildung von Krankenschwestern und -pflegern unterzeichnete. Dieses Übereinkommen regelte die wechselseitige Anerkennung von Ausbildungsnachweisen und machte die Anpassung der Pflegeausbildung an europäische Standards notwendig. So mussten die theoretischen Unterrichtsstunden weiter ausgebaut und die praktischen Einsatzgebiete ausgeweitet werden.

Doch die Verhandlungen zur Novellierung des Krankenpflegegesetzes zogen sich hin, weil in den 1970er-Jahren zusätzlich die Klärung des Charakters der Pflegeausbildung auf die Agenda rückte. Im Bildungssystem nahm die Pflege bislang eine Sonderstellung ein, weil sie weder im dualen System noch im tertiären Bildungsbereich verortet war. In der Tradition des Agnes Karll-Verbandes stehend sprach sich der Deutsche Berufsverband für Krankenpflege (DBfK) für die Verankerung im tertiären Bildungsbereich aus. Pflegeschüler*innen sollten eindeutig als Lernende und nicht als Arbeitskräfte behandelt werden. Die Gewerkschaften hingegen setzten sich für die Integration in das duale System analog zu anderen Berufsausbildungen ein. Die konfessionellen Verbände wiederum machten sich für den Erhalt des Status quo stark, weil sie so ihre Eigenständigkeit am besten gewahrt sahen.

Als schließlich 1985 die Novelle des Krankenpflegegesetzes verabschiedet wurde, blieb der Sonderstatus der Pflegeausbildung erhalten. Eine klare Verortung im Bildungssystem scheiterte nicht nur am Widerstand konfessioneller Träger. Darüber hinaus ermöglichte die Sonderstellung der Krankenpflegeschulen, das Lehrpersonal deutlich schlechter zu vergüten als Lehrende an allgemeinen oder berufsbildenden Schulen – schließlich hatten die Lehrenden an Krankenpflegeschulen lediglich eine Weiterbildung und kein Universitätsstudium absolviert. Der Erhalt dieser Sonderstellung lag damit auch im Finanzinteresse der öffentlichen Haushalte.

Der Umfang theoretischer und praktischer Unterweisung wurde 1985 in Anpassung an die EU-Richtlinie auf 1600 Stunden erhöht, und das Feld der Praxiseinsätze wurde erweitert. Die Ausbildungsträger waren von nun an verpflichtet, einen Vertrag mit den Schüler*innen abzuschließen. Neu war, dass erstmals ein umfassendes Ausbildungsziel formuliert wurde, indem „die Kenntnisse, Fähigkeiten und Fertigkeiten zur verantwortlichen Mitwirkung bei der Verhütung, Erkennung und Heilung von Krankheiten" vermittelt werden sollten. Dieses Ausbildungsziel wurde in sechs Teilziele ausdifferenziert. Dazu zählten u. a. die „sach- und fachkundige, umfassende, geplante Pflege des Patienten", die „gewissenhafte Vorbereitung, Assistenz und Nachbereitung bei Maßnahmen der Diagnostik und Therapie", „die Anregung und Anleitung zu gesundheitsförderndem Verhalten" und „die Beobachtung des körperlichen und seelischen Zustandes des Patienten" (KrPflG 1985, § 4, Abs. 1). Klar definierte Vorbehaltstätigkeiten ließen sich daraus erneut nicht ableiten.

Das Krankenpflegegesetz von 2003 brachte in dieser Hinsicht die kleine Neuerung, dass Pflegekräfte nun auch eigenverantwortlich pflegerische Tätigkeiten durchführen sollten. Einen Schritt weiter ging das Altenpflegegesetz von 2003, das Altenpflegekräften nicht nur eigenverantwortliche, sondern auch selbstständige Pflege zubilligte. Unabhängig davon kam es im Zuge dieser neuen pflegerischen Bundesgesetze zu ersten legislativen Ansätzen für eine Ausbildung auf akademischem Niveau, die als Modellversuchsklauseln in die Gesetze aufgenommen wurden. Diese ermöglichten ein grundständig akademisches sowie generalistisches oder (mehrheitlich) integriertes Studium zur Erlangung der Berufserlaubnis. So wurden pflegewissenschaftliche Erkenntnisse als eine Basis pflegerischer Arbeit und Entscheidungsprozesse in die Ausbildungsziele aufgenommen.

Weitere Diskussionen um die inhaltliche und strukturelle Neugestaltung der Pflegeausbildung(en) mündeten 2016 in einen Referentenentwurf zum Pflegeberufereformgesetz. In diesem war angelegt, die vormals getrennten Ausbildungen im Bereich der Altenpflege, Kinderkrankenpflege und Krankenpflege in einer Ausbildung zu vereinen und somit einen generalistischen Pflegeberuf nach ausländischem Vorbild zu etablieren. Nach weiteren Jahren der Diskussion und Stellungnahmen wurde 2020 das drei Jahre zuvor erlassene neue Gesetz gültig, das eine generalistische Ausbildung als Standardweg in den Pflegeberuf vorsieht, als

Kompromiss jedoch auch weiterhin Spezialisierungen in der Altenpflege und der Kinderkrankenpflege zulässt. Außerdem wurde zum ersten Mal Pflegefachpersonen qua Gesetz ein eigenständiger, d. h. autonomer Aufgabenbereich eingeräumt, der sich insbesondere auf die Organisation und Gestaltung von pflegerischen Aktivitäten bezieht (vgl. Abschn. 3.4).

Reform der Krankenpflegegesetze in der Bundesrepublik nach 1990
2003
Eingangsvoraussetzung: Realschulabschluss/ zehnjährige Schulbildung
Ausbildungsdauer: drei Jahre
Stundenumfang: 2100 theoretische und praktische Unterrichtsstunden; 2500 h praktische Ausbildung
Wegfall der Regelungen zur Ausbildung von Pflegehilfs- bzw. Pflegeassistenzkräften
Aufnahme von Modellversuchsklauseln zur Erprobung generalistischer und hochschulischer Pflegeausbildungen

2017
Eingangsvoraussetzung: Realschulabschluss
Ausbildungsdauer: drei Jahre
Stundenumfang: 2100 theoretische und praktische Unterrichtsstunden; 2500 h praktische Ausbildung
Einführung der generalistischen Ausbildung
Definition von Vorbehaltsaufgaben
Einführung einer primärqualifizierenden Ausbildung an Hochschulen

3.2.7 Akademisierungsschritte der Pflege in der Bundesrepublik

Erste zaghafte Ansätze einer Akademisierungsdebatte im Pflegebereich gab es bereits Anfang des 20. Jahrhunderts, als in Leipzig eine Hochschule für Frauen eröffnet wurde, die eine Abteilung für Krankenpflege besaß. Auch nach dem Zweiten Weltkrieg flammte diese Diskussion kurz wieder auf, als mit der Schwesternschule der Universität Heidelberg eine US-amerikanisch angelegte Pflegeausbildung umgesetzt werden sollte. Diese ersten Überlegungen mündeten jedoch nicht in akademisierte Abschlüsse.

Schwesternschule der Universität Heidelberg („Hollyschule")
Die Schwesternschule der Universität Heidelberg (wegen ihres US-Bezuges oft auch „Hollyschule" genannt) entstand 1953 mit Unterstützung der US-Regierung und der US-amerikanischen Rockefeller-Stiftung. Erklärtes Ziel war es, die Krankenpflege in Europa aufzuwerten und perspektivisch Studienmöglichkeiten innerhalb der Krankenpflege zu schaffen. Die Schwesternschule der Universität Heidelberg fungierte hierfür als Modelleinrichtung. Sie bot die Ausbildung mit einem wesentlich höheren theoretischen Stundenanteil an, als es gesetzlich gefordert wurde, und setzte durch, dass ihre Schülerinnen nicht auf den Dienstplan angerechnet wurden. Schnell entwickelte sie sich zu einer der führenden Ausbildungsstätten für die Krankenpflege in der Bundesrepublik (vgl. Kap. 4).

Konkretere Akademisierungsbestrebungen in der Pflege gab es in den 1970er-Jahren mit Modellversuchen im Rahmen der Weiterqualifizierung im pädagogischen und im Managementbereich. Hierbei profitierte die Pflege von den gesellschaftlichen Debatten und Reformüberlegungen zur Förderung sozialer Gerechtigkeit, die zu einer Öffnung der Hochschulen führten. Besonders zu nennen ist dabei der dreijährig angelegte Studiengang der Freien Universität Berlin zur Ausbildung von Pflegelehrer*innen. Dieser Modellversuch wurde von 1978 bis 1981 durchgeführt. Eine nachhaltige Verankerung der Pflege im akademischen Bereich konnte jedoch nicht erzielt werden. Auch andere Modellversuche wurden, sofern sie nicht schon vor ihrer Umsetzung scheiterten, nicht verstetigt.

Erfolgreicher verlief die Entwicklung an der Universität Osnabrück. Dort wurde von 1979 bis 1983 zunächst ein berufsbegleitender weiterbildender Modellstudiengang für Lehrpersonen an Schulen des Gesundheitswesens angeboten. Anders als in Westberlin überführte man diesen nach einmaliger Durchführung in einen Regelstudiengang. 1997 wurde das Angebot für die Lehrerbildung um die Fachrichtung Pflege erweitert. Sowohl im politischen Bereich als auch innerhalb des Pflegebereichs selbst war die Akademisierung jedoch sehr umstritten. Neben der fraglichen Finanzierung akademisierter Pflegefachkräfte bestand auch die Sorge, dass die Akademisierung zu viele Pflegende von der täglichen Versorgung wegführen könnte.

Der Beginn der erfolgreichen Akademisierung der Pflege in der Bundesrepublik Deutschland lässt sich auf Ende der 1980er-Jahre und den Anfang der 1990er-Jahre datieren. 1987 wurde Ruth Schröck als erste Professorin für Pflege berufen. Sie wirkte an der Fachhochschule Osnabrück und fing dort an, Pflegestudiengänge aufzubauen. Auch die Deutsche Einheit scheint die Akademisierung im Pflegebereich weiter gefördert zu haben. In der DDR gab es bereits seit 1963 eine akademisierte Ausbildung für Theorielehrer*innen und seit 1967 wurde der Titel „Diplom-Medizinpädagoge" vergeben. Das heißt, die neuen Bundesländer konnten mit Ostberlin und Halle-Wittenberg zwei Standorte etablierter akademisierter Pflegebildung seit den 1960er-Jahren vorweisen.

In den 1990er-Jahren entwickelten sich, auch angefacht von der Denkschrift „Pflege braucht Eliten" der Robert Bosch Stiftung (1992), in verschiedenen Regionen Deutschlands Diplom-Pflegestudiengänge mit unterschiedlichsten Profilen: Pflegewissenschaft, Gesundheits- und Pflegewissenschaft, Kaufmann-Pflegemanagement, Pflegemanagement oder Pflegewirt. Die Studiengänge zum Diplom-Pflegewirt sollten Pflegeexpert*innen ausbilden. Eine noch nicht abgeschlossene Diskussion aus dieser Zeit ist die Frage, ob Pflegelehrer*innen ein universitäres Studium oder ein Fachhochschulstudium durchlaufen sollten. Hierbei spielen auch die Möglichkeit des zweiten Staatsexamens im Rahmen eines Referendariats und die damit verbundene Verbeamtung eine Rolle.

Die Diskussion um die grundständige Akademisierung wurde erst nach dem Jahr 2000 tiefgreifender geführt. Die Modellversuchsklauseln sowohl für die Ausbildung im Kranken- als auch im Altenpflegebereich, die zunächst dazu angedacht waren, Neuverortungen der Pflegeausbildung im beruflichen Ausbildungssystem zu erproben, eröffneten im weiteren Verlauf erstmals die Möglichkeit einer grundständigen und staatlich akzeptierten Pflegeausbildung an Hochschulen. Im Laufe der 2000er- und 2010er-Jahre wurden unterschiedliche, (meist) integrierte und (seltener) generalistische Studienprogramme an Universitäten und Fachhochschulen entwickelt und durchgeführt – teils als zweiter theoretischer Lernort neben den Pflegeschulen, teils als alleiniger theoretischer Lernort in der Ausbildung. Mit dem Pflegeberufereformgesetz von 2017 wurde neben der traditionellen dreijährigen Ausbildung nun auch ein grundständiges Pflegestudium als weiterer regulärer Zugangsweg in die Pflege fest verankert.

Pflegeforschung
Pflegeforschung war aufgrund der späten Akademisierung lange Zeit kaum Thema in der bundesdeutschen Pflegelandschaft. Einfluss auf die Entwicklung von Pflegeforschung nahm im Laufe der 1980er-Jahre die Weltgesundheitsorganisation (WHO). So wurde über ein mittelfristiges WHO-Programm (Laufzeit 1976–1983), das die Einführung des Pflegeprozesses in die europäischen Gesundheitssysteme zur Folge hatte, auch ein Forschungsprojekt zur geplanten Pflege initiiert. Dass sich Pflegeforschung in Deutschland im europäischen Vergleich verzögert entwickelte, wird auch daran deutlich, dass die mit dem WHO-Programm verbundene Studie erst 1988 startete. Studienleiterin Monika Krohwinkel veröffentlichte 1993 Ergebnisse unter

dem Titel „Der Pflegeprozeß am Beispiel von Apoplexiekranken: Eine Studie zur Erfassung und Entwicklung ganzheitlich-rehabilitierender Prozeßpflege". Der damalige Bundesgesundheitsminister Horst Seehofer beschrieb im Vorwort der Veröffentlichung, dass die Studie nicht nur auf die Verbesserung der Lebensqualität der Patient*innen abziele, sondern auch darauf, wissenschaftliche Ergebnisse als selbstverständlichen Bestandteil von Krankenpflege zu erkennen und Pflegeforschung an den Hochschulen zu etablieren.

In dieser Zeit wurden auch andere relevante Strukturen von Pflegeforschung in Deutschland aufgebaut, z. B. 1988 *Pflege,* die erste pflegewissenschaftliche Zeitschrift im deutschsprachigen Raum, 1991 das Agnes-Karll-Institut für Pflegeforschung des DBfK und 1992 das Deutsche Netzwerk für Qualitätsentwicklung in der Pflege.

3.2.8 Pflegeausbildung in der DDR

In der DDR entwickelte sich die Pflegeausbildung deutlich anders als in Westdeutschland. Dabei war die Gesetzeslage nach dem Zweiten Weltkrieg zunächst vergleichbar. Auch in der Sowjetischen Besatzungszone bestand die Krankenpflegegesetzgebung aus dem Nationalsozialismus zunächst fort. Der Lehrgang dauerte zwei Jahre, jedoch mit einem erhöhten Unterrichtsanteil von 400 Stunden.

1946 begannen die ersten Reformen im Sinne des neuen politischen Systems. Die Verordnung über die berufsmäßige Ausübung der Krankenpflege bestimmte, dass der theoretische Unterricht um politische Unterweisung zu ergänzen war und außerdem nur Krankenpflegeschulen öffentlich-kommunaler Krankenhäuser zur Ausbildung berechtigt waren. In der Folgezeit wurden jedoch die meisten konfessionellen Schulen anerkannt und sie konnten ihre Ausbildung fortsetzen.

Mit Gründung der DDR im Oktober 1949 rückte eine umfassendere Reform der Pflegeausbildung auf die Tagesordnung. Pflegende sollten nun gezielt zu sozialistischen Persönlichkeiten erzogen werden und die Pflegeausbildung sollte konsequent in das staatliche Bildungssystem integriert werden. Die weitere Entwicklung zeigt jedoch, dass die Frage, ob die Pflegeausbildung als Schul- oder Ausbildungsverhältnis zu organisieren sei, auch in der DDR strittig war. Insgesamt gab es in der DDR drei große Ausbildungsreformen, und mit jeder Reform veränderte sich erneut die Verortung im Bildungssystem.

1950/51 wurden die Krankenpflegeschulen in staatliche medizinische Fachschulen umgewandelt und damit im Kontext des schulischen Ausbildungssystems verortet. Anders als in Westdeutschland wurde außerdem eine einheitliche Aus- und Weiterbildungssystematik aus drei Stufen geschaffen:

- Unterstufe: Grundausbildung in den Fachrichtungen Krankenpflege, Säuglings- und Kinderkrankenpflege bzw. Geisteskrankenpflege mit der Volksschulbildung als Eingangsvoraussetzung
- Mittelstufe: berufsbegleitende Weiterbildung zur Spezialisierung etwa als Stationsschwester, Gemeindeschwester oder Operationsschwester
- Oberstufe: Vorbereitung auf Leitungs- und Unterrichtstätigkeiten

Jede Stufe umfasste eine zweijährige Qualifizierung, wobei das zweite Jahr ausschließlich für die Praxis vorgesehen war. Der theoretische Unterrichtsanteil in der Unterstufe war mit 1038 Stunden deutlich höher als in Westdeutschland. Allerdings ist zu bedenken, dass vor allem der Lehranteil in den allgemeinbildenden und gesellschaftswissenschaftlichen Fächern erhöht wurde. Die konfessionellen Schulen hatten zwar nicht den Status als staatliche Fachschulen, dennoch konnten sie die Pflegeausbildung weiter anbieten.

Anfang der 1960er-Jahre erfolgte die zweite große Reform: Die Pflegeausbildung wurde wieder aus dem schulischen Kontext herausgelöst und als Lehrlingsausbildung in die Systematik der Ausbildungsberufe überführt. Ausschlaggebend dabei waren u. a. Qualitätsmängel in der praktischen Ausbildung. Im Rahmen einer allgemeinen Erhöhung der Ausbildungsvoraussetzungen wurde nun eine zehnjährige Schulbildung von den Bewerber*innen gefordert. Die Ausbildung dauerte zunächst drei Jahre und wurde ab 1965 auf zweieinhalb Jahre verkürzt. Der Umfang theoretischer Unterrichtsstunden lag anfänglich bei 1890 und später bei 1640. Darüber hinaus wurde die Weiterbildungssystematik ausdifferenziert und ein zehnstufiges System der Erwachsenenqualifizierung eingeführt, das berufsbegleitende Aus- und Weiterbildungsmöglichkeiten in der Pflege bot.

1974 erfolgte die dritte und letzte große Ausbildungsreform, bei der die Pflegeausbildung wieder in das schulische System zurücküberführt wurde. Der gesellschaftliche Status und die Attraktivität der Pflegeberufe sollten damit erhöht werden. Die Ausbildung mit den Fachrichtungen Krankenpflege und Kinderkrankenpflege wurde nun als dreijähriges Fachschulstudium durchgeführt. Inhaltlich war die Ausbildung stark medizinorientiert und gesellschaftspolitisch ausgerichtet. Aus Sicht der konfessionellen Ausbildungsträger war diese Reform die mit Abstand gravierendste. Sie konnten die Pflegeausbildung von nun an nur noch in Zusammenarbeit mit staatlichen medizinischen Fachschulen durchführen. Ihre Eigenständigkeit wurde damit wesentlich beschnitten. Die Grundlagen dieses Ausbildungssystems blieben bis zum Ende der DDR bestehen.

3.3 Ausdifferenzierung und Spezialisierung

Die Ausdifferenzierung der Tätigkeiten fand und findet in der Pflege nach ganz unterschiedlichen Merkmalen statt: nach Patient*innen, nach Einsatzbereichen oder nach Hierarchiestufen. Alle diese Differenzierungen sind Ausdruck von Professionalisierung. Denn je spezialisierter ein Feld ist, desto tiefer kann ein Teilbereich durchdrungen werden. Das lässt sich historisch auch gut bei der Medizin beobachten. So bildeten sich ab dem 19. Jahrhundert verstärkt medizinische Disziplinen wie etwa die Orthopädie oder die Gynäkologie heraus. Die Facharztausbildung gehört heute zum obligatorischen Standard der medizinischen Karriere.

Die Psychiatriepflege ist traditionell ein eher eigenständiger Bereich, da Einrichtungen für „Geisteskranke" lange Zeit mehr als Verwahrstationen galten und zunächst v. a. Wärter*innen dort tätig waren. Außerdem stellen die Psychiatriepatient*innen eine spezifische Bedarfsgruppe dar. Aus diesen Gründen wird die Entwicklung der Psychiatriepflege gesondert dargestellt (vgl. Kap. 7). Die lange Zeit bestehende Differenzierung der Ausbildungsgänge nach Altersgruppen – die durch die generalistische Pflegeausbildung strukturell wieder eingeebnet wurde – in Kinderkrankenpflege, Krankenpflege und Altenpflege folgte den spezifischen Anforderungen dieser besonderen Zielgruppen. Von daher werden diese Gebiete der Krankenpflege in eigenen Kapiteln (vgl. Kap. 5 und 6) dargestellt.

Im Folgenden soll die Spezialisierung auf bestimmte Einsatzgebiete der Krankenpflege im Mittelpunkt stehen. Gegenwärtig ist das Feld weiterhin dabei, sich auszudifferenzieren. Dies ist also ein Prozess, der noch nicht abgeschlossen ist. Es gibt Bereiche wie die Anästhesiepflege oder die OP-Pflege, die bereits seit längerem existieren. Aber es kommen auch immer wieder neue Einsatzgebiete wie die Notfallpflege hinzu.

Ausgangspunkt für die Spezialisierung waren seit der Mitte des 20. Jahrhunderts immer der Personalmangel in der Pflege und die Überlegungen, wie man diesem begegnen könne. Eine Höherqualifizierung gehörte stets zu den Vorschlägen zur Steigerung der Attraktivität des Berufes, vor allem vonseiten der Berufsverbände. Noch wichtiger waren die gestiegenen Anforderungen an die Pflege aufgrund der rasanten Entwicklungen in Medizin und Technik.

Was heute wie eine Fortschrittsgeschichte klingt, wurde damals oft noch kritisch gesehen. Die Gegner*innen der Weiterentwicklung waren heterogen und hatten unterschiedliche Interessen: Die Vertreter*innen der konfessionellen

Krankenpflege wollten ihr tradiertes Pflegeverständnis bewahren, die Gewerkschaften stemmten sich gegen höhere Zugangsvoraussetzungen, um die unteren Bildungsschichten nicht vom Pflegeberuf auszuschließen, und der Gesetzgeber zeigte wenig Initiative, die Ausbildungsstruktur in der Krankenpflege zu verändern.

3.3.1 Fort- und Weiterbildungen

Im Berufsalltag gab es wohl bereits immer Formen von Spezialisierungen, auch wenn man das nicht immer so genannt hat. Die einen Schwestern wurden vorrangig in diesem Bereich eingesetzt, die anderen Schwestern übernahmen eher anderweitige Aufgaben. Dies ergab sich aus den spezifischen Anforderungen der Krankenanstalt und konnte daher von Station zu Station verschieden sein. So war es etwa bei den Diakonissen üblich, dass ältere Schwestern, die den körperlichen Anforderungen der Pflege nicht mehr standhalten konnten, bevorzugt in der Seelenpflege und Sterbebegleitung eingesetzt wurden. Selten mussten alle in der Ausbildungszeit erlernten Tätigkeiten von dem Pflegepersonal umgesetzt werden. Doch erst durch offizielle Fort- und Weiterbildungen erhielten Spezialisierungen einen institutionellen Rahmen und fanden breitere Anerkennung. Erst dadurch konnten die beruflichen Strukturen auch wirklich verändert werden.

Fort- und Weiterbildungen waren in der Krankenpflege lange Zeit kaum einheitlich geregelt. Das führte dazu, dass nach und nach ganz unterschiedliche Organisationen, die einen Bedarf an Fort- und Weiterbildungen sahen, solche selbst durchführten, was dieses Feld zu Recht disparat und unübersichtlich erscheinen lässt. Somit existierten auch keine Standards. Stattdessen waren die Regelungen, wenn es denn überhaupt welche gab, sehr heterogen. Der wesentliche Unterschied zwischen Fort- und Weiterbildungen besteht heute darin, dass die Fortbildung sich auf eine konkrete Anforderung im Rahmen der aktuellen beruflichen Tätigkeiten bezieht, während die Weiterbildung in erster Linie dazu dient, zusätzliche Qualifikationen zu erwerben. Lange Zeit wurden die Begriffe jedoch synonym verwendet.

Zu Beginn waren es häufig die Schwesternschaften, die Fort- und Weiterbildungsangebote schufen. Zu den frühesten Anbieterinnen gehörte die Oberinnenschule des DRK. Sie wurde auf Initiative Clementine von Wallmenichs, der Oberin der Münchner Rot-Kreuz-Schwesternschaft, bereits im Jahr 1903 in der Hauptstadt Bayerns gegründet, um eine Fort- und Weiterbildung des Pflegepersonals zu gewährleisten. Die Absolventinnen der Schule sollten später Leitungsfunktionen in der Pflege übernehmen. Für viele Jahre blieb diese Schule die einzige ihrer Art in Europa.

Auch von den konfessionellen Schwesternschaften gab es Impulse für einen Ausbau des Fort- und Weiterbildungsangebotes. So wurde etwa 1946 auf Initiative des Diakonievereins Berlin-Zehlendorf die Schwesternhochschule der Diakonie im Evangelischen Johannesstift in Berlin-Spandau gegründet. Auch hier wurden v. a. Weiterbildungen für leitende und lehrende Schwestern angeboten. Weiterbildungen zu Unterrichtsschwestern gehörten damit relativ früh zum Repertoire pflegerischer Weiterbildungsangebote. Das liegt nicht zuletzt auch in der Logik des Weiterbildungsmarktes begründet. Je größer dieser wurde, desto mehr Pflegelehrer*innen wurden für die Durchführung der Weiterbildungen auch benötigt.

In der DDR wurden Fort- und Weiterbildungen viel stärker ausgebaut und systematischer geregelt als in der BRD. Bereits 1947 (also noch vor der Staatsgründung der DDR) bot man in Dresden Fortbildungskurse für Schulschwestern mit einem Umfang von 200 Stunden an. Seit 1962 steuerte zentral das Institut für Weiterbildung mittlerer medizinischer Fachkräfte beim Ministerium für Gesundheitswesen der DDR in Potsdam die Aus- und Weiterbildung u. a. auch des Pflegepersonals. Ab den 1960er-Jahren wurden Studiengänge für Theorielehrer*innen und ab den 1980er-Jahren auch für Praxislehrer*innen etabliert.

In der BRD wuchs der Markt allmählich weiter und neben den Schwesternschaften traten neue Organisationen als Anbieterinnen von Fort-

und Weiterbildungen hinzu. Sehr früh richtete die Schwesternschule an der Universität Heidelberg Weiterbildungen aus. Neben den Fort- und Weiterbildungen zu Leitungspositionen gab es hier auch tätigkeitsspezifische Angebote. Auf der Grundausbildung aufbauend sollten Spezialausbildungen für besonders befähigte Schwestern angeboten werden, also die Möglichkeit der Weiterbildung zur Stationsschwester, Unterrichtsschwester, Verwaltungsschwester, Heilgymnastikschwester, Röntgen- und Laborschwester sowie Diätschwester. Zwischen der Aus- und Weiterbildung sollten mehrere Praxisjahre liegen. Die ersten beiden explizit als Fortbildung bezeichneten Kurse der Heidelberger Schwesternschule im Herbst 1953 und Frühjahr 1954 dauerten sechs Tage und waren noch allgemeiner Natur. Für den Oktober 1954 war dann ein längerer kostenpflichtiger Weiterbildungslehrgang geplant. Zur Auswahl stand ein sechswöchiger Kurs für Schwestern, die bereits Stationsschwestern waren und nachträglich weiterqualifiziert wurden, sowie ein dreimonatiger Kurs für Schwestern, die sich auf die Leitung einer Station vorbereiten wollten.

Auch dem Agnes Karll-Verband – dem Vorläufer des DBfK – wurde die Fort- und Weiterbildung der Schwestern in den 1950er-Jahren schnell ein bedeutendes Anliegen. Bei einer Tagung der Landesgruppen-Leiterinnen im Oktober 1950 in Solingen wurde ein Programm entwickelt, das für das Jahr 1951 Fortbildungslehrgänge für Gemeindeschwestern in Hannover, für leitende Schwestern in Bremen, für Kinderkrankenschwestern in Hamburg, für Kranken- und Kinderkrankenschwestern in Bayern und im Rheinland vorsah. 1953 eröffnete die Regionalgruppe in Westberlin eine Fortbildungsschule mit einem vierwöchigen Lehrgang für Unterrichtsschwestern. 1954 bot der Verband in seiner Agnes-Karll-Schule für Schwestern in Berlin-Wilmersdorf kostenpflichtige Lehrgänge für Operationsschwestern (8 Tage), für Stationsschwestern (20 Tage), für Schwestern im ersten und zweiten Berufsjahr nach dem Examen (13 Tage), für leitende Schwestern (13 Tage) und für Kinderkrankenschwestern (4 Wochen) an.

1974 weihte der DBfK in Essen sein Bildungszentrum, das „Fortbildungsinstitut für Pflegeberufe", ein. Dadurch konnte das Fortbildungsangebot ausgebaut werden. So wurden ab April 1974 u. a. einjährige Fachausbildungen für Anästhesie und Intensivpflege sowie Operation angeboten, daneben halbjährige Kurse für Gemeindepflege sowie zwölfwöchige Kurse für die Leitung des Pflegedienstes einer Station oder Abteilung für Krankenpflege, für Kinderkrankenpflege und für Psychiatrie, außerdem dreiwöchige Kurse für Unfallchirurgie und Intensivpflege. Der DBfK blieb auch in der Folge ein bedeutender Anbieter von Fort- und Weiterbildung.

Später boten auch die Gewerkschaft ÖTV und zunehmend auch private Anbieter Fort- und Weiterbildungen an. Es entstand also ein sehr heterogener und undurchsichtiger Anbietermarkt.

Fast alle Fort- und Weiterbildungsangebote entstanden also auf Initiative einzelner Organisationen. Von den ersten Kursen dieser Art waren die meisten als Kurzlehrgänge konzipiert, weil das freie Pflegepersonal in der Regel nicht für Weiterbildungsmaßnahmen freigestellt wurde. Auch gab es nur in Ausnahmefällen eine Kostenübernahme durch Krankenhausträger. Das heißt, das Pflegepersonal musste von seinem ohnehin nicht üppigen Urlaubsanspruch Tage für die Weiterbildung nutzen oder diese an freien Wochenenden besuchen und sie auch selbst bezahlen.

Es bestand kein Zweifel darüber, dass die andauernde und sich rasant entwickelnde Ausdifferenzierung der Medizin auch eine Spezialisierung der Krankenpflegenden notwendig machte. Einzelne Fort- und Weiterbildungen rückten immer wieder spezifische Bereiche wie Operationen, Anästhesie oder die Intensivpflege ins Zentrum, doch waren diese zunächst weit davon entfernt, wirklich zu einer strukturellen Spezialisierung pflegerischer Tätigkeiten in der Praxis beizutragen. Das änderte sich in den 1970er-Jahren, als es zur Etablierung von verschiedenen Weiterbildungseinrichtungen für Fachkrankenschwestern und Fachkrankenpfleger kam, die überwiegend, aber nicht nur an Kliniken angegliedert waren.

1970 berichtete die *Deutsche Schwesternzeitung* erstmals über die Ausbildung zur Fachkrankenschwester bzw. zum Fachkrankenpfleger, hier für die Orthopädie. Es bestand Konsens darüber, dass es nicht möglich sei, Fachkenntnisse in Kurzlehrgängen oder während der Berufsausübung „nebenher" zu erwerben. Die Weiterbildungslehrgänge für die Fachkrankenschwestern und Fachkrankenpfleger waren daher umfassender angelegt. So wurde eine einjährige „Spezialausbildung" in der Orthopädischen Heil- und Lehranstalt Annastift e. V. in Hannover angeboten. Die Ausbildungskosten beliefen sich auf 20 DM Einschreibegebühr, 400 DM Studiengebühren und 30 DM Prüfungsgebühr. Die Ausbildungsstätte gewährte Unterkunft und Verpflegung, für die entsprechende Zahlungen zu leisten waren. Da sowohl die Kosten für die Gebühren als auch für Unterkunft und Verpflegung sehr hoch waren, sollte den Auszubildenden vom Arbeitsamt eine monatliche Beihilfe von 600 DM gewährt werden.

Aus einem anderen Artikel der *Deutschen Schwesternzeitung* von 1971 geht hervor, dass in der Fortbildungsstätte am Klinikum Berlin-Steglitz u. a. anderthalbjährige Lehrgänge zur „Heranbildung" von Operationsschwestern und -pflegern bestanden. Parallel dazu wurde ebenfalls dort in anderthalb Jahren Pflegepersonal in der Anästhesie-/Intensivpflege fortgebildet. Auch in Düsseldorf gab es seit 1970 einen einjährigen Lehrgang für Intensivpflege und Anästhesie.

Die Deutsche Krankenhausgesellschaft (DKG) wurde bei den Fachkrankenschwester/Fachkrankenpfleger-Fortbildungen schnell zu einer wichtigen Akteurin. Sie hatte ebenfalls großes Interesse an genügend und gut ausgebildeten Fachkrankenschwestern und -pflegern. So veröffentlichte sie am 25. Mai 1971 Empfehlungen für die Weiterbildung zur Fachkrankenschwester, zum Fachkrankenpfleger, zur Fachkinderkrankenschwester für den Operationsdienst, für den Anästhesiedienst und die Intensivpflege sowie für die Psychiatrie. Die Weiterbildungszeit sollte ein Jahr betragen und mit einer Prüfung abschließen. Die Inhalte der Weiterbildung wurden detailliert aufgelistet.

1972 folgte die Universitätsklinik Mainz den Empfehlungen der DKG und bot ein Weiterbildungsprogramm in der Anästhesie und Intensivtherapie an, und zwar sowohl eine zweijährige berufsbegleitende als auch eine einjährige Vollzeitweiterbildung. Weitere Krankenhäuser folgten, so 1974 das Klinikum rechts der Isar in München. Die Weiterbildungsordnungen der DKG fanden also vermehrt Anerkennung. 1977 wurden neue Empfehlungen der DKG zur Weiterbildung in der Gemeindekrankenpflege und in der Intensivpflege veröffentlicht, 1980 kam ein „Muster für eine landesrechtliche Ordnung der Weiterbildung und Prüfung zu Krankenschwestern, Krankenpflegern und Kinderkrankenschwestern für den Operationsdienst" hinzu. Die DKG hatte es geschafft, das Fortbildungsangebot für Fachkrankenschwestern/Fachkrankenpfleger weitgehend zu vereinheitlichen.

3.3.2 Die Spezialisierung der Pflege im Operationsdienst

Ein Beispiel, an dem die Spezialisierung innerhalb der Pflege gut nachvollzogen werden kann, ist der Bereich der OP-Pflege. Bis zur Mitte des 19. Jahrhunderts wurden kleinere chirurgische Eingriffe durch Barbiere, Wundärzte und Feldscher übernommen. Als dann immer mehr die Medizin das Gebiet der Chirurgie für sich beanspruchte, entstand auch ein Bedarf an assistierendem Personal. Ab und an standen dafür Heilgehilfen zur Verfügung. Da diese Berufsgruppe jedoch relativ klein war, wurde die Hilfe bei Operationen nach und nach von Krankenpflegerinnen übernommen. Dies wurde durch mehrere Faktoren begünstigt. Zunächst verbesserte sich die Ausbildung in der Krankenpflege im 19. Jahrhundert maßgeblich. Daneben machte die Medizin wichtige Fortschritte, was dazu führte, dass immer mehr Operationen durchgeführt werden konnten. Auch die

Medizintechnik entwickelte sich rasant weiter, sodass die Handhabung immer neuer Geräte und Instrumente beherrscht werden musste. Dementsprechend brauchte man mehr und zudem gut ausgebildetes Personal. Dies veranlasste weitsichtige Teile der Ärzteschaft, sich zunehmend für die Verbesserung der Ausbildung in der Krankenpflege und chirurgischen Assistenz einzusetzen. Die meisten Chirurgen begrüßten zwar, dass Pflegende ihnen assistierten, doch legten sie größten Wert auf unbedingten Gehorsam und fürchteten gleichzeitig ihre „kurpfuschende" Konkurrenz.

Aus den überwiegend in der Praxis angelernten Schwestern und Pflegern entwickelte sich zu Beginn des 20. Jahrhunderts die Operationsschwester. Ihr Tätigkeitsfokus lag auf der Vor- und Nachbereitung der Operation, dem Instrumentieren und dem Assistieren des Operateurs. Es war Konsens, dass sich nicht jede Schwester für die OP-Pflege gleich eigne. Als Grundlage für eine gute Operationsschwester wurden immer wieder Klugheit, Liebenswürdigkeit, Talent, Genügsamkeit, Pflichtbewusstsein, Verantwortungsgefühl und Sauberkeit genannt. Außerdem wurden gute Ohren und gute Augen gebraucht. Wer Operationsschwester werden wollte, benötigte zunächst eine Grundausbildung in der allgemeinen Krankenpflege. Die Unterweisung in den wichtigen Kenntnissen und Fähigkeiten für den Operationsbereich fand dann durch erfahrene Operationsschwestern innerhalb des Krankenhauses statt. Da nur wenige Schwestern als Operationsschwestern eingesetzt wurden, war ihr Ansehen innerhalb des Krankenhauspersonals recht hoch.

In den 1950er- und 1960er-Jahren entwickelten sich die Medizin und Technik rapide weiter, was auch Auswirkungen auf die Operationen hatte. Große Krankenhäuser besaßen nun eigene Operationsabteilungen, die Operationsverfahren wurden immer diffiziler und das medizinische Gerät gewann an Komplexität. Um die Chirurgen fachgerecht unterstützen zu können, benötigte das OP-Pflegepersonal umfangreiches Wissen über die Abläufe der Operationen, das Instrumentarium und die Handhabung der medizinischen und technischen Geräte. In diesen Bereichen musste es sich immer wieder fortbilden, wollte es mit den Entwicklungen Schritt halten. Gehörte die Reinigung und Desinfektion des Operationssaals in der ersten Hälfte des 20. Jahrhunderts noch zu den originären Aufgaben der Operationsschwester, delegierte sie sie nun an Hilfspersonal. Doch auch hierfür musste sie selbst die Arbeitsschritte kennen.

Von zentraler Bedeutung für die operationstechnische Praxis war auch die Frage nach der Betäubung. Bis ins 19. Jahrhundert hinein fanden Operationen weitgehend ohne Narkose statt und die assistierenden Personen mussten den*die Patient*in festhalten und beruhigen. Mit der Einführung der Narkose in den 1840er-Jahren änderte sich diese Praxis und mit der Durchführung und Überwachung der Narkose kamen neue pflegerische Tätigkeiten hinzu. Die Narkose blieb bis in die 1950er-Jahre in der Hand der Pflegenden. Mit der Etablierung der medizinischen Fachrichtung Anästhesie wurde dann das Narkotisieren von einer pflegerischen zu einer medizinischen Tätigkeit umgedeutet.

Deutsche Krankenhausgesellschaft
Die Deutsche Krankenhausgesellschaft e. V. ist ein gemeinnütziger Interessen- und Dachverband der Landesverbände der Krankenhausträger. Der Sitz der DKG ist seit 2004 Berlin. Gegründet wurde sie bereits im Jahr 1949 auf Initiative des damaligen Hauptgeschäftsführers des Deutschen Städtetages, Peter van Aubel. Im Wesentlichen setzt sich die DKG für die Klärung aller grundsätzlichen Fragen bzw. Probleme ein, die nicht nur einzelne Träger oder Verbände, sondern das gesamte Krankenhauswesen betreffen. Als eine zentrale und mächtige Organisation im deutschen Gesundheitswesen betreibt die DKG Lobbyarbeit, um die Interessen der Krankenhäuser in politischen, wirtschaftlichen und gesellschaftlichen Debatten sichtbar zu machen und durchzusetzen.

Exemplarische Quellenanalyse

Da Initiativen für eine Weiterentwicklung des Berufsfeldes von staatlicher Seite ausblieben, sprach die DKG, wie oben bereits angedeutet, am 25. Mai 1971 eine Empfehlung für eine bundeseinheitliche Weiterbildungsordnung für die Krankenpflege in den Bereichen des Operationsdienstes, der Anästhesie, der Intensivpflege sowie der Psychiatrie aus. Die Empfehlungen waren als eine Art Verordnung formuliert, was ihnen einen offiziellen Charakter verlieh (vgl. Online-Materialien). Durch die Veröffentlichung in mehreren Berufszeitschriften sollten die Empfehlungen möglichst großen Bekanntheitsgrad und große Akzeptanz erlangen. In der Präambel heißt es: „Die vielfältigen Aufgaben der pflegerischen Krankenversorgung machen es erforderlich, daß neben der Grundausbildung zur Erlernung und der Fortbildung zur Angleichung des pflegerischen Wissens und Könnens an neue Erkenntnisse und Fortschritte in Medizin und Technik Möglichkeiten für eine fachliche Weiterbildung von Krankenschwestern, Krankenpflegern und Kinderkrankenschwestern in bestimmten Einsatz- und Funktionsbereichen geschaffen werden." Als Weiterbildungsstätten waren nur solche zugelassen, die von der DKG anerkannt wurden. Ein zentrales Kriterium hierfür war die hauptamtliche Anstellung einer Leitungsperson mit fachärztlicher Qualifikation. Dies verdeutlicht die weiterhin zentrale Stellung der Medizin zu Fragen der Pflegeausbildung.

Voraussetzung für die Teilnahme an der Weiterbildung war eine abgeschlossene dreijährige Krankenpflegeausbildung und eine mindestens sechsmonatige Praxistätigkeit. Die fachliche Weiterbildung sollte berufsbegleitend in Form eines Lehrganges erfolgen. Die Dauer des Lehrgangs betrug ein Jahr und er endete mit einer schriftlichen und mündlichen Prüfung. Die inhaltlichen Ziele wurden in den Empfehlungen recht allgemein gehalten und sind durchaus mit den Tätigkeitsanforderungen zu Beginn des 20. Jahrhunderts zu vergleichen: „Zu den Aufgaben der Fachkrankenschwester, des Fachkrankenpflegers bzw. der Fachkinderkrankenschwester für den Operationsdienst zählen vor allem die Vorbereitung des Patienten auf die Operation, die Vorbereitung der Operation, das Instrumentieren bei der Operation, die sachgerechte Pflege und Behandlung der Instrumente, Geräte und Apparaturen, die Desinfektion und Sterilisation sowie das Anleiten von Pflegehilfskräften und Schülern."

Bei der Aufzählung der Fächergruppen für den theoretischen Unterricht fällt dann aber doch die Weiterentwicklung auf. Zu den allgemeinen Fächern zählten Anatomie, Physiologie und Pathophysiologie, Mikrobiologie und Hygiene, Hämatologie, Spezielle Arzneimittellehre, Anästhesiologie und Nuklearmedizin. Neben weiteren Fächern kamen dann auch noch solche hinzu, die operationstechnisches Grundlagenwissen vermitteln sollten. Dazu zählten Operationslehre, Endoskopie im Operationssaal sowie Diagnostik und Therapie im Bereich der Radiologie. Die praktische Weiterbildung sollte zum großen Teil in der Operationsabteilung der allgemeinen Chirurgie stattfinden, daneben waren aber auch Einheiten in der Gynäkologie, der Unfallchirurgie, in speziellen chirurgischen Operationsabteilungen, der Sterilisation sowie der Anästhesie und Intensivmedizin vorgesehen.

Nach erfolgreich absolvierter Prüfung erhielten die Teilnehmenden ein Zeugnis, welches es ihnen erlaubte, in ihrem Fachgebiet die Berufsbezeichnung „Fachkrankenschwester" oder „Fachkrankenpfleger" mit dem Zusatz „(DKG)" zu führen. Auch das diente dazu, der Weiterbildung einen möglichst offiziellen Charakter zu verleihen. Nur der Hinweis „(DKG)" zeigte an, dass es sich um eine private und noch nicht um eine staatlich anerkannte Ausbildungsmaßnahme handelte. Da die DKG aber als anerkannte und etablierte Organisation im Gesundheitswesen galt, war das für die Teilnehmenden und Arbeitgeber kaum von Relevanz.

Der Erfolg der Weiterbildung war offenbar recht groß, denn die DKG hielt an dieser Strategie fest und überarbeitete die Richtlinien. Im Jahr 1980 veröffentlichte sie, wie zuvor beschrieben, ein „Muster für eine landesrechtliche Ordnung der Weiterbildung und Prüfung zu Krankenschwestern, Krankenpflegern und Kinderkrankenschwestern für den Operationsdienst".

Die Anforderungen für die pflegerische Tätigkeit im Operationssaal hatten in der Zwischenzeit weiter zugenommen, daher wurden nun auch die Aufgaben innerhalb der OP-Pflege gegenüber den Empfehlungen aus dem Jahr 1971 deutlich konkretisiert: „1. Vorbereitungs-, Überwachungs- und Nachsorgemaßnahmen am Patienten bei operativen Eingriffen unter Beachtung der psychischen und physischen Aspekte; 2. Vor- und Nachbereitung der Operationseinheit einschließlich der zur Operation benötigten Instrumente, Materialien und Geräte; 3. Unterstützung der operierenden Gruppe vor, während und nach der Operation (Springertätigkeit); 4. situationsgerechtes Instrumentieren; 5. Planung und Organisation des Arbeitsablaufs und Anleitung von Schülern, Weiterbildungsteilnehmern und Mitarbeitern; 6. Anwendung und Umsetzung hygienischer und aseptischer Vorschriften in der Operationsabteilung sowie tätigkeitsbezogener Rechtsvorschriften." Hier zeigt sich der Vorteil solcher privater Initiativen: Man konnte im Vergleich mit staatlichen Stellen relativ schnell auf Veränderungen eingehen und sich neuen Gegebenheiten zügig anpassen.

Die Dauer der berufsbegleitenden Weiterbildung wurde von einem auf zwei Jahre erhöht und auch die Zugangsvoraussetzungen nahmen zu: Neben der dreijährigen Krankenpflegeausbildung mussten zweijährige Berufserfahrung in der Krankenpflege und ein mindestens sechsmonatiger Einsatz im Operationsdienst nachgewiesen werden. Dadurch erhöhte sich die Zeit, bis man sich offiziell Fachkrankenschwester bzw. -pfleger für den Operationsdienst nennen durfte, auf mindestens sieben Jahre. Jedoch war die Entlohnung dafür keineswegs adäquat. Hinzu kamen Schichtdienst und eine hohe Arbeitsbelastung, die diese Ausbildung nur wenig attraktiv machten. Im Jahr 1998 besaßen lediglich ca. 30 % des in Operationssälen in Deutschland tätigen Pflegefachpersonals die Zusatzausbildung der DKG.

Da der Qualifizierungsbedarf für OP-Pflegende weiter stieg, initiierte die DKG 1996 den Beruf des/der Operationstechnischen Assistenten/Assistentin (OTA). Ziel war es, diesen als gänzlich neuen Ausbildungsberuf zu etablieren. Man sollte ihn direkt nach dem Schulabschluss in einer dreijährigen Ausbildung erlernen können. Das hatte und hat für die Krankenhäuser den Vorteil, dass qualifiziertes Personal viel schneller zur Verfügung stand bzw. steht. Lange Zeit wurde diese Ausbildung als eine nichtstaatliche Ausbildung durch die DKG durchgeführt. Seit dem Inkrafttreten des Bundesgesetzes über die Ausbildung zur Anästhesietechnischen Assistentin und zum Anästhesietechnischen Assistenten (ATA) und über die Ausbildung zur Operationstechnischen Assistentin und zum Operationstechnischen Assistenten im Jahr 2022 gelten der*die ATA und OTA als staatlich anerkannte Berufe. Die Etablierung von ATA und OTA sollte im Rahmen der jahrzehntelangen Diskussion um die Kosten des Pflegepersonals kritisch betrachtet werden. So scheint die Hoffnung auf klar spezialisiertes, aber geringer bezahltes Personal im OP-Bereich ein leitendes Motiv gewesen zu sein.

Für die Frage nach Spezialisierung und Professionalisierung hat diese letzte Entwicklung weitreichende Konsequenzen. Auf der einen Seite könnte man argumentieren, dass die Spezialisierung der OP-Pflege mit der staatlichen Anerkennung eines eigenständigen Berufes abgeschlossen und die Professionalisierung weiter vorangeschritten ist. Auf der anderen Seite bedeutet diese Entwicklung in letzter Konsequenz auch, dass die Operationstechnische Assistenz – das sieht man auch am Namen – sich aus dem Kernbereich der Pflege herausgelöst und verselbständigt hat. Ein Indiz dafür ist auch der bereits 2014 gegründete Deutsche Berufsverband Operationstechnischer Assistenten (DBOTA), der nun eigenständig die Interessen der OTAs vertritt. Aus dieser Perspektive könnte auch eher von einer Deprofessionalisierung der Pflege gesprochen werden, weil sie einen hochqualifizierten Bereich verloren hat.

3.4 Der (de-)professionalisierende Charakter des Pflegeprozesses

Zur Frage nach Professionalisierung und Deprofessionalisierung gehört auch der Pflegeprozess. Er wurde mit der Prämisse eingeführt, die Pflege weiterzuentwickeln, und gilt heute mehr denn je als charakteristischer Bestandteil professioneller Pflege. Im folgenden Abschnitt werden der Pflegeprozess in seiner Struktur sowie die gesellschaftlichen Rahmenbedingungen, innerhalb derer er in Westdeutschland eingeführt wurde, kritisch analysiert.

Der Pflegeprozess wurde in den 1960er-Jahren in den USA entwickelt und insbesondere seine Charakteristik als ein vier- bis sechsschrittiger Problemlöseprozess ist den Pflegewissenschaftlerinnen Helen Yura and Mary B. Walsh zuzuschreiben. Diese boten ein mehrschrittiges Unterrichtsprogramm für Pflegepersonal an, das nach einigen Jahren Pause wieder in den Pflegeberuf zurückkehren wollte. Die Schritte dieses Unterrichtsprogramms waren *Assessment, Pflegeplanung, Implementation von Pflegemaßnahmen* und *Evaluation* – die auch heute noch bekannten Schritte des Pflegeprozesses.

Wie oben beschrieben, wird der Pflegeprozess heute als Kernbestandteil professioneller Pflege verstanden. Mit diesem Verständnis wurde er auch in den 1970er- und 1980er-Jahren in europäische Pflegesysteme eingeführt. Jedoch ist der Pflegeprozess im Ursprung kein pflegerisches Konzept, sondern ein Problemlösungsprozess im Sinne eines kybernetischen Regelkreises. Die Kybernetik entwickelte sich in den 1940er-Jahren und verstand Menschen und Organisationen als komplexe Funktionsmechanismen, die sich nicht grundlegend von Maschinen unterschieden. Durch die Sprache der Kybernetik mit „Input", „Output", „Kontrolle", „Evaluation" konnte die Sphäre des Menschlichen mit der Sphäre des Maschinellen und des Managements gekoppelt werden.

Der Pflegeprozess mit seinen Schritten Assessment (Input), Planung, Durchführung (Output), Dokumentation (Kontrolle) und Evaluation folgt dieser kybernetischen Logik. Indem die einzelnen Schritte mit pflegerischem Inhalt gefüllt werden, wird dieser kybernetische Regelkreis erst zum Pflegeprozess. Gleichzeitig bedeutet die Übersetzung von pflegerischen Prozessen in einen kybernetischen Regelkreis, dass auch das Pflegeverständnis sich verändert von einem eher diffusen und schwer greifbaren Verständnis von Pflege zu einem rational nachvollziehbaren Verständnis im Sinne des Pflegeprozesses.

3.4.1 Die Einführung des Pflegeprozesses in Westdeutschland: die gesundheitsökonomische Perspektive

Die Einführung des Pflegeprozesses in die Pflege in Westdeutschland muss aus zwei Perspektiven betrachtet werden – aus einer gesundheitsökonomischen und aus einer pflegeberuflichen Perspektive. Zunächst wird auf die gesundheitsökonomische Perspektive eingegangen, da diese gleichzeitig die relevanten gesellschaftlichen Rahmenbedingungen aufzeigt, innerhalb derer der Pflegeprozess eingeführt wurde.

Der Pflegeprozess wurde in den 1970er- und 1980er-Jahren über ein mittelfristiges Programm der WHO in Europa bekanntgemacht. Zu dieser Zeit kämpften die europäischen Gesundheitssysteme mit einem steigenden Kostendruck. Das heißt, während Leistungsangebote durch medizinischen Fortschritt und erhöhte Bedarfe einer alternden Gesellschaft ausgebaut wurden, stieg die Finanzierung dieser Leistungen nicht im selben Maße. Die Gesundheitssysteme reagierten damit, eine Marktorientierung einzuführen.

In Westdeutschland beispielsweise setzte sich Siegfried Eichhorn, Vorstandsmitglied des Deutschen Krankenhaus Instituts, ab Ende der 1960er-Jahre und in den 1970er-Jahren dafür ein, die Arbeitsbedingungen im Krankenhaus wirtschaftsorientierter zu gestalten und somit Krankenhäuser ökonomischer auszurichten. Darunter wurden Maßnahmen verstanden, die unter dem damals etablierten Begriff der Kostendämpfung gefasst wurden. Dabei sollten wirtschaftsorientierte Prozesse nicht nur von außen an die Arbeitsorganisation angelegt werden. Eichhorn sah auch „die Einbeziehung wirtschaftlicher Denkstrukturen in die Gedankenwelt des Arztes und der Pflege" vor. „Nur durch die volle Einbeziehung in die wirtschaftliche Verantwortung des Gesamtkrankenhauses wird es möglich sein, Ärzte und Pflege dazu zu zwingen, nicht nur Forderungen zu stellen, sondern diese Forderungen auch im Hinblick auf ihre Notwendigkeit zu begründen, und zwar nicht nur verbal, sondern auch quantitativ." Dabei sollte neben der Einführung von Gewinnmöglichkeiten eines Krankenhauses bei Kostenunterschreitung und Verlustmöglichkeiten durch unwirtschaftliches Handeln auch die „‚Entmystifizierung' der Heil- und Pflegeberufe" (Eichhorn 1974, 192, vgl. Online-Materialien) vorangetrieben werden.

Diese Forderungen bedeuteten, dass sowohl Ärzt*innen als auch Pflegefachkräfte lernen sollten, ökonomisch zu denken. Bei ihrer Arbeit sollten sie Kosten und Nutzen verschiedener Entscheidungen und Maßnahmen abwägen und möglichst kostenarm arbeiten. Mit „Entmystifizierung" war gemeint, die Arbeitsprozesse und Leistungen der Heil- und Pflegeberufe transparent und somit für das Krankenhausmanagement kontrollierbar zu machen. Das war notwendig, um auch Pflegeleistungen mit einem finanziellen Wert zu versehen.

3.4.2 Die Einführung des Pflegeprozesses in Westdeutschland: die pflegeberufliche Perspektive

In dieser Zeit der ökonomischen Transformation der Krankenhäuser wurde der Pflegeprozess von der WHO mit der Argumentation beworben, den Pflegeberufen in Europa aus ihrer schwachen Position in den europäischen Gesundheitssystemen herauszuhelfen und ihnen eine gestärkte Rolle in der Gesundheitsversorgung zu ermöglichen. Die WHO betonte in den 1970er-Jahren, dass die Gesundheitssysteme in Europa in Zukunft nur dann funktionieren würden, wenn sie gut gemanagt sind und „Gesundheit" als Produkt dieses Managementprozesses verstanden wird. Für Gesundheit sollte sich nun Pflege als Profession in Abgrenzung zur Medizin etablieren, da bei dieser eher ein krankheitsorientierter Blick vorherrschend sei. Insbesondere Gesundheitsförderung und Gesundheitserziehung sollten ein zentraler Bestandteil von Gesundheitsversorgung werden und in den Verantwortungsbereich von Pflegekräften fallen (vgl. Kap. 17).

In Deutschland wurde der Pflegeprozess von den Pflegefachkräften verheißungsvoll aufgenommen, weil man sich damit eine Aufwertung des Pflegeberufs erhoffte. Indem dezidiert konkrete pflegerische Maßnahmen für individuelle Patient*innen in die Problemlösestruktur des Pflegeprozesses überführt wurden, ermöglichte dieser Prozess, vormals nicht verbalisierte Aktivitäten im Pflegebereich sichtbar zu machen, aufeinander zu beziehen und auch erkennbar auf ein gemeinsames Ziel (z. B. die Gesundung des*der Patient*in) auszurichten. Somit konnte deutlich gemacht werden, welche Leistungen Pflege jeweils erbrachte und welchen Anteil am Heilungsprozess sie hatte. Pflegerische Aktivitäten sollten dabei nicht mehr nur auf Grundlage des derzeitigen Zustands von Patient*innen durchgeführt werden, sondern auch in Bezug auf ein gemeinsam abgestimmtes pflegerisches Ziel. Damit sah man die Chance, sich von der medizinischen Profession zu emanzipieren und selbst eine unabhängige Profession zu werden. Verbunden wurde dies mit der Hoffnung auf mehr Autonomie und Eigenständigkeit sowie auf ein höheres Ansehen in der Gesellschaft.

Anfang der 1980er-Jahre erläuterte der DBfK seine Vision der Weiterentwicklung von Pflege. Demnach sollte die Krankenpflege als ein eigenständiger Beruf mit eigenen Verantwortlichkeiten in der konkreten Gesundheitsversorgung verankert werden. Als Grundlage des eigenständigen Aufgabenfeldes wurde die Logik des Pflegeprozesses genutzt. Krankenpflege solle als autonomer Beruf für die Planung, Ausführung und Bewertung von Krankenpflege zuständig sein. Bemerkenswert bei dieser Zukunftsvision des DBfK ist, dass beispielsweise Pflegewissenschaft nicht explizit als Grundlage für die Eigenständigkeit von Krankenpflege thematisiert wurde.

Mit dem Krankenpflegegesetz von 1985 wurde der Pflegeprozess als Bestandteil der praktischen Prüfung gesetzlich festgeschrieben. Im Pflegeberufereformgesetz von 2017 sind nun die den Pflegefachpersonen vorbehaltenen Tätigkeiten auf Basis des Pflegeprozesses definiert. Dies markiert den Punkt, an dem das Ziel der Eigenständigkeit des Pflegeberufs durch die Etablierung des Pflegeprozesses erreicht wurde. Es ließe sich also annehmen, dass auch das angestrebte Ziel einer Professionalisierung gelungen ist.

3.4.3 Hinweise auf Deprofessionalisierung

Deprofessionalisierende Tendenzen werden erst deutlich, wenn man den transformativen Charakter des Pflegeprozesses näher betrachtet: Der Pflegeprozess basiert als kybernetischer Regelkreis auf einer rationalen, objektiven und potenziell messbaren Sprache und auf einer maschinellen Logik (vgl. Abschn. 3.4). Er ermöglicht damit einen transparenten und kontrollierbaren Ablauf von Pflege auch für Managementsysteme und Computerprogramme. In den 1970er- und 1980er-Jahren begrüßten Pflegefachkräfte diese Transparenz ihrer Arbeit als Zeichen ihrer Professionalität.

Damit einhergehend ermöglicht der Pflegeprozess eine externe Kontrolle der Pflege und des Pflegepersonals durch die Managementebene eines Krankenhauses oder einer Pflegeeinrichtung. Das heißt, die Effektivität und Effizienz von Pflege kann durch den Pflegeprozess auch von Nichtpflegepersonen nachvollzogen werden. Im Laufe der Einführung des Pflegeprozesses wurde die pflegerische Versorgung zu einer betriebswirtschaftlichen Größe. Demzufolge musste nun pflegerische Leistung insbesondere im Rahmen der Qualitätssicherung über ein Dokumentationssystem konkret nachgewiesen werden. Die Dokumentation der pflegerischen Tätigkeiten musste dafür in einer nachvollziehbaren, bestenfalls standardisierten Sprache erfolgen.

Zum Ende der 1980er-Jahre erschien es auch logisch, dass Leistungen nur finanziert werden können, wenn sie nachweislich erbracht wurden, messbar waren und auf der Grundlage gesicherter Leistungskriterien geplant und durchgeführt wurden. Erste Überlegungen wurden zu dieser Zeit veröffentlicht, wie Informationen aus der prozesshaften Pflege zur Personalbedarfsberechnung hinzugezogen werden könnten. Die Berechnung des Personalbedarfs sollte nicht mehr wie bisher auf der Basis fortgeschriebener Anhaltszahlen durchgeführt werden. Vielmehr wurde empfohlen, den Pflegezeitaufwand zu errechnen und mit der effektiven Arbeitszeit von Pflegefachpersonen ins Verhältnis zu setzen. Außerdem wurde von der DKG gefordert, die unterschiedlichen einzelnen Tätigkeiten mit Minutenangaben darzustellen.

Diese detaillierte Sichtbarmachung von Pflege im Namen der Transparenz und Nachvollziehbarkeit führte gleichzeitig zu einer Entmystifizierung, d. h. zu einer Öffnung vormals exklusiven pflegerischen Wissens für pflegerische Laien. Seitdem hat insbesondere der Managementbereich einer Gesundheitseinrichtung Zugriff und Kontrolle auf den Pflegebereich und kann pflegerische Autonomie unterminieren, wenn sie betriebswirtschaftlichen Zielen entgegenläuft. Pflege lässt sich hierbei eher als betriebswirtschaftliche Komponente verstehen statt als autonome Profession. Pointiert könnte demnach gesagt werden: Das Herauslösen aus der medizinischen Abhängigkeit durch den Pflegeprozess hat weniger zu einer Autonomie der Pflege geführt als vielmehr zu einer Unterordnung unter den ökonomischen Bereich der Geschäftsführung.

Die Öffnung von pflegerischer Expertise für Pflegelaien und die Umstrukturierung von pflegerischen Handlungen in den Pflegeprozess hatte noch eine weitere Konsequenz: Innerhalb des Pflegeprozesses können sehr einfach Tätigkeiten und Entscheidungen abgebildet werden, die objektiv und rational nachvollziehbar und begründbar sind. Einige pflegerische Sachverhalte lassen sich jedoch nicht oder nur schwer objektiv darstellen, z. B. intuitives Handeln, emotionale Arbeit, Geborgenheit vermitteln und viele Aspekte situativen Handelns. Mit dem zunehmenden Streben nach Transparenz werten Pflegefachkräfte diese pflegerischen Aspekte immer mehr ab. Mehr noch: Wenn professionelle Pflege als Pflegeprozess gedacht wird und die vorgenannten pflegerischen Sachverhalte nicht in diesen Prozess integriert werden (können), dann können sie als Bestandteil von Pflege im Laufe der Zeit aus dem Pflegeverständnis verschwinden. Anhaltspunkte sind bereits heute sichtbar, wenn bei der Finanzierung von Pflegeleistungen die Frage nach der Relevanz von Geborgenheit und emotionaler Arbeit im Pflegebereich außen vor bleibt.

3.5 Fazit

Die skizzierten Entwicklungen zeigen, dass Pflegegeschichte nicht im Sinne einer linearen, kontinuierlichen Fortschrittsgeschichte geschrieben werden kann. So lassen sich zwar einerseits unübersehbare Professionalisierungsprozesse in der Pflegegeschichte ausmachen, die aber bei genauerer Betrachtung immer wieder mit Tendenzen der Deprofessionalisierung einhergehen konnten. Ein klarer Indikator für eine Professionalisierung der Pflege ist der aufgezeigte Ausbau theoretischer Ausbildungsinhalte. Auch die Entwicklung der Fort- und Weiterbildung verweist auf beachtliche Professionalisierungsprozesse, vor allem ab den 1950er/60er-Jahren. Der Pflegeprozess schließlich versprach, endlich den eigenständigen Beitrag von Pflegenden zur Heilung und Verbesserung des Wohlbefindens von Patient*innen sichtbar zu machen und so die berufliche Autonomie zu stärken.

Doch alle diese Entwicklungen gingen auch mit Deprofessionalisierungsprozessen einher. So erwiesen sich die ersten Regularien zur Pflegeausbildung als durchaus zweischneidiges Schwert, weil die ärztliche Definition theoretischer Ausbildungsinhalte gleichzeitig auf eine Eingrenzung des pflegerischen Tätigkeitsfeldes und eine Festschreibung als ärztlichen Assistenzberuf zielte. Das Beispiel der Spezialisierung der Pflege im Operationsdienst zeigt zwar, dass hier zunächst ein hochqualifiziertes Aufgabenfeld geschaffen wurde. Mit der Etablierung der neuen Berufsgruppen der OTAs und ATAs wurde dieses jedoch wiederum aus dem pflegerischen Kompetenzbereich ausgegliedert und gleichzeitig explizit als Assistenzberuf markiert. Als besonders subtil erweisen sich die deprofessionalisierenden Tendenzen bei der Einführung des Pflegeprozesses. In dem Bestreben, die eigenen Leistungen sichtbar zu machen, öffnete sich der Pflegebereich gleichzeitig für eine externe – konkret: betriebswirtschaftliche – Kontrolle, die berufliche Autonomie nur so weit zulässt, wie sie ökonomischen Zielen nicht zuwiderläuft.

Quellen

Deutsche Krankenhausgesellschaft (DKG) (1971) Weiterbildung zu Fachkrankenschwestern/Fachkrankenpflegern/Fachkinderkrankenschwestern. Empfehlung der Deutschen Krankenhausgesellschaft vom 25. Mai 1971. Das Krankenhaus 63(6):269–272

Eichhorn S (1974) Zielkonflikte zwischen Leistungsfähigkeit, Wirtschaftlichkeit und Finanzierung der Krankenhausversorgung. Das Krankenhaus 66(5):186–196, hier vor allem 190–192

Gesetz über die Ausübung des Berufs der Krankenschwester, des Krankenpflegers und der Kinderkrankenschwester (Krankenpflegegesetz) vom 15 (Juli 1957) Bundesgesetzblatt, Jahrgang 1957, Teil 1, Nr. 31 vom 18.7.1957, S 716–719. http://www.bgbl.de/xaver/bgbl/start.xav?startbk=Bundesanzeiger_BGBl&jumpTo=bgbl157s0716.pdf. Zugegriffen: 8. Mai 2024

Gesetz über die Berufe in der Krankenpflege (Krankenpflegegesetz – KrPflG) vom 4 (Juni 1985) Bundesgesetzblatt, Jahrgang 1985, Teil 1, Nr. 26 vom 11.6.1985, S 893–901. http://www.bgbl.de/xaver/bgbl/start.xav?startbk=Bundesanzeiger_BGBl&jumpTo=bgbl185s0893.pdf. Zugegriffen: 8. Mai 2024

Krankenpflegegesetz in der Fassung vom 20 (September 1965). Bundesgesetzblatt, Jahrgang 1965, Teil 1, Nr. 55 vom 29.9.1965. http://www.bgbl.de/xaver/bgbl/start.xav?startbk=Bundesanzeiger_BGBl&jumpTo=bgbl165s1443.pdf. Zugegriffen: 8. Mai 2024

Weiterführende Literatur

Büttner A, Pfütsch P (Hrsg) (2020) Geschichte chirurgischer Assistenzberufe. Von der Frühen Neuzeit bis in die Gegenwart. Mabuse, Frankfurt a. M

Hähner-Rombach S, Pfütsch P (Hrsg) (2018) Entwicklungen in der Krankenpflege und in anderen Gesundheitsberufen nach 1945. Ein Lehr- und Studienbuch. Mabuse, Frankfurt a. M

Kreutzer S (2005) Vom „Liebesdienst" zum modernen Frauenberuf. Die Reform der Krankenpflege nach 1945. Campus, Frankfurt a. M., New York

Lange J, Kreutzer S, Foth T (2022) Pflege berechenbar machen – der Pflegeprozess als Accounting Technology in historischer Perspektive. In: Hülsken-Giesler M, Kreutzer S, Dütthorn N (Hrsg) Neue Technologien für die Pflege. Grundlegende Reflexionen und pragmatische Befunde. V&R Unipress, Osnabrück, S 231–253

Moses S (2015) Die Akademisierung der Pflege in Deutschland. Huber, Bern

Schweikardt C (2008) Die Entwicklung der Krankenpflege zur staatlich anerkannten Tätigkeit im 19. und frühen 20. Jahrhundert. Das Zusammenwirken von Modernisierungsbestrebungen, ärztlicher Dominanz, konfessioneller Selbstbehauptung und Vorgaben preußischer Regierungspolitik. Martin Meidenbauer, München

Siepmann M, Groneberg DA (2012) Der Arztberuf als Profession – Deprofessionalisierung. Zentralblatt für Arbeitsmedizin Arbeitsschutz Ergonomie 62:288–292

Internationale Einflüsse auf die Entwicklung der Pflege

4

Jette Lange und Susanne Kreutzer

Inhaltsverzeichnis

4.1	Einleitung	47
4.2	Die transnationalen Netzwerke konfessioneller Pflege	49
4.3	Die marginale Bedeutung von Florence Nightingale in Deutschland	50
4.4	Internationale Vernetzung durch den International Council of Nurses	53
4.5	Anglophone Einflüsse auf die Pflegebildung in Westdeutschland	56
4.6	Einflüsse durch die Weltgesundheitsorganisation	58
4.7	Juchli und die Einflüsse aus dem deutschsprachigen Raum	61
4.8	Europäische Anerkennung des Pflegeberufs – Einflüsse durch die Europäische Union	62
4.9	Fazit	63
	Quellen	64
	Weiterführende Literatur	64

4.1 Einleitung

Die Entwicklung des Pflegeberufs in Deutschland wurde und wird nicht nur von nationalen Veränderungen beeinflusst, sondern auch von internationalen. Gerade pflegerische Weiterentwicklungen im Ausland stoßen auch Neuerungen, wenigstens aber Diskussionen unter Pflegenden anderer Nationen an. In Deutschland werden internationale Einflüsse im Bereich der Pflege heutzutage entweder mit bestimmten Ländern wie den USA verknüpft oder mit einzelnen Personen. Dazu zählen Florence Nightingale, Virginia Henderson und Liliane Juchli.

Die internationalen Einflüsse und der Austausch von Pflegewissen und Pflegenden waren aber deutlich vielfältigerer Art: Im 19. Jahrhundert bildeten christliche Schwesternschaften die Pionierinnen einer transnationalen weiblichen Arbeitsmigration. Mit der Gründung des International Council of Nurses (ICN) im Jahr 1900 begannen auch säkulare Pflegende, sich international zu organisieren und nachhaltig zu vernetzen. Im Laufe des 20. Jahrhunderts ge-

Ergänzende Information Die elektronische Version dieses Kapitels enthält Zusatzmaterial, auf das über folgenden Link zugegriffen werden kann https://doi.org/10.1007/978-3-662-69826-6_4.

J. Lange (✉)
Institut Pflegewissenschaft, IMC Krems University of Applied Sciences, Krems, Österreich
E-Mail: Jette.lange@imc.ac.at

S. Kreutzer
Fachbereich Gesundheit, Fachhochschule Münster, Münster, Deutschland
E-Mail: kreutzer@fh-muenster.de

wannen US-amerikanische Einflüsse an Bedeutung und auch die Gründung der Europäischen Union (EU) sowie die Politik der Weltgesundheitsorganisation (WHO) hatten Folgen für die Pflege in Deutschland. Dabei gingen die Initiativen nicht immer direkt vom Ausland aus. Auch Pflegefachpersonen aus Deutschland haben Entwicklungen vorwiegend aus dem westlichen Ausland aufgenommen und in ihre Heimat getragen.

Im folgenden Kapitel wird die Vielfalt internationaler Einflüsse und deren Bedeutung für die Pflege in Deutschland vertieft dargestellt. Aufgrund des schlechten Forschungsstandes zur Pflegegeschichte der Deutschen Demokratischen Republik (DDR) beziehen sich die Ausführungen zu der Zeit nach 1945 fast ausschließlich auf die Bundesrepublik Deutschland (BRD).

Darüber hinaus dient dieses Kapitel dazu, heutige pflegerische Selbstverständlichkeiten kritisch zu hinterfragen und sie zu korrigieren. Denn der vergleichende Blick ins Ausland wird teilweise auch als argumentative Grundlage genommen, um sich für eine bestimmte Richtung der Weiterentwicklung der Pflege in Deutschland einzusetzen. Hierbei ist seit den 1980er-Jahren ein Narrativ entstanden, dass die Pflege hierzulande im Vergleich zum (angloamerikanischen) Ausland rückständig sei. Gründe dafür seien der starke konfessionelle Einfluss auf die Pflege im 19. und 20. Jahrhundert, die langsame Entwicklung einer wissenschaftsorientierten und (später) akademischen Ausbildung sowie das Bild von Pflege als (weiblicher) Assistenztätigkeit der (männlichen) Medizin. Um also eine Professionalisierung der Pflege auch in Deutschland zu erreichen, wird argumentativ eine Entwicklung wie im westlichen Ausland forciert. Dies ist jedoch problematisch, da sich das Professionsverständnis in Deutschland erheblich von dem der Referenzländer unterscheidet.

Professionsverständnis
Die Professionalisierungsdebatte in der Pflege ist insbesondere in Deutschland durch den Blick auf das Ausland geprägt.

Hier tauchen jedoch Probleme auf, die häufig nicht berücksichtigt werden. Zunächst ist der Begriff „Profession" mit dem englischsprachigen Begriff „profession" nicht direkt vergleichbar, da diesen Bezeichnungen unterschiedliche Denk- und Bildungsstrukturen zugrunde liegen. Im deutschsprachigen Raum werden „Professionen" von „Berufen" abgegrenzt. Die akademische Ausbildung und der größere Experten- und Autonomiegrad von Professionen sind hierbei die geläufigsten Unterschiede.

In anglophonen – und insbesondere in angloamerikanischen – Ländern gibt es diese spezifische Unterscheidung zwischen „profession" und „occupation" (deutsch: Beruf) nicht, da dort kein differenziertes und standardisiertes Berufsbildungssystem wie beispielsweise in Deutschland existiert. Daher ist der Begriff „profession" nicht so klar abgegrenzt wie der deutsche Begriff „Profession". So sprach man bereits Anfang des 20. Jahrhunderts in den USA und Kanada von der „profession" Pflege, obwohl zu diesem Zeitpunkt noch keine staatlich geregelte Ausbildung existierte und auch die Akademisierung von Pflege erst punktuell begann. Es dauerte 100 Jahre, bis die akademisierte Pflege annähernd flächendeckend eingeführt war.

Eng mit dieser Problematik verwandt ist, dass im deutschen Verständnis durch eine qualifizierte Ausbildung, basierend auf einem standardisierten Berufsbildungssystem, die Akademisierung von Pflege lange Zeit nicht notwendig erschien. Durch dieses Berufsbildungssystem sind Berufe in Deutschland bereits mit klaren Berufsbildern und Ausbildungsstandards ausgestattet – also weiteren Merkmalen, die Professionen zugeschrieben werden können. Anders als in deutschsprachigen Ländern gab und gibt es im angloamerikanischen Raum keine

> solche standardisierte Ausdifferenzierung eines Berufsbildungssystems außerhalb des akademischen Bereichs. Als Alternative zu einem nicht standardisierten „training on the job" kennt man daher vornehmlich das akademische Bildungssystem. So wird auch im Professionsverständnis der angloamerikanischen Länder eher zwischen „training on the job" und „akademischer Bildung" differenziert. Das deutsche Berufsbildungsverständnis lässt sich in dieser Unterscheidung nicht zuordnen.

In diesem Kapitel werden viele internationale Einflüsse aufgezeigt und dabei zunächst die transnationalen Netzwerke konfessioneller Pflegeorganisationen vorgestellt. Nach der Aufbereitung des Mythos „Nightingale" wird auf den ICN eingegangen sowie der angloamerikanische Einfluss analysiert. Auch die WHO spielt eine dominante Rolle in der Veränderung des Pflegeberufs in Deutschland, insbesondere seit den 1970er-Jahren. Zur selben Zeit gewinnt mit Liliane Juchli (1933–2020) ein schweizerischer Einfluss auf die Pflegeausbildung an Bedeutung. Auch Regelungen in der EU zur gegenseitigen Anerkennung im Pflegeberuf stießen Veränderungen auf nationaler Ebene an. Trotz teilweiser Überschneidungen der unterschiedlichen Einflüsse werden sie in der Darstellung separat aufgearbeitet. Inhaltlich kann es daher zwischen den Unterkapiteln zur Überlappung zeitgleicher Entwicklungen kommen.

4.2 Die transnationalen Netzwerke konfessioneller Pflege

Christliche Schwestern zählten im 19. Jahrhundert zu den international am besten vernetzten Berufsgruppen (vgl. Kap. 10). Katholische Schwesternschaften etwa ließen sich – häufig von Frankreich ausgehend – in vielen europäischen und außereuropäischen Ländern nieder. Einzelne Städte wie Aachen, Bonn, Koblenz, Trier und Paderborn bemühten sich gezielt, ausländische Schwesternschaften anzuwerben, um eine gute pflegerische Versorgung sicherzustellen. Nicht zuletzt die Cholera-Epidemie der 1830er-Jahre machte die Notwendigkeit einer guten Armen- und Krankenpflege deutlich. Angesichts eines Mangels an qualifizierten Pflegepersonen vor Ort richtete sich der Blick ins Ausland. Besonderen Vorbildcharakter entwickelten die Borromäerinnen aus Nancy, die in Koblenz eine eigene Niederlassung etablierten, das dortige Bürgerhospital leiteten und modellbildend für weitere Neugründungen wurden. 1872 gehörte in Preußen ein Viertel aller Mitglieder katholischer Frauengenossenschaften einer Gemeinschaft mit Sitz im Ausland an.

Darüber hinaus entstanden neue katholische Schwesternschaften, die sich zwar am ausländischen Vorbild orientierten, aber organisatorisch eigenständig waren. Dazu zählten u. a. die Clemensschwestern in Münster, die Franziskanerinnen aus Thuine und die Vinzentinerinnen von Paderborn. Auch diese Neugründungen begannen wiederum damit, ihre Mitglieder international zu entsenden oder gar eigene Ableger im Ausland zu gründen. Diese vielfältigen internationalen Kontakte ermöglichten einen Austausch von Pflegewissen. An die transnationalen Netzwerke knüpften katholische Schwesternschaften im Übrigen seit den 1960er-Jahren wieder an, um Nachwuchs für ihre eigenen Gemeinschaften zu gewinnen. Dies führte dazu, dass heute jüngere Pflegefachpersonen mit dem Typus „christliche Schwestern" mitunter eher ausländische – etwa indische – Schwestern verbinden.

Auch bei der Gründung des protestantischen Pendants, der ersten Diakonissenanstalt, durch Theodor und Friederike Fliedner im Jahr 1836 handelte es sich um kein rein deutsches Vorhaben. Leitend waren Eindrücke, die Theodor Fliedner im Vorfeld bei einer Kollektenreise in Holland und England gesammelt hatte. Damit floss auch internationales Wissen zur Pflege in eine neue Art der Pflegeausbildung und -praxis ein, die sowohl national als auch international Frauen anzog. Dazu zählte auch Florence Nightingale, die von Fliedners Schulungsmethoden und Inhalten beeindruckt war und 1850 zunächst für zwei Wochen und 1851 ein weiteres Mal für drei Monate nach Kaiserswerth kam, um dort in den verschiedenen pflegerischen Arbeitsgebieten Erfahrungen zu sammeln.

Ähnlich wie die katholischen Schwesternschaften begannen auch die Diakonissenmutterhäuser damit, ihre Schwestern mitunter weltweit zu entsenden. Schon in der zweiten Hälfte des 19. Jahrhunderts waren Kaiserswerther Diakonissen in Italien – in Florenz und Rom – tätig, aber auch in Jerusalem, Konstantinopel, Smyrna, Bukarest, Beirut, Alexandria und Kairo. Wie sich diese Auslandsarbeit auf die Diakonissengemeinschaften und die Pflegepraxis in Deutschland auswirkte, ist bislang nicht genauer erforscht. Die zunehmende Internationalität der Diakonissenarbeit entwickelte sich jedoch zu einem besonders werbewirksamen Aspekt und erhöhte die Attraktivität dieses Arbeits- und Lebensmodells spürbar. Diakonisse zu werden war im 19. Jahrhundert und noch weit in das 20. Jahrhundert hinein eine der wenigen Möglichkeiten für Frauen, andere Länder zu bereisen.

Darüber hinaus verlangte die Internationalisierung der Gemeinschaften den leitenden Schwestern neue Qualifikationen ab. So sprach die 1913 in Kaiserswerth neu berufene Vorsteherin Elisabeth von Buttlar englisch, französisch und italienisch – eine Sprachkompetenz, die sie sich während ihrer 14-jährigen Tätigkeit als Oberin in Rom und Kairo erarbeitet hatte. Damit wandelte sich das Bild einer deutschen Oberin, die zumindest in Kaiserswerth nun auch eine gewisse Weltläufigkeit zu repräsentieren hatte. So gesehen trug die Arbeit der Diakonissen im europäischen und außereuropäischen Ausland durchaus zu einer Veränderung der Gemeinschaft in Deutschland bei.

4.3 Die marginale Bedeutung von Florence Nightingale in Deutschland

Florence Nightingale wurde im Verlauf des letzten Jahrhunderts zu einem Symbol pflegerischer Weiterentwicklung, das flexibel in den jeweiligen Kontexten eingesetzt werden konnte. Man erklärte sie zum Vorbild sowohl für Kriegskrankenpflege, für Krankenhausreform und eine medizinisch orientierte Pflegeausbildung, aber auch für die Gesundheit von indigenen Personen in Australien. Dies ist eher auf Mythen zurückzuführen, die international über sie entwickelt und erzählt wurden und werden, als auf ihr konkretes Wirken.

Florence Nightingale wurde am 12. Mai 1820 in Florenz, Italien, in eine hochadlige Familie geboren. Sie war sowohl religiös als auch naturwissenschaftlich interessiert und erhielt eine profunde Bildung, die sie befähigte, sich selbstständig auf internationaler Ebene zu bewegen und weiterzubilden. Diese familialen Rahmenbedingungen lieferten die notwendigen Voraussetzungen für Nightingales späteres öffentliches Wirken – insbesondere als Frau im 19. Jahrhundert und Anfang des 20. Jahrhunderts sowie zeitlebens als Einzelperson, da sie keiner spezifischen Organisation wie einer Schwesternschaft oder einem Frauenverband vorstand. Schon früh beschäftigte sie sich mit dem statistischen Handling von Daten. Dieses Interesse verband sich mit einer tief religiösen Haltung. Sie sah die Statistik als Weg, um die Absicht Gottes zu ergründen.

Trotz Missfallens der Eltern verfolgte Nightingale ihren Wunsch, die Krankenpflege zu erlernen. So besuchte sie für eine pflegerische Grundbildung die Kaiserswerther Diakonie, die sie sich als potenzielles Vorbild für die britische Krankenpflege vorstellen konnte, auch wenn sie dem Mutterhaussystem als Organisationsform der Pflege in Kaiserswerth nur wenig abgewann. Nach einem anschließenden Aufenthalt bei den Barmherzigen Schwestern in Frankreich begab sie sich kurzzeitig nach London, wo sie ein Sanatorium leitete. Von 1854 bis 1856 wurde sie in den Krimkrieg entsandt. Auf der Krim versorgte sie im Militärlazarett in leitender Position Verwundete, organisierte die pflegerische Versorgung und legte erste Statistiken zur Mortalitätsrate in Zusammenhang mit den Rahmenbedingungen der Krankenversorgung an.

Nightingales pflegerische Erfahrungen mündeten in ihrer bekannten Publikation *Notes on Nursing: What it is, and what it is not.* Mit diesem Buch systematisierte sie das Pflegewissen ihrer Zeit, schrieb es jedoch nicht als Lehrbuch. Vielmehr betonte sie im Vorwort, dass ihre Ausführungen das pflegerische Wissen umfassen, das jedermann, zumindest aber jede Frau, besitzen sollte.

Nach dem Krimkrieg – bereits mit dem Beinamen „Lady with the Lamp" durch Henry Wadsworth Longfellows Gedicht „Santa Filomena" bedacht – befasste sich Nightingale mit den Hygienebedingungen in Krankenhäusern und mit der öffentlichen Gesundheitsfürsorge in England und den britischen Kolonien. Dazu wendete sie nicht nur aktuelle wissenschaftliche Erkenntnisse zur Hygiene an, sondern auch ihr mathematisch-statistisches Talent. Gemeinsam mit dem Arzt und Statistiker William Farr nutzte sie u. a. die Daten, die sie während ihrer Zeit auf der Krim erhoben hatte, zur Untermauerung ihrer Argumente gegenüber Politikern für eine bessere Hygieneausstattung in Krankenhäusern. Damit wurde sie außerdem als erste Frau 1858 Mitglied der Royal Statistical Society.

In den 1860er-Jahren wurden auf Nightingales Betreiben kurzzeitig standardisierte Formulare in britischen Krankenhäusern eingeführt, um z. B. Todesursachen einheitlich zu dokumentieren, bevor sie als zu teuer und zeitintensiv wieder abgeschafft wurden. Dennoch konnte Nightingale auf Grundlage der erhobenen Daten Zusammenhänge zwischen Sterberate und unhygienischem Handeln aufzeigen. Damit schuf sie auch epidemiologisches Wissen. Indem Nightingale diese naturwissenschaftlichen Grundlagen für die gesundheitliche und pflegerische Versorgung nutzte, kann ihr zu Recht ein Pionierstatus im Bereich der Evidenzbasierten Pflege (heute Evidence-based Nursing oder EBN; s. Rahmenlehrplan) zugeschrieben werden.

Neben ihren statistischen Aktivitäten setzte sich Nightingale auch für die Weiterentwicklung bzw. den Aufbau einer strukturierten und naturwissenschaftlich untermauerten Pflegeausbildung ein. Mit der Florence-Nightingale-Stiftung finanzierte sie 1860 die Errichtung der weltweit ersten säkularen Krankenpflegeschule am Londoner St. Thomas' Hospital, einem der ältesten und größten Krankenhäuser Englands. Sie leitete die Krankenpflegeschule jedoch nicht selbst, sondern wünschte Oberin Sarah Wardroper als Schulleitung.

Unter Wardropers Führung und Einfluss etablierten sich die „Nightingale Nurses", jene Pflegefachpersonen, die als „Special Probationers" an der Nightingale-Schule am St. Thomas' Hospital ausgebildet wurden und danach im In- und Ausland häufig in Leitungspositionen ihr Pflegeverständnis in die jeweiligen Einrichtungen trugen. Jedoch wichen Wardropers und Nightingales Vorstellungen zur Pflegeausbildung immer stärker voneinander ab. Während Nightingale auf gebildete Pflegefachpersonen abzielte, die einen gefestigten Charakter und eine philanthropische Einstellung hatten sowie stärker organisatorische und mütterlich-beobachtende Aufgaben übernahmen, bildete Wardroper die Lernenden insbesondere in Gehorsamkeit und grundlegenden Handgriffen pflegerischer Versorgung aus und stellte weniger Ansprüche an den Bildungsgrad. Aufgrund der lauter werdenden öffentlichen Kritik und der Gefahr, dass „Nightingale Nurses" und damit Nightingale selbst ihren guten Ruf verlieren könnten, wurde Wardroper 1872 ersetzt.

Nightingale-System
Das sogenannte Nightingale-System der Ausbildung zeichnete sich durch zwei Merkmale aus, die erstmals am St. Thomas' Hospital in London umgesetzt wurden: Zum einen war die dortige „Nightingale Training School for Nurses" finanziell und organisatorisch eigenständig und dem Krankenhaus ausschließlich zu praktischen Ausbildungszwecken vertraglich angegliedert. Die Finanzierung der Schule übernahm die Florence-Nightingale-Stiftung. Neu war zum anderen, dass zwei Arten von Ausbildung angeboten wurden: Ein vierjähriger Lehrgang bildete „Normal Probationers" auf Kosten der Schule für die praktische Pflegetätigkeit aus.

> Frauen aus gehobenen sozialen Schichten hingegen erhielten die Möglichkeit, sich als „Special Probationers" innerhalb von drei Jahren auf eigene Kosten für leitende Positionen zu qualifizieren.

Nightingale war in den Jahrzehnten nach dem Krimkrieg sowohl national als auch international intensiv eingebunden und versuchte, ihr Verständnis von Krankenpflege weltweit zu etablieren – mit unterschiedlich schnellen Erfolgen. Während sich beispielsweise in Australien die Ausbildung von „Nightingale Nurses" schnell durchsetzen konnte, war der erste Versuch am Montreal General Hospital in Kanada in den Jahren 1875 bis 1878 nicht erfolgreich. Dennoch hat sich das Nightingale-Verständnis von Krankenpflege in den englischsprachigen Ländern nach und nach ausgebreitet und gilt insbesondere in Großbritannien (GB), Australien und den USA als Grundlage moderner Krankenpflege.

Mit ihrem Fokus auf Hygienestandards in der Gesundheitsversorgung und ihrer epidemiologischen Aufbereitung von Infektions- und Sterbegeschehen hatte Nightingale auch Einfluss auf die Weiterentwicklung der öffentlichen Gesundheitsfürsorge. Bis zu ihrem Tod am 13. August 1910 in London war sie als Reformerin und Beraterin im britischen Gesundheitssystem aktiv.

Im Gegensatz zu den anglophonen Ländern lässt sich für das 19. Jahrhundert nur ein geringer Einfluss von Nightingale auf die Entwicklung der Pflege in Deutschland ausmachen. Ihre Schriften *Notes on Nursing* und *Hints on Hospitals* erschienen in den 1860er-Jahren in deutscher Übersetzung unter den Titeln *Die Pflege bei Kranken und Gesunden* sowie *Bemerkungen über Hospitäler*. Diese Schriften stießen auf durchaus großes Interesse. Insbesondere die zu dieser Zeit errichteten Pflegeschulen der Schwesternschaften des Roten Kreuzes dürften sie adaptiert haben. Auch die Viktoriaschwesternschaft in Berlin bildete für das Städtische Krankenhaus im Friedrichshain nach dem Nightingale-System aus.

Im Allgemeinen hatte das Nightingale-Verständnis aber wenig Einfluss auf die weitere Organisation von Pflege in Deutschland. So ließ sich zwar manche Rotkreuzschwester von den Schriften Nightingales inspirieren, organisierte ihre Schwesternschaft aber entgegen deren Überzeugungen im Mutterhaussystem. Der geringe Einfluss Nightingales wird auch daran erkennbar, dass um 1900 in Deutschland kaum pflegerische Debatten um ihr System zu finden sind.

In Deutschland stieß das Nightingale-System vor allem unter der Ärzteschaft und nicht unter den Pflegenden auf große Resonanz. Denn die Dominanz christlicher Schwesternschaften konnte für die Mediziner hochgradig unbequem sein. Immer wieder beklagten sich die Ärzte über die mangelnde Bereitschaft christlicher Schwestern, sich dem medizinischen Sachverstand unterzuordnen. Von einer säkular-professionell organisierten Pflege versprachen sie sich endlich die Anerkennung ihres Führungsanspruchs, auch wenn dieser in der Logik des Nightingale-Systems nicht angelegt war.

Im Pflegekontext bezog man sich zumindest in deutschen Publikationen erst ab den 1970er-Jahren vermehrt auf Nightingale – eine Zeit, die mit einer stärkeren Orientierung der Berufsausbildung nach Westen einherging. Ein markantes Beispiel ist auch das 1975 eröffnete Florence-Nightingale-Krankenhaus in Kaiserswerth. Das heißt, als historische Figur ist sie verglichen mit ihrer tatsächlich geringen Bedeutung für die pflegegeschichtliche Entwicklung in Deutschland hierzulande sehr präsent. Dabei dürfte die Mythologisierung der Person Nightingale eine Rolle spielen, die schon frühzeitig insbesondere in anglophonen Ländern begann.

Bereits zu Lebzeiten wurde Nightingale sowohl in GB, den britischen Kolonien und den USA geehrt. Nicht nur wurde ihr zu Ehren die Florence-Nightingale-Stiftung ins Leben gerufen, jene Stiftung, aus der sie die von ihr entwickelte Pflegeausbildung finanzierte. Auch das 1857, also kurz nach dem Krimkrieg, publizierte Gedicht „Santa Filomena" etablierte die Bewunderung für Nightingale. In diesem Gedicht wird aus Sicht eines verwundeten Soldaten der Aufenthalt im Lazarett beschrieben und Nightingale als „Lady with the Lamp" mit „heroic womanhood" (heldenhafter Weiblichkeit) charakterisiert. 1893 wurde an der „Farrand Training School of Nurses" in Detroit eine für die Pflege modifizierte Version des Hippokratischen Eides als „Nightingale Pledge" veröffentlicht. Der Respekt, der Nightingale von Soldaten, Ärzten, Politikern, der Gesellschaft sowie ihren Kolleg*innen entgegengebracht wurde, verwandelte sich spätestens mit ihrem Tod in eine unkritische Verehrung, die ihre Bedeutung für die Entwicklung der Pflege in einzelnen Ländern wie beispielsweise Deutschland unreflektiert überhöht.

Der Name Florence Nightingales und die Geschichten über sie scheinen vor allem eine identitätsstiftende Bedeutung zu haben, indem sich Pflegende über nationale Grenzen hinweg gegenseitig als Kolleg*innen identifizieren können – zum Beispiel über Auslandsaufenthalte früherer deutscher Oberinnen an Nightingale-Schulen oder über den internationalen Tag der Pflegenden, der auf Nightingales Geburtstag gelegt wurde. Insgesamt ist ihr Einfluss auf die Pflege in Deutschland jedoch sehr viel geringer als häufig angenommen. Außerdem werden ihr Forderungen zugeschrieben, die sie zeit ihres Lebens nicht erhoben hat. Weder das Argument, den Pflegeberuf zu stärken, um das Gesundheitssystem zu verbessern, noch die Forderung, dass Pflege eine eigenständige selbstregulierte Profession sein müsse, unabhängig von der Medizin, wurden von Nightingale vorgebracht. Hier waren z. B. Agnes Karll (1868–1927) auf nationaler Ebene sowie der ICN und die WHO auf internationaler Ebene wesentlich relevanter.

4.4 Internationale Vernetzung durch den International Council of Nurses

Der ICN wurde 1900 unter dem starken Einfluss der internationalen Frauenbewegung und auf Initiative der britischen Suffragette Ethel Gordon Fenwick – einer Kämpferin für das Frauenwahlrecht – gegründet und war zunächst eine angloamerikanisch modellierte Organisation. Die internationale Vereinigung wurde als Notwendigkeit der Weiterentwicklung von Pflege verstanden und stand mit den Zielen der internationalen (westlichen) Frauenbewegung wie Gleichberechtigung und politische Teilhabe in Einklang. Dass Pflege als weibliche, weltweit praktizierte Tätigkeit verstanden wurde, bildete eine weitere Grundlage für den ICN. Diese Universalität von Pflege umfasste nicht nur deren Beschreibung als Tätigkeit, die von Frauen in allen Ländern ausgeführt wird. Dazu gehörte außerdem das Verständnis, dass Frauen unabhängig von ihrer Nationalität Pflege auch in anderen Ländern erbringen und somit auch ihr Verständnis von pflegerischer Versorgung in diese Länder tragen könnten.

Damit diente die internationale Vereinigung nicht nur der gemeinsamen Stärkung, sondern auch einem möglichen länderübergreifenden Austausch und der Verbreitung von pflegefachlichem Wissen. Nach einem ersten Kongress des ICN 1901 in den USA war 1904 ein weiterer in Berlin angedacht. Obwohl es für Deutschland zu diesem Zeitpunkt keine allgemeine Pflegevereinigung gab und somit eine Mitgliedschaft laut Satzung nicht möglich war, wurde der Einfluss der deutschen Kaiserswerther Ausbildung auf Florence Nightingale als Grundlage für die angloamerikanischen Pflegesysteme gesehen und somit die aktive Beteiligung von Deutschland im ICN gewünscht.

Seit 1904 war die Berufsorganisation der Krankenpflegerinnen Deutschlands (B. O. K. D.) drittes Mitglied im ICN (vgl. Kap. 11). Inwieweit die B. O. K. D. tatsächlich zu den Gründungsmitgliedern zählte, wie in der Literatur teilweise zu finden, ist damit fraglich. Doch auch ohne den Status als Mitglied der ersten Stunde hatte sie aufgrund ihrer frühen Mitgliedschaft viel Einfluss. So war Agnes Karll – die Begründerin und Vorsitzende der B. O. K. D. – von 1909 bis 1912 Präsidentin des ICN. 1904 und 1912 fanden die ICN-Kongresse in Deutschland statt, die ein mediales und gesellschaftliches Ereignis waren, das auch politisch wahrgenommen wurde. Damit erhielten die

B. O. K. D. und Agnes Karll im Speziellen gesellschaftliche Aufmerksamkeit und mehr politisches Gewicht in Deutschland, als es nach den tatsächlichen Mitgliedszahlen zu erwarten gewesen wäre: Mit 500 (um 1904) bis 3200 Mitgliedern (um 1912) war die B. O. K. D. eine sehr kleine Pflegeorganisation im Vergleich zu den konfessionellen Schwesternverbänden. Die Einbindung in die internationalen Netzwerke des ICN beförderte die gesellschaftliche und politische Anerkennung der B. O. K. D. spürbar.

Agnes Karll, deren Auffassung von Pflegebildung international geprägt war und die sich für eine Ausbildung sowie akademische Weiterbildungskurse nach US-amerikanischem Vorbild aussprach, nutzte ihren Einfluss zum Beispiel, um an der „Hochschule für Frauen zu Leipzig" ab dem Wintersemester 1912/13 mithilfe des dort lehrenden Pädagogen Eduard Spranger einen Fortbildungskurs für Krankenschwestern zu etablieren. Dieser war aufgrund von Karlls Einwirken weniger medizinisch, sondern eher sozialwissenschaftlich orientiert und sollte einen ersten Grundstein für eine nach dem US-amerikanischen Vorbild gestaltete Pflegeausbildung auf Hochschulniveau bilden. Der Kurs wurde 1916 in ein zweijähriges Vollzeitstudium für leitende Schwestern umgewandelt. Agnes Karll lehrte dort aufgrund ihrer besonderen nationalen und internationalen Position in der pflegerischen Berufspolitik und ihrer Übersetzung des Werkes *A History of Nursing* von Mary Adelaide Nutting, weltweit erste Professorin für Pflegebildung, und Lavinia Lloyd Dock, Sekretärin des ICN.

Anfänge der Akademisierung der Pflege in den USA
Bereits auf Ende des 19. und Anfang des 20. Jahrhunderts lassen sich die Anfänge einer Akademisierung im Pflegebereich in den USA zurückdatieren. Das erste akademische Pflegestudienprogramm wurde 1899 am Teachers College an der Columbia University in New York gestartet. Es umfasste einen einjährigen, ab 1905 zweijährigen Weiterbildungskurs für Pflegekräfte in Krankenhausökonomie.

Während der beiden Weltkriege sank der Einfluss des ICN auf die Pflege in Deutschland kontinuierlich. Im Ersten Weltkrieg konnten die Kontakte noch aufrechterhalten werden. Das war insbesondere über Agnes Karll möglich. Auch erhielten die deutschen Pflegefachpersonen das Mitleid der ICN-Mitglieder, die sie eher als Opfer des Krieges sahen denn als Teil des gegnerischen Lagers. Das ist insofern bemerkenswert, als Agnes Karll zumindest zu Beginn die breite Kriegsbegeisterung teilte und ihre Mitschwestern zur Kriegskrankenpflege aufforderte.

Nach 1918 versuchten ICN-Mitglieder, durch Geld- und Kleidersendungen die nachkriegsbedingte Armut von deutschen Pflegefachpersonen abzumildern. Dennoch litten die B. O. K. D. und deren Mitglieder aufgrund der allgemeinen schlechten Gesellschafts- und Wirtschaftslage unter immensen Geldproblemen und konnten 1922 auf dem Höhepunkt der Inflation nicht an der ICN-Konferenz in Kopenhagen teilnehmen. Die Verbindung zwischen der B. O. K. D. und dem ICN verlor mit dem Tod von Agnes Karll 1927 weiter an Intensität. Mit der Gleichschaltung der Pflegeorganisationen und der Auflösung der B. O. K. D. im „Dritten Reich" 1938 riss der Kontakt zum ICN vollends ab (vgl. Kap. 8).

Erst nach dem Zweiten Weltkrieg wurde der Wiedereintritt in den ICN verhandelt. Dieser war jedoch nur nationalen Pflegeorganisationen vorbehalten. Daher schlossen sich u. a. der Agnes Karll-Verband (als Nachfolgeorganisation der B. O. K. D.), die Rotkreuz-Mutterhäuser und der gewerkschaftliche Bund freier Schwestern (vgl. Kap. 11) unter dem Dach der Deutschen Schwesterngemeinschaft (DSG) zusammen. Diese wurde 1949 in den ICN aufgenommen und erhielt die frühere Position als drittes Mitglied zurück (s. o.). Die DSG wiederum schloss sich 1973 mit ihren Mitgliedsvereinen wie dem Agnes Karll-Verband und anderen Verbänden zum Deutschen Berufsverband für Pflegeberufe (DBfK) zusammen. Somit ist bis heute der DBfK Mitglied im ICN und es gehört zur Mitgliedschaft im DBfK dazu, dem ICN-Ethikkodex zu folgen. Und obwohl der DBfK seit Jahrzehnten prozentual nur einen kleinen Teil an Pflegefachpersonen vertritt, war und sind seine berufspolitischen Gestaltungsmöglichkeiten bei pflegepolitischen Neuerungen groß. Im Rahmenlehrplan sind Ethikkodizes als allgemeiner Inhalt verankert, ohne einen spezifischen Kodex zu benennen.

ICN Code of Ethics
Der „ICN Code of Ethics" wurde 1953 veröffentlicht und wird seitdem kontinuierlich überarbeitet und auf aktuelle globale und gesundheits- bzw. krankheitsrelevante Herausforderungen sowie neue Arbeitsbereiche der Pflege ausgerichtet. Anfangs forderte der Code noch, dass die Pflegefachperson einem*einer Mediziner*in zuarbeiten müsse. Dies wurde 1973 in einer Überarbeitung entfernt, und die Patient*innen wurden explizit als dominanter Fokus für Pflegefachpersonen gesetzt. Während sich – wie oben beschrieben – traditionell die Mitglieder des DBfK dem Ethikkodex verschreiben, wurde dieser erst in den letzten Jahren verstärkt im breiten Pflegebereich in Deutschland thematisiert. Das geschieht vor allem in dem Wunsch, den Berufsstand zu professionalisieren. In der merkmalsorientierten Professionalisierungslogik, die den Status einer Profession an die Erfüllung bestimmter Kriterien knüpft, gehört ein Ethikkodex neben der berufsständischen Vertretung, einer akademisierten Ausbildung und dem Einsatz von wissenschaftlichem Wissen zum Merkmalskomplex einer Profession.

Die ICN-Kongresse bringen als Medienereignisse dem jeweiligen Gastgeberland und dessen Pflege politisch innere und äußere Sichtbarkeit. So wurde der Kongress des Jahres 1965 in Frankfurt a. M. nicht nur als wieder erreichte internationale Anerkennung der bundesdeutschen Pflege nach dem Krieg verstanden, sondern nutzte auch dem Agnes Karll-Verband, dem es gelang, stärkeren Einfluss auf die westdeutsche Pflegepolitik zu nehmen. Die Krankenpflege in der DDR hatte keine Möglichkeit, Mitglied im ICN zu werden, da es dort keine DDR-weite Pflegevereinigung gab. Somit wurde die Voraussetzung für die Mitgliedschaft im ICN erst durch die Wiedervereinigung erreicht.

Der DBfK als ICN-Mitglied ist der bekannteste und größte Berufsverband für Pflegefachpersonen in Deutschland. Er kann als Übersetzer internationaler Trends im Pflegebereich verstanden werden. Beispielsweise wird insbesondere über den DBfK das vom ICN geförderte Berufsfeld der Advanced Nursing Practice (ANP) nach Deutschland getragen. Im Rahmen der ANP sollen Pflegefachpersonen durch eine akademische Weiterqualifizierung auf Masterniveau neue Verantwortungsbereiche mit einer gewissen Eigenständigkeit in hochkomplexen Pflegeversorgungssituationen übernehmen. Im Zuge einer Neuausrichtung des Gesundheitswesens soll dies u. a. einhergehen mit einem größeren Verantwortungsbereich in der gesundheitlichen Erstversorgung (vgl. Kap. 17) und einer stärkeren Ambulantisierung von Gesundheitsversorgung. Während auf internationaler Ebene ANP bereits etabliert ist, verhindern in Deutschland traditionelle Strukturen wie die den Mediziner*innen vorbehaltene Verordnungsbefugnis die Ausweitung der pflegerischen Handlungsautonomie.

Internationaler Tag der Pflegenden
Der internationale Tag der Pflegenden wurde 1965 als Idee diskutiert und am 12. Mai 1971 das erste Mal gefeiert. Als Datum wurde der Geburtstag von Florence Nightingale ausgewählt. Entgegen mancher medialer Aufbereitung geht es jedoch nicht darum, ihren Geburtstag zu feiern, sondern jedes Jahr wurde und wird der Tag der Pflegenden unter einem anderen vom ICN ausgewählten Thema begangen. So stand der erste Tag der Pflegenden unter dem Motto „Unity" (Einigkeit) und im Jahr danach wurde die

Rolle der Pflegenden in politischen Entscheidungsprozessen als Thema gesetzt. Über die Jahrzehnte standen Gesundheit von Kindern, Müttern, Familien, Älteren im Vordergrund sowie unterschiedliche pflegerische Verantwortungsbereiche wie Community und Primary Health Care, zudem Pflegepolitik und Pflegeforschung.

4.5 Anglophone Einflüsse auf die Pflegebildung in Westdeutschland

Während in den anglophonen Ländern die Akademisierung von Pflegebildung ab den 1960er-Jahren stark zunahm und auch die grundständige Bildung in den folgenden Jahrzehnten immer mehr akademisiert wurde, waren die wenigen Initiativen zur Akademisierung der Pflege in Deutschland bis in die 1980er-Jahre hinein lange erfolglos (vgl. Kap. 3). Für den Ausbau von Studiengängen in Westdeutschland waren im Hinblick auf internationale Einflüsse zwei Entwicklungen relevant.

Zum einen wanderten Frauen ab den 1950er-Jahren ins Ausland aus, sammelten dort Erfahrungen in anderen Pflegesystemen oder absolvierten eine Pflegeausbildung bzw. ein Pflegestudium in westlichen, vor allem anglophonen Ländern. Wenn sie wieder zurückkehrten, brachten sie dieses Wissen in die westdeutsche Pflege mit ein. Prominent sind hier Ruth Schröck und Monika Krohwinkel zu nennen. Schröck absolvierte ihre Pflegeausbildung in England und studierte Pflegewissenschaft in Edinburgh, Schottland. Dort promovierte sie auch und sammelte Lehr- und Forschungserfahrungen, bevor sie 1987 als erste pflegewissenschaftliche Professorin in Westdeutschland an die Fachhochschule Osnabrück berufen wurde. Monika Krohwinkel studierte nach ihrer Pflegeausbildung Pflegewissenschaft in Manchester, England, sammelte international pflegepraktische Erfahrungen und baute die Pflegeforschung in Westdeutschland mit auf. Sie veröffentlichte 1984 das Pflegemodell der Aktivitäten und existenziellen Erfahrungen des Lebens, das sie 1999 um die sozialen Beziehungen weiterentwickelte. Aber auch zahlreiche weitere berufspolitisch prägende Akteur*innen konnten bei ihrem Engagement auf Erfahrungen im Ausland zurückgreifen.

Zum anderen zeichnete sich ab den 1950er-Jahren ein vornehmlich US-amerikanischer Transfer von Pflegewissen nach Westdeutschland ab. Mit dem Ende des Zweiten Weltkrieges wurden die USA zur unumstrittenen Führungsmacht in der westlichen Welt. Sie nahmen als Besatzungsmacht direkten Einfluss auf die Entwicklung in der BRD. Die Westernisierung bzw. Amerikanisierung erfolgte zunächst eher „von oben" – u. a. durch die legendären Re-Education-Programme. Mit dem langsamen Übergang zur Konsumgesellschaft im letzten Drittel der 1950er-Jahre setzte jedoch eine Welle kultureller Amerikanisierung auch „von unten", nicht zuletzt im Bereich der Jugendkultur und der Massenmedien, ein.

Im Pflegekontext entwickelte die auf US-amerikanische Initiative hin gegründete Schwesternschule der Universität Heidelberg, finanziert durch die Rockefeller Foundation, eine beachtliche Bedeutung. Mit dieser wollte die Rockefeller Foundation ihr Konzept von Public Health in Deutschland weiter verbreiten und eine neue, wissenschaftlich orientierte Pflegeelite heranbilden, die dann die Professionalisierung der Pflege in ganz Westdeutschland vorantreiben sollte. Außerdem war das Engagement der Stiftung im Nachkriegsdeutschland eng mit dem Ziel der Entnazifizierung und Demokratisierung der deutschen Gesellschaft verknüpft. Da Pflegende – ebenso wie Ärzt*innen, Hebammen und andere Gesundheitsfachberufe – einen besonders engen Kontakt zur Bevölkerung haben, galten sie als wichtige Multiplikator*innen einer neuen demokratischen Gesinnung.

Die Unterrichtsschwestern der Heidelberger Schule sollten eine Weiterbildung in den USA gemacht haben. Damit spielte diese Schule eine zentrale Rolle beim Transfer US-amerikanischer Pflegebildungskonzepte nach Westdeutschland.

Viele der Protagonistinnen, die sich beim Aufbau von Pflegestudiengängen in Westdeutschland engagiert haben, hatten eine Aus- oder Weiterbildung in Heidelberg absolviert.

Konflikte beim internationalen Transfer von Pflegebildungskonzepten
Die Schwesternschule der Universität Heidelberg ist ein gutes Beispiel für die immensen Konflikte, die mit dem internationalen Transfer von Pflegebildungskonzepten einhergehen konnten und können. Dies soll an dem sehr konkreten Beispiel der Arbeitszeitgestaltung gezeigt werden. Eine der bedeutsamsten Neuerungen der Schule war, dass die Schülerinnen nicht als Arbeitskräfte auf den Stationen angerechnet wurden und täglich nicht länger als acht Stunden arbeiten mussten. Dafür hatten sie ein Schulgeld zu zahlen.

Als Problem erwies sich jedoch, dass der Pflegebereich der Universitätsklinik seit über 80 Jahren in der Hand einer Schwesternschaft des Deutschen Roten Kreuzes lag, die eine eigene Krankenpflegeschule betrieb. Das bedeutete konkret: Die Rotkreuz-Schülerinnen hatten einen regulären Arbeitstag von zehn bis elf Stunden, während die neu hinzukommenden Schülerinnen bereits nach acht Stunden die Station verlassen konnten. Dies führte zu erheblichen Problemen, weil den Rotkreuz-Schülerinnen diese Ungleichbehandlung kaum erklärt werden konnte und die Schülerinnen der Reformschule sich ihrerseits aufgrund des Sonderstatus im Arbeitsalltag „isoliert" fühlten. Der Import eines US-amerikanischen Ausbildungskonzeptes führte im westdeutschen Pflegealltag also zu massiven Problemen – nicht allein wegen Vorbehalten gegenüber einer Professionalisierung der Pflege, sondern auch aufgrund handfester sozialer Konflikte.

Auch wenn die konkrete Konfliktkonstellation nur die Heidelberger Schwesternschule betraf, verweist das Beispiel auf die Schwierigkeiten, die sich aus der Koexistenz qualitativ unterschiedlicher Ausbildungswege ergeben können. Gegenwärtig zeigt sich diese Problematik in der Parallelität der tradierten deutschen berufsfachschulischen Pflegeausbildung und einer maßgeblich international beeinflussten akademischen Pflegebildung.

Zusätzlich wurden über Pflegezeitschriften neue Entwicklungen in den Pflegeberufen weltweit nach Deutschland getragen. So finden sich in der Zeitschrift des Agnes Karll-Verbands bzw. des DBfK seit den 1950er-Jahren kontinuierlich Artikel über Krankenpflege in anderen Ländern sowie ausführliche Berichte über die ICN-Kongresse und die dortigen Schilderungen von Vertreterinnen der verschiedenen Länder über den aktuellen Stand ihrer Gesundheits- und Pflegesysteme. Auch wurden immer wieder Artikel ausländischer Pflegezeitschriften ins Deutsche übersetzt und veröffentlicht. Beleuchtet wurden dabei insbesondere die anglophonen Länder wie die USA, Kanada und Großbritannien.

Auch US-amerikanische Pflegetheorien gelangten nach und nach in die westdeutsche Pflegelandschaft; zunächst zaghaft in den 1960er-Jahren, dann verstärkt ab 1969 mit der deutschsprachigen ICN-Ausgabe des Modells der Grundbedürfnisse nach Virginia Henderson. Pflegefachpersonen, die ihre akademische Pflegebildung in Ermangelung inländischer Angebote im Ausland absolviert hatten, brachten pflegewissenschaftliches Wissen mit und trugen die Pflegetheorien in die BRD. Neben dem Modell von Henderson waren das insbesondere das Pflegemodell der Lebensaktivitäten nach Nancy Roper, Winifred W. Logan und Alison J. Tierney sowie das Modell der Selbstpflege nach Dorothea Orem.

Die US-amerikanischen Pflegetheorien wurden nicht nur in die deutschsprachige Pflegeausbildung aufgenommen, sondern bildeten auch die Grundlage für eigene Pflegetheorien. So bezieht sich Monika Krohwinkel explizit auf das

Modell der Lebensaktivitäten von Roper, Logan und Tierney, das sie als Grundlage für ihr Modell der Aktivitäten und existenziellen Erfahrungen des täglichen Lebens verwendet und um zwei Bereiche erweitert.

Als Pflegeorganisationssystem wurde direkt aus den USA Mitte der 1990er-Jahre das von Marie Manthey am Universitätsklinikum Minneapolis begründete Primary Nursing in einem Hamburger Krankenhaus eingeführt. Das Evangelische Amalie Sieveking Krankenhaus passte dieses System den deutschen Bedingungen (z. B. in Bezug auf die fehlende oder nicht differenzierte Akademisierung) an mit dem Ziel, die Professionalisierung der Pflege voranzutreiben. Seitdem verbreitet sich das System in Deutschland in unterschiedlichen Ausformungen. Es ist daher auch Teil des Rahmenlehrplans.

Gegenwärtig werden die aus dem angloamerikanischen Raum stammenden erweiterten pflegerischen Verantwortungsbereiche im Sinne der Advanced Nursing Practice für Deutschland diskutiert und dazu Studiengänge entwickelt und erprobt. Ein Beispiel ist die (Neu-)Entdeckung gesellschaftlicher Aufgaben von Pflege und die Einführung von Community Health Care in Deutschland.

4.6 Einflüsse durch die Weltgesundheitsorganisation

Die WHO wirkt weltweit richtungsweisend auf die Weiterentwicklung von Gesundheitswesen ein und treibt damit auch die Gestaltung von Pflegesystemen voran. Sie wurde 1948 gegründet mit dem Verständnis, dass die Verbesserung oder Aufrechterhaltung guter individueller Gesundheit ein politisches Ziel sein sollte, da die Gesundheit von Menschen auch eine Voraussetzung für gesellschaftlichen Wohlstand und wirtschaftliches Wachstum sei. Der Auftrag der WHO ist hierbei weniger, finanzielle Unterstützung für Gesundheitsförderung zu leisten, als vielmehr Staaten aufzufordern, ihre Gesundheitssysteme so zu strukturieren, dass ein gesunder Lebensstandard, die individuelle Gesunderhaltung und eine schnelle Genesung für die Bevölkerung möglich sind. So schlug die WHO beispielsweise in den 1970er-Jahren vor, mit Managementstrategien nationale Gesundheitsförderungsprogramme kosteneffizient zu strukturieren, Management- und Forschungsinhalte in Pflegecurricula zu integrieren sowie primäre Gesundheitsversorgung als wichtigen Bereich von nationalen Gesundheitssystemen aufzubauen (vgl. Kap. 17).

Bereits im Rahmen ihrer Gründung lässt sich erkennen, dass die WHO stark von einer angloamerikanischen Denkweise beeinflusst ist. Zwei ihrer drei Vorgängerorganisationen wurden von der Rockefeller Foundation – einer philanthropisch inspirierten Organisation mit Sitz in New York – finanziert. Seit den Anfängen der WHO arbeitete und arbeitet die Rockefeller Foundation eng mit dieser zusammen. Auch die Verbindung zwischen eigenverantwortlicher Gesundheitsförderung und ökonomischem Erfolg lässt sich auf die in den USA verbreitete (neo-)liberale Denkweise zurückführen. Der Gestaltung der WHO-Programme kann damit insbesondere in der zweiten Hälfte des 20. Jahrhunderts vorgeworfen werden, einer ethnozentrischen Sichtweise zu unterliegen.

Ethnozentrismus
Der Ethnozentrismus bezeichnet im kulturellen Bereich das Vorgehen, die eigenen kulturellen Werte als normal und allgemeingültig zu verstehen und sie zum Standard zu erheben. In der Folge werden andere Kulturen an diesen Normen gemessen und entsprechend abgewertet. Ein verwandtes Konzept des Ethnozentrismus ist der Eurozentrismus, der die Vorherrschaft der in Europa entstandenen Weltanschauung z. B. in der wissenschaftlichen Forschung und in der Globalisierung unterschiedlicher Praktiken und Strukturen beschreibt. Ein ethnozentrisches Weltbild muss kritisch reflektiert werden, weil hierbei dominierende Gruppen definieren, was richtig, fortschrittlich oder rückständig ist, ohne dass die Viel-

falt und Sinnhaftigkeit unterschiedlich gewachsener Werte und Anschauungen berücksichtigt wird.

Die WHO initiierte die Einführung des Pflegeprozesses in die europäischen Pflegesysteme und sie bewarb die Notwendigkeit von Prävention als Verantwortungsbereich professioneller Pflege (vgl. Kap. 3). Dies geschah über ein mittelfristiges WHO-Programm von 1976 bis 1983. Die kanadische Krankenschwester Dorothy C. Hall wurde vom WHO-Regionalbüro Europa eingesetzt, um das WHO-Programm in den europäischen Ländern bekannt zu machen und für seine Umsetzung zu werben. Hall war spezialisiert in Primary Nursing, zu dieser Zeit ein sehr neues Konzept, um ganzheitliche Pflege zu leisten. Fraglich ist hierbei, wie gründlich ihr Wissen über die unterschiedlich gewachsenen Pflegesysteme in Europa war. Sie scheint über die Bewerbung des WHO-Programms eine eher angloamerikanische Sichtweise transportiert zu haben.

In den 1970er-Jahren hielt Hall Reden in verschiedenen europäischen Ländern, darunter im Mai 1976 vor Pflegelehrenden in Berlin. Der DBfK veröffentlichte diese Rede mit dem Titel „Probleme der Krankenpflegeausbildung in Europa" in seinem Publikationsorgan *Krankenpflege*.

Exemplarische Quellenanalyse
Der Artikel „Probleme der Krankenpflegeausbildung in Europa" von Dorothy C. Hall basiert auf einem Vortrag in englischer Sprache, den sie auf der Bundestagung der Arbeitsgemeinschaften der Unterrichtsschwestern und Unterrichtspfleger der Länder in Berlin gehalten hatte. Dieser Vortrag wurde für die Oktoberausgabe 1976 der Zeitschrift *Krankenpflege*, Publikationsorgan des DBfK, leicht gekürzt, frei übersetzt (ohne Angabe der übersetzenden Person) und nicht autorisiert. Schon in dem oberflächlich gehaltenen und sprunghaften historischen Einstieg attestiert Hall der Krankenpflege in Deutschland, „in eine Art Finsternis geraten"

zu sein (Hall 1976, 292). Sie schätzt „die Entwicklung der pflegerischen Dienste ... um 40–50 Jahre hinter der des medizinischen Dienstes zurück" (Hall 1976, 292) und ordnet sie aufgrund eigenverschuldeter Vernachlässigung als „paramedizinisch" ein: Die selbstlose Unterstützung der Medizin bei ihrem technik- und wissenschaftsbasierten Entwicklungsschub habe die Gesundheitsberufe und darunter den Pflegeberuf in die Unterordnung unter die Medizin gebracht. Hall schließt ihre sehr eindringlich-bestürzende Analyse mit einem Verweis auf die „sehr intensiven Diskussionen über die ‚Identitätskrise' in der Krankenpflege" (Hall 1976, 292).

Diesem ernüchternden Urteil folgen ein Blick in die Zukunft und ihre Empfehlungen zur Neupositionierung des Pflegeberufs – nicht nur in Deutschland, sondern auch in anderen Ländern. Die Empfehlungen stehen im Einklang mit den Forderungen der WHO, welche sich bereits ab Anfang der 1970er-Jahre in deren Dokumenten wiederfinden lassen. Zunächst legt Hall dar, wie ein nationales Pflegesystem strukturiert sein solle. Dabei verweist sie auf Länder, die bereits ein solches aufgebaut hätten – sie benennt diese später mit „Island, Türkei, England" (Hall 1976, 303). Hierbei solle es nicht nur ein pflegerisches Qualifikationsniveau geben, sondern „als Minimum zwei und als Maximum vier verschiedene Kategorien von Krankenpflegepersonal" (Hall 1976, 301). Westdeutschland hatte gut zehn Jahre zuvor mit dem Krankenpflegegesetz von 1965 und unter starker Kritik der kirchlichen Verbände die Krankenpflegehelfer*innenausbildung eingeführt und damit das von Hall propagierte Minimum an Qualifikationsniveaus in der Pflege erreicht.

Außerdem fordert Hall eine inhaltliche Neugestaltung der Pflege. Unter dem Abschnitt „Die zwei Seiten einer Medaille müssen wertgleich sein" zeigt sie einerseits die Unterscheidung, andererseits aber die Verbundenheit und Wechselwirkung von Behandlung und Pflege auf. Dabei nutzt sie das Bild einer Münze und schreibt die Behandlung der Medizin und die Pflege dem Pflegeberuf zu, die beide eine Partnerschaft eingehen sollten. „Die Rolle von Pflege sollte in erster Linie auf die Sorge, bzw. Fürsorge gerichtet sein" (Hall 1976, 301). Hierbei ist Hall wichtig, dass nicht nur die Versorgung von Kranken Aufgabe der Pflege sei, sondern auch die Förderung von Gesundheit. Dafür brauche es aber „radikale Änderungen in unserem Denken, unserer Erziehung und unseren Diensten" (Hall 1976, 301). Dieser Aufruf ist an die Pflegelehrenden sowohl in Deutschland als auch in anderen europäischen Ländern gerichtet. Hall beklagt, dass die Pflegeausbildung in Europa eher medizinisches Assistenztraining sei als die Ermöglichung geplanter pflegerischer Lernerfahrung.

Als Lösung des Problems fordert Hall die „Neubesinnung auf unsere primären Aufgaben" (Hall 1976, 302). Ohne ihren Namen zu nennen, bezieht sie sich hierbei auf Florence Nightingale: „Wir haben unsere philosophische und unsere Grundauffassung, auf der unsere Disziplin ruht, klargestellt und vor mehr als einem Jahrhundert veröffentlicht. Wir sind, wie daraus klar hervorgeht, ein Beruf, der unerbittlich verbunden ist mit der Förderung und Erhaltung von Gesundheit und der Verhütung von Krankheit und Unfall, ebenso mit der Unterstützung von Kranken und Sterbenden" (Hall 1976, 302). Diese Aufgaben der Gesundheitsförderung und Krankheitsverhütung bei Individuen, aber auch in der Gesellschaft verbindet sie mit dem Pflegeprozess, der die pflegerischen Aufgaben strukturieren und ihre Effektivität bewerten kann. Die Notwendigkeit der plan- und prozesshaften Gesundheitsförderung als pflegerische Aufgabe bringt sie im weiteren Verlauf ihrer Ausführungen in Zusammenhang mit kaum noch steigerbaren Gesundheitskosten und der zukünftig alternden Gesellschaft in Europa.

Für die Pflegeausbildung leitet Hall ab, dass Lehrende so ausgebildet werden müssen, dass sie tatsächlich Pflege lehren. Hierzu sei eine „Spezialausbildung in Pädagogik" (Hall 1976, 303) notwendig sowie die Möglichkeit, Autorität und Ressourcen, „Curricula zu entwickeln, welche geeignet sind, junge Männer und Frauen heranzubilden, um *Pflege* zu praktizieren und den Fortschritt an Wissen und Technik dieser Disziplin zu garantieren" (Hall 1976, 303).

Auch definiert sie die Grundpflege als „zentrales Thema der Ausbildung" (Hall 1976, 303), da diese die Basis für die Gesundheitsfürsorge lege. Die dringendste Aufgabe sei jedoch die „Änderung in der Gesetzgebung für den Gesundheitsdienst, die diese Entwicklung notwendig machen [sic!]" (Hall 1976, 303).

Die übersetzte Rede vor Pflegelehrenden in Berlin zeigt, wie Hall diese zu aktivieren und zu motivieren versuchte. Die düstere Einführung dient dazu, die Emotionalität der Zuhörenden zu wecken und sie von der Dringlichkeit der Veränderungen zu überzeugen. Im weiteren Verlauf werden die Inhalte gelegt, zu welchen die Veränderungen hinsteuern sollten: Eigenständigkeit, Gesundheitsförderung und Pflegeprozess. Diese wurden eingebettet in die Formulierung, dass man sich auf die primären Aufgaben der Pflege neu besinnen solle – jene, die bereits seit 100 Jahren festgeschrieben seien. Hall berücksichtigte bei dieser Argumentation nicht, dass insbesondere die konfessionelle Krankenpflege in Deutschland sehr eigenständig war und nicht als medizinische Assistenz, sondern als komplementäre Leibes- und Seelenpflege erbracht wurde (vgl. Kap. 10). Die von Hall benannten „primären Aufgaben" der Gesundheitsfürsorge und Unterstützung von Kranken und Sterbenden mit starkem Fokus auf grundpflegerische Tätigkeiten haben eine große Nähe zu dem pflegerischen Verständnis dieser konfessionellen Krankenpflege. Das heißt, eine Rückbesinnung auf diese Aufgaben hätte in der westdeutschen Krankenpflege eine Rückbesinnung auf ihr konfessionelles Pflegeverständnis zur Folge haben müssen. Jedoch geschah genau das Gegenteil: Auf Grundlage von Halls Ausführungen wurde in Westdeutschland ein Diskurs etabliert, der der dortigen Krankenpflege Rückständigkeit attestierte und das dominante christliche Ethos zur Ursache dieser Rückständigkeit erklärte. Ab den 1980er-Jahren festigte sich insbesondere in der deutschen Pflegewissenschaft dieses Narrativ, das bis heute in entsprechenden Diskussionen fortwirkt.

Im letzten Teil des Artikels werden die angesprochenen Pflegelehrenden aktiviert, diese Veränderungen durch Neuerungen in der Pflegeausbildung und das Drängen auf Gesetzesänderungen zu initiieren. Während zunächst bei den Ausführungen von Deutschland gesprochen wird, ändert sich im Laufe des Artikels bzw. der Rede der Blickwinkel auf die Pflege in Europa. Auch die Anmerkung, dass zwei bis vier unterschiedliche Qualifikationsniveaus im jeweiligen Pflegesystem sinnvoll seien, zeugt von einer eher allgemein angelegten Rede. Es ist daher anzunehmen, dass Hall sie in unterschiedlichen europäischen Ländern sehr ähnlich gehalten hat. Da die Quelle als Zeitschriftenartikel eine freie, nicht autorisierte und leicht gekürzte Übersetzung der englischsprachigen Rede von Hall ist, lässt sich deren Verbreitung in Europa kaum nachvollziehen. Dennoch gibt es ähnliche Artikel zu Halls Bewertung der Situation der Krankenpflege in Europa. Beispielsweise wurde eine Rede Halls zur Natur von Pflege und zur Pflegebildung, die sie im November 1979 in London hielt, einige Monate später im *Journal of Advanced Nursing* abgedruckt. Weitere Veröffentlichungen gab es bereits 1973 in der *Österreichischen Schwesternzeitung* und 1974 in einer isländischen Pflegezeitschrift jeweils zur Weiterentwicklung von Pflege und Pflegebildung in Europa. Daran lässt sich erkennen, dass sich die in dem *Krankenpflege*-Artikel argumentierte Rückständigkeit nicht allein auf Deutschland bezog, sondern laut Hall für die meisten europäischen Pflegesysteme galt.

Die Ausführungen von Hall müssen im Kontext der WHO-Ausrichtung verstanden werden. Mit Beginn der 1970er-Jahre forderte die WHO, die ärztliche Dominanz und die Krankheitsorientierung der Gesundheitssysteme zu verringern und diese eher im Sinne einer Managementlogik umzustrukturieren und stärker auf Gesundheitsförderung zu fokussieren. Die Alma-Ata-Deklaration von 1978, in der die WHO dazu aufrief, das Konzept der primären Gesundheitsversorgung („Primary Health Care") viel stärker in den Gesundheitssystemen zu verankern, ist ein weiteres Beispiel für diese Positionierung (vgl. Kap. 17).

Der Pflegeprozess wurde mit dem Krankenpflegegesetz von 1985 in die Krankenpflegeausbildung in Westdeutschland eingeführt. Nach dem derzeitigen Pflegeberufegesetz wird er als Vorbehaltsaufgabe von Pflegefachpersonen verstanden. Dem Pflegeprozess folgten weitere Konzepte wie die „North American Nursing Diagnosis Association (NANDA)"-Pflegediagnosen mit ihren Interventions- und Outcomeklassifikationen. Auf deren Grundlage wurden in Österreich als PraxisOrientierte Pflegediagnostik (POP) eigene Pflegediagnosen entwickelt, die neben denen von NANDA im deutschsprachigen Raum eingesetzt werden. Mit den unterschiedlichen Pflegediagnose- und weiteren Klassifikationssystemen hat man in Deutschland mittlerweile zusätzliche pflegerische Entscheidungsfindungsprozesse entwickelt wie den pflegediagnostischen Prozess bzw. das Modell der verstehenden Pflegediagnostik.

Insbesondere den internationalen Grundkonzepten (NANDA, POP etc.) ist gemein, dass sie zwar als Professionalisierungsinstrumente begrüßt wurden und werden, ihre Umsetzung in der bundesdeutschen Pflege jedoch verzögert stattfindet. Grund könnte sein, dass diese Konzepte in einer anderen kulturellen Umgebung entwickelt wurden und beim Übertrag aufgrund der unterschiedlichen kulturellen Logiken in den Pflegesystemen offenbar Anpassungsprobleme auftreten.

Auch in Deutschland wurde ausgehend von der Pflegeprozessplanung an einer Systematisierung von Pflegewissen und Pflegehandeln gearbeitet. Ab 1989 entwickelte man die „European Nursing care Pathways" (ENP) als Praxisleitlinien, die zunächst das induktive Schaffen einer pflegerischen Fachsprache umfassten. 2006 wurde eine Taxonomie der ENP-Pflegediagnosen veröffentlicht, die seitdem weiterentwickelt wird. Die Validierung und der praktische Einsatz der Leitlinien scheinen aber aufgrund mangelnder spezialisierter Pflegeexpert*innen auf Masterniveau nur langsam anzulaufen.

4.7 Juchli und die Einflüsse aus dem deutschsprachigen Raum

Mit der Schweizer Ordens- und Krankenschwester Liliane Juchli gab es in der zweiten Hälfte des 20. Jahrhunderts einen sehr dominanten Einfluss insbesondere auf die Krankenpflege in der BRD. Juchli wurde am 19. Oktober 1933 in Nussbaumen (Schweiz) geboren und absolvierte von 1953 bis 1956 eine Ausbildung zur Krankenschwester. 1956 trat sie in die Gemeinschaft der Barmherzigen Schwestern vom Heiligen Kreuz ein – ursprünglich, um später in der Entwicklungshilfe in afrikanischen Ländern oder Indien zu arbeiten, was sie jedoch nicht umsetzte, da man sie als Krankenschwester ins Spital nach St. Gallen zurückbeorderte. Seit Beginn der 1960er-Jahre unterrichtete sie selbst Krankenpflege und erhielt 1964 das Diplom zur Lehrerin. Bis zu ihrer Pensionierung war sie mit Lehr- und Leitungstätigkeiten in der schweizerischen Pflegeausbildung aktiv. Ab den 1980er-Jahren verbreitete sie ihr Wissen im In- und Ausland in Schulen und auf Pflegekongressen. Sie erhielt 2018 das Verdienstkreuz 1. Klasse der BRD für ihren Einsatz zur Professionalisierung der Pflege. Juchli starb am 30. November 2020 an den Folgen einer COVID-19-Infektion.

Ihr Krankenpflegelehrbuch wurde erstmals 1973 vom Thieme Verlag herausgegeben. Nach eigenen Angaben entstand dieses über einen Zeitraum von ca. 15 Jahren: Zunächst führte sie während ihrer Ausbildungszeit Tagebuch – das sei von allen Pflegeschüler*innen des zweiten und dritten Lehrjahres gefordert worden. Dieses Pflegetagebuch habe sie ausführlich und detailliert geführt und zu Beginn ihrer Lehrtätigkeit als Grundlage für Lehrskripte genutzt. Daraus habe sie mit der Schulleiterin ein Praktikumsheft entwickelt, das wiederum als erstes Manuskript für die Veröffentlichung von 1973 diente. Über die Jahrzehnte wurde es kontinuierlich überarbeitet, verändert und neu aufgelegt und dient(e) seit Jahrzehnten als pflegerische Enzyklopädie für Pflegelernende. Bis 1997 betreute Juchli noch selbst die Neuauflagen.

Das heutige *Thiemes Pflege* hat mit der ursprünglichen Fassung nicht mehr viel gemein. Dennoch bleibt dieses Lehrbuch mit dem Namen Juchli verbunden. So strukturieren die Aktivitäten des täglichen Lebens (ATL), die Juchli 1984 zur Systematisierung pflegerischen Wissens in die vierte Auflage aufnahm, auch noch die derzeit neueste Ausgabe von 2021.

Die ATLs entwickelte Juchli während eigener Krankheitserfahrungen und nochmaliger zweijähriger pflegepraktischer Eindrücke mit dem Ziel, ganzheitliche Pflege erlernbar zu machen.

Einen Bezug zum Modell der Lebensaktivitäten von Nancy Roper, Winifred W. Logan und Alison J. Tierney verneint sie in einem Interview von 2009: „Ich konnte kein Englisch und dadurch war für mich die englische Literatur gar nicht zugänglich. Das Buch von Roper ist erst Anfangs der 80er-Jahren [sic!] auf Deutsch übersetzt worden. Und Roper hat die Lebensaktivitäten beschrieben – das ist ein anderer Ansatz" (Juchli im Interview mit der Zeitschrift *Lebensqualität* 2009, 8). Dennoch lassen sich beispielsweise Zitationen von Henderson in den ersten beiden Auflagen von Juchlis Lehrbuch aus den Jahren 1973 und 1976 finden sowie englische Fachbegriffe wie „basic need" (in Bezug auf den bedürfnisorientierten Ansatz des Psychologen Abraham Maslow). Auch spricht Juchli 2019 in einem anderen Interview davon, dass sie nach ihrer Ausbildungszeit aufgrund ihres Willens, in die Entwicklungshilfe zu gehen, für fünf Monate in England war, um die Sprache zu lernen.

Während insbesondere in der zweiten Hälfte des 20. Jahrhunderts die anglophonen Länder einen größeren Einfluss auf die (Kranken-)Pflege in Deutschland nahmen, wirkten sich die Entwicklungen aus anderen deutschsprachigen Ländern wie Österreich und der Schweiz in der BRD weniger aus.

4.8 Europäische Anerkennung des Pflegeberufs – Einflüsse durch die Europäische Union

Eine wichtige Rolle bei der Regulierung der Pflegeausbildung spielt die EU mit ihrer Vorgängerorganisation „Europäische Gemeinschaft". Um die Ziele dieses supranationalen Konstrukts (hier vor allem Bewegungsfreiheit für Arbeitnehmende und freies Anbieten von Serviceleistungen) zu gewährleisten, mussten Anerkennungsabkommen für reglementierte Berufe getroffen werden – dies sind Berufe, die aufgrund ihrer Nähe zum Sicherheitsbereich des Menschen von Staaten reglementiert werden, d. h., ihre Ausbildung ist unter staatliche Aufsicht gestellt und die Zulassung erfolgt von staatlicher Seite. Zu diesen Berufsgruppen gehören u. a. Anwält*innen, Ärzt*innen, Hebammen/Entbindungspfleger und Pflegefachpersonen. Reglementierte Berufe sind also zunächst national geregelt.

Im gemeinsamen europäischen Wirtschaftsraum wurden zur Gewährleistung von Freizügigkeit und gleichzeitiger Qualitätssicherung in den reglementierten Berufen bereits in den 1970er-Jahren Richtlinien zur gegenseitigen Anerkennung der Berufszulassung erstellt. 1977 regelte man in einer Richtlinie die gegenseitige Anerkennung von Krankenpflegepersonal innerhalb der Mitgliedsstaaten der Europäischen Gemeinschaft. Hier wurden inhaltliche sowie strukturelle Standards in der Ausbildung definiert. Neben einer zehnjährigen allgemeinen Vorbildung als Einstiegsvoraussetzung war auch eine dreijährige Vollzeit-Berufsausbildung vorgesehen. Vor allem in Bezug auf das Einstiegslevel in den Krankenpflegeberuf als auch in Bezug auf die Ebene der Ausbildung klaffte bereits zu Beginn zwischen Westdeutschland und den meisten anderen Mitgliedsstaaten eine Lücke, die mit dem Krankenpflegegesetz von 1985 zunächst geschlossen werden konnte.

Mit der Aufnahme der einzelnen berufsspezifischen Richtlinien zur gegenseitigen Anerkennung in die Berufsanerkennungsrichtlinie im Jahr 2005 und insbesondere mit deren Aktualisierung im Jahr 2013 verschärfte sich der Druck auf Deutschland. So wird nun eine zwölfjährige allgemeinschulische Vorbildung als Zugangsvoraussetzung definiert sowie die Ausbildung auf akademischem Niveau. Besondere Formulierungen in der aktualisierten Berufsanerkennungsrichtlinie lassen die Ausnahmeregelungen insbesondere für Deutschland erkennen, die auch eine mindestens zehnjährige allgemeine Schulbildung erlauben.

So lässt sich auch der vermehrte Akademisierungstrend in der Pflege in Deutschland seit den 2000er-Jahren mit einem starken Einfluss der EU erklären. Das Argument der Anerkennung des Abschlusses in der Pflege wurde insbesondere bei der Debatte um die Einführung des Pflegeberufegesetzes geführt. Weniger beachtet wurde dabei, dass die Krankenpflege in Westdeutschland bereits seit den 1970er-Jahren in der Europäischen Gemeinschaft bzw. in der EU anerkannt war, jedoch die gesonderten Ausbildungsberufe in der Kinderkranken- und in der Altenpflege dieser allgemeinen Anerkennung nicht unterlagen. Letztere weisen ein beinahe singuläres Dasein in der EU auf; eine allgemeingültige Anerkennung kann erst auf den Weg gebracht werden, wenn wenigstens zwei Fünftel der EU-Länder diese spezifischen beruflichen Ausbildungen vorweisen.

4.9 Fazit

Entwicklungen in der (west-)deutschen Pflege lassen sich nicht nur anhand nationaler Veränderungen erklären, sondern müssen auch als Folge internationaler Ereignisse und Einflüsse verstanden werden. Dabei wirkten und wirken diese Beeinflussungen nicht nur einseitig auf die Pflege in Deutschland. Anhand der transnationalen Netzwerke konfessioneller Pflege lassen sich auch wechselseitige Einwirkungen auf nationale Pflegeverständnisse und -systeme erkennen.

In diesem Kapitel wurde der Blick vornehmlich auf die internationalen Einflüsse auf Deutschland gerichtet. Hierbei wurde aufgezeigt, dass das heutige Verständnis von der Bedeutung Florence Nightingales für das deutsche Pflegesystem eher für die Zeit ab den 1970er- und 1980er-Jahren passend ist, weniger aber für die Entwicklungen davor. Erst seit den 1970er-Jahren floriert die (unkritische) Verehrung Nightingales in der BRD und wird zur Argumentation für eine Modernisierung von Pflege verwendet.

Insbesondere kurz nach dem Zweiten Weltkrieg lassen sich zunächst US-amerikanische Einflüsse auf die Pflegebildung in Westdeutschland nachweisen. Auch die Programme der WHO hatten Auswirkungen auf die Umgestaltung des deutschen Gesundheitswesens und die Veränderung von pflegerischen Aufgaben. Im Rahmen dieser vor allem US-amerikanischen Einflüsse entwickelte sich im Bewusstsein der Pflege in der Bundesrepublik das Narrativ, rückständig gegenüber anderen, vornehmlich westlichen Ländern zu sein. Mit diesem Narrativ wurden Argumentationslinien etabliert, die bis heute von der deutschen Pflegewissenschaft und -politik genutzt werden, beispielsweise um die Akademisierung der Pflege in Deutschland zu fördern. Der christliche Ursprung des pflegerischen Selbstverständnisses wurde als Ursache der attestierten Rückständigkeit definiert, ohne zu erkennen, dass gerade das Pflegeethos in den konfessionellen Schwesternschaften Eigenständigkeit und Autonomie in der Pflegepraxis sowie die geforderten primären Aufgaben der pflegerischen Versorgung umfasste.

Während der ICN die ersten 30 Jahre des 20. Jahrhunderts vor allem für den Aufbau nichtkonfessioneller Krankenpflege in Deutschland bedeutsam war, lässt sich hier erst im Laufe der zweiten Hälfte des 20. Jahrhunderts durch die Mitgliedschaft des DBfK und das Bewerben des ICN-Ethikkodex wieder ein stärkerer Einfluss wahrnehmen. Dieser geht insbesondere mit den Professionalisierungsbestrebungen nach westlichem bzw. angloamerikanischem Vorbild einher und mit stärker werdenden Bestrebungen der Pflege in der BRD, sich international auszutauschen.

Die EU und damit die Forderung gegenseitiger Anerkennung beruflicher Abschlüsse nahm auch ab den 1970er-Jahren einen starken Einfluss insbesondere auf die Entwicklung der Pflegebildung in (West-)Deutschland – hier vor allem auf die Akademisierung von Pflegebildung. Dieser Einfluss wird häufig unterschätzt, während die Wirkung von Nightingale auf die Pflege in Deutschland eher überschätzt wird.

Quellen

Hall DC (1976) Probleme der Krankenpflegeausbildung in Europa. Krankenpflege 29(10):292, 301–303

Hölzel-Seipp L (1969) Krankenpflegeschülerinnen und Krankenpflegeschüler fordern Mitspracherecht im Weltbund der Krankenschwestern und Krankenpfleger. Dtsch Schwesternztg 22(10):540–541

wi [Witte I] (1969) XIV. Kongreß des Weltbundes der Krankenschwestern und Krankenpfleger. Deutsche Schwesternzeitung 22(9):461–468

Weiterführende Literatur

Brush BL, Lynaugh JE (1999) Nurses of All Nations. Lippincott, Philadelphia, New York, Baltimore

D'Antonio P, Fairman JA, Whelan JC (2013) Routledge handbook on the global history of nursing. Routledge, Oxon, New York

Schmidbaur M (2002) Vom „Lazaruskreuz" zu „Pflege aktuell". Professionalisierungsdiskurse in der deutschen Krankenpflege 1903–2000. Ulrike Helmer, Königstein/Taunus

Entwicklung der Kinderkrankenpflege

Christoph Schwamm und Karen Nolte

Inhaltsverzeichnis

5.1	Einführung	65
5.2	Vorgeschichte der Kinderkrankenpflege	66
5.3	Anfänge der Kinderkrankenpflege im 19. Jahrhundert	67
	5.3.1 Die ersten Kinderkliniken	68
	5.3.2 Die Ausbildung	69
	5.3.3 Alltag in der Kinderkrankenpflege	70
5.4	Etablierung der Kinderkrankenpflege und Verberuflichung in der ersten Hälfte des 20. Jahrhunderts	71
5.5	Verberuflichung der Kinderkrankenpflege (1950–1980)	74
	Quellen	76
	Weiterführende Literatur	76

5.1 Einführung

Mit dem 2017 erlassenen Gesetz über die Pflegeberufe, das im Wesentlichen am 1. Januar 2020 in Kraft trat, ging die Ausbildung zum bzw. zur Gesundheits- und Kinderkrankenpfleger*in in der generalistischen Pflegeausbildung auf. Diejenigen, die sich für die Gesundheits- und Kinderkrankenpflege interessieren, haben die Möglichkeit, für das letzte Ausbildungsdrittel einen pädiatrischen Vertiefungsschwerpunkt zu wählen. Innerhalb einer zu evaluierenden Übergangsregelung besteht für Auszubildende mit diesem Vertiefungseinsatz bis 2026 das Wahlrecht, den Abschluss Gesundheits- und Kinderkrankenpfleger*in zu erwerben. Das bedeutet, dass angehende Pflegefachpersonen mit dem Wunsch, in der Kinderkrankenpflege zu arbeiten, den Großteil ihrer Qualifizierung gemeinsam mit zukünftigen Pflegefachmännern und -frauen der Erwachsenenpflege sowie Altenpfleger*innen verbringen.

Die generalistische Pflegeausbildung war im Vorfeld ihrer gesetzlichen Einführung durch das Pflegeberufegesetz von 2017 heftig umstritten. Tatsächlich wehrten sich große Teile der Gesundheits- und Kinderkrankenpfleger*innen

---

Ergänzende Information Die elektronische Version dieses Kapitels enthält Zusatzmaterial, auf das über folgenden Link zugegriffen werden kann https://doi.org/10.1007/978-3-662-69826-6_5.

C. Schwamm (✉) · K. Nolte
Institut für Geschichte und Ethik der Medizin, Ruprecht-Karls-Universität, Heidelberg, Deutschland
E-Mail: christoph.schwamm@histmed.uni-heidelberg.de

K. Nolte
E-Mail: karen.nolte@histmed.uni-heidelberg.de

und mit ihnen nahezu sämtliche pädiatrische Fachgesellschaften mit Nachdruck gegen die neue Ausbildung.

Die Deutsche Gesellschaft für Kinder- und Jugendmedizin (DGKJ) betonte in einem offenen Brief an ausgewählte Parlamentarier: „Qualitativ hochwertige Pflege für Kinder in Zukunft ist aber nicht vereinbar mit einer durchgehend generalistischen Ausbildung der Pflegekräfte. Kinder haben aber genauso wie Erwachsene ein Recht auf eine entsprechend gute Pflege." Sie warnte an anderer Stelle: „Lassen Sie die Kinder nicht zu Opfern dieser Pflegeausbildungsreform werden!" (DGKJ e. V. 2017, 1; vgl. Online-Materialien). Monika Otte, Lehrerin für Pflegeberufe an der Kinderkrankenpflegeschule des Universitätsklinikums Gießen und Marburg, initiierte eine Petition gegen die Reform, die ca. 165.000 Menschen unterzeichneten. Auch nach Einführung der generalistischen Pflegeausbildung hält die Kritik an diesem Modell mit dem Verweis auf eine ungenügende Qualifizierung von Kinderkrankenpflegenden an.

Im Folgenden geht es nicht darum, die verschiedenen Positionen in dieser Debatte zu bewerten. Stattdessen wird mit der (mindestens) 150-jährigen Geschichte der Kinderkrankenpflege die historische Bedingtheit dieser aktuellen Positionen aufgezeigt. Im Laufe der Zeit waren das Berufsverständnis und die Ausbildungsinhalte in der Kinderkrankenpflege einem historischen Wandel unterworfen. Einleitend wird ein Überblick über die Vorläufer der professionellen Kinderkrankenpflege im Kontext der historischen Entwicklung der Kinderheilkunde gegeben, bevor in den darauffolgenden Abschnitten die Gründungszeit sowie die weitere Entwicklung der Kinderkrankenpflege im 20. Jahrhundert dargestellt werden.

Da die Geschichte der Kinderkrankenpflege bislang noch nicht wissenschaftlich erforscht worden ist, basieren die folgenden Ausführungen vornehmlich auf Primärliteratur und historischen Quellen. Ein wesentlicher Bezugspunkt ist die Geschichte in Heidelberg, nicht nur weil für die Geschichte der Kinderklinik und Kinderkrankenpflege am dortigen Universitätsklinikum die Quellenüberlieferung besonders dicht und gut zugänglich ist. Vielmehr gehörte Heidelberg auch zu den ersten Standorten in Deutschland, wo sich die Ausbildung der Kinderkrankenpflege modellhaft entwickelte.

5.2 Vorgeschichte der Kinderkrankenpflege

Die Kinderkrankenpflege entwickelte sich seit ca. 1800 aus drei verschiedenen Praktiken und Institutionen: erstens aus den praktischen Erfahrungen von Hebammen – Ammen, das heißt Frauen, die ihren Lebensunterhalt mit dem Stillen fremder Kinder verdienten – und Müttern; zweitens aus den öffentlichen Waisen- und Findelhäusern und drittens aus der akademischen Medizin der Aufklärung sowie der Gründung erster Kinderkliniken.

Die Versorgung von Kindern gehörte bereits im 18. Jahrhundert zum selbstverständlichen Alltag ärztlichen sowie pflegerischen Handelns in Hospitälern. Wie genau die dortigen „Kindermägde", „Kindsfrauen" oder „Kinderwärterinnen" die kranken Kinder in dieser Zeit versorgten, ist den Quellen nicht zu entnehmen. In Schweizer Spitälern wurden Frauen, die sich um die kranken Kinder kümmerten, als „Kinder-Mütter" oder „Mägde" bezeichnet. Aus den Krankenhausordnungen lässt sich herauslesen, dass auf einen liebevollen Umgang mit den kranken Kindern in den Spitälern großer Wert gelegt wurde.

Seit dem 18. Jahrhundert gewann die Entwicklung eines staatlich kontrollierten Gesundheitswesens an Bedeutung. Die quantitative und qualitative Bevölkerungspolitik zur Schaffung einer starken Wirtschaft und einer schlagkräftigen Armee war erklärte Staatsräson. Die akademische Medizin hatte in dieser Zeit u. a. den Auftrag, die Sterblichkeit von Neugeborenen, Säuglingen und Kindern zu reduzieren. Mediziner erhoben den Anspruch, den Geburtsvorgang wissenschaftlich zu erforschen, und stellten diesen unter ärztliche Kontrolle, um so die Anzahl der überlebenden und gesunden Kinder zu maximieren. Zu diesem Zweck wurden vielerorts Gebärhäuser und universitäre

Entbindungshospitäler eingerichtet, die einer ärztlichen Leitung unterstanden. Zwar konnte das Ziel, die Müttersterblichkeit zu senken, zunächst nicht erreicht werden, da durch die mit Instrumenten invasiv vorgehende akademische Geburtshilfe das Kindbettfieber bedeutend häufiger auftrat. Doch wuchs mit dem Einsatz von Geburtszangen sehr bald die Zahl der überlebenden Kinder, wie neuere Forschungen gezeigt haben. Mit der Geburt unter ärztlicher Aufsicht wurde auch der Gesundheit und der Pflege von Säuglingen zunehmende Aufmerksamkeit zuteil.

Der Heidelberger Arzt Franz Anton Mai (1742–1814), selbst Leiter eines solchen Gebärhauses, richtete neben einer Hebammenschule eine „Schule zur Erziehung wohl unterrichteter Krankenwärter" ein. Da Mai die Schwatzhaftigkeit, Unordentlichkeit und Unreinlichkeit der weiblichen Pflegenden beklagte, kann davon ausgegangen werden, dass die männliche Form „Krankenwärter" nicht zufällig gewählt worden war. Gleichwohl er Männer für die Krankenpflege gewinnen wollte, sollten auch Frauen angesprochen werden. Dem Mediziner war es wichtig, die Ausbildung Pflegender wissenschaftlich zu fundieren, weshalb die Grundlagen der „Krankenwartung" auch ein zentrales Thema für seine Vorlesungen im Medizinstudium waren (vgl. Abschn. 3.2.1). In seiner Schrift *Unterricht für Krankenwärter* sind der Pflege von Neugeborenen, Säuglingen und Kleinkindern gleich zwei Abschnitte gewidmet. Selbst wenn die Mediziner gegen den vermeintlichen „Aberglauben" von Hebammen oder Pflegenden wetterten, so offenbart die genaue Lektüre von ärztlichen Anleitungen zur Pflege von Kindern, dass diese auf dem Erfahrungswissen von Krankenwärterinnen und Hebammen basierten. So wird beispielsweise betont, dass junge Ärzte ihre Sinne sorgfältig schulen müssten, um sicher bei Kindern Krankheiten diagnostizieren zu können. Pflegenden hingegen wurde diese Fähigkeit selbstverständlich zuerkannt, wie aus Mais Ausführungen zu ersehen ist: „Die Nase einer geübten Krankenwärterin erkennt mit Gewißheit, daß das kranke Kind die Blattern [Pocken] bekommt – Sie riecht es an der Luft, welche das Kind ausschnauft" (Mai 1778, 25; vgl. Online-Materialien). Die Beobachtung von kranken Menschen mit allen Sinnen gehörte also zu den wesentlichen Aufgaben und Fähigkeiten von Krankenwärterinnen.

Neben der akademischen Geburtshilfe und den Anfängen der Pädiatrie liegt der Ursprung der Kinderkrankenpflege auch in frühmodernen Kinderheimen und Findelhäusern. Diese Institutionen gab es bereits seit dem Mittelalter und vermehrt seit der Aufklärung. Dabei handelte es sich nicht um Krankenhäuser, sondern um Einrichtungen der Armenfürsorge, in denen Säuglinge und Kinder vorübergehend oder dauerhaft lebten. Auch hier begann man um 1800 darüber nachzudenken, wie die äußerst hohe Sterblichkeit gesenkt werden könnte. Von dem betreuenden Personal wurden zunehmend pädagogische und pflegerische Fähigkeiten erwartet. Viele Kinderkliniken entstanden aus Fürsorgeeinrichtungen, so zum Beispiel das Josephinum in Augsburg oder das St. Annastift in Ludwigshafen.

5.3 Anfänge der Kinderkrankenpflege im 19. Jahrhundert

Ab ca. 1850 entstanden zumeist an den Universitätskliniken erste Abteilungen für Kinderheilkunde. Krankenschwestern und Wärterinnen entwickelten dort in den folgenden Jahrzehnten eine auf Säuglinge und Kinder ausgerichtete Fachpflege. Sie arbeiteten und führten diese Einrichtungen wie Haushalte. Ihr Leitbild war im Sinne des Konzepts der „geistigen Mütterlichkeit" das einer „Berufsmutter". Die Schwestern entstammten in der Regel den oberen gesellschaftlichen Schichten. Neben der Wissenschaft und der Armenversorgung war die Kinderkrankenpflege eng an den Bedürfnissen der Wohlhabenden orientiert.

„Geistige Mütterlichkeit"
Die Idee der „geistigen Mütterlichkeit" entstand im Kontext der deutschen bürgerlichen Frauenbewegung im 19. Jahr-

hundert. Mit „geistiger Mütterlichkeit" war gemeint, dass Frauen mit ihren quasi natürlichen mütterlichen Eigenschaften einen besonderen gesellschaftlichen Beitrag leisten könnten, indem sie sich v. a. im Bereich der Armenfürsorge, in der Krankenpflege und als Erzieherinnen sowie Lehrerinnen von Mädchen betätigen sollten. Bürgerlichen Frauen wurde mit dem Verweis auf die einer Frau wesensgemäßen Tätigkeiten die Möglichkeit eröffnet, außerhalb der bürgerlichen Privatheit zu wirken. Die Frauenrechtlerinnen behaupteten sogar, dass Frauen sich aufgrund ihres weiblichen Geschlechtscharakters besser für die Betreuung, die Unterweisung und die Pflege von Kindern eignen würden als Männer. Für unverheiratete Frauen stellte die Ausübung „geistiger Mütterlichkeit" als Beruf eine Legitimation dafür dar, dass sie ledig und kinderlos blieben. Als „geistige Mütter" konnten sie dennoch ihrer weiblichen Rolle in der Gesellschaft gerecht werden.

Kinderkrankenpflege galt in besonderem Maße als Tätigkeit, die mütterliche Qualitäten erforderte. Zugleich wurde jungen Frauen empfohlen, die Ausbildung zur Kinderkrankenschwester als ideale Vorbereitung auf ihre spätere Aufgabe als Mutter zu absolvieren. Den Beruf als Kinderkrankenschwester sollten sie nach ihrer Verheiratung aufgeben, um sich dann ganz der Umsorgung des Ehemanns und der leiblichen Kinder widmen zu können. Bis Anfang der 1950er-Jahre galt ohnehin ein Berufszölibat für Krankenschwestern, da davon ausgegangen wurde, dass die Schwester sich mit ihrer ganzen Person der Pflege von Kranken zu widmen habe.

5.3.1 Die ersten Kinderkliniken

Um 1850 war die Pädiatrie noch Jahrzehnte davon entfernt, eine anerkannte und eigenständige Disziplin zu werden. Auch die Kinderkrankenpflege gab es nicht, da noch keine Kinderkliniken im heutigen Sinne existierten. Dies änderte sich jedoch im Laufe der zweiten Hälfte des 19. Jahrhunderts. Bereits 1829 war an der Berliner Charité eine stationäre Kinderabteilung errichtet worden. 1844 eröffnete Ludwig Wilhelm Mauthner von Mauthstein (1806–1854) die erste Kinderklinik in Wien, in der er Hebammen und Wärterinnen in der Kinderkrankenpflege unterwies. 1850 wurde an der Universität Würzburg die erste Kinderklinik in Deutschland eröffnet. Diese verlor ihre Eigenständigkeit allerdings bereits 1867 wieder. 1860 eröffnete in Heidelberg mit der sogenannten Luisenheilanstalt eine weitere Kinderklinik, auf die später noch genauer eingegangen werden soll. 1878 wurden in Dresden, 1891 in Leipzig eigene Kinderkliniken gegründet. 1903 erhielt die Kinderklinik der Charité ein eigenes Gebäude.

Ein besonderer Schritt war die Eröffnung des „Kaiserin-Auguste-Viktoria-Hauses zur Bekämpfung der Säuglingssterblichkeit im Deutschen Reich" (KAVH) in Berlin im Jahr 1909. Diese Kinderklinik hatte eine eigene Entbindungsabteilung und eine Säuglings- und Frühgeborenenabteilung mit moderner Ausstattung, sodass die neugeborenen Kinder bei Komplikationen gleich medizinisch versorgt werden konnten. Das KAVH war nicht nur eine Kinderklinik mit einer großen und einflussreichen Schwesternschule. Es bot auch eine Vielzahl von Fortbildungen an und betrieb eine Beratungsstelle für Mütter. Darüber hinaus war seine Aufgabe die Verbreitung von Wissen über Präventionsmaßnahmen zur Senkung der Kindersterblichkeit im ganzen Deutschen Reich. Milchküchen und die Ausgabe von künstlicher Säuglingsnahrung, die nach neuesten wissenschaftlichen Erkenntnissen entwickelt wurde, gehörten zu den Innovationen der ersten Kinderkliniken, mit denen die Säuglingssterblichkeit wirksam bekämpft wurde.

Wie bereits erwähnt, existierte noch keine eigenständige Ausbildung zur Kinderkrankenpflege, als die ersten Kinderkrankenhäuser entstanden. Es waren reguläre Krankenschwestern aus verschiedenen Mutterhäusern (am KAVH waren es Diakonissen, in Heidelberg Rotkreuzschwestern), die gemeinsam mit den sozial niedrigerstehenden Lohnwärterinnen (und möglicherweise auch vereinzelten Lohnwärtern) und den Ärzten in der Praxis eine neue Fachpflege für die Begebenheiten in den Kinderkliniken entwickelten. Auch an der Luisenheilanstalt in Heidelberg eignete sich seit ihrer Gründung 1860 eine unbekannte Zahl an Frauen im laufenden Klinikbetrieb Kompetenzen in der Pflege von Säuglingen und Kindern an. Sie gehörten somit zu den ersten „Kinderpflegerinnen". Erst mit der erheblichen Erweiterung der Kinderklinik im Jahr 1887 wurde auch eine Kinderkrankenpflegeschule eingerichtet.

5.3.2 Die Ausbildung

Genau wie die allgemeine Krankenpflege unterschied sich die Kinderkrankenpflege noch bis weit in die erste Hälfte des 20. Jahrhunderts in der Art und Weise ihrer Organisation von der heutigen. Die gesamte Lebensführung der Schwestern war auf ihre Arbeit in den Kliniken ausgerichtet. Das Krankenhaus wurde als eine Art Haushalt begriffen, in dem unverheiratete Frauen mit ihren Patient*innen unter einem Dach zusammenlebten. Die ersten Kinderkrankenpflegeschulen sahen die wesentliche Aufgabe des Pflegepersonals darin, die kranken Kinder aufopferungsvoll zu pflegen. Die Eltern wurden als Störfaktor im Heilungsprozess wahrgenommen und hatten daher striktes Besuchsverbot. Für die kranken Kinder wurde die unverheiratete und kinderlose Kinderkrankenschwester zur Ersatzmutter auf Zeit. Die „geistige Mutterschaft" der Schwester beinhaltete auch, dass man ihr zuschrieb, besser für das kranke Kind sorgen zu können als die leibliche Mutter. Die Kinderkrankenschwestern arbeiteten für einen geringen Lohn und bekamen Kost und Logis gestellt. Ein Privatleben war nicht vorgesehen. Sie widmeten ihre gesamte Lebenszeit der Pflege der Kinder, auch ihre Schlafräume befanden sich innerhalb der Klinik.

Die Grundlage der Lehrgänge an der Kinderkrankenpflegeschule war eine einjährige Unterweisung in die Tätigkeit entweder eines Kindermädchens (in der Regel in wohlhabenden Privathaushalten) oder einer Kinderpflegerin (in öffentlichen Einrichtungen). Die Absolventinnen dieser Lehrgänge konnten sich dann durch ein weiteres Jahr Ausbildung für die Arbeit in den Krankenhäusern bzw. Kliniken zu Kinderkrankenschwestern qualifizieren. Als quasi „Berufsmütter" hatten Kinderkrankenschwestern ihre Arbeitsbereiche nach Möglichkeit wie bürgerliche Haushalte zu führen. Dem Anspruch nach umfasste dies die Reinigung der Räume und der Kleidung, die Zubereitung und Verabreichung der Nahrung, gemeinsame Mahlzeiten mit den Kindern, deren Erziehung, schulische Bildung, Freizeitbeschäftigung, Disziplinierung und die Durchführung oder Teilnahme an religiösen Ritualen wie Gebeten oder Gottesdiensten. Je nach personeller Ausstattung konnten Kinderkrankenschwestern Teile dieser Aufgaben an geringer qualifiziertes Krankenhauspersonal delegieren. Die Kinderpflege in ihrem Leitbild orientierte sich an der bessergestellten bürgerlichen Familie der Kaiserzeit. Dieses Leitbild repräsentierten die Kliniken auch nach außen. Üblich waren Fotografien, auf denen sich die Schwestern gemeinsam mit Kindern und Ärzten im Stil bürgerlicher Familienportraits ablichten ließen.

Der Anspruch, in der Klinik das Milieu wohlhabender Schichten nachzubilden, kam nicht von ungefähr. Tatsächlich war die Kinderkrankenpflege in ihrer Entstehungszeit ein Projekt der Oberschicht. Sowohl die Luisenheilanstalt in Heidelberg als auch das Kaiserin-Auguste-Viktoria-Haus in Berlin waren karitative Gründungen der jeweiligen Monarchinnen, Luise Großherzogin von Baden und Auguste Viktoria, der deutschen Kaiserin. Viele weitere Adelige und wohlhabende Bürger*innen beteiligten sich an der Finanzierung und ließen an dieses Engagement auch öffentlich erinnern. Es überrascht daher nicht, dass ein großer Teil der Klinikökonomie direkt auf ihre Bedürfnisse abgestimmt war. So ist beispielsweise einem Jahresbericht der Luisenheilanstalt zu entnehmen, dass die Vermittlung gesunder Ammen in wohlhabende Haushalte im Austausch für Geldspenden eine der wichtigsten Einnahmequellen für die Kinderkliniken war. Zudem bildeten die Pflegeschulen noch in den ersten Jahren des 20. Jahrhunderts Schwestern für den privaten Einsatz bei wohlhabenden Familien aus, die sogenannten Damenpflegerinnen oder „Lady Nurses". Diese Frauen mussten selbst aus „gutem Hause" kommen und wurden regulären Lernschwestern gegenüber bevorzugt. In Heidelberg trugen die „Damenpflegerinnen" größere Hauben, um ihren gehobenen Rang kenntlich zu machen. 1890 wurden vier „Damenschülerinnen" und drei Pflegeschülerinnen in der Kinderkrankenschule der Luisenheilanstalt ausgebildet. Wie zu dieser Zeit in der ganzen Pflege üblich, rekrutierte sich auch das leitende Pflegepersonal aus der oberen Mittelschicht und Oberschicht. Antonie Zerwer, die Oberin des KAVH und eine der bedeutenden Figuren in der Geschichte der Kinderkrankenpflege sowie Autorin der für die Säuglingspflege richtungsweisenden *Säuglingsfibel*, war die Tochter eines königlich preußischen Gestütswärters. Die ersten Heidelberger Oberinnen stammten aus vergleichbar elitären Kreisen.

5.3.3 Alltag in der Kinderkrankenpflege

Im 19. Jahrhundert wurden vermutlich größtenteils Kinder der unteren sozialen Schichten aufgenommen, da wohlhabende Eltern ihre kranken Kinder im häuslichen Rahmen ärztlich und pflegerisch versorgen lassen konnten – eine wissenschaftliche Untersuchung der sozialen Differenzierung der kleinen Patient*innen in den ersten Kinderkliniken steht noch aus. In Heidelberg wurde beispielsweise der Aufenthalt der Kinder in der Luisenheilanstalt in der Gründungszeit durch Spenden finanziert, was auch dafür spricht, dass der größte Teil der aufgenommenen Kinder aus bedürftigen Familien kam. Im 19. Jahrhundert wurden generell nur solche Kranke stationär versorgt, die nicht im häuslichen Rahmen betreut werden konnten – diese litten dann also meist an schwereren Erkrankungen. Kinder kamen mit Infektionskrankheiten sowie Erkrankungen von Magen und Darm aufgrund der in ärmeren Familien häufig vorkommenden Mangel- oder Fehlernährung in die Kinderklinik oder mussten als Säuglinge nach der Geburt in die Kinderklinik gebracht werden, wenn sie mit Behinderungen oder angeborenen Erkrankungen zur Welt gekommen waren. Die Verweildauer der Kinder war in der Regel lang – mehrere Wochen, mitunter Jahre. Dies lässt sich aus den Lehrbüchern und Fotoalben aus der Kinderkrankenpflege schließen, da der Aufenthalt einzelner Kinder über einen längeren Zeitraum hinweg dokumentiert wurde. Genaue Zahlen zur Verweildauer der Kinder in Kinderkliniken sind noch nicht erhoben worden. Die Eltern hatten nur sehr begrenzte Besuchszeiten, daher waren die Kinderkrankenschwestern die Hauptbezugspersonen der kranken Kinder in der Klinik.

Exemplarische Quellenanalyse

Die 1908 aufgenommene Abb. 5.1 zeigt den „Eugeniensaal" der Luisenheilanstalt in Heidelberg. Die Kinderkrankenschwestern haben sich mit fünf Säuglingen, zwei Kleinkindern und einem Mädchen für den Fotografen in dem Raum verteilt und aufgestellt. Zwei Krankenschwestern tragen die Tracht der Rotkreuzschwesternschaft mit einer kleinen Haube. Beide halten einen Säugling, die eine Schwester blickt in die Kamera, die andere auf den Säugling, den sie hält. Die dritte Frau auf dem Bild trägt weder Schwesterntracht noch Schwesternhaube, sondern ein einfaches Kleid mit einer Schürze – vermutlich ist sie keine Rotkreuzschwester, möglicherweise hatte sie auf der Station eine andere Funktion. Die zwei Kleinkinder wurden für die Aufnahme im Nachthemdchen und auf einem Deckchen sitzend auf einem niedrigen Tisch vor dem Kachelofen platziert. Rechts im Vordergrund sitzt ein etwa achtjähriges Mädchen im Nachthemd. Über den Bettchen der Säuglinge sind Tafeln mit Fieberkurven zu sehen, auf denen vermutlich auch die Namen der kranken Säuglinge vermerkt waren. Das tägliche Messen der Körpertemperatur und des Körpergewichts gehörte seit den 1860er-Jahren zu den Routinen in der Kinderkrankenpflege. Im

5 Entwicklung der Kinderkrankenpflege

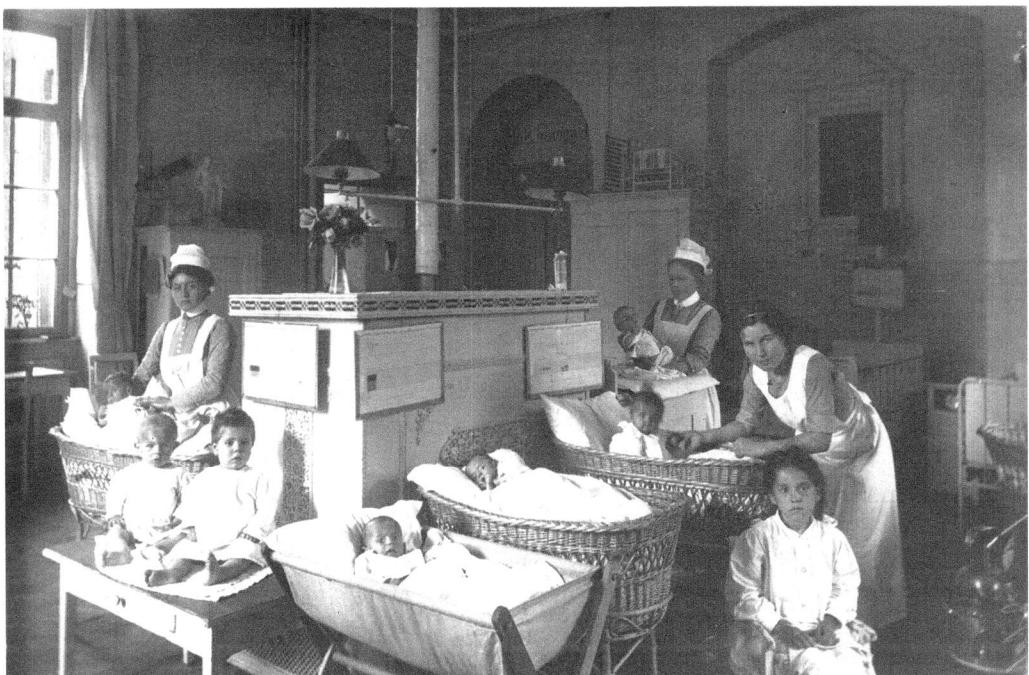

Abb. 5.1 Luisenheilanstalt in Heidelberg: Eugeniensaal 1908, Fotoalbum der Kinderklinik des Universitätsklinikums Heidelberg, Nr. 1. © Institut für Geschichte und Ethik der Medizin, Universität Heidelberg (mit freundlicher Genehmigung)

Hintergrund sind Gitterbettchen aus Metall zu sehen. In der unteren rechten Ecke des Fotos ist ein Inhalationsapparat nur zum Teil erkennbar. Über dem zentral im Raum stehenden Kachelofen hängt eine Lampe, die mit Gas betrieben wurde. Im Bogen der Eingangstür ist spiegelverkehrt „Eugenien Saal" zu lesen. Auf dem rechten Schrank ist Spielzeug für die Kinder abgestellt: eine Rechenmaschine aus Perlen und ein Puppenbettchen. Auf dem linken Schrank stehen eine Statue, zwei Kisten und eine Lampe. Ein Vorhang am Fenster und eine Vase mit Blumen auf dem schnörkelig verzierten Kachelofen, Korbbettchen sowie die Hängeleuchte verleihen dem Raum eine wohnliche Atmosphäre. Nur die Krankenschwestern in ihrer Tracht, die Tafeln mit den Fieberkurven, das Inhalationsgerät und die Gitterbettchen im Hintergrund weisen darauf hin, dass es sich um ein Zimmer in einer Klinik handelt. Das Foto gibt Einblick in die unterschiedlichen Funktionen von Kinderkrankenschwestern: fachlich-medizinisch Pflegende, mütterliche Bezugspersonen der Kinder sowie pädagogisch-spielerisch Betreuende. Die Fotografie vermittelt eine quasi familiäre Atmosphäre in einem bürgerlichen Ambiente.

5.4 Etablierung der Kinderkrankenpflege und Verberuflichung in der ersten Hälfte des 20. Jahrhunderts

An den Krankenpflegeschulen der frühen Kinderkliniken wurden Schwestern ausgebildet, die im ganzen Deutschen Reich an neugegründeten Kinderkrankenhäusern arbeiteten. Gemeinsam mit der Pädiatrie entwickelte sich die Säuglingspflege zur Hauptaufgabe der neuen Krankenhäuser. Dass Pflegende selbst die fachlichen Standards in diesem Bereich setzten, lässt sich besonders an der schon erwähnten *Säuglingsfibel* von Antonie Zerwer ablesen. Dieses Lehrbuch richtete sich nicht nur an Frauen, die in der Säuglingspflege ausgebildet wurden, sondern auch in erzieherischer Absicht an die Mütter von Neugeborenen. Mit prägnanten Lehrsätzen und Abbildungen wird in der „Fibel" somit „falsches" von „richtigem" Handeln in der Säuglingspflege abgegrenzt. Zudem wird die für eine fachgerechte Versorgung von Säuglingen für notwendig gehaltene Ausstattung im Detail abgebildet und die Handhabung von Milchfläschchen, Windeln, Badewannen etc. mit Bild und Text unmissverständlich erklärt und begründet. Säuglingspflege in den Kliniken richtete sich also nicht nur auf neugeborene und kranke Säuglinge, vielmehr hatten die Pflegefachpersonen in den Kinderkliniken den Auftrag, Müttern die korrekte Pflege, besonders die richtige Ernährung von Säuglingen zu vermitteln (Zerwer 1912; vgl. Online-Materialien).

Der Schutz der Kinder vor Infektionskrankheiten wurde zudem zu einer wesentlichen Handlungskompetenz der Schwestern. Dieser wurde nicht nur durch die weitgehende Abschirmung der Kinder auch von ihren Eltern, sondern auch durch das routinemäßige Fiebermessen und eine detaillierte Beobachtung der jungen Patient*innen erreicht, womit Infektionen früh erkannt und so die infektiösen Kinder von den anderen abgesondert werden konnten.

Gegen 1900 hatte sich die Kinderkrankenpflege als eigenständige Disziplin an den Modelleinrichtungen etabliert und verbreitete sich von da aus im ganzen Deutschen Reich. Parallel hierzu institutionalisierte sich die Pädiatrie: 1895 entstand ein ordentlicher Lehrstuhl für Kinderheilkunde an der Charité in Berlin. In Heidelberg dauerte die Einrichtung eines Ordinariats noch bis 1919. Mitte des 20. Jahrhunderts besaß jede Universitätsklinik und fast jede kommunale Klinik zumindest eine pädiatrische Abteilung, wenn nicht sogar ein eigenständiges Kinderkrankenhaus. Kinderkrankenschwestern hatten eine unbestrittene Handlungskompetenz für die Pflege kranker Kinder und bildeten ihren Nachwuchs an den Kinderkrankenpflegeschulen selbst aus.

Für die Bekämpfung der Säuglings- und Kindersterblichkeit war die Ausbildung von Kinderkrankenpflegerinnen zentral. Im Jahresbericht der Heidelberger Kinderklinik von 1906 wird betont, dass die „Pflegerinnenschule" weiterhin ausgebaut werden müsse, nicht nur, um der immer größer werdenden Nachfrage nach „ausgebildeten Kinderpflegerinnen" aufgrund der zunehmend entstehenden Kinderkliniken und/oder Kinderstationen gerecht werden zu können. Vielmehr dienten die Kinderkrankenpflegeschulen auch der fachgerechten Ausbildung von Frauen für die Säuglingsfürsorge, die eine zentrale Rolle im „Kampf gegen die Säuglingssterblichkeit" spielte. Denn in „Säuglingsfürsorgestellen" versorgte man Mütter aus ärmeren Gesellschaftsschichten nicht nur mit Säuglingsmilch, sondern unterwies sie ebenfalls in der richtigen Säuglingspflege.

Diese Entwicklung wurde von staatlicher Seite unter der Parole des „Kampfes gegen die Kindersterblichkeit" unterstützt. Die Pflege von Neugeborenen und generell von Säuglingen wurde unter diesen Umständen die wichtigste Aufgabe der Kinderkrankenschwestern. Es entstanden eigenständige Säuglingsstationen. Vorbildhaft war das Dresdener Säuglingsheim, das 1898 eröffnet wurde und nach dessen Vorbild die Luisenanstalt 1902 ihre eigene Säuglingsstation errichtete. In Dresden war es gelungen, die Kindersterblichkeit in der Einrichtung zu halbieren (von ca. 40 auf 20 %; zum Vergleich: an der Berliner Charité lag sie noch 1900 bei 51,6 %, in Leipzig bei 64,4 %). Im Säuglingsheim waren Frauen als Ammen angestellt, die mit Muttermilch die Kinder ernährten. Kuhmilch wurde in eigens eingerichteten Milchküchen pasteurisiert, Ersatznahrung in verschiedenen Zusammensetzungen systematisch auf ihre Verträglichkeit erforscht. Hygienevorschriften für den Umgang mit den Säuglingen wurden erlassen und ihre Einhaltung kontrolliert. Dies alles war ohne geschultes Personal nicht umsetzbar, daher erhielten die Schwestern vor ihrem Einsatz theoretischen und praktischen Unterricht. Nach einem halben Jahr Ausbildung durften sie sich „Säuglingsschwestern" nennen.

Grundsätzlich wurde mit der Weiterentwicklung der Pädiatrie und der Kinderkrankenpflege seit 1900 die Pflege kranker Kinder immer vielfältiger und anspruchsvoller. Inkubatoren – „Brutkästen" für Frühgeborene –

verbreiteten sich auf den Säuglingsstationen und mussten rund um die Uhr fachkundig bedient werden. Die nun möglich gewordene Pflege von Frühgeborenen, insbesondere deren Berührung und Bewegung, erforderte ein großes Maß an Geschick, das nur durch Fachwissen und lange Berufserfahrung erworben werden konnte. Um 1900 konnten nur solche Kinder mit Inkubatoren am Leben gehalten werden, die maximal zwei Monate zu früh geboren waren. Mit der Weiterentwicklung der Technik sowie der Möglichkeit der Beatmung verschob sich die Schwangerschaftswoche, von der an die Föten für überlebensfähig außerhalb des Mutterleibes gehalten wurden, kontinuierlich nach hinten. Bei trinkschwachen Säuglingen konnten im Laufe der Entwicklung der Pädiatrie und Säuglingspflege Magensonden gelegt, zyanotische Neugeborene konnten mit Sauerstoff versorgt werden.

Neben den Fortschritten in der Neonatologie entwickelten sich der Infektionsschutz und die Pflege und Behandlung von Kindern mit Infektionskrankheiten zur wichtigsten Aufgabe der Kinderkrankenschwestern. Kinder sind anfälliger für ansteckende Krankheiten, weshalb der Aufenthalt in einer Klinik bei ihnen im Zeitalter der gefährlichen Infektionskrankheiten noch mit einem erhöhten Risiko für folgenschwere Infektionen einherging. Im Krankenhaus erworbene Infektionen wurden bereits zu Beginn des 20. Jahrhunderts, das seelische Leiden der Kinder an dem Getrenntsein von ihren Müttern wurde seit den 1940er-Jahren als Hospitalismus bezeichnet. Um 1900 stellten Infektionskrankheiten eine große Herausforderung dar. Mangels Schutzimpfungen und Antibiotika hatten klassische Maßnahmen des Infektionsschutzes eine zentrale Bedeutung und durchdrangen alle Bereiche des Klinikalltags. Die modernsten Kinderkliniken besaßen eigene Absonderungs- oder Infektionshäuser. Ein- und Ausgänge zu den Krankenhäusern waren separiert, es gab Infektionsschleusen. Säuglinge und Kinder wurden in keimfreien Glasboxen untergebracht, die in ihrer Größe vom Inkubator bis zum 10-m^2-Zimmer variierten. Diese konnten leicht desinfiziert werden und waren zwecks Lüftung mit den Außenfenstern verbunden. Die Verantwortung für die Einhaltung der Klinikhygiene im Alltag lag bei den Kinderkrankenschwestern.

Durch die Entwicklung der Kinderkliniken war die Pflege von Kindern weit anspruchsvoller geworden und nicht ohne theoretische und praktische Vorkenntnisse machbar. 1902 begann man in Heidelberg als erste Kinderklinik mit der Ausbildung von „Säuglingsschwestern". Die Luisenheilanstalt verstand sich dabei als Modellprojekt für weitere noch zu gründende Kinderkliniken. Tatsächlich ließen sich zahlreiche Frauen in Heidelberg ausbilden, um an ihren Standorten selbst eine qualifizierte Kinderkrankenpflege zu etablieren. Im Jahresbericht der Heidelberger Kinderkrankenpflegeschule wurde 1906 voller Stolz hervorgehoben, dass die Säuglingsstation für andere neugegründete „ähnliche Institute" Vorbildcharakter habe, was sich daran ablesen ließe, dass die Ärzte zur Planung solcher Stationen die Heidelberger Kinderklinik besuchten. Auch als Ausbildungsstätte wirkte die Kinderkrankenpflegeschule über Heidelberg hinaus, da die ersten ausgebildeten Kinderkrankenschwestern offenbar leitende Positionen in den später gegründeten Kinderkliniken einnahmen. Auch schickten die Kinderkliniken in Kiel, Straßburg, Mannheim und weiteren Städten „Damen" und „Schwestern" nach Heidelberg, um dort in die Arbeit der Milchküchen eingelernt zu werden.

Aus heutiger Sicht waren diese Lehrgänge noch recht kurz. Die Pflegeschule der Luisenheilanstalt bot halbjährige, bis 1906 sogar lediglich vierteljährige Kurse an. Der zeitliche und curriculare Umfang der Lehrgänge erhöhte sich in den kommenden Jahren immer mehr. Als 1923 in Deutschland die reichseinheitliche Ausbildung mit staatlichem Examen zur Säuglingsschwester durchgesetzt wurde, waren es bereits zwei Jahre. Das erste Jahr bildete zur sogenannten Säuglings- und Kleinkinderpflegerin für den Einsatz in der Kleinkindbetreuung aus, das zweite zur Säuglings- und Kleinkinderkrankenpflegerin für die Arbeit in den Kinderkliniken. Mit der Festlegung der Ausbildungskriterien war die Kinderkrankenpflege endgültig ein eigenständiger Beruf geworden. Konsequenterweise wurde daher 1924 ein Berufsverband gegründet, der „Reichsverband der Säuglings- und Kleinkinderschwestern" (RSK). Dieser wurde nach der Machtergreifung der Nationalsozialisten wie auch die „Berufsorganisation der Krankenpflegerinnen Deutschlands" gleichgeschaltet (vgl. Kap. 8 und 11).

5.5 Verberuflichung der Kinderkrankenpflege (1950–1980)

Zwischen 1950 und 1980 transformierte sich die Kinderkrankenpflege in einen Erwerbsberuf. Durch zunehmende Arbeitsteilung verlor sie Kompetenzgebiete, gewann jedoch andere durch den technischen Fortschritt hinzu. Der moderne Infektionsschutz ermöglichte die Öffnung der Klinik für Angehörige. Die Verweildauer der Kinder verkürzte sich. Die Verbreitung der Bindungstheorie beschleunigte den Abschied vom Leitbild der „Berufsmutter". Die Eigenständigkeit des Berufes wurde infrage gestellt.

Zwischen 1950 und 1980 wandelten sich zudem Leitbilder und Organisation der Pflegeberufe im Allgemeinen grundlegend. Von dieser Entwicklung war die Kinderkrankenpflege in vielerlei Hinsicht betroffen. Der vielfältige Transformationsprozess lässt sich für die Kinderkrankenpflege am ehesten als ein Abschied vom Ideal der „Berufsmutter" hin zum modernen Erwerbsberuf zusammenfassen. Alte Modelle von Arbeit und Leben in der Krankenpflege, denen zufolge die Krankenschwestern in Mutterhäusern und Schwesternschaften organisiert waren und sich mit ihrer ganzen Person der Krankenpflege hingaben, verloren in der Zeit des „Wirtschaftswunders" ab Mitte der 1950er-Jahre an Attraktivität. Das Angebot an Pflegepersonal konnte nicht annähernd die Nachfrage des expandierenden Krankenhauswesens befriedigen. Im Laufe der folgenden Jahrzehnte verloren die Mutterhauspflege und die traditionellen Schwesternschaften an Bedeutung. Das Drei-Schicht-System und Teilzeitarbeit ermöglichten den Krankenpflegerinnen ein Leben außerhalb der Klinik.

Das Ideal der „Berufsmutter" wurde auch durch Neuerungen auf dem Gebiet der Medizin infrage gestellt. Hatte die Behandlungspflege sich zuvor auf eine noch nicht ausdifferenzierte „Pädiatrie" bezogen, gab es Ende der 1960er-Jahre viele verschiedene Teildisziplinen wie pädiatrische Kardiologie, Neurologie, Endokrinologie, Radiologie und Neonatologie. Die spezialisierte Pflege in diesen Gebieten ließ sich nur leisten, wenn die Kinderkrankenschwester nicht zugleich auch noch Wäsche waschen, Kinder beaufsichtigen und womöglich noch Schulunterricht erteilen musste. Viele der „mütterlichen" Aufgaben der Schwestern wurden nun anderen Professionen übertragen: an Krankengymnast*innen, Ergotherapeut*innen, Reinigungskräfte, Diätköch*innen, Zentralwäschereien und Krankenhauspädagog*innen.

Die gravierendste Veränderung war jedoch die Liberalisierung der Besuchszeiten für Eltern und die Einführung des Rooming-in, d. h. die Aufnahme der Eltern mit ihren kranken Kindern in das Krankenhaus. So wurde in deutschen Kinderkliniken in den späten 1960er-Jahren nach einer aufgeregten öffentlichen Debatte über die psychischen Leiden des kranken Kindes infolge seiner Trennung von der Mutter die Besuchszeit der Eltern von zweimal wöchentlich ein bis zwei Stunden auf täglich eine bis zwei erweitert. In Großbritannien und in den USA war bereits zu Beginn der 1960er-Jahre das Rooming-in eingeführt worden.

Die Kinderkrankenpflege hat sich gegen die Einbeziehung der Eltern mit allen ihr zur Verfügung stehenden Mitteln gewehrt. In Heidelberg ließ der Klinikdirektor 1968 einen Zeitungsbericht unter den Schwestern der Kinderstationen zirkulieren, der über Hospitalismus und die neuen Besuchsregelungen aufklärte. Dem Artikel ist eine Liste beigefügt, auf der die Schwestern abzeichnen mussten, dass sie ihn gelesen hatten. Dies zeigt, wie wichtig das Leitbild der „Ersatzmutter" für die Kinderkrankenschwestern gewesen war und welch großen Verlust die neuen Entwicklungen für ihre berufliche Identität bedeuteten.

Ein großer Teil dieses Wandels lässt sich nicht ohne zwei medizinische Neuerungen erklären: flächendeckende Schutzimpfungen und Antibiotika. Die geradezu hermetische Abriegelung der Kinderkliniken war angesichts der stets vorhandenen Seuchengefahr nicht verhandelbar gewesen, und dafür hatte es gute Gründe gegeben. Mit dem modernen Infektionsschutz hatte sich dies geändert. Die Warnungen der Pädiater*innen und Kinderkrankenschwestern vor infektiösem Hospitalismus durch Besuche von Angehörigen waren um 1970 noch allgegenwärtig, sie wurden jedoch angesichts der nun entspannten epidemiologischen Lage mit jedem Jahr weniger glaubwürdig. Elterninitiativen wie das 1968 gegründete „Aktionskomitee Kind im Krankenhaus" bezeichneten die Kontaktbeschränkungen angesichts der durch die Trennungserlebnisse traumatisierten Kinder als unverhältnismäßig.

Noch in den 1960er-Jahren existierten in Deutschland Hunderte Sanatorien und Kurheime, in denen Kinder Wochen und Monate aufgrund von ansteckenden Krankheiten verbrachten, insbesondere bei Tuberkulose, aber auch bei Keuchhusten, Kinderlähmung und anderen Infekten. Die Sorge für die Kinder ging in dieser Zeit weitgehend von den Müttern und Vätern auf die Kinderkrankenschwestern über. Es war gängige Lehrmeinung in der Kinderkrankenpflege, dass eine möglichst abrupte Trennung und so wenig Kontakt wie möglich insbesondere für ängstliche Kinder die geringste psychische Belastung zur Folge hätten. Dabei ist zu beachten, dass die durchschnittliche Verweildauer in Kinderkrankenhäusern noch Anfang der 1970er-Jahre bei vier Wochen lag. Im Vergleich dazu beträgt diese heute ca. fünf Tage. Kinder mit Tuberkulose, paralytischer Poliomyelitis und anderen Infektionskrankheiten verbrachten in den 1960er-Jahren nicht selten wiederholte mehrmonatige Aufenthalte in Kinderheilstätten.

Kinderkrankenschwestern gingen noch bis weit in die 1970er-Jahre davon aus, dass sie selbst alle notwendigen kindlichen Bedürfnisse nach Zuwendung hinreichend erfüllen konnten. Die allmähliche Rezeption der Bindungstheorie seit Ende der 1950er-Jahre auch durch eine junge Generation von Kinderkrankenschwestern bedeutete das endgültige Aus für das Leitbild der „Berufsmutter". Expert*innen betonten die schwerwiegenden psychischen Schädigungen und Entwicklungsstörungen von Kindern, die während längerer Krankenhausaufenthalte von ihren Eltern getrennt sein mussten, und bezeichneten diese als „psychischen Hospitalismus". Zwar hatte der österreichische Pädiater Meinhard von Pfaundler bereits um 1900 Verhaltensauffälligkeiten und körperliche Beeinträchtigungen bei Säuglingen und Kindern im Krankenhaus mit der Trennung von der Mutter in Verbindung gebracht, jedoch fanden seine Beobachtungen erst in den 1970er-Jahren Beachtung. Ein Nebeneffekt dieser Entwicklung war, dass kranke Kinder, wenn es möglich war, zunehmend im eigenen häuslichen Umfeld gepflegt wurden. Zwar hatte es bereits zuvor eine ambulante Kinderkrankenpflege gegeben, doch erlangte diese nun eine neue und eigenständige Bedeutung. In Aus- und Fortbildung wurde sie nun besonders berücksichtigt.

Die Erosion der traditionellen Leitbilder der Kinderkrankenpflege hatte auch Auswirkungen auf deren Verhältnis zur allgemeinen Pflege. Im Kontext der großen Reformprozesse in den Pflegeberufen zwischen 1957 (Neufassung des Krankenpflegegesetzes) und 1973 (Zusammenschluss zum „Deutschen Berufsverband für Krankenpflege e. V." [DBfK]) wurde erstmals die Forderung nach einer Transformation der Kinderkrankenpflege vom eigenständigen Berufsbild hin zu einem Fachbereich innerhalb eines einheitlichen Pflegeberufes laut. Während sich dieses Modell in Westdeutschland nicht durchsetzen konnte, führte die DDR bereits 1974 die generalistische Pflegeausbildung ein. Hatte die Kinderkrankenpflege auch sehr viel von ihrer traditionellen Berufspraxis verloren, so gab es doch zahlreiche neue Inhalte im Bereich der Behandlungspflege, aber auch der Pädagogik, der Kinderpsychologie und im Umgang mit Kindern mit Behinderung, durch die sich eine eigenständige Ausbildung nach wie vor legitimieren ließ.

Wie eingangs ausgeführt, wurde in Deutschland erst 2020 die generalistische Krankenpflegeausbildung durch eine Reform des Pflegeberufegesetzes eingeführt. Wie sich diese

Ausbildungsreform auf die Pflege in den Kinderkliniken auswirken wird, werden die nächsten Jahre zeigen.

Quellen

Eugeniensaal (1908) Luisenheilanstalt in Heidelberg, Fotoalbum der Kinderklinik des Universitätsklinikums Heidelberg, Nr. 1, Institut für Geschichte und Ethik der Medizin, Universität Heidelberg

Hertl M (1969) Kinderheilkunde und Kinderkrankenpflege für Schwestern. 2., überarb. und erw. Aufl. Thieme, Stuttgart

May FA (1784) Unterricht für Krankenwärther zum Gebrauche öffentlicher Vorlesungen, von Franz May, der Weltweisheit und Arzneiwissenschaft Doktor, kurpfälzischem Hofmedicus, auch ausserordentlichem Lehrer der Arzneiwissenschaft auf der hohen Schule zu Heidelberg. 2., verb. Aufl. Schwan, Mannheim, S 117–118

Trennung von der Mutter problematisch (20.10.1975). Heidelberger Tageblatt 82(1975)

Wegmann H (2012) Das Experiment „Das gesunde Kind" unter kaiserlicher Protektion 1909–1929. Dr. Kovac, Hamburg

Weiterführende Literatur

Jolley M (2003) A Social History of Paediatric Nursing 1920–1970. Thesis, Kingston upon Hull. https://hull-repository.worktribe.com/output/4212998. Zugegriffen: 12. Sept. 2023

Ritzmann I (2008) Sorgenkinder: Kranke und behinderte Mädchen und Jungen im 18. Jahrhundert. Böhlau-Verlag, Köln, Weimar, Wien

Entwicklung der Altenpflege

6

Nina Grabe

Inhaltsverzeichnis

6.1	Einleitung	77
6.2	Altenpflege vor 1960	78
6.3	Die Schaffung einer eigenständigen Altenpflegeausbildung	79
	6.3.1 Umfang und Inhalt der Ausbildung	80
	6.3.2 Finanzierung der Ausbildung	80
	6.3.3 „Altenpflege" als eigenständiges Berufsfeld und dessen staatliche Anerkennung	81
	6.3.4 Das Lehrpersonal	82
6.4	Personalmangel in der Altenpflege: ein „Dauerbrennerthema"	82
6.5	Altenpflege: ein Beruf für die „ältere" Frau?	83
6.6	Innerberufliche Rollenkonflikte	84
6.7	Fazit und Ausblick	86
	Quellen	86
	Weiterführende Literatur	87

6.1 Einleitung

Aufgrund der sich wandelnden Altersstruktur der Bevölkerung bzw. der – u. a. aus der verbesserten medizinischen Versorgung resultierenden – höheren Lebenserwartung steigt der Anteil der über 65-Jährigen in Deutschland seit Anfang des 20. Jahrhunderts stetig an. Zusammen mit der durch festgelegte Pensionierungsgrenzen möglich gewordenen Verlängerung des Ruhestandes führte diese Entwicklung zu einer endgültigen Etablierung des „Alters" als eigenständige, von der Erwerbstätigkeit abgetrennte Lebensphase. Diese lässt sich abermals in zwei Phasen unterteilen: das noch weitgehend gesunde, aktive „Dritte Alter" und das zwar keineswegs zwangsläufig, jedoch sehr häufig von körperlichem und geistigem Abbau betroffene „Vierte Alter". Obwohl die Phase des aktiven Ruhestands immer länger wird, geht mit der steigenden Lebenserwartung letztlich auch eine Zunahme alter Menschen einher, die auf eine umfassende pflegerische Betreuung angewiesen sind.

Daraus resultiert – selbst wenn noch immer der Großteil der Pflegebedürftigen von ihren

Ergänzende Information Die elektronische Version dieses Kapitels enthält Zusatzmaterial, auf das über folgenden Link zugegriffen werden kann https://doi.org/10.1007/978-3-662-69826-6_6.

N. Grabe (✉)
Göttingen, Deutschland
E-Mail: nina.grabe@web.de

Familien bzw. im eigenen Haushalt versorgt wird – ein deutlich wachsender Bedarf an ausgebildeten Fachkräften. Dass in der stationären und ambulanten Altenpflege jedoch ein extremer, v. a. aus der schlechten Bezahlung und der kräftezehrenden Arbeit resultierender Personalmangel herrscht, stellt die aktuelle und wohl ebenfalls die zukünftige pflegerische Versorgung alter Menschen vor enorme Herausforderungen. So ist es z. B. in vielen Alters- und Pflegeheimen aufgrund der Personalknappheit kaum möglich, den Bewohner*innen eine über die reine Grundpflege hinausgehende Betreuung zu bieten – ein Faktor, der sich nicht nur negativ auf die alten Menschen auswirkt, sondern ebenfalls bei den Mitarbeiter*innen zu Stress und Frustration führt. Darüber hinaus hält die vergleichsweise geringe gesellschaftliche Wertschätzung der Altenpflege viele Menschen von der Tätigkeit in diesem Beruf ab.

Der Mangel an geschulten Pflegekräften ist dabei keineswegs neu, sondern zieht sich vielmehr „wie ein roter Faden" durch die Geschichte der Altenpflege. So beschäftigten auch in der Vergangenheit nur die wenigsten Altersheime eine angemessene Anzahl an Arbeitskräften, welche zudem oft nur eine geringe pflegerische Qualifikation aufweisen mussten.

Ein wichtiger Schritt zur Professionalisierung der Altenpflege bestand in der Konzeption einer eigenständigen, speziell auf das Arbeitsfeld der Betreuung alter Menschen zugeschnittenen Fachausbildung. In der Bundesrepublik Deutschland (BRD) entstanden die ersten Altenpflegekurse in den späten 1950er-Jahren. Obwohl in der Deutschen Demokratischen Republik (DDR) ein ähnlich großes Defizit an Pflegekräften verzeichnet wurde, gab es dort keine konkreten Pläne für eine spezialisierte Altenpflegeausbildung. Die pflegerische Betreuung alter Menschen wurde daher von Krankenschwestern und -pflegern übernommen. Nach der Wiedervereinigung von West- und Ostdeutschland übernahmen die ostdeutschen Bundesländer dann das Ausbildungssystem der Bundesrepublik.

Zu Beginn des Jahres 2020, d. h. etwas mehr als 60 Jahre nach Gründung der ersten bundesdeutschen Ausbildungsstätten für Altenpfleger*innen, unterlag die Altenpflegeausbildung einer grundlegenden Umstrukturierung. Diese erfolgte in Form einer Zusammenlegung der bisherigen separaten Fachausbildungen „Altenpflege", „Gesundheits- und Krankenpflege" sowie „Gesundheits- und Kinderkrankenpflege". Durch die Möglichkeit einer Schwerpunktsetzung kann aber auch weiterhin ein Abschluss als Altenpflegerin bzw. Altenpfleger erworben werden. Durch das Wegfallen von Ausbildungskosten und die Zahlung einer Ausbildungsvergütung sollte die Attraktivität der Pflege zusätzlich erhöht werden. Zugleich bestand aber die Befürchtung, dass nur wenige Auszubildende ihren Schwerpunkt auf die Altenpflege legen würden und der Personalmangel folglich auch weiterhin nicht behoben würde.

Rückblickend betrachtet steht die neue generalistische Pflegeausbildung dem – seit den 1950er-Jahren von der Altenhilfe angestrebten – Ziel entgegen, sich in Form einer eigenständigen Fachausbildung und eines eigenständigen Berufsbilds von der Krankenpflege abzugrenzen. Wie sich diese Abgrenzungs- und Professionalisierungsprozesse der Altenpflege in der zweiten Hälfte des 20. Jahrhunderts gestalteten, soll im folgenden Überblick dargestellt werden, wobei der Schwerpunkt auf den Anfängen der Altenpflegeausbildung liegt.

6.2 Altenpflege vor 1960

Die stationäre Betreuung alter Menschen, die nicht von ihren Angehörigen versorgt werden konnten, erfolgte über Jahrhunderte hinweg in Spitälern, „Siechenhäusern" und seit dem 19. Jahrhundert vermehrt in – auf die Altersversorgung spezialisierten – Altersheimen. Nicht wenige Einrichtungen besaßen strenge Aufnahmekriterien und standen z. B. ausschließlich Frauen oder finanziell gut situierten Personen offen. Gleichfalls verfügten viele Kommunen über Heime für Fürsorge- bzw. Sozialhilfeempfänger*innen. Für unverheiratete pensionierte Lehrerinnen und Krankenpflegerinnen existierten ebenfalls bestimmte Altersruhesitze, die „Feierabendheime".

Die ambulante Altenpflege wurde v. a. im Rahmen der – vorwiegend von den örtlichen Kirchengemeinden getragenen – Gemeindepflege, die verschiedene soziale Dienste umfasste, gewährleistet. Der Großteil der Heime befand sich ebenfalls in Trägerschaft christlicher Organisationen. Als weitere Träger der ambulanten und stationären Altenpflege fungierten Stiftungen sowie die Kommunen.

Das in der Altenpflege tätige Personal bestand bis in die frühen 1960er-Jahre v. a. aus konfessionell gebundenen Krankenschwestern und ungeschulten Hilfskräften. Dabei galten für die Versorgung alter Menschen weniger eine medizinisch-pflegerische Ausbildung als vielmehr bestimmte bürgerliche, seit dem 19. Jahrhundert weiblich konnotierte Tugenden wie geistige Reife, Geduld und Einfühlungsvermögen als wichtigste Qualifikationen. Daher wurden in diesem Bereich fast ausschließlich Frauen rekrutiert. Dass insbesondere die Altenpflege nicht als Beruf, sondern vielmehr als ein nur geringfügig zu entlohnender „Liebesdienst" galt, wirkte auf Männer ebenfalls unattraktiv. Eine gute Altenpflegerin sollte nach Wunsch der Heimträger möglichst eine „mütterliche" Ausstrahlung besitzen und den im Heim lebenden alten Menschen ein familiäres Umfeld gestalten können (Buchberger 1963; vgl. Online-Materialien).

Darüber hinaus sollte sich eine gute Pflegerin aufgrund einer „inneren Berufung" für die Versorgung alter Menschen entscheiden und ihre Arbeit nicht vorrangig „des Geldes wegen" ausüben. Da die meisten Heimträger von ihren Mitarbeiterinnen zudem eine christliche Grundhaltung erwarteten, stellten katholische und evangelische Mutterhausschwestern (vgl. Kap. 10) nicht nur in christlichen Einrichtungen den Großteil der Pflegerinnen. Konfessionell unabhängige Schwestern, v. a. vom Deutschen Roten Kreuz, waren aber ebenso in der Altenpflege tätig wie auch „freie" Pflegekräfte.

Indem von den in der Altenpflege beschäftigten Frauen nur selten eine fundierte medizinisch-pflegerische Ausbildung verlangt wurde, fanden in zahlreichen Altersheimen vorwiegend Hilfskräfte Beschäftigung. Oft verfügte nur die leitende Schwester über eine krankenpflegerische Ausbildung. Nicht selten handelte es sich dabei um Krankenschwestern, die sich z. B. aufgrund mangelnder medizinischer Fachkenntnisse oder einer schlechten Arbeitsmoral für die Arbeit im Krankenhaus als unzureichend erwiesen hatten. Schwer pflegebedürftige und somit auf fachlich geschultes Personal angewiesene alte Menschen fanden folglich in vielen Altersheimen keine Aufnahme bzw. keine lebenslange Betreuung.

Die Ansicht, dass für die Versorgung alter Menschen nur geringe pflegerische Kenntnisse benötigt würden, wirkte sich nicht nur auf die Qualität der Betreuung, sondern ebenfalls verzögernd auf die Professionalisierung der Altenpflege aus. Erst durch die immer weiter steigende Anzahl betreuungsbedürftiger alter Menschen plädierten in den 1950er-Jahren schließlich immer mehr Heimträger für eine umfassendere und v. a. spezialisierte Ausbildung ihres Personals. Mit der Schaffung einer eigenständigen Altenpflegeausbildung verband sich zugleich die Hoffnung, die bislang in der Altenpflege eingesetzten Krankenpflegerinnen wieder vermehrt in den ebenfalls unter Personalmangel leidenden Krankenhäusern beschäftigen zu können.

6.3 Die Schaffung einer eigenständigen Altenpflegeausbildung

Ende der 1950er-Jahre kam es zur Einrichtung erster Lehrgänge zur Ausbildung von Altenpflegerinnen. Die erste explizit als Berufsausbildung bezeichnete Altenpflegeschulung organisierte die Arbeiterwohlfahrt (AWO) 1958 im nordrhein-westfälischen Marl (Große-Bölting 1983; vgl. Online-Materialien). Ähnliche Angebote folgten kurz darauf von verschiedenen konfessionellen Heimträgern. Als Alternative zu einer mehrmonatigen bzw. -jährigen Ausbildung organisierten einige Heime und Institutionen Fortbildungen, die ebenfalls dazu beitragen sollten, die pflegerische Qualität und das gerontologische Wissen ihrer Mitarbeiter*innen zu verbessern.

Obwohl ab den späten 1960er-Jahren auch die öffentliche Wohlfahrtspflege sowie Gewerkschaften, Volkshochschulen und private Institutionen Altenpflegeausbildungen anboten, stellten die konfessionellen Träger noch Mitte der 1980er-Jahre etwa die Hälfte aller bundesdeutschen Altenpflegeschulen. Unabhängig von ihrer Trägerschaft verfügten viele Schulen über eigene Wohnheime, in denen die Schüler*innen strengen Hausordnungen unterlagen.

Während bis Anfang der 1970er-Jahre hauptsächlich Personal für die stationäre Pflege ausgebildet wurde, entwickelten sich die ambulante Altenpflege sowie die neu entstandenen geriatrischen Fachkliniken zu weiteren wichtigen Einsatzfeldern für Altenpfleger*innen, zumal der Großteil aller über 65-Jährigen nicht in einem Heim lebte.

6.3.1 Umfang und Inhalt der Ausbildung

Da anfangs weder verbindliche Unterrichtspläne noch einheitliche Vorgaben für die Altenpflegeausbildung existierten, entwickelten die einzelnen Schulträger eigene interne Regularien. Folglich fiel nicht nur der Umfang, sondern auch die Qualität des Unterrichts z. T. sehr unterschiedlich aus. Die Zugangsvoraussetzungen für die Bewerber*innen waren ebenfalls nicht klar geregelt. Viele Schulen forderten z. B. neben dem Hauptschulabschluss eine geeignete Berufsvorbildung bzw. hauswirtschaftliche oder pflegerische Vorkenntnisse.

Ab den späten 1960er-Jahren bestand die Altenpflegeausbildung, die – je nach Träger – ein oder zwei Jahre umfasste, schließlich fast überall aus einem theoretischen und einem praktischen Unterrichtsteil, einer Abschlussprüfung sowie einem praktischen Probejahr in einer Einrichtung. Danach folgte die staatliche Anerkennung. Im Laufe der Jahrzehnte zeigte sich eine sukzessive Zunahme des Unterrichtsumfangs. Während sich die meisten Ausbildungsstätten Mitte der 1960er-Jahre an einem Schema orientierten, das etwa 600 Stunden Theorie und ca. 1470 Stunden Praxis vorsah, setzte sich Mitte der 1980er-Jahre eine zweijährige Ausbildung mit etwa 1400 Stunden theoretischem und etwa 1000 Stunden praktischem Unterricht durch. Zu einer deutlichen Ausweitung des Unterrichtsstoffs führte Ende der 1980er-Jahre letztlich v. a. die Verlängerung der Ausbildungsdauer auf drei Jahre.

Sowohl die Ausbildungs- als auch die Heimträger versprachen sich auf diese Weise eine Anhebung des Ausbildungsniveaus sowie eine leichtere Bewältigung des immer komplexer werdenden Unterrichtsstoffes. Da innerhalb der Wohlfahrtspflege sowie der Sozialpolitik aber durchaus noch die Ansicht vertreten wurde, dass in der Altenpflege keine allzu großen Spezialkenntnisse benötigt würden, setzte sich die dreijährige Ausbildung erst Ende der 1980er-Jahre flächendeckend durch.

Vorgaben existierten seit den späten 1960er-Jahren für die Unterrichtsinhalte. Diese wurden von den Ausbildungsträgern erstellt und konnten in den verschiedenen Bundesländern durchaus voneinander abweichen. Neben berufsbezogenen Fächern wie Anatomie, Physiologie, Krankenpflege, allgemeine Krankheitslehre, Ernährungs- und Hauswirtschaftslehre sowie Alterspsychologie standen immer auch allgemeinbildende Fächer wie zum Beispiel Deutsch und Gemeinschaftskunde auf dem Lehrplan. Die konfessionellen Schulen erweiterten die Vorgaben um Religionsunterricht und die Teilnahme an Gottesdiensten, zumal die späteren Altenpfleger*innen auch seelsorgerische Aufgaben übernehmen sollten.

6.3.2 Finanzierung der Ausbildung

Keinen klaren Regularien unterlag für lange Zeit die Finanzierung der Altenpflegeausbildung. Einzelne Bundesländer förderten die Ausbildung bereits seit Anfang der 1960er-Jahre durch staatliche Finanzhilfen und kooperierten dabei zum Beispiel mit den zuständigen Arbeitsämtern. Da ein großer Teil der Altenpflegeschulen in freier Trägerschaft hingegen nur unzureichende staatliche Zuschüsse erhielt, verlangten sie von ihren

Schüler*innen ein Schulgeld. Dieses hielt viele Interessent*innen jedoch von der Altenpflege ab und verstärkte den Personalmangel zusätzlich. Nach langen Diskussionen zwischen den Wohlfahrtsverbänden, den Ausbildungsstätten, den Ministerien sowie den Gewerkschaften entschieden sich die Altenpflegeschulen Ende der 1980er-Jahre schließlich in immer mehr Bundesländern dazu, das Schulgeld abzuschaffen. Da es sich bei den meisten dieser Schulen um „Fachschulen" handelte, zahlten sie im Gegensatz zu den „Berufsfachschulen" keine Ausbildungsvergütung. Eine flächendeckende finanzielle Unterstützung der Auszubildenden setzte sich erst in den 1990er-Jahren durch.

6.3.3 „Altenpflege" als eigenständiges Berufsfeld und dessen staatliche Anerkennung

Die Ausbildungsträger und später auch der Deutsche Berufsverband staatlich anerkannter Altenpflegerinnen und Altenpfleger (DBVA) bemühten sich bereits in den 1960er-Jahren um die offizielle Anerkennung der Altenpflege als eigenständiges Berufsbild, wobei v. a. eine klare Abgrenzung von der Krankenpflege erzielt werden sollte. Der DBVA sowie der Großteil der freien Wohlfahrtsverbände ordneten die Altenpflege daher den sozialpflegerischen Berufen zu, wobei sie insbesondere auf die ganzheitliche Betreuung, d. h. die sozialen, psychologischen und pädagogischen Aufgaben der Altenpfleger*innen verwiesen. Aus Sicht vieler Heimleiter*innen und einzelner Schulträger zählte die Altenpflege hingegen zu den Pflegeberufen, die somit v. a. eine gute pflegerisch-medizinische Ausbildung für die zunehmende Anzahl pflegebedürftiger alter Menschen erfordern würde. Eine deutliche Abgrenzung von der Krankenpflege wurde dadurch jedoch vermieden. Dass schließlich die Mehrheit der in der Altenhilfe tätigen Institutionen die Altenpflege den sozialpflegerischen Berufen zuordnete, trug hingegen erheblich zur Eigenständigkeit bzw. zur Etablierung des neuen Berufsbilds bei. In der Praxis herrschte aber auch weiterhin ein deutlicher Widerspruch zwischen dem „sozialpflegerischen Anspruch" der Ausbildung und der weitgehend auf pflegerische Tätigkeiten reduzierten Berufsrealität.

Diskrepanz zwischen Ausbildungs- und Tätigkeitsprofil
Die Altenpflegeausbildung sollte explizit auch sozialpflegerische Tätigkeiten umfassen. Zu diesen gehörte beispielsweise die Planung und Durchführung von Freizeitaktivitäten sowie von pädagogisch orientierten Angeboten. In der Praxis übernahmen die ausgebildeten Altenpfleger*innen jedoch vorwiegend pflegerische Arbeiten.

Eine staatliche Anerkennung erhielt die Altenpflegeausbildung erstmals im Jahr 1969 in Nordrhein-Westfalen. Zehn Jahre später verfügten schließlich auch alle übrigen Bundesländer über eine staatlich anerkannte Altenpflegeausbildung, für die jedoch weiterhin keine bundeseinheitlichen Vorgaben existierten. Ob das Kultus- oder hingegen das Sozialministerium die Zuständigkeit für die Ausbildung besaß und diese somit also entweder dem Schul- oder aber dem Berufsbildungsgesetz unterlag, war ebenfalls in jedem Bundesland unterschiedlich geregelt.

Ähnlich kontrovers und langwierig gestaltete sich die Diskussion um die gesetzliche Grundlage der Altenpflegeausbildung. Zwar sprachen sich u. a. die freien Wohlfahrtsverbände bereits seit Ende der 1960er-Jahre für einheitliche Regularien aus; ein bundesweit gültiges Altenpflegegesetz wurde jedoch noch im Jahr 1990 abgelehnt. Der Hauptgrund für diese Verzögerung lag in den unterschiedlichen Vorstellungen der Ausbildungsträger und Berufsverbände, wobei die im Gesetzesentwurf genannten Möglichkeiten zur Verkürzung der dreijährigen Ausbildung und die geringen Anforderungen an die Lehrkräfte zu den Hauptkritikpunkten gehörten. Erst mehr als zehn Jahre später, d. h. im Jahr 2003, trat das „Gesetz über die Berufe in der Altenpflege" offiziell in Kraft. Wichtige Inhalte des Gesetzes waren u. a. die bundeseinheitliche

Regelung der dreijährigen Ausbildung sowie der gesetzliche Schutz der Berufsbezeichnungen „Altenpflegerin und Altenpfleger".

6.3.4 Das Lehrpersonal

Den Unterricht erteilten seit Schaffung der ersten Altenpflegelehrgänge sowohl examinierte Pflegekräfte als auch Angehörige anderer Berufe, u. a. Ärzt*innen, Psycholog*innen, Physiotherapeut*innen, Jurist*innen, Pharmazeut*innen und Lehrer*innen verschiedener Fachbereiche. Die meisten Dozent*innen arbeiteten nebenberuflich, häufig auf Honorarbasis. Da aber nur die wenigsten über eine fachdidaktische und pädagogische Qualifikation verfügten, wurden spätestens in den 1980er-Jahren Fortbildungen für die Lehrkräfte durchgeführt. 1987 entstand in Rendsburg in Trägerschaft des Diakonischen Werks Schleswig-Holstein die erste Altenpflegehochschule der Bundesrepublik, an der examinierte Altenpfleger*innen eine Weiterbildung zur Lehrkraft an Schulen für Altenpflege absolvieren konnten.

Durch das anfängliche Fehlen spezieller Lehrbücher für die Altenpflege griffen die Altenpflegeschulen bis in die späten 1960er-Jahre auf das Lehrmaterial der Krankenpflegeausbildung, die geriatrische Fachliteratur sowie das Erfahrungswissen der Lehrkräfte zurück. Eine immer größere Rolle übernahmen ebenfalls die ab den 1960er-Jahren gegründeten monatlich erscheinenden Fachzeitschriften für Altenpflege, in denen u. a. eine intensive Auseinandersetzung mit den Ausbildungsrichtlinien und -inhalten erfolgte. Dabei richtete sich die ab 1961 erscheinende Zeitschrift *Das Altenheim. Zeitschrift für die Leitungen der öffentlichen und privaten Altersheime* vorwiegend an das Leitungspersonal und die Heimträger. Erst die über zehn Jahre später ins Leben gerufene Zeitschrift *Altenpflege. Organ der Fachkräfte in Altenpflege und Altenhilfe* widmete sich auch den Interessen des Pflegepersonals, insbesondere den Schüler*innen und Absolvent*innen der Altenpflegeschulen.

Handelten die Schulträger anfangs weitgehend unabhängig voneinander, so kam es schon nach kurzer Zeit zu einem gegenseitigen Interessenabgleich. Dies traf ebenfalls auf die Altenpfleger*innen zu, die sich – allerdings nur in vergleichsweise geringer Anzahl – ab 1974 im DBVA organisierten. Nach Öffnung der innerdeutschen Grenze im Jahr 1989 entstand zudem ein reger Austausch zwischen west- und ostdeutschen Vertretern der Altenpflege.

6.4 Personalmangel in der Altenpflege: ein „Dauerbrennerthema"

Der Personalmangel in der Altenpflege hing eng mit dem sozialen Prestige der Tätigkeit zusammen, das – im Vergleich zur Krankenpflege – relativ gering ausfiel. Ein Grund dafür lag in der mangelnden gesellschaftlichen Wertschätzung des „Alters", das häufig v. a. mit körperlichem Verfall und Tod assoziiert wurde und den Menschen zudem die eigene Vergänglichkeit vor Augen führte. Darüber hinaus wurde der Versorgung altersschwacher und somit „unproduktiver" Menschen, die nicht mehr in die Berufstätigkeit zurückkehrten, nur wenig gesellschaftlicher „Nutzen" zugesprochen. Letztlich resultierte daraus nicht nur eine negative Konnotation des Alters, sondern ebenfalls eine Abwertung des in der Altenpflege tätigen Personals, das dementsprechend schlecht entlohnt wurde.

Obwohl sich der Umgang mit dem Alter ab den 1960er-Jahren, v. a. im Zusammenhang mit neuen, aktivierenden Betreuungskonzepten, deutlich verbesserte, wirkten sich traditionell negative Altersbilder weiterhin ungünstig auf die Altenpflege aus. Deren negatives Image machte sich auch in den Altenpflegeschulen bemerkbar. So verzeichneten die ersten dieser Schulen nicht nur aufgrund des noch geringen Bekanntheitsgrads der neuen Ausbildung kaum Anmeldungen. Die Schulträger warben daraufhin u. a. mithilfe der Arbeitsämter und von Zeitungsberichten für die Altenpflegeausbildung, allerdings mit mäßigem Erfolg.

Eine weitere Maßnahme zur Behebung des Personalmangels bestand in der Anwerbung von Pflegerinnen aus dem Ausland, u. a. aus Südkorea und Spanien – eine Strategie, die bereits in der Krankenpflege Anwendung fand (vgl. Kap. 12). Die seit Mitte der 1960er-Jahre in die Bundesrepublik eingereisten Pflegerinnen verpflichteten sich zum Besuch einer Altenpflegeschule und zu einem mehrjährigen Einsatz in einer Altenpflegeeinrichtung.

Da sich der Personalmangel jedoch trotz aller Maßnahmen nicht beheben ließ, bemühten sich die Ausbildungsträger weiterhin um eine Imageverbesserung der Altenpflege. Dabei forderten sie v. a. eine angemessene Vergütung und eine Erhöhung der Ausbildungsqualität, wodurch der Altenpflegeberuf auch für Menschen mit höheren Schulabschlüssen an Attraktivität gewinnen sollte.

6.5 Altenpflege: ein Beruf für die „ältere" Frau?

Da Frauen, gemäß geschlechtsspezifischen Zuschreibungen, eine angeborene Befähigung zur Pflege zugesprochen wurde, galten die Kranken- und Altenpflege als typische „Frauenberufe". Wie schon oben erwähnt, korrespondierte insbesondere das Anforderungsprofil für die Altenpflege mit vorgeblich weiblichen Eigenschaften. Männliches Pflegepersonal galt daher als weitaus weniger geeignet und fand – zumal pflegerische Tätigkeiten nicht den Männlichkeitskonzepten der 1950er- und 1960er-Jahre entsprachen – bis Ende der 1960er-Jahre in der Betreuung alter Menschen nur selten Beschäftigung. Zu den Ausnahmen gehörten krankenpflegerisch ausgebildete Diakone und Ordensangehörige, die aber fast ausschließlich Männer pflegten.

> **In der Altenpflege waren fast ausschließlich Frauen tätig**
> Die Pflege alter Menschen galt als genuin weibliches Tätigkeitsfeld und wurde folglich überwiegend von Frauen übernommen. Zwar entschieden sich ab den 1970er-Jahren mehr Männer für eine Altenpflegeausbildung, der Anteil von Frauen betrug aber z. B. um die Jahrtausendwende herum noch immer zwischen 85 und 90 %. Verantwortlich dafür waren sowohl niedrige Löhne als auch stereotype Männlichkeitskonzepte und eine geschlechtsspezifische Sozialisation.

Auch die neu geschaffene Altenpflegeausbildung richtete sich vorerst vorwiegend an Frauen. Erst Ende der 1960er-Jahre stieg die Anzahl männlicher Bewerber langsam an. So gewann der krisenfeste Altenpflegeberuf vor dem Hintergrund der schwierigen Lage auf dem Arbeitsmarkt durchaus auch für Männer an Attraktivität. Ein weiterer Grund für diese Entwicklung lag in der zunehmenden Professionalisierung der Altenpflege, für die nun vermehrt fachliche und – noch immer männlich konnotierte – rational-naturwissenschaftliche Kenntnisse verlangt wurden. Zugleich lässt sich die höhere Anzahl männlicher Bewerber auf die gesamtgesellschaftlichen Entwicklungen der späten 1960er-Jahre zurückführen, v. a. auf die kritische Reflexion über die Geschlechterrollen (vgl. Kap. 9).

Viele Altenpfleger mussten sich jedoch weiterhin vor ihren Geschlechtsgenossen dafür rechtfertigen, sich für einen typischen „Frauenberuf" entschieden zu haben. Dass sie zugleich von ihren sich deutlich in der Überzahl befindlichen Kolleginnen dominiert wurden, stand im absoluten Gegensatz zu der traditionellen Rollenverteilung in der Berufswelt, in der Frauen ihren männlichen Kollegen zumeist untergeordnet waren. Die Anzahl der Altenpfleger nahm ab den 1970er-Jahren zwar etwas zu, der Frauenanteil lag aber in den folgenden Jahrzehnten weiterhin deutlich über dem der Männer. Beispielsweise waren in den 1980er-Jahren noch immer fast 90 % aller Altenpflegekräfte weiblich. Auch im Jahr 2009, d. h. über 20 Jahre später, hatte sich der Frauenanteil mit rund 85 % kaum verändert.

Bis weit in die 1960er-Jahre hinein galt eine nur schwer überbrückbare Diskrepanz zwischen den Generationen als gesellschaftlicher Konsens.

Diesem zufolge wäre es jüngeren Menschen kaum möglich, sich in die Probleme und Vorstellungen der älteren Bevölkerung hineinzuversetzen. Umgekehrt wurde auch den alten Menschen wenig Verständnis für die „Jugend" zugeschrieben. Zudem sollte jungen Frauen, die noch mitten im Leben standen, die Pflege altersschwacher und sterbender Menschen nicht zugemutet werden. Da Altenpfleger*innen außerdem über „geistige Reife" und Lebenserfahrung verfügen sollten, schien die Altenpflege kein Beruf für junge Frauen und Männer zu sein. Folglich richtete sich auch die neue Ausbildung v. a. an „ältere" Frauen von bis zu 50 Jahren. Viele Altenpflegeschulen bevorzugten sogar ein Aufnahmealter von mindestens 25 Jahren. Anfangs war der Großteil der Bewerber*innen bereits über 40 Jahre alt. Zumeist handelte es sich um Personen, die einen Berufswechsel anstrebten oder ein neues Betätigungsfeld nach dem Auszug der Kinder suchten.

Dass es sich bei der Altenpflege um eine körperlich schwere Arbeit handelt, die von jüngeren Menschen zumeist deutlich leichter bewältigt werden kann, fand in diesem Zusammenhang jedoch so gut wie keine Erwähnung. Obwohl die enorme Arbeitsbelastung der Pfleger*innen durchaus thematisiert wurde, fanden präventive Maßnahmen zur Vermeidung körperlicher und psychischer Erschöpfung erst in den späten 1970er-Jahren Eingang in die Lehrpläne der Altenpflegeschulen. Wesentlich früher setzte sich – aufgrund positiver Erfahrungen der Heime – die Ansicht durch, dass auch Jüngere gut mit alten Menschen umgehen und Freude an deren Betreuung haben können. Tatsächlich stellten gegen Ende der 1960er-Jahre die unter 30-Jährigen in einigen Ausbildungsstätten bereits die Hälfte der Schüler*innen.

6.6 Innerberufliche Rollenkonflikte

Unabhängig vom Alter der Auszubildenden kam es im Arbeitsalltag zwischen den im Altersheim tätigen Krankenschwestern und den Absolvent*innen der neuen Altenpflegeausbildung nicht selten zu Konflikten, v. a. bezüglich der jeweiligen Kompetenzen und Aufgabengebiete.

Insbesondere ältere, bereits seit langem im Heim tätige Schwestern fürchteten um den Verlust ihrer Führungsposition. So besaßen sie zwar ein umfangreiches medizinisches Wissen, waren hinsichtlich der neuesten gerontologischen, psychologischen und sozialpflegerischen Erkenntnisse in der Regel jedoch nicht fortgebildet worden. Oft waren selbst die sich noch im Anerkennungsjahr befindenden Altenpfleger*innen ihren krankenpflegerisch ausgebildeten Kolleg*innen in bestimmten Fachgebieten deutlich überlegen. Viele Krankenpfleger*innen und Heimleiter*innen standen Neuerungen wie der Anwendung aktivierender Pflegekonzepte daher ablehnend gegenüber. Vielmehr hielten sie an ihren bisherigen Arbeitsroutinen fest und orientierten sich weiterhin v. a. an dem Wissen, das sie in ihrer eigenen Ausbildung erworben hatten. Indem sie den Altenpfleger*innen daher häufig nur Hilfsaufgaben zuwiesen, fühlten diese sich jedoch unterfordert und verloren schnell ihre anfänglich hohe Motivation. Da auch die meisten Ärzt*innen nur wenige Kenntnisse auf dem Gebiet der Rehabilitation besaßen, empfanden sie ebenfalls die von den Altenpfleger*innen eingeführten Pflegekonzepte als Eingriff in ihre Kompetenz.

Exemplarische Quellenanalyse
Dass die Profilierung des Altenpflegeberufs noch Ende der 1970er-Jahre keineswegs abgeschlossen war, zeigt sich auch in der zeitgenössischen Fachliteratur, so u. a. in der – im Folgenden näher analysierten – als Beispiel herangezogenen Quelle, bei der es sich um einen Aufsatz handelt, der 1979 in der Fachzeitschrift *Altenpflege* erschien (Gutberlet 1979; vgl. Online-Materialien). Verfasst wurde der Aufsatz von einem Pfleger, der in einer Altenpflegeschule in Frankfurt am Main unterrichtete und von seinen dort gemachten Erfahrungen berichtete. Im Fokus des Artikels stehen sowohl die Problematik der noch immer nicht abgeschlossenen Profilierung des Altenpflegeberufs als auch die häufig ablehnende Haltung vieler „alteingesessener" (Kranken-)Pflegerinnen gegenüber den neu eingestellten Altenpfleger*innen. Beispielsweise hieß es: „Wer täglich konfrontiert wird mit Auszubildenden in der Altenpflege und Krankenpflege, hört immer wieder die Frage nach dem

Selbstverständnis der Altenpflege. Unsicher und hilflos sieht sich dann der Gefragte nach einer ehrlichen und vertretbaren Antwort um. ... Hat man im Umgang mit Auszubildenden einen einigermaßen vertretbaren Modus der Frage nach dem Selbstverständnis der Altenpflege erarbeitet, wird dieses Verständnis garantiert im Krankenhauspraktikum auf eine harte Probe gestellt, wenn es nämlich dann im Ernst um die Begegnung mit dem Pflegepersonal geht. Hier kommen dann Auszubildende nicht so sehr überwältigt von der neuen Welt der Krankenhausatmosphäre zurück, sondern vielmehr total desillusionierte und verunsicherte Schüler, die nicht mehr wissen, ob ihre Berufswahl nicht doch ‚ein Schlag ins Wasser' war. Das muß auf große Strecken dem Pflegepersonal angelastet werden, das einfach nicht bereit ist, Altenpflege und Schüler der Altenpflege als Berufskollegen ernst zu nehmen."

Der oben zitierte Textabschnitt gewährt einen Einblick in die Berufsrealität, in der die anfangs meist hochmotivierten Altenpfleger*innen, v. a. hinsichtlich der jeweiligen Kompetenzen und Aufgaben, sehr häufig in Konflikt mit ihren nicht speziell in der Altenpflege ausgebildeten Kolleg*innen gerieten. Dabei wird deutlich, dass genaue Vorstellungen über das Profil des Altenpflegeberufs zumeist lediglich in der Theorie bzw. im Lehrplan der Ausbildungsstätten existierten, in der Praxis aber vielfach noch Ende der 1970er-Jahre weiterhin an herkömmlichen Strukturen festgehalten wurde. Insbesondere für die Auszubildenden stellte diese – bereits im Titel des Aufsatzes suggerierte – Diskrepanz zwischen „Anspruch und Wirklichkeit" eine große Herausforderung dar: „[S]o lernt der in der Altenpflege Auszubildende beispielsweise im Unterricht ein Pflegeverhalten, das ihm im Pflegeheim als falsch, überflüssig oder gar gefährlich dargestellt wird .... In der Ausbildung lernt der Altenpfleger, daß der ältere Mensch des Gesprächs bedarf sowie der Ermutigung zu eigener Initiative und Betätigung. Andererseits gilt es vielerorts als unerträglicher Übergriff in die ärztliche Kompetenz, dem Älteren die Zusammenhänge seiner Beschwerden zu erklären und seine Einstellung zu Alter und Krankheit durch spezielle Informationen positiv zu beeinflussen." Weiter hieß es zur mangelnden Profilierung des Altenpflegeberufs: „Wir finden im Bereich der Altenpflege Traditionen, die man wahrscheinlich in religiösen Vereinigungen sucht, aber nicht in einem profilierten Beruf. Natürlich haben wir auch Examina und ein Prüfungszeugnis, das vermittelt dann auch eine ‚akademische Aura' .... Die Altenpflegerin im dezenten Berufskostüm ... und das ‚Staatsexamen' suggerierten zunächst das Vorhandensein eines Berufes im eigentlichen Sinne des Wortes, schaut man näher hin, erkennt man ein diffuses Konglomerat von Hilfs- und Aushilfstätigkeiten in den Institutionen der Altenhilfe. ... Da Altenpflege in manchen Fällen nur Gebiete ausfüllen kann oder will, die von Ärzten, Verwaltungsfachleuten und anderen Berufsbereichen vakant gelassen werden, gibt es in der Wirklichkeit des Berufes keine wirklich feststehenden Tätigkeitsmerkmale."

Dass im praktischen Pflegealltag zudem erhebliche Diskrepanzen zwischen den verschiedenen Trägern und Heimen bestanden, wird ebenfalls thematisiert. So „findet man von Altenheim zu Altenheim, von Pflegeheim zu Pflegeheim ... wechselnde Aufgaben, Kompetenzen, Leistungserwartungen. ... In einem Fall wird Altenpflege auf solche Tätigkeiten reduziert, die mit Heben und Tragen zu tun haben, im anderen bleiben gerade dem Altenpfleger Spezialfunktionen vorbehalten, die eine besondere fachliche Ausbildung voraussetzen. Zwischen Rollkommando auf der einen und spezialisierten Aufgaben auf der anderen Seite gibt es ein breites Spektrum von Einsatzklischees, auf das der Altenpfleger nicht durch eigene Fähigkeit oder Initiative, sondern durch die zufälligen Gewohnheiten seines Arbeitgebers festgelegt wird." Damit es tatsächlich zu „Strukturveränderungen" kommen könnte, „müßte man" nach Ansicht des Autors „Altenpflege als eigenständigen und anspruchsvollen Berufsbereich definieren".

Der zitierte Artikel reiht sich in eine Vielzahl ähnlicher, ebenfalls von Altenpflegelehrer*innen geschriebener Beiträge ein, die in den Fachzeitschriften zur Altenpflege veröffentlicht wurden. Er steht somit exemplarisch für die zeitgenössische Diskussion um das Selbstverständnis und das Profil des noch jungen Altenpflegeberufs. Obwohl sich auch die Fachzeitschrift *Altenpflege* prinzipiell an alle in der Altenhilfe tätigen Personen wandte, stand das höher qualifizierte Pflege-, Leitungs- und Lehrpersonal deutlich im Fokus. Auch der zitierte Artikel, bei dem es sich in weiten Teilen um einen Erfahrungsbericht handelt, war vorrangig an die Lehrkräfte der Altenpflegeschulen adressiert.

6.7 Fazit und Ausblick

Die fachliche Qualifikation des in der Altenpflege tätigen Personals erhöhte sich durch die in den späten 1950er-Jahren neu geschaffene Altenpflegeausbildung zwar erheblich; aufgrund der Finanznot der Heimträger, unzureichender Pflegeschlüssel, der weiteren Zunahme pflegebedürftiger Heimbewohner*innen sowie des noch immer bestehenden Personalmangels verbesserte sich die Versorgung der alten Menschen vielfach aber nur geringfügig. Hinzu kam, dass sich die Altenpfleger*innen weitgehend den Vorgaben sowie den finanziellen Möglichkeiten ihrer Arbeitgebenden unterordnen mussten.

Demzufolge konnten sie das in der Ausbildung erlernte Fachwissen im Heimalltag vielfach kaum anwenden. Ebenfalls verblieb fast keine Zeit zur Weiterbildung, beispielsweise zum Lesen der aktuellen Fachliteratur. Ein Problem war auch die fehlende Einheitlichkeit der Altenpflegeausbildung. Erst durch das 2003 verabschiedete Altenpflegegesetz wurde die Ausbildung bundeseinheitlich geregelt und zugleich das Profil des Altenpflegeberufs gestärkt.

Bestehen blieb jedoch der Mangel an fachlich qualifiziertem Pflegepersonal, der weiterhin v. a. auf die schlechte Bezahlung und die hohe Arbeitsbelastung zurückzuführen war. Daran änderte auch die Anwerbung ausländischer Pflegekräfte nur wenig – aufgrund der schlechten Arbeitsbedingungen in der deutschen Altenpflege gestaltete sich die Anwerbung von – oftmals hochqualifizierten – Pfleger*innen aus dem Ausland in den letzten Jahren weiterhin schwierig.

Für viele Pflegekräfte aus den östlichen EU-Staaten erweist sich die Aussicht auf eine im Vergleich zu ihrem Herkunftsland bessere Bezahlung in der deutschen Altenpflege jedoch als durchaus attraktiv. Durch das Fehlen eines gesetzlich vorgeschriebenen Mindestlohns sind aber insbesondere Osteuropäer*innen, die in der ambulanten „24-Stunden-Pflege" eingesetzt werden und vielfach in keinem regulär geregelten Arbeitsverhältnis stehen, von Ausbeutung betroffen. Durch ein 2021 vom Bundesarbeitsgericht gefälltes Grundsatzurteil haben zukünftig auch die nach Deutschland vermittelten und in der häuslichen Betreuung eingesetzten ausländischen Pfleger*innen einen Anspruch auf Mindestlohn.

Mithilfe der im Jahr 2020 umgesetzten generalistischen Pflegeausbildung und der damit verbundenen umfassenderen Grundausbildung sollen sowohl die Qualität als auch die Attraktivität der Altenpflege erhöht werden. Ihr Grundproblem, der Mangel an qualifizierten Pflegekräften, konnte – zumal der Anteil an pflegebedürftigen alten Menschen zukünftig noch deutlich ansteigen wird – trotz aller Bemühungen und Initiativen hingegen bislang nicht behoben werden. Außerdem steht die Altenpflege noch immer im Schatten der Krankenpflege und wird sehr häufig vergleichsweise schlecht bezahlt, zumal die privaten Anbieter bislang keiner tarifrechtlichen Regelung unterliegen.

In Zukunft wird es also v. a. weiterhin darum gehen müssen, den in der Langzeitpflege Tätigen nicht nur mehr gesellschaftliche Wertschätzung entgegenzubringen, sondern ihnen ebenfalls eine bessere Bezahlung sowie attraktivere Arbeitsbedingungen zu gewähren.

Quellen

Buchberger E (1963) Altenpflege – Dienst am Lebendigen. Das Altersheim, Zeitschrift für die Leitungen der öffentlichen und privaten Altersheime 2(5):1–2

Große-Bölting B (1983) Altenpflegeausbildung vor 25 Jahren. Ein historisches Protokoll aus dem Lucy-Romberg-Haus in Marl. Altenpflege 8(8):395–396

Gutberlet R (1979) Altenpflege zwischen Anspruch und Wirklichkeit. Altenpflege 4(4):121–122

Weiterführende Literatur

Cappell E (1996) Von der Hilfspflege zur Profession. Entstehung und Entwicklung des Altenpflegeberufs. Kuratorium Deutsche Altershilfe, Köln

Cole TR, Winkler MG (1988) „Unsere Tage zählen". Ein historischer Überblick über Konzepte des Alterns in der westlichen Kultur. In: Göckenjan G, Kondratowitz H-J von (Hrsg) Alter und Alltag. Suhrkamp, Frankfurt a. M., S 35–66

Grabe N (2016) Die stationäre Versorgung alter Menschen in Niedersachsen 1945–1975 (Medizin, Gesellschaft und Geschichte, Beiheft 61). Steiner, Stuttgart

Holz G (1987) Alten(hilfe)politik in der Bundesrepublik Deutschland 1945 bis 1985. Eine politikwissenschaftliche Analyse am Beispiel des Bundesverbandes der Arbeiterwohlfahrt (Beiträge zur Gerontologie und Altenarbeit 68). Deutsches Zentrum für Altersfragen e. V., Berlin

7

Entwicklung der Psychiatriepflege

Pierre Pfütsch, Sabine Braunschweig und Karen Nolte

Inhaltsverzeichnis

7.1	Einleitung	89
7.2	Pflege von „Gemütskranken" und „Wahnsinnigen" vor 1800	91
7.3	„Irrenpflege" im 19. und frühen 20. Jahrhundert	91
	7.3.1 Wärter*innen als Hilfspersonal	92
	7.3.2 Anstalts- und Arbeitsalltag	94
	7.3.3 Ausbildung	95
	7.3.4 Zentrale Aufgaben des psychiatrischen Pflegepersonals	97
7.4	Entwicklungen in der Psychiatrie im frühen 20. Jahrhundert	99
7.5	Psychiatriepflege in der zweiten Hälfte des 20. Jahrhunderts	100
	7.5.1 Ausbildung	100
	7.5.2 Reform der Psychiatrie	102
7.6	Fazit	105
	Quellen	106
	Weiterführende Literatur	106

Ergänzende Information Die elektronische Version dieses Kapitels enthält Zusatzmaterial, auf das über folgenden Link zugegriffen werden kann https://doi.org/10.1007/978-3-662-69826-6_7.

P. Pfütsch (✉)
Institut für Geschichte der Medizin des Bosch Health Campus, Stuttgart, Deutschland
E-Mail: pierre.pfuetsch@igm-bosch.de

S. Braunschweig
Büro für Sozialgeschichte, Basel, Schweiz
E-Mail: braunschweig@sozialgeschichte-bs.ch

K. Nolte
Institut für Geschichte und Ethik der Medizin, Heidelberg, Deutschland
E-Mail: karen.nolte@histmed.uni-heidelberg.de

7.1 Einleitung

Psychiatrische Kliniken sind noch heute Institutionen, in die mitunter auch Patient*innen gegen ihren Willen aufgenommen werden. Noch bis in die 1970er-Jahre hinein waren diese Kliniken Zwangsinstitutionen, in denen alle Handlungen und Äußerungen von psychisch Kranken kontrolliert und geregelt werden sollten. Der Soziologe Erving Goffman (1922–1982) bezeichnete sie daher als „totale Institutionen". Die Pflegenden wurden einerseits von Psychiater*innen angehalten, Kontrolle auszuüben, andererseits standen sie selbst unter einer strengen Aufsicht. Die psychiatrischen Anstalten als spezialisierte Institutionen für psychisch Kranke formierten sich um 1800. Grundlegend für erste

Reformbestrebungen in der Psychiatrie im 19. Jahrhundert war das Konzept der therapeutischen Anstaltsfamilie, in dem die Kranken als die Kinder imaginiert wurden und die Psychiater sich selbst als Väter sahen, die durch das „Moral Treatment", die Erziehung der Kranken zu „vernünftigem" und moralischem Verhalten, deren Besserung bzw. Heilung herbeiführen wollten. Den Pflegenden wurde quasi die Rolle der älteren Geschwister zugedacht, die den Vater bei der Disziplinierung und Erziehung der Kranken unterstützen sollten, jedoch zugleich ebenfalls kontrolliert und diszipliniert wurden. Zwar führte man bereits im 19. Jahrhundert das „No-Restraint-System" ein, um weitgehend auf Gewalt in der „Irrenpflege" zu verzichten, doch prägt Gewalt bis heute die Beziehung zwischen Pflegefachpersonen und den Patient*innen.

Zwar arbeiteten Frauen schon seit dem frühen 20. Jahrhundert vereinzelt als Ärztinnen in psychiatrischen Kliniken, doch prägten ihre männlichen Kollegen noch bis weit in die zweite Hälfte des 20. Jahrhunderts den wissenschaftlichen Diskurs, der im Folgenden dargestellt wird. Daher wird in solchen Passagen das Maskulinum verwendet.

„Moral Treatment" und „No-Restraint-System"

Das Konzept des „Moral Treatment", in der deutschen Psychiatrie als „moralische Therapie" bezeichnet, hat seinen Ursprung in der „Irrenbehandlung", die von dem Arzt Philippe Pinel (1745–1826) und dem englischen Geschäftsmann und Mitglied der religiösen Gemeinschaft der Quäker William Tuke (1732–1822) aus York entwickelt wurde. Dem „Moral Treatment" Tukes und dem „Traitement Morale" Pinels, die unabhängig voneinander entstanden, waren folgende Elemente gemeinsam: der sanfte Umgang mit den Kranken, der überlegte und möglichst minimale Einsatz von Zwangsmitteln, eine gezielte Anwendung der bis dato nicht auf die einzelnen Patient*innen zugeschnittenen Arbeitstherapie. Entscheidend war zudem die Idee, dass der Arzt die Gedanken des kranken Menschen in Erfahrung bringen und moralisch beeinflussen sollte. Das Konzept der Anstaltsfamilie war zentral für die Umsetzung der „moralischen Therapie". Patient*innen, Ärzte und das Pflegepersonal sollten die Anstaltsfamilie bilden. Der Arzt wurde als Vater imaginiert, die Kranken als Kinder und die Wärter*innen als Geschwister, die ebenfalls unter der Aufsicht des Vaters standen.

Der Arzt John Conolly (1794–1866) sorgte in England im Hanwell Asylum, einer Anstalt für psychisch Kranke in der Nähe Londons, seit 1839 dafür, dass Zwangsmaßnahmen wie das Anketten und das Anlegen von Zwangsjacken abgeschafft wurden. „Wahnsinnige" und „Gemütskranke" sollten stattdessen zu „vernünftigem" Verhalten erzogen werden, indem sie im Sinne des „Moral Treatment" in einer Anstaltsfamilie mit einem geregelten Tagesablauf und Arbeit lernen sollten, sich wieder im bürgerlichen Alltag zurechtzufinden. Im Rahmen dieser Erziehung wurden Anstaltsinsass*innen zwar auch gezüchtigt, wichtig war allerdings, dass diese körperliche Züchtigung vernünftigen Prinzipien folgen sollte. Gewaltausübung ohne „vernünftigen" Grund sollte unterlassen werden. Das „No-Restraint-System" wurde auch in deutschen Reformanstalten seit Mitte des 19. Jahrhunderts unter der englischen Bezeichnung eingeführt. Der deutsche Psychiater Ludwig Meyer (1827–1900) implementierte es 1858 in der Hamburger Staatskrankenanstalt Friedrichsberg und versteigerte öffentlich wirksam die Zwangsinstrumente aus der Anstalt, um symbolisch die Wende zu einem humanen Umgang mit den „Irren" zu demonstrieren.

Nicht nur die in der Psychiatriepflege Arbeitenden sind – wie aktuelle Studien zeigen – von körperlicher sowie sexualisierter Gewalt seitens der Patient*innen betroffen, umgekehrt sind

7 Entwicklung der Psychiatriepflege

auch Patient*innen in einer vulnerablen Position und daher ebenfalls in den beiden genannten Bereichen gewalttätigen Übergriffen ausgesetzt.

Gewalt und Sexualität waren und sind im psychiatrischen Pflegealltag in unterschiedlichen Ausprägungen allgegenwärtig und verweisen auf das besondere Dilemma der Psychiatrie. Sie ist einerseits therapeutische Institution und andererseits gesellschaftliche Ordnungsmacht. Ihr Auftrag umfasst Betreuung und Kontrolle. Diese Doppelgesichtigkeit des Auftrags gilt auch für die Psychiatriepflege. Aggressives Verhalten und sexuelle Störungen in verschiedenen Krankheitsbildern von Patient*innen bilden einen Unruhefaktor in der Routine des Alltags. Es ist diese widersprüchliche Anforderung zwischen Fürsorge und Aufsicht, die die Psychiatriepflege von der Krankenpflege wesentlich unterscheidet und die Entwicklung der beiden Berufsfelder lange Zeit beeinflusst hat.

Im folgenden Kapitel wird zunächst die Entwicklung der Psychiatriepflege im 19. und beginnenden 20. Jahrhundert dargestellt und dabei insbesondere auf die Anforderungen an das Personal, seine Einsatzfelder und Tätigkeiten eingegangen. Ein wichtiges Forschungsfeld zur Psychiatriepflege ist die Zeit des Nationalsozialismus, die in diesem Beitrag nur gestreift wird, da sich das Kapitel „Pflege im Nationalsozialismus" (vgl. Kap. 8) ausführlich mit der damaligen Rolle der Pflegenden in Heil- und Pflegeanstalten auseinandersetzt. Anschließend wird die Zeit nach 1945 in den Blick genommen, in der der berufliche Alltag der Pflegenden vielen Veränderungen unterworfen war. Da die Entwicklung der psychiatrischen Pflege ohne den gesellschafts- und sozialgeschichtlichen Kontext nur schwer zu verstehen ist, wird dieser an zentralen Stellen erläutert.

7.2 Pflege von „Gemütskranken" und „Wahnsinnigen" vor 1800

Bereits im 16. Jahrhundert wurden die als „Irre", „Wahnsinnige", „Rasende", „Melancholische" oder „Gemüthskranke" Bezeichneten von sogenannten Aufwärter*innen in Hospitälern gepflegt. Das Juliusspital in Würzburg nahm schon um 1600 Menschen mit Gemütskrankheiten auf und ließ ihnen besondere Pflege zuteilwerden. Zur gleichen Zeit wurde diese Gruppe von Kranken auch in Hessen in dem Hohen Hospital Haina versorgt. Für die Pflege waren die Aufwärter*innen verantwortlich – Dienstpersonal, das keine Ausbildung für die Versorgung von „Gemüthskranken" und „Wahnsinnigen" hatte, allerdings im Laufe der Jahre Erfahrung im Umgang mit diesen Kranken sammelte. Die Kranken wurden mit therapeutischen Ansätzen der Vier-Säfte-Lehre (Humoralpathologie) behandelt. Bei melancholischen Kranken etwa wurde die Ursache ihres Gemütszustands auf ein Überwiegen der schwarzen Galle zurückgeführt und daher diesem Ungleichgewicht der Körpersäfte mit Aderlässen oder Schröpfen entgegengewirkt. Aufwärter*innen assistierten bei diesen Eingriffen der „kleinen Chirurgie" und sorgten für einen regelmäßigen Tagesablauf, der durch die Mahlzeiten und Gebete strukturiert wurde.

Die getrennte Unterbringung von „Gemütskranken" und „Wahnsinnigen" von anderen Kranken diente also nicht nur der Isolierung der zum Teil als gemeingefährlich angesehenen „rasenden" Kranken, sondern auch ihrer besonderen medizinischen Behandlung und Pflege.

7.3 „Irrenpflege" im 19. und frühen 20. Jahrhundert

Menschen, die sich geistig nicht den gesellschaftlichen Normen und Regeln entsprechend verhielten, wurden seit dem 19. Jahrhundert bis ins frühe 20. Jahrhundert als „Irre" oder „Geisteskranke" bezeichnet. In der zweiten Hälfte des 19. Jahrhunderts entstanden dann vermehrt spezielle Heil- und Pflegeanstalten, die auf die Unterbringung solcher Patient*innen ausgelegt waren. Neue Gebäude wurden entweder im Stil des Zentralbaus oder im Pavillonsystem errichtet. Im Unterschied zum Zentralbau bot das Pavillonsystem einige Vorteile: räumliche Trennung der verschiedenen

Krankenkategorien, familiärer Charakter der einzelnen Häuser, günstige sanitäre Verhältnisse, größere Sicherheit vor Bränden und eine relativ einfache Möglichkeit zur Vergrößerung der Anstalt durch den Bau weiterer Pavillons. Diese Vorteile überwogen die Nachteile der höheren Bau- und Betriebskosten und des umständlicheren Wirtschaftsbetriebs.

> **Pavillonsystem**
> Nicht nur psychiatrische Anstalten und Kliniken wurden seit dem ausgehenden 19. Jahrhundert im sogenannten Pavillonstil gebaut. Auch Universitätskliniken organisierten neues Gelände in diesem Stil, indem jede der medizinischen Disziplinen ein eigenes Klinikgebäude erhielt. Charakteristisch ist auch die parkähnliche Umgebung der einzelnen Pavillons. Auch psychiatrische Anstalten wurden wie ein Dorf – meist außerhalb der Städte gelegen – in eine gestaltete Landschaft gebaut. Von der ländlichen Umgebung versprach man sich im Zuge der Agrarromantik der Zeit eine heilende Wirkung auf die kranke Seele. Zugleich diente die Abgeschiedenheit der psychiatrischen Anstalten auch der Absonderung der als „Irre" bezeichneten Kranken und dem angeblichen Schutz der Wohnbevölkerung.
> Die einzelnen Pavillons wurden auch „Familienhäuser" genannt, da darin Patient*innen und Wärter*innen nach Geschlecht und Klasse getrennt wie Familien leben sollten. Unruhige und gewalttätige Kranke wurden ebenfalls gesondert untergebracht und standen in großen Wachsälen unter besonderer Beobachtung.
> Die selbstzahlenden Patient*innen quartierte man in Pavillons mit gehobener Ausstattung ein, sie bekamen bessere Kost und mussten nur leichte Arbeiten in der Anstalt verrichten. Arme Kranke, die nicht selbst für ihre Unterbringung aufkommen konnten, wurden auf Kosten der Armenkasse ihres Heimatortes versorgt. Ihre Häuser waren zweckmäßig möbliert und sie erhielten nur einfache Kost.

> Diese Einrichtungen mit ihrer dorfähnlichen Struktur bildeten eine Gemeinschaft, die zusammen in den anstaltseigenen Werkstätten, in der Hauswirtschaft oder Landwirtschaft arbeitete und auch gemeinsam Feste feierte.

Die geschlechtsspezifische Aufteilung in eine Frauen- und Männerseite und die soziale Trennung von wohlhabenden und armen Kranken, deren Behandlung sich in der Architektur widerspiegelte, galten als fortschrittliche Organisationsstruktur. Weil sich die psychiatrische Diagnostik erst entwickeln musste, teilte man die Insass*innen gemäß ihrem sozialen Status, ihrem Verhalten und ihrem Grad an Unruhe und Störung ein. Die Art und Weise ihrer Verhaltensauffälligkeiten bestimmte, ob sie in der Abteilung der Unruhigen, Halbruhigen oder Ruhigen untergebracht wurden. Die Aufgliederung nach Lebensalter spielte kaum eine Rolle; lediglich Kinder wurden eher in allgemeinen Krankenhäusern aufgenommen.

7.3.1 Wärter*innen als Hilfspersonal

Im Prozess der Professionalisierung und Verwissenschaftlichung der Psychiatrie als medizinische Disziplin und der Anstaltsreformen in der zweiten Hälfte des 19. Jahrhunderts spielte die „Wärterfrage" für „Irrenärzte" eine zunehmend wichtige Rolle, da es kaum Therapien oder Medikamente zur Behandlung gab. Die sichere Verwahrung der Patient*innen war daher lange Zeit das oberste Ziel. Im Laufe des 19. Jahrhunderts entstanden immer mehr Anstalten, sodass zunehmend Personal benötigt wurde. In psychiatrischen Anstalten wurde besonders männliches Personal für den Umgang mit unruhigen und gewalttätigen Patient*innen gebraucht. Daher war der Anteil von Männern in der Psychiatriepflege vergleichsweise höher als in der übrigen Krankenpflege (vgl. Kap. 9). Jedoch darf dies nicht überbewertet werden: In der Schweiz waren es beispielsweise ab 1900 etwa ein Drittel Wärter und zwei Drittel Wärterinnen. Auf den ruhigen Männerabteilungen wurden zunehmend Wärterinnen eingesetzt, weil sie weniger verdienten, der gesellschaftlichen Meinung nach zuverlässiger arbeiteten und einen guten Einfluss auf Männer ausübten.

Wärter*innen
Da für Lohn arbeitende Pflegepersonen im Gegensatz zu den konfessionellen Krankenschwestern als Wartpersonal bezeichnet wurden, nannte man in psychiatrischen Anstalten arbeitende Pflegende „Wärter" und „Wärterinnen". Der Männeranteil unter den Wärter*innen in der Psychiatrie war wie schon ausgeführt recht hoch. Häufig kamen diese Männer aus anderen Berufen. Viele von ihnen waren in einer Gewerkschaft organisiert, weil sie oft schon in ihrem angestammten Beruf Gewerkschaftsmitglied gewesen waren. Da man in psychiatrischen Anstalten und Kliniken auf Männer in der Pflege angewiesen war, die nicht nur die Männer pflegen sollten, sondern auch eher als Frauen in der Lage waren, tobenden und gewalttätigen Patient*innen etwas entgegenzusetzen, hatten sie eine gute Verhandlungsposition, um Forderungen nach besseren Arbeitsbedingungen durchzusetzen. So konnten sie z. B. erreichen, dass für sie der Berufszölibat nicht oder nicht mehr galt, und sie durften mit ihrer Familie in gesonderten Häusern auf dem Anstaltsgelände wohnen, während die Wärterinnen unverheiratet blieben und mit den Patientinnen in den als „Familienhäusern" bezeichneten Abteilungen lebten.
Der Begriff des „Wartens" benannte zum einen die Aufgabe der Aufsicht, aber zum anderen auch der Sorge für Kranke und Gebrechliche und wurde bis in die ersten Jahrzehnte des 20. Jahrhunderts synonym für Pflege verwendet.

Die Psychiatrie war im ausgehenden 19. Jahrhundert reformbedürftig. Die Einweisungspraxis, die Einsperrung und die Zwangsmaßnahmen in den „Irrenanstalten" wurden kritisiert. Alles Gefängnisähnliche sollte in den um 1900 entstehenden psychiatrischen Reformanstalten vermieden werden. „Open-Door"-Konzepte, mit denen Patient*innen unter Aufsicht von Wärter*innen Ausgang ermöglicht wurde, und die dorfähnliche Struktur der aus Pavillons bestehenden Anstalten sollten dem entgegenwirken. Im Sinne einer Milieutherapie wurde die Anstalt selbst als Heilmittel begriffen, d. h., der regelmäßige Tagesablauf mit den gemeinsamen Mahlzeiten und die Arbeit in der Anstalt gehörten zu dieser Anstaltstherapie. Ärzte, Politiker, Philosophen und Geistliche begründeten ihre Reformvorschläge für die Anstaltspsychiatrie nicht nur mit baulichen Missständen und unhygienischen Bedingungen, sondern auch mit der in ihren Augen unbefriedigenden Betreuung durch die Wärter*innen. Die Frage der „guten Irrenwartung" wurde bei der Ein- und Durchführung von Anstaltsreformen immer wichtiger. Gerade weil sich die Anstaltsärzte nicht dauernd in der Nähe der Kranken befanden, waren sie auf ein zuverlässiges Hilfspersonal angewiesen.

Die Anforderungen an die Wärter*innen, die ohne pflegerische Vorkenntnisse ihre Stelle antraten, waren hoch. Dazu gehörten etwa beständige Wachsamkeit, Geduld, Beharrlichkeit und Opferwilligkeit, ferner ein reges Interesse am Wohlergehen der Kranken. Verlangt wurde eine robuste Konstitution. Nicht alle Wärter*innen waren in der Lage, diese Ansprüche über einen langen Zeitraum hinweg uneingeschränkt zu erfüllen. Nach einiger Zeit konnten sich bei einigen Dienstmüdigkeit und Gleichgültigkeit bemerkbar machen. Andere reagierten mit Erkrankungen auf die anspruchsvolle Arbeit.

Die „Irrenärzte" wiesen immer wieder auf die Unzulänglichkeit des Wartpersonals hin und diskutierten, welche Anforderungen geeignetes Hilfspersonal erfüllen sollte. Ein tüchtiges, humanes, d. h. einfühlsames, nicht gewalttätiges

Wartpersonal galt als Grundvoraussetzung, um ein heilsames Milieu zu gewährleisten. Doch solches Personal war nur schwer zu finden. Der Beruf der Wärter*innen galt als wenig angesehen und schlecht bezahlt. Die meisten Wärter*innen stammten aus der sozialen Unterschicht. Für viele stellte die „Irrenwartung" eine Notlösung dar. Diese war ein sogenannter Durchgangsberuf, den man nur ausübte, wenn man in seinem erlernten Beruf keine Anstellung fand. Sobald die Wärter*innen an einem anderen Ort besser bezahlt wurden bzw. bessere Arbeitsbedingungen vorfanden, wechselten sie die Stelle. Das lag nicht zuletzt auch an den schweren Arbeitsbedingungen in der Psychiatriepflege. Gerade in Städten waren die Arbeitsmöglichkeiten in der Industrie, auch wenn dort die Zustände ebenfalls schlecht waren, attraktiver.

Wärter*innen hingegen mussten im Anstaltsgebäude oder auf dem Gelände wohnen und die Arbeitszeit war kaum geregelt. Diese Arbeits- und Wohnform ermöglichte eine ständige Bereitschaft. Tag- und Nachtdienste wurden im 19. Jahrhundert und bis weit in das 20. Jahrhundert hinein kaum getrennt. Selten stand den Wärter*innen ein Einzelzimmer zur Verfügung. Meist wohnten sie in Mehrbettzimmern unter dem Dach der Anstalt. In einigen Einrichtungen befand sich der Schlafplatz auch direkt neben den Krankenzimmern. Kost und Logis sowie Wäsche waren im Lohn enthalten. In etlichen Anstalten bestand ein Berufszölibat, d. h., nur unverheiratete Interessierte wurden angestellt. An manchen Orten durften Wärter heiraten und konnten dann jeweils eine oder mehrere Nächte pro Woche bei der Familie verbringen. Zum Teil gab es Wohnungen für verheiratete Wärter auf dem Areal. Für ledige Wärterinnen hingegen bedeutete die Eheschließung meist den Austritt aus dem Dienst.

Diese strengen Anforderungen, die auch in anderen sozialen Institutionen wie in Erziehungsheimen oder Waisenhäusern üblich waren, führten zu einer großen Fluktuation des Personals. Manchmal wechselte die komplette Belegschaft in einem Jahr. Dieser große Wechsel erschwerte die Zusammenarbeit unter dem Wartpersonal und wirkte sich wenig positiv auf die Qualität der Betreuung aus.

7.3.2 Anstalts- und Arbeitsalltag

Der Alltag in der psychiatrischen Anstalt war streng geregelt, der Tagesablauf minutiös strukturiert. Neu eintretende Wärter*innen bekamen die Hausordnung und das Wärterreglement zur Orientierung. Weitere Anweisungen zur Einführung erhielten sie von Vorgesetzten oder dienstälteren Kolleg*innen. Ansonsten lernten sie ihre Aufgaben durch Erfahrung. Um mit den unterschiedlichen und unberechenbaren Ausdrucksformen der „Geisteskranken" zurechtzukommen, lautete das Grundprinzip der „Irrenpflege", sich stets vor Augen zu halten, dass es sich um Kranke handelte, die für ihre Worte und Handlungen nicht selbst verantwortlich waren. Die starke Normierung des Tagesablaufs war ein Mittel, Geschehnisse, die die Anstaltsordnung stören konnten, unter Kontrolle zu halten und aufzufangen. Zwischen diesen Polen der Betreuung und der Aufrechterhaltung der Anstaltsordnung bewegte sich die Arbeit des Wartpersonals.

Im Folgenden wird ein auch für deutsche Heil- und Pflegeanstalten typischer Tagesablauf beschrieben, wie ihn zum Beispiel die Hausordnung der Heil-Anstalt Breitenau im schweizerischen Schaffhausen vorgab (vgl. Online-Materialien). Diese 1891 publizierte Ordnung wurde am 24. Dezember 1890 durch die Aufsichtskommission und den Regierungsrat von Schaffhausen erlassen. Eine solche Quelle zeigt uns heute, welche Abläufe und welches Verhalten des Personals bzw. der Patient*innen erwünscht waren, jedoch nicht, wie diese sich tatsächlich verhielten. Vielmehr kann davon ausgegangen werden, dass Ordnungen und Regeln geschaffen werden mussten, um einem unerwünschten Verhalten entgegenzutreten. In der Ordnung heißt es:

Tagesbeginn war im Sommer (15. April bis 15. Oktober) für das Wartpersonal um 5.30 Uhr und im Winter um 6 Uhr. Eine halbe Stunde später hatten die Wartpersonen die Kranken zu wecken und diejenigen, die Hilfe benötigten, bei der Morgentoilette zu unterstützen. Beim „Ordnen" der Betten und Zimmer konnte das Wartpersonal sich von „geeigneten Kranken" helfen lassen. Das bedeutete, dass ein Teil der Pflegetätigkeiten von Patient*innen selbst übernommen wurde. Im Bett verblieben jene, denen der Arzt „Bettlage" verordnet hatte. Das Frühstück nahmen Personal und Kranke im Sommer um 7 Uhr und im Winter eine halbe Stunde später gemeinsam ein. Das Mittag- und das Abendessen erhielten die Kranken um 12 Uhr bzw. um 18.30 Uhr in den Speisesälen. Dabei verteilten die Wartpersonen das Essen und passten auf, dass „jeder Kranke mit Ordnung und Anstand speise". Nach einer kurzen Abendandacht galt für die Kranken abends um 21 Uhr Bettruhe. Schuhe und Kleider mussten aus den Schlafräumen entfernt sein, die Türen wurden abgeschlossen und die Lampen um 22 Uhr gelöscht. Rund um diese fixen Essens- und Ruhezeiten spielten sich die Therapien ab. Bei den Mahlzeiten hatten die Wartpersonen denjenigen zu helfen, die Mühe hatten, allein zu essen. Nach dem Essen erledigten sie gemeinsam mit den Kranken sofort das Abwaschen, Abtrocknen und Einräumen des Geschirrs. Danach wurden die Speisesäle abgeschlossen. Auch die Schlafräume, die nach dem Frühstück in Ordnung gebracht wurden, waren tagsüber verriegelt. Zu allen Reinigungsarbeiten durften Kranke zur Mithilfe herangezogen werden.

Die Arbeitszeit der arbeitsfähigen Kranken dauerte von 8 bis 11 Uhr und von 14 bis 17.30 Uhr mit je einer halbstündigen Pause, in der eine Zwischenmahlzeit serviert wurde. Im Winterhalbjahr war die Arbeitszeit eine halbe bis eine ganze Stunde kürzer. Die revidierte Hausordnung von 1902 verlängerte sie und setzte den Beginn am Nachmittag auf 13.30 Uhr fest. Die Arbeit spielte eine wichtige Rolle im Anstaltsalltag, betont wurde jedoch, dass alle Tätigkeiten „nur im Interesse der Kranken und der Anstalt erfolgen" sollten. Die Einbeziehung der arbeitsfähigen Kranken in die Anstaltsaufgaben gab diesen einerseits eine Tagesstruktur und vermittelte ihnen die Gewissheit, gebraucht zu werden, andererseits bedeutete ihre Arbeitskraft eine nicht zu vernachlässigende Entlastung des Anstaltsbudgets. Dies war sogar in psychiatrischen Universitätskliniken üblich, sodass dort Patient*innen länger blieben, statt in Heil- und Pflegeanstalten verlegt zu werden, da sie als Pflegehilfskräfte unverzichtbar waren. Die Tätigkeiten waren geschlechtsspezifisch aufgeteilt. Patientinnen arbeiteten in der Küche oder in der Wäscherei, Patienten in den Werkstätten, der Buchbinderei, Schreinerei, Schuhmacherei oder auf dem Feld. Viele ländliche Anstalten wurden durch einen Bauernbetrieb versorgt. In städtischen Einrichtungen deckten oft ein großer Garten und Kleintiere, teilweise sogar eigene Milchwirtschaft, den Bedarf.

Da viele Anstalten sich zum großen Teil selbst versorgten, musste neben den Patient*innen auch das Wartpersonal lange Zeit auf den Feldern und in den Werkstätten mitarbeiten. Für diese körperlich schweren Tätigkeiten stellten die Anstaltsleitungen gerne Männer ein. Außerdem erhoffte man sich dadurch einen gewissen körperlichen Vorteil im Umgang mit gewaltbereiten Patient*innen. Für das Wartpersonal galt wie für die Patient*innen eine strikte Geschlechtertrennung, d. h., Frauen durften in der Regel nicht in die Männerabteilungen und Männer nicht in die Frauenabteilungen gehen. Ohne triftigen Grund durfte das Wartpersonal ohnehin die eigene Abteilung nicht verlassen.

7.3.3 Ausbildung

Die Ideen und Konzepte, mit denen die „Irrenärzte" im 19. Jahrhundert versuchten, die Pflege der Kranken in den Heil- und Pflegeanstalten zu verbessern, waren wenig fruchtbar. Weder mit höheren Löhnen und besseren Arbeitsbedingungen – d. h. im Bereich von Kost und Logis – noch mit unter Anstaltsdirektoren geteilten Listen „schlechter" Wartpersonen konnte die „Wärterfrage" befriedigend gelöst werden. Auch konfessionell gebundene Schwestern und Brüder kamen für diesen Dienst kaum in Frage. Ärzte befürchteten die religiöse Beeinflussung von Kranken, was umso schwerwiegender war, wenn diese beispielsweise an einem „religiösen Wahn" litten.

Doch mit der Einführung neuer psychiatrischer Behandlungsmethoden in den 1920er-Jahren wurde es unumgänglich, dass das

Hilfspersonal für seine Aufgaben besser qualifiziert werden musste. Vor 1900 war die Frage der Ausbildung nur selten gestellt worden. Es gab einzelne aufgeschlossene Anstaltsärzte, die ihrem Personal Kenntnisse über psychische Erkrankungen vermittelten. Die erste Wärterschule gab es zwar bereits 1819 in Marsberg im heutigen Nordrhein-Westfalen, doch dauerte es noch fast 100 Jahre, bis eine solche Ausbildung flächendeckend angeboten wurde. Die unterschiedlichen Positionen der Anstaltsdirektoren und eine nicht vorhandene einheitliche Regelung für das Deutsche Reich verhinderten lange Zeit die Weiterentwicklung der Ausbildung.

Veränderungen gingen nicht zuletzt von der Ärzteschaft aus. Der „Verein Deutscher Irrenärzte" diskutierte auf seinen Jahresversammlungen wiederholt die sogenannte Wärterfrage und initiierte auch maßgeblich die 1899 erfolgte Veröffentlichung des *Leitfadens für Irrenpfleger* von dem Bremer Psychiater Ludwig Scholz (1868–1918), welcher als erstes Lehrbuch in diesem Bereich gelten kann. Mit diesem ersten Lehrbuch wurde sprachlich der Begriff des „Wartpersonals" durch die Bezeichnung „Pflegepersonal" abgelöst. Während in der allgemeinen Krankenpflege wenig später die Ausbildung zunehmend einheitlich geregelt wurde, blieb die „Irrenpflege" außen vor und damit auch qualitativ hinter der Krankenpflege zurück (vgl. Kap. 3).

Dies führte dazu, dass die Ausbildung und die Anerkennung des Personals regional ganz unterschiedlich waren. In Sachsen gab es eine eigene Pflegeschule, in der die „Irrenpfleger*innen" für sämtliche Anstalten zentral ausgebildet wurden. In Bayern und Hessen wurden die Ausbildungsgänge an den Heil- und Pflegeanstalten als staatliche Krankenpflegeschulen anerkannt. In Baden erhielt man nach der Ausbildung eine Bescheinigung als staatlich geprüfter „Irrenpfleger" und in Preußen regelten Prüfungsordnungen in den einzelnen Provinzen die Ausbildung. Zudem boten psychiatrische Anstalten noch individuell interne Schulungen für ihr Personal an.

Krankenpflege und Psychiatriepflege im Vergleich

Der Schweizer Psychiater Walter Morgenthaler (1882–1965) vertrat die Auffassung, dass Krankenschwestern und -pfleger nicht ohne Weiteres in Heil- und Pflegeanstalten arbeiten konnten. Seiner Meinung nach gab es große Unterschiede in den Aufgabenfeldern. Krankenpflegerische Aufgaben wie „Instrumentieren, Asepsis, Narkose, Verbände, Blutstillung, künstliche Atmung", die auch heute noch als Praktiken in der Pflege körperlich Kranker gelten, verlangten ein großes Wissen in Anatomie, Physiologie und Arzneimittellehre. Für die Psychiatriepflege hingegen seien solche Kenntnisse und Techniken weniger zentral. Das dortige Personal müsse zwar ebenso an eine „peinliche Ordnung gewöhnt" werden wie die Krankenpflegerinnen, nur bedeute dies beim psychisch erkrankten Menschen etwas anderes, da „seine Anpassungsfähigkeit herabgesetzt oder verloren gegangen" sei. Deswegen benötige das Psychiatriepflegepersonal „eine grössere Einfühlungs- und Anpassungsfähigkeit", „eine grosse aber nicht pedantische Zuverlässigkeit in der Durchführung von Anordnungen und Vielseitigkeit der Methoden". Damit gestand Morgenthaler den Psychiatriepflegenden einen größeren Handlungsspielraum zu. Aus diesen unterschiedlichen Anforderungen folgerte er, dass die Pflege körperlich Kranker und diejenige psychisch Kranker zwei verschiedene Berufe seien. Morgenthalers Beobachtungen von und Anleitungen für die Psychiatriepflege trafen auch auf die deutsche Situation zu.

Im Verlauf des 20. Jahrhunderts wurde immer mehr erkannt, dass es aufgrund der medizinischen und psychiatrischen Entwicklung sinnvoll und unabdingbar war, Fachkenntnisse aus beiden Pflegefeldern zu beherrschen. So war der spätere Schritt des Zusammengehens der Pflegeberufe in Bezug auf Organisation und Ausbildung langfristig wenn nicht unvermeidbar, so doch sinnvoll.

7.3.4 Zentrale Aufgaben des psychiatrischen Pflegepersonals

Die somatischen Therapien kamen nach dem Ersten Weltkrieg auf und lösten eine Phase der „therapeutischen Erfolglosigkeit" ab, die seit Mitte des 19. Jahrhunderts die Anstaltspsychiatrie geprägt hatte. Neben der Arbeitstherapie hatten nur wenige medikamentöse und mechanische Mittel zur Verfügung gestanden. So wurden etwa gegen Schlaflosigkeit Chloralhydrat, Sulfonal, Barbital oder Diethylbarbitursäure, gegen Depressionen Opium und zur Beruhigung erregter Kranker eine Kombination von Morphin und Scopolamin verordnet. Gegen Epilepsie stand Brom zur Verfügung und gegen Alkoholismus wurde die Totalabstinenz vertreten. Isolierung, Abteilungsversetzung oder Fixierung mit dem Bettgurt waren mechanische Maßnahmen, um erregte Kranke zu beruhigen. Zu Beginn ihres Anstaltsaufenthalts erhielten Kranke oft entsprechend der humoralpathologischen Denktradition den als Abführmittel wirkenden Sennatee. Seit das Dauerbad und die Bettbehandlung im Wachsaal um 1900 eingeführt worden waren, gehörten sie zum üblichen Eintrittsprozedere. Die von Sigmund Freud (1856–1939) zur gleichen Zeit entwickelte Psychoanalyse fand zwar in bürgerlichen Kreisen große Verbreitung, sowohl ambulant als auch in Sanatorien, erreichte aber nicht die schwerkranken Insass*innen der Heil- und Pflegeanstalten.

Dauerbad
Um 1900 fand das Dauerbad Verbreitung in der Psychiatrie. Ein warmes Bad diente verschiedenen Zwecken: Alle neu eintretenden Kranken wurden aus hygienischen und gesundheitlichen Gründen gebadet – ungeachtet ihrer eigenen Bedürfnisse. Die zuständigen Wartpersonen hatten dabei zu prüfen, ob die Patient*innen Verletzungen, Abszesse oder andere dermatologische Probleme hatten, die behandelt werden mussten, ob sie von Ungeziefer wie Krätze oder Läusen befallen waren oder ob sie an Infektionskrankheiten wie Tuberkulose oder Scharlach litten. Weiter musste das Personal die Kleider nach gefährlichen Gegenständen durchsuchen und diese entfernen. Danach wurde der*die neu Aufgenommene in den Wachsaal verbracht, so lange, bis der behandelnde Arzt weitere Maßnahmen verordnete. Das Eintrittsbad markierte den Übergang zwischen Außen und Innen und hatte gewissermaßen auch eine rituelle Funktion.

Als Therapie sollte das Dauerbad der Beruhigung von erregten Kranken und zur Verhütung von Dekubitus bei bettlägerigen Kranken dienen. Stunden- und tagelang wurden sie im warmen Bad gehalten. Um sie möglichst bequem zu lagern und zugleich zu verhindern, dass sie unter Wasser sanken, spannte man ein solides Leintuch so über die Wanne, dass sie bis zum Hals im Wasser lagen. Unter den Kopf wurde ein Luftring gelegt. Beim Essen diente ein Brett quer über der Wanne als Tisch. Um die Temperatur konstant auf 35 Grad zu halten, musste das Wasser laufend kontrolliert, warmes zugeschüttet und mit dem kalten gut vermischt werden. Dennoch konnten Verbrühungen nicht immer vermieden werden, weil Kranke häufig gefühllos waren und sich nicht rechtzeitig bemerkbar machen konnten. Wenn das Wasser verschmutzt war, musste es abgelassen und erneuert werden. Die Durchführung und Beaufsichtigung von Patient*innen im Dauerbad erforderte also erfahrenes, mit einem praktischen Wissen ausgestattetes und gewissenhaftes Pflegepersonal.

Mit den in den 1920er-Jahren eingeführten somatischen Therapien, die auf einem veränderten Körperkonzept einer psychischen Störung basierten, hofften die Anstaltsärzt*innen, den Einsatz der mechanischen Zwangsmittel, die sie selbst als solche bezeichneten, reduzieren zu können. Sie hegten überdies die Hoffnung, dass sie über eine Symptombekämpfung hinaus wirken würden, was sich allerdings bald als illusorisch erwies.

Zur Durchführung dieser Kuren, die mit großen gesundheitlichen Risiken verbunden waren, benötigten die Psychiater*innen ein qualifiziertes und zuverlässiges Personal. Betreuung und Zuspruch, Beobachtung und Meldung sowie Unterstützung und Mitwirkung wurden von der Ärzteschaft zu zentralen pflegerischen Aufgaben bestimmt. Weil die Pflegenden die Kranken rund um die Uhr betreuten, erhielten sie mehr und genauere Informationen, als es den Ärzt*innen auf der Visite und bei Gesprächen möglich war. Aus diesem Grund waren die Psychiater*innen auf die sachlichen und fachlich fundierten Beobachtungen des Pflegepersonals angewiesen.

Das Verhältnis zwischen Ärzt*innen und Pflegepersonal war nach wie vor hierarchisch geprägt. Viele aufgeschlossene Psychiater*innen forderten von den Pfleger*innen ein aktives Zugehen auf die Ärzt*innen. Präzise Informationen des Pflegepersonals waren für die Psychiater*innen unverzichtbar, um eine Diagnose stellen und die Therapie verordnen zu können. Der bereits erwähnte Schweizer Psychiater Walter Morgenthaler hatte deshalb im 1922 aufgestellten Lehrplan die Krankenbeobachtung und das Rapportwesen (Rapport=Bericht) in den theoretischen und praktischen Teil aufgenommen und korrektes Rapportieren zu einem Prüfungsfach erklärt. In der Prüfung sollte der*die Examinand*in eine Viertelstunde lang einen bestimmten Patienten bzw. eine bestimmte Patientin beobachten und daran anschließend in einer weiteren Viertelstunde einen kurzen Rapport über das Gesehene niederschreiben. Das Buch von Morgenthaler gehörte zu den wenigen Lehrbüchern speziell für Psychiatriepflege und wurde daher auch in Deutschland in der Ausbildung verwendet.

Weil adäquates Berichten für die behandelnden Ärzt*innen so entscheidend war und die schriftliche Ausdrucksweise für das meist aus der Unterschicht stammende Pflegepersonal, das vielleicht keine weiterführende Schule hatte besuchen können, eine große Herausforderung darstellen konnte, wurde das Berichten in der Aus- und Weiterbildung geübt und die korrekte Art und Weise in verschiedenen Fachartikeln erläutert.

Eine weitere Thematik, die mit dem Rapportwesen verknüpft war und kontrovers diskutiert wurde, war die Frage der Einsichtnahme in die Krankenakten durch das Pflegepersonal. Wie weit sollten Pflegende Hintergrundinformationen über die ihnen anvertrauten Patient*innen erhalten? Befürworter*innen des Rechts auf Einsichtnahme in die Krankenakte für Pflegepersonal argumentierten, dass Missverständnisse zwischen Psychiater*innen und Pfleger*innen vermieden werden könnten, wenn Pflegende die Vorgeschichte des Einzelfalls kennen würden. Sie könnten dadurch den Kranken individuell eher gerecht werden, meinten sowohl Ärzt*innen wie Pflegepersonen. In der Ärzteschaft bestanden aber auch gegenteilige Meinungen. Die psychiatrische Krankengeschichte, die „Vorgeschichte, Befund und Krankheitsverlauf" umfasse, gebe die ärztliche Ansicht wieder und unterliege dem Berufsgeheimnis, weshalb Pflegende nur in Ausnahmefällen Einsicht nehmen dürften. In einem Fachartikel begründete ein Psychiater dies damit, dass der „medizinische Jargon" Moden habe, dass sich wissenschaftliche Meinungen ändern könnten, neue Fragestellungen auftauchen könnten und dadurch die persönliche Meinung und Deutung des*der Ärzt*in an Wert verlieren könne. Er wollte verhindern, dass Pflegepersonen von ärztlichen Fehleinschätzungen und Irrtümern erfuhren.

Die Furcht vor Autoritätsverlust war unter den Psychiater*innen verbreitet. Daher blieb die Einsichtnahme des Pflegepersonals in Krankenakten lange Zeit die Ausnahme. Erst im Zuge von weiteren Reformprozessen in den 1960er- und 1970er-Jahren, als sich langsam flachere Hierarchien herausbildeten, wurde es allmählich möglich, dass Pflegepersonen Einblick in die Krankenakten erhielten und selbst hineinschreiben durften. Bis dahin notierten die Pflegenden ihre Beobachtungen in Pflegerapportbücher. Die Psychiater*innen übernahmen dann diese Notizen paraphrasiert oder wörtlich in die Krankengeschichte.

7.4 Entwicklungen in der Psychiatrie im frühen 20. Jahrhundert

Seit dem ausgehenden 19. Jahrhundert hatte sich eine psychiatriekritische bürgerliche Bewegung formiert, die sich aus ehemaligen Insass*innen und Vertreter*innen des Bildungsbürgertums zusammensetzte. Nicht nur die Zustände in den Anstalten, sondern auch die Einweisungs- und Entmündigungspraxis wurden öffentlich kritisiert. Diese Kritik an der Psychiatrie, die auch die wissenschaftliche Kompetenz der Disziplin infrage stellte, trug paradoxerweise zur Verwissenschaftlichung und somit zur Stärkung der Psychiatrie als medizinische Disziplin und zur damit verbundenen standespolitischen Organisierung der damals noch als „Irrenärzte" bezeichneten Psychiater bei. So erreichten die Psychiater schließlich, dass Psychiatrie 1901 Teil des ärztlichen Abschlussexamens wurde.

Der Erste Weltkrieg war mit seinen Auswirkungen auch eine Zäsur im Alltag psychiatrischer Kliniken und Anstalten. Einerseits ging die Psychiatrie als wissenschaftliche Disziplin gestärkt aus dem Krieg hervor, da Psychiater sich im wissenschaftlichen Diskurs erfolgreich als Experten für die psychische Versehrung, die Soldaten massenhaft im Krieg erfuhren, positionieren konnten. Andererseits spitzten sich die Verhältnisse, besonders in den psychiatrischen Anstalten in der Peripherie, bei der Versorgung von psychisch Kranken zu. Während der allgemeinen kriegsbedingten Hungersnot im Winter 1916/17, die auch als „Steckrübenwinter" in die Geschichte einging, waren Insass*innen von „totalen Institutionen" wie psychiatrischen Anstalten, Gefängnissen etc. besonders von Hunger betroffen. Wie eine umfangreiche geschichtswissenschaftliche Untersuchung ergeben hat, waren besonders Patient*innen in den Heil- und Pflegeanstalten, in denen überwiegend als „unheilbar" eingeschätzte Kranke untergebracht waren, von einem Hungertod bedroht. Die Nahrungsmittel wurden bereits in dieser Zeit von Psychiater*innen nach dem Kriterium der Nützlichkeit und Heilungsaussicht ungleich unter den Patient*innen verteilt. Ungefähr 70.000 Menschen starben während des Ersten Weltkrieges in den psychiatrischen Anstalten an Hunger und Mangelversorgung. Bislang wurde nicht untersucht, welchen Anteil Pflegende an dieser gezielten Mangelversorgung hatten. Es ist jedoch davon auszugehen, dass ihnen als Ausführenden eine entscheidende Rolle zukam.

> **Eugenik**
> Unter Eugenik wird die Lehre von der Verbesserung des biologischen Erbgutes des Menschen verstanden. Diese Lehre entwickelte sich im ausgehenden 19. Jahrhundert. Unter „positiver Eugenik" werden Maßnahmen subsumiert, die der Vermehrung von Menschen dienen, deren Erbanlagen erwünscht sind, während Maßnahmen zur Verhinderung der Vermehrung von Menschen, deren Erbanlagen unerwünscht sind, als „negative Eugenik" bezeichnet werden. Das Adjektiv „eugenisch" meint Aktivitäten, Gedanken und Konzepte, die der Verbesserung des biologischen Erbgutes dienen. In der Psychiatrie spielte die „negative Eugenik" seit dem Ersten Weltkrieg eine zunehmende Rolle, da die Einteilung von „unheilbaren" und „heilbaren" Kranken mit einer unterschiedlichen Versorgung verbunden wurde. Während der Weimarer Zeit spitzte sich das eugenische Denken zu, als ein Gesetz zur zwangsweisen Sterilisierung von sogenannten Erbkranken entworfen wurde, welches jedoch erst im Nationalsozialismus erlassen und umgesetzt wurde. Im Jahr 1920 publizierten der Freiburger Psychiater Alfred

Hoche (1865–1943) und der Leipziger Jurist Karl Binding (1841–1920) die Schrift *Die Freigabe der Vernichtung lebensunwerten Lebens. Ihr Maß und ihre Form*, in der sie die Tötung von unheilbar psychisch Kranken vorschlugen, die sie auch als „Ballastexistenzen" bezeichneten. Hintergrund dessen war, dass die psychiatrischen Kliniken seit dem 19. Jahrhundert ständig überfüllt waren, jedoch die Heilerfolge bei vielen der Patient*innen ausblieben. So wurden die „unheilbar Geisteskranken" von den Psychiatern als Problem wahrgenommen, das es zu lösen galt. Die Umsetzung der Ideen von Hoche und Binding geschah im Nationalsozialismus, als Menschen mit psychischen Erkrankungen und Behinderungen systematisch ermordet wurden.

In der Zeit der Weimarer Republik gab es in der Psychiatrie mehrere Entwicklungen. Auf der einen Seite kam es, wie bereits angesprochen, zu einem Ausbau der Anstaltslandschaft im gesamten deutschen Gebiet, was auch mit einem Erstarken der Psychiatrie als medizinischer Wissenschaft im Zusammenhang stand. Auf der anderen Seite gab es aber auch negative Entwicklungen, die insbesondere mit den Erfahrungen des Ersten Weltkriegs zusammenhingen. Die Psychiatrie stand zunehmend unter einem Legitimationsdruck, weil es in der öffentlichen Wahrnehmung nur wenige Behandlungserfolge gab und ein „Wegsperren" aus der Sicht vieler lediglich dazu führte, dass das „deutsche Volk" geschwächt würde. Die Diskussionen um Eugenik verstärkten sich nach dem Ersten Weltkrieg. In den 1920er-Jahren wurden sie immer lauter und erfassten weite Kreise der Gesellschaft. In der Psychiatrie wurde dieses Thema ebenfalls stark diskutiert, da besonders psychische Erkrankungen als Zeichen einer erblich bedingten Degeneration galten. Die eben beschriebenen Probleme der Psychiatrie – Legitimationsdruck, eine finanzielle Unterversorgung und der große Anteil der als „unheilbar" eingestuften Langzeitpatient*innen in den Anstalten – begünstigten die Maßnahmen der Nationalsozialisten, wozu insbesondere die Durchführung von Zwangssterilisationen und die Ermordung von Patient*innen zählten (vgl. Kap. 8).

7.5 Psychiatriepflege in der zweiten Hälfte des 20. Jahrhunderts

7.5.1 Ausbildung

Das Ende des Zweiten Weltkrieges und damit auch des nationalsozialistischen Regimes in Deutschland bedeutete zwar zunächst, dass in den westlichen Besatzungszonen bzw. der späteren Bundesrepublik ein Teil des Pflegepersonals im Zuge des Prozesses der Entnazifizierung entlassen wurde, doch am Alltag in den Einrichtungen änderte sich bis weit in die 1950er-Jahre hinein kaum etwas. Bis 1957 galten in der Ausbildung noch die jeweiligen länderspezifischen Verordnungen, denen zufolge Pflegende für die Psychiatrie in einem zweijährigen theoretischen Lehrgang ausgebildet werden konnten, jedoch nicht mussten. Den Lehrgang schlossen sie mit der Prüfung als „staatlich anerkannte Irrenpersonen" ab. Allerdings gab es seit 1900 jeweils auf die Bedürfnisse der Anstalt oder der Klinik zugeschnittene hausinterne Krankenpflegekurse. Mit dem Krankenpflegegesetz von 1957 wurde erstmals die „psychiatrische Pflege" in die gesetzlichen Bestimmungen zur Ausbildung in der Krankenpflege miteinbezogen. Das bedeutete eine starke Aufwertung und auch ein Verschmelzen zweier vormals getrennter Berufsfelder. Durch das Gesetz wurde eine zweijährige Ausbildung mit 400 Theoriestunden und einem zusätzlichen praktischen Jahr in der Psychiatriepflege verpflichtend – aus dem neuen Gesetz folgte eine Standardisierung der Ausbildung in der Psychiatriepflege.

Die Durchführung des Gesetzes brachte in der Praxis einige Probleme mit sich, da in den Anstalten zu dem Zeitpunkt kein bzw.

kaum Pflegepersonal mit einem staatlich anerkannten Abschluss in der Psychiatriepflege arbeitete. Die neuen geprüften Pflegepersonen sahen sich daher einer Mehrheit ungeprüfter Pflegender gegenübergestellt, die Neuerungen in der Psychiatriepflege mit großer Skepsis begegneten. Zwar waren klinikinterne Nachprüfungen von ungeprüftem Pflegepersonal mit langjähriger Arbeitserfahrung laut Krankenpflegegesetz grundsätzlich möglich, doch wurde diese Möglichkeit kaum genutzt. Daher hatte bis in die 1960er-Jahre hinein ein großer Teil des Pflegepersonals den Status eines „Hilfspflegers" inne. Das führte immer wieder zu Spannungen im Klinikalltag.

Eine grundlegende Verbesserung des Ausbildungsstandards in der Krankenpflege im Allgemeinen und in der Psychiatriepflege im Besonderen brachte erst die Verabschiedung des überarbeiteten Krankenpflegegesetzes im Jahr 1965 mit sich. Die Ausbildungszeit verlängerte sich um ein weiteres Jahr auf drei Jahre und die Zahl der Unterrichtsstunden stieg von 400 auf 1200 an. Auch Krankenpflegeschüler*innen kommunaler Krankenhäuser absolvierten nun einen längeren obligatorischen Einsatz in einem psychiatrischen Krankenhaus.

Exemplarische Quellenanalyse
Im Jahr 1965 erschien die 5. Auflage des 1958 unmittelbar nach dem Krankenpflegegesetz von 1957 von der Arbeitsgemeinschaft Deutscher Schwesternverbände und der Deutschen Schwesterngemeinschaft e. V. publizierten Lehrbuchs für Krankenpflegeschulen *Die Pflege des kranken Menschen* (vgl. Online-Materialien). Für die Herausgabe des Lehrbuchs hatten die Vertretungen der mutterhausgebundenen und der freien Schwesternverbände, die 1956 getrennte Wege gegangen waren, wieder zusammengefunden, um ein Buch zu schreiben, das das Pflegewissen der Zeit enthielt. Dieses als eines der wenigen von Pflegefachpersonen geschriebene Lehrbuch erreichte 1965 bereits eine Auflage von 78.000, zählte also zu den am weitesten verbreiteten Lehrbüchern für die Krankenpflegeausbildung. Es hat ein 27 Seiten umfassendes Kapitel zur Pflege psychisch kranker Menschen. Wie schon in dem Lehrbuch von Walter Morgenthaler wird in diesem Kapitel großer Wert auf Krankenbeobachtung und das korrekte Berichten dieser Beobachtungen gelegt.

Interessanterweise wird mit einer fachlich-diagnostischen Perspektive auf Menschen mit psychischen Erkrankungen eine wertende Perspektive verbunden. Krankenpfleger*innen sollen sich „in unangenehmen Situationen nicht zu Persönlichkeitsbewertungen hinreißen" lassen (Arbeitsgemeinschaft Deutscher Schwesternverbände und der Deutschen Schwesterngemeinschaft e. V., 1965, S. 617). Dies falle ihnen leichter, da sie nicht wie der Arzt Diagnosen finden müssten. Dementsprechend wird im folgenden Abschnitt zur Krankenbeobachtung eine strikt sachlich-beschreibende Wiedergabe des registrierten Verhaltens gefordert. Die „psychiatrische Schwester" habe zu lernen, „ihre Gefühle zu beherrschen, wertende Stellungnahmen zu vermeiden und immer von neuem Sachlichkeit anzustreben". Um zu verdeutlichen, wie in korrekter Weise zu berichten sei, wird ein Beispiel genannt:

„,Herr Meyer war läppisch und albern, als er aufstehen sollte'. Aus dieser Bemerkung ist zwar zu ersehen, daß das Aufstehen des Herrn M. nicht ganz ohne Schwierigkeiten vor sich gegangen ist, man erfährt aber durch die Ausdrücke ,läppisch und albern' doch nicht, was sich wirklich abgespielt hat. Berichtet die Schwester dagegen ,Herr Meyer warf die ihm gereichten Kleidungsstücke auf den Fußboden, schnitt eine Grimasse und lachte laut auf.', dann weiß man, was geschehen ist" (Arbeitsgemeinschaft Deutscher Schwesternverbände und der Deutschen Schwesterngemeinschaft e. V., 1965, S. 620).

Der*die psychiatrisch ausgebildete Krankenpfleger*in sollte also das Auge der Ärzt*innen sein, d. h., beschreibend wiedergeben, was sie*er gesehen hatte. Pflegepersonen sollten nicht kategorisieren und schon gar nicht diagnostizieren, was den Ärzt*innen vorbehalten war. Zwar sollten Psychiatriepflegende lernen, dass ein ängstlich-unruhiges Verhalten eines*einer Patient*in, der*die „Wo bin ich denn?" ruft, als „desorientiert" bezeichnet wurde, doch sollten sie diese fachliche Bezeichnung keineswegs in ihrem Bericht verwenden, sondern detailliert das so kategorisierte Verhalten beschreiben.

Mit der vertieften Ausbildung für die Psychiatriepflege und der Einführung in psychiatrisches Wissen bestand den Psychiater*innen zufolge die Gefahr, dass die Grenze zwischen ärztlichen und pflegerischen Kompetenzen verwischte und daher neu oder deutlich gezogen werden musste. Eine weitere Aufgabe der Pflegenden wurde darin gesehen, ärztliche Anordnungen so zu kommunizieren, dass sie von den Patient*innen akzeptiert wurden. So sollte die Elektrokrampftherapie nicht als solche bezeichnet werden, sondern als „Heilkrampfbehandlung" oder besser noch als „Hirndurchflutung", um die Patient*innen nicht abzuschrecken (Arbeitsgemeinschaft Deutscher Schwesternverbände und der Deutschen Schwesterngemeinschaft e. V., 1965, S. 627). Im Folgenden wird im Detail beschrieben, wie eine Elektrokrampftherapie durchzuführen ist und welche Aufgaben den Pflegenden zukommen – auch hier ist das sachlich-beschreibende Berichten der Pflegenden von großer Bedeutung für die Ärzt*innen bei gleichzeitiger fachlicher Versiertheit im Handeln und Beurteilen gefährlicher Situationen (Arbeitsgemeinschaft Deutscher Schwesternverbände und der Deutschen Schwesterngemeinschaft e. V., 1965, S. 627–633).

Somatische Therapien in der Psychiatriepflege

Insbesondere in den 1950er-Jahren, aber auch schon vor der Reform der Krankenpflegeausbildung stellten somatische Therapien in der Psychiatrie einen Bereich dar, in dem von Pflegenden besondere Kompetenzen gefordert wurden. Bereits in den 1930er-Jahren wurden in den psychiatrischen Kliniken und Anstalten somatische Therapien wie die Cardiazolkrampftherapie (Pentetrazol) an Schizophrenen angewendet und erprobt. Ausgehend von der Annahme eines Antagonismus zwischen Epilepsie und Schizophrenie schrieb man dem künstlich erzeugten epileptischen Krampfanfall eine heilende Wirkung bei psychotischen und katatonen Schizophreniepatient*innen zu. Auch vom hypoglykämischen Schock, in den mit Schizophrenie diagnostizierte Patient*innen in der Insulinkomatherapie versetzt wurden, versprachen sich Psychiater*innen eine heilende Wirkung. Die Elektrokrampftherapie wurde in Deutschland seit 1939 eingesetzt. Dem Pflegepersonal kam bei der Einführung und Etablierung dieser neuen somatischen Therapien in der Psychiatrie eine entscheidende Bedeutung zu, da sie die Patient*innen genau beobachten, die Vitalzeichen überwachen sowie den Bewusstseinszustand kontrollieren und protokollieren mussten.

Anfang der 1950er-Jahre wurden die ersten Neuroleptika (Chlorpromazin in Deutschland, Largactil in anderen Ländern), wenig später Antidepressiva in die Therapie von Menschen mit psychischen Erkrankungen eingeführt. Dies veränderte die Pflege einschneidend, da sich die Aufenthaltsdauer der Patient*innen verkürzte und unruhige Kranke nicht mehr mit Dauerbadbehandlung oder anderen Zwangsmaßnahmen beruhigt werden mussten.

7.5.2 Reform der Psychiatrie

In den 1960er-Jahren wurden Stimmen, die die Zustände in den westdeutschen psychiatrischen Anstalten kritisierten, immer lauter. Die studentisch geprägte 68er-Bewegung, die sich für eine Abkehr von autoritären Strukturen in der Gesellschaft starkmachte, forderte einen humanitären Umgang in verschiedenen Institutionen wie Gefängnissen oder psychiatrischen Anstalten ein. Auch Fachleute wie Psychiater*innen übten massive Kritik an den damaligen Zuständen innerhalb der Einrichtungen. Das schlechte gesellschaftliche Ansehen der Institution Psychiatrie wirkte sich auch auf das Pflegepersonal aus. Der rasselnde Schlüsselbund, die Fixierung von Patient*innen oder das Anlegen von Elektroden bei der Elektrokrampftherapie waren mit der Pflegetätigkeit in der Psychiatrie verbundene Symbole der „totalen Institution". Auch die Medien griffen das Thema nun auf und brachten es in die Mitte der Gesellschaft. Bereits in den 1950er-Jahren war in westdeutschen Kinos der US-amerikanische Film „Schlangengrube" („The Snake Pit") gezeigt worden, in dem als sadistisch dargestellte Psychiatrieschwestern bei der Ausführung der Elektrokrampftherapie zu sehen sind. Ihm folgte in den 1970er-Jahren der bis heute ikonische Film „Einer flog über das Kuckucksnest" („One Flew Over the Cuckoo's Nest"), in dem die Krankenschwester Mildred Ratched den nonkonformen Patienten Randle Patrick McMurphy mit Elektroschockbehandlungen diszipliniert, während die anordnenden Psychiater im Hintergrund bleiben (vgl. Kap. 13).

Totale Institution
Unter „totalen Institutionen" versteht der Soziologe Erving Goffman Einrichtungen, die ihre Insass*innen, Patient*innen oder Bewohner*innen von der Außenwelt absondern und ihr Leben umfassend bestimmen.
Merkmale einer „totalen Institution":

- „Totale Institutionen" sind allumfassend. Das Leben aller Mitglieder findet an einem einzigen Ort statt und sie sind einer zentralen Autorität unterworfen.
- Die Mitglieder der Institution führen alle Phasen ihrer täglichen Arbeit in unmittelbarer Gesellschaft einer großen Gruppe von Schicksalsgenoss*innen aus.
- Alle Phasen des Arbeitstages sind exakt geplant. Eine geht zu einem vorher bestimmten Zeitpunkt in die nächste über, und die ganze Folge der Tätigkeiten wird von oben durch ein System expliziter formaler Regeln und durch einen Stab von Funktionär*innen vorgeschrieben.
- Die verschiedenen Tätigkeiten und Lebensäußerungen werden überwacht und sind in einem einzigen rationalen Plan vereinigt, der dazu dient, die offiziellen Ziele der Institution zu erreichen.

Zu den „totalen Institutionen" zählen u. a. Gefängnisse, Internate oder Klöster. Goffmans prominentestes Beispiel ist aber die Psychiatrie, deren Alltag er in teilnehmender Beobachtung in den 1950er-Jahren untersucht hat. So stellte er fest, dass Patient*innen, aber auch Pflegende die Anstaltsordnung und die Überwachung unterliefen. Dieses Verhalten charakterisierte Goffman als „Unterleben", um zu verdeutlichen, dass Menschen auch unter repressiven Bedingungen und Strukturen eine Agency (Möglichkeiten zum Handeln) haben.

Anfang der 1970er-Jahre erreichte die Diskussion um die Zustände in der Psychiatrie in der Bundesrepublik Deutschland (BRD) die höchsten politischen Ebenen. Die Bundesregierung richtete eine Enquete-Kommission ein, die einen umfangreichen Bericht zur Lage der Psychiatrie in der BRD erarbeiten sollte. Ähnliche Entwicklungen gab es einige Jahre zuvor auch in anderen Ländern. In Großbritannien wurde 1959 der Mental Health Act erlassen und 1963 initiierte John F. Kennedy (1917–1963) in den USA die Community Mental Health Acts, die in den folgenden Jahren bis 1965 umgesetzt wurden.

Im Jahr 1973 legte die Enquete-Kommission einen Zwischen- und 1975 den Abschlussbericht vor. Die Berichte kritisierten die Zustände in der Psychiatrie scharf und forderten grundlegende Veränderungen. Dazu zählten:
- Förderung von Beratungsdiensten und Selbsthilfegruppen

- Gemeindenahe Versorgung
- Umstrukturierung der großen psychiatrischen Krankenhäuser
- Aufbau eines bedarfsgerechten Versorgungssystems
- Getrennte Versorgung für psychisch Kranke und geistig behinderte Menschen
- Gleichstellung somatisch und psychisch Kranker
- Versorgung von psychisch Kranken und Menschen mit einer Behinderung als Teil der allgemeinen Gesundheitsversorgung
- Aufklärung der Öffentlichkeit
- Förderung der Aus-, Fort- und Weiterbildung für das Personal

Diese Empfehlungen wurden 1979 im Deutschen Bundestag diskutiert. Ein Jahr später wurde dann ein Modellprogramm initiiert, in dem der Wechsel von einer verwahrenden zu einer therapeutischen und rehabilitativen Psychiatrie entwickelt und erprobt werden sollte.

Mit Blick auf die Ausbildung des Pflegepersonals regte bereits der Zwischenbericht von 1973 an, die schon existierenden Weiterbildungslehrgänge insbesondere aus dem Bereich der Sozialpsychiatrie an den tatsächlichen Bedarf anzupassen und zu vereinheitlichen. Grundsätzlich sollte eine Weiterbildung zur Fachpflege in der Psychiatrie entstehen, die auf der allgemeinen Krankenpflegeausbildung aufbauen sollte. Die Psychiatrie wurde damit gewissermaßen als Spezialdisziplin verstanden. Die Deutsche Krankenhausgesellschaft (DKG) bot seit 1971 solch eine Weiterbildung an. Zwar war diese nicht staatlich anerkannt, doch in den Fachdisziplinen galt sie als seriös (vgl. Kap. 3).

> **Entwicklung in der DDR: Rodewischer und Brandenburger Thesen**
> Auch in der Deutschen Demokratischen Republik (DDR) setzte man sich in den 1960er- und 1970er-Jahren mit der Lage der psychiatrischen Versorgung auseinander. Im Mai 1963 entstanden in Rodewisch im Vogtland auf einem Symposium die „Rodewischer Thesen", die sich für eine bessere Integration von psychisch Kranken in die Gesellschaft aussprachen. Ärzt*innen und Pfleger*innen sollten Heil- und Betreuungsmethoden entwickeln und anwenden, die eine Wiedereingliederung der Patient*innen in die Gesellschaft ermöglichen sollten.
> Im Jahr 1974 entstanden die „Brandenburger Thesen zur Therapeutischen Gemeinschaft". Ihr Ziel war es, das therapeutische Milieu in den psychiatrischen Krankenhäusern der DDR zu verändern, indem Hierarchien abgebaut und verstärkt auf eine Kooperation zwischen Personal und Patient*innen hingewirkt werden sollte. Obwohl die „Brandenburger Thesen" keine breite Wirkung auf die psychiatrische Versorgung entfalten konnten, gingen von ihnen dennoch wichtige Impulse für die Entwicklung der Sozialpsychiatrie und Psychotherapie in der DDR aus.

Parallel zu der oben genannten Einführung des Krankenpflegegesetzes von 1957 und seiner Überarbeitung im Jahr 1965 gab es in der bundesdeutschen Psychiatrielandschaft Bemühungen, durch sozialpsychiatrische Zusatzausbildungen Pfleger*innen in die Lage zu versetzen, soziotherapeutische Maßnahmen mittragen und begleiten zu können.

Die Sozialpsychiatrie ist eine Arbeitsrichtung innerhalb der Psychiatrie, die sich mit sozialen Ursachen und Folgen psychischer Störungen beschäftigt. Sie kann als sozialmedizinischer Zweig der Psychiatrie verstanden werden und etablierte sich im Kontext der Diskussionen um die Antipsychiatrie – eine Bewegung, die die Psychiatrie als Institution grundlegend kritisierte. Schwerpunkt ist die Ursachenforschung, insbesondere die familiären und sozialen Beziehungen und die gesellschaftlichen und gesellschaftspolitischen Bedingungen, mitsamt den daraus ableitbaren Therapien.

In Heidelberg gab es beispielsweise ab 1963 eine ergänzende sozialpsychiatrische

Zusatzausbildung für examinierte Krankenschwestern und Pfleger, die den veränderten Pflegeaufgaben in der modernisierten Psychiatrie gerecht werden sollte. Besonders deutlich bildeten sich die veränderten Aufgaben in der notwendigen Einbindung von Pflegepersonal in die „therapeutische Gemeinschaft" ab. Dementsprechend enthielt die Zusatzausbildung Praxisanteile in den an der Heidelberger Universitätspsychiatrie bereits existierenden sozialpsychiatrischen Einrichtungen wie Tageskliniken und Nachtkliniken sowie theoretischen Unterricht zu Themen wie der Gruppendynamik auf einer Station.

Karl Peter Kisker (1926–1997), der 1966 an der neu gegründeten Medizinischen Hochschule Hannover (MHH) den Lehrstuhl für Psychiatrie antrat, etablierte dort ebenfalls eine Zusatzausbildung, die aber im Gegensatz zum Heidelberger Lehrgang neben den Krankenpfleger*innen allen weiteren Berufen offenstand, die in die sozialpsychiatrische Versorgung involviert sein konnten: Sozialarbeiter*innen, Beschäftigungstherapeut*innen, Krankengymnast*innen und andere. Der Unterricht befasste sich u. a. mit poliklinischer Familienarbeit, der Vorbereitung und Durchführung kultureller Angebote für Patient*innen, der Anleitung von Patientenkomitees und dem Vorsitz bei Patientenclubs.

Da diese neuen Weiterbildungen überwiegend an Universitätspsychiatrien angesiedelt waren, wirkten sich die Unterschiede zwischen diesen und den psychiatrischen Landeskrankenhäusern im Bereich der Pflege deutlich aus. Der Abschlussbericht der Psychiatrie-Enquete von 1975 stellte fest, dass gerade einmal 42 % des Pflegepersonals in stationären Einrichtungen überhaupt über ein allgemeines Krankenpflegeexamen verfügten – was aber z. B. die Voraussetzung war, um zu den genannten Zusatzausbildungen überhaupt zugelassen zu werden. So hatten laut Abschlussbericht auch nur ganze 6 % des psychiatrischen Krankenpflegepersonals an Landeskliniken eine sozialpsychiatrische Zusatzausbildung absolviert. Gleichzeitig war die Zahl der Pfleger*innen mit einer solchen Zusatzausbildung an Universitätskliniken mit 13 % doppelt so hoch wie an den Landeskliniken – obwohl hier mit 23.000 Pflegekräften etwa 15-mal mehr Krankenpfleger*innen arbeiteten als an den Universitätskliniken, wo nur etwa 1500 Pfleger*innen tätig waren.

7.6 Fazit

Neben der Versorgung der Menschen mit psychischen Erkrankungen waren auch ihre Absonderung und der Schutz der Bevölkerung vor den gefährlichen Kranken Funktionen der psychiatrischen Anstalten. Bis ins frühe 20. Jahrhundert hinein waren dort Wärter*innen das überwiegende Personal. Ähnlich wie Lohnwärter*innen in allgemeinen Krankenhäusern waren sie nicht ausgebildet und zunächst nicht organisiert. Je nachdem, ob Wärter*innen in einer universitären Psychiatrie, einer Reformanstalt für heilbare Kranke oder in einer Heil- und Pflegeanstalt arbeiteten, wo im Wesentlichen als „unheilbar" eingestufte Patient*innen untergebracht waren, unterschieden sich Betreuung und Pflege und somit die Anforderungen an das Wartpersonal.

Weil viele Anstalten sich selbst versorgten, arbeiteten Patient*innen und das Wartpersonal in der Landwirtschaft und den Werkstätten mit. Da diese Arbeiten körperlich sehr anstrengend waren, stellte man häufig Männer ein. Im Zweifelsfall konnten diese auch mit gewaltbereiten Männern eher fertig werden als Frauen, die im 20. Jahrhundert auch in ruhigen Männerabteilungen arbeiteten. Da die Tätigkeit der Wärter*innen körperlich schwer und schlecht angesehen war sowie nur unzureichend entlohnt wurde, übten sie zumeist nicht ausgebildete Personen aus unteren sozialen Schichten aus. Bis weit in die 1950er-Jahre hinein arbeitete in psychiatrischen Anstalten Pflegepersonal ohne eine standardisierte Ausbildung.

Um 1900 gewann mit dem Ausbau vieler psychiatrischer Anstalten und der Professionalisierung der Psychiatrie als Wissenschaft die „Wärterfrage" an Bedeutung. Viele Psychiater forderten besser ausgebildetes Personal und so entstanden lokal ganz unterschiedliche Ausbildungsgänge für die „Irrenpflege". Die ebenfalls in dieser Zeit entstandenen Ideen der Eugenik gipfelten im Nationalsozialismus in der Zwangssterilisation und Ermordung von Patient*innen aus Heil- und Pflegeanstalten, an denen auch Pflegende aktiv beteiligt waren.

In den 1950er-Jahren begann der erste große Umbruch in der Psychiatriepflege mit der sukzessiv eingeführten standardisierten Ausbildung von Psychiatriepflegenden. Außerdem setzten bereits Ende der 1950er-Jahre als Reaktion auf die nationalsozialistische Psychiatrie langsam Veränderungen im Umgang mit psychisch Kranken ein. Auch die Arbeitsbedingungen der Psychiatriepflegenden verbesserten sich: Die Wochenarbeitszeit wurde gekürzt, das Wohnen auf dem Areal aufgehoben, die Eheschließung auch für Pflegerinnen gestattet, Teilzeitarbeit eingeführt und die Löhne sukzessive erhöht.

In den späten 1970er-Jahren wandelten sich die Inhalte in der Ausbildung für die Psychiatrie unter dem Eindruck des Abschlussberichts der Psychiatrie-Enquete von 1975 erneut. Insbesondere die seit den 1960er-Jahren entstehende Sozialpsychiatrie führte zur Etablierung neuer Methoden und Therapien.

Quellen

Arbeitsgemeinschaft Deutscher Schwesternverbände (ADS) und der Deutschen Schwesterngemeinschaft e. V. (DSG), (Hrsg) (1965) Die Pflege des kranken Menschen. Lehrbuch für Krankenpflegeschulen, 5. Aufl. Kohlhammer, Stuttgart

Irren-Anstalt Schaffhausen (1890) Hausordnung der Irren-Anstalt Schaffhausen. Buchdruckerei Bolli & Böcherer, Schaffhausen. Staatsarchiv Schaffhausen, DI 39/5756

Salzwedel R (1909) Handbuch der Krankenpflege. Zum Gebrauch für Krankenpflegeschulen sowie zum Selbstunterricht. 9. Aufl. August Hirschwald, Berlin

Weiterführende Literatur

Beyer C, Nolte K (2018) Psychiatriepflege nach 1945. In: Hähner-Rombach S, Pfütsch P (Hrsg) Entwicklungen in der Krankenpflege und in anderen Gesundheitsberufen nach 1945. Ein Lehr- und Studienbuch. Mabuse, Frankfurt a. M., S 65–90

Braunschweig S (2013) Zwischen Aufsicht und Betreuung. Berufsbildung und Arbeitsalltag der Psychiatriepflege am Beispiel der Basler Heil- und Pflegeanstalt Friedmatt. 1886–1960. Chronos, Zürich

Falkenstein D (2000) „Ein guter Wärter ist das vorzüglichste Heilmittel…". Zur Entwicklung der Irrenpflege vom Durchgangs- zum Ausbildungsberuf. Mabuse, Frankfurt a. M

Hähner-Rombach S, Nolte K (Hrsg) (2017) Patients and social practice of psychiatric nursing in the 19th and 20th century. Steiner, Stuttgart

Schädle-Deininger H (2021) Der Geschichte eine Zukunft geben. Psychiatrische Pflege 1960 bis 1990. Psychiatrie, Köln

Pflege im Nationalsozialismus

Maike Rotzoll und Christof Beyer

Inhaltsverzeichnis

8.1	Einleitung	107
8.2	(Um-)Organisation der Krankenpflege und des Hebammenwesens im Nationalsozialismus: Ausbildung und Berufsbild	108
8.3	Krankenpflege und „Volksgesundheit": Mitwirkung und Mitwirkungspflichten in der nationalsozialistischen Gesundheitspolitik bis 1939	109
8.3.1	Zwangssterilisationen	109
8.3.2	Psychiatriepflege im Nationalsozialismus	111
8.4	Nationalsozialistische Krankenpflege im radikalisierten Kampf um die „Volksgesundheit"	112
8.4.1	Die Vernichtung von Psychiatriepatient*innen und Heimbewohner*innen	112
8.4.2	Lazarettwesen und Krankenpflege in Konzentrationslagern	123
8.5	Schluss	125
	Quellen	126
	Weiterführende Literatur	126

Ergänzende Information Die elektronische Version dieses Kapitels enthält Zusatzmaterial, auf das über folgenden Link zugegriffen werden kann https://doi.org/10.1007/978-3-662-69826-6_8.

M. Rotzoll (✉)
Institut für Geschichte der Pharmazie und Medizin, Philipps-Universität Marburg, Marburg, Deutschland
E-Mail: maike.rotzoll@uni-marburg.de

C. Beyer
Institut für Geschichte der Medizin, Medizinische Fakultät Carl Gustav Carus an der TU Dresden, Dresden, Deutschland
E-Mail: christof.beyer@tu-dresden.de

8.1 Einleitung

Exkursionen in Gedenkstätten der nationalsozialistischen Patient*innenmorde stehen aktuell nicht selten im Programm von Pflegeausbildungen. Ziel ist dabei die Auseinandersetzung vor allem mit der Frage, wie sich die eigene (zukünftige) Berufsgruppe während der nationalsozialistischen Diktatur von 1933 bis 1945 verhalten hat und inwieweit sie an den Medizinverbrechen dieses Zeitraums beteiligt war. Was taten Pfleger*innen bei Zwangssterilisationen, der „Euthanasie" und der verbrecherischen Forschung in Konzentrationslagern? Welche Aufgaben übernahmen sie und taten sie dies auf Anordnung „von oben" oder aus freien Stücken? Gab es überhaupt Handlungsspielräume im Nationalsozialismus – und wenn, wie wurden diese von Pflegenden genutzt? Finden sich Beispiele für Widerstand von Pflegenden? Wie ging man nach dem Zweiten Weltkrieg mit der unmittelbaren Vergangenheit der eigenen Berufsgruppe um? Und welche Implikationen hat die Geschichte der Pflege im Nationalsozialismus für heute?

Exkursionen zu historischen Stätten von Medizinverbrechen sind also ein wichtiger Bestandteil in der Aus- und Weiterbildung aller Gesundheitsberufe, stellen sich doch solche „großen Fragen" am authentischen Ort in besonderer Dringlichkeit. Doch wollen sie vor- und nachbereitet sein; das Wissen muss sowohl an spezifischen Punkten vertieft als auch über den Schwerpunkt der einzelnen Gedenkstätte hinaus erweitert werden können. Darüber hinaus sollte ein Überblick über die Thematik auch dort möglich sein, wo keine Exkursionen in die Curricula eingeplant sind. In diesem Sinne soll dieses Kapitel Basiswissen zu den Themen der Entwicklung des Pflegeberufes während des Nationalsozialismus, der Eugenik und Zwangssterilisation, zu Patient*innenmorden und der Tätigkeit von Pflegenden in nationalsozialistischen Konzentrationslagern vermitteln.

8.2 (Um-)Organisation der Krankenpflege und des Hebammenwesens im Nationalsozialismus: Ausbildung und Berufsbild

Hilde Steppe (1947–1999), Krankenschwester, Pflegewissenschaftlerin und Pionierin im Feld der Pflegegeschichte, gab Anfang der 1980er-Jahre ein Buch mit dem Titel *Krankenpflege im Nationalsozialismus* heraus, das bis heute eine gewinnbringende Lektüre darstellt und vielfach neu aufgelegt wurde. Es handelt nicht ausschließlich von den Medizinverbrechen, sondern stellt auch die Frage nach der Entwicklung der Berufsgruppe nach dem Regimewechsel 1933. Zuvor, so konstatierte Hilde Steppe, seien die Schwesternschaften im Deutschen Reich uneins über ihre berufspolitische Zielsetzung und in sich gespalten gewesen, das soziale Ansehen war gering und die Unterordnung unter die ärztliche Profession ausgeprägt. Das nationalsozialistische Regime habe die Möglichkeit geboten, eine einheitliche Organisation aufzubauen und soziale Anerkennung zu erwerben. Tatsächlich lässt sich auf diese Weise die relativ nahtlose Integration der Pflege in das politische System im Deutschen Reich ab 1933 erklären.

Auf der organisatorischen Ebene der Berufsverbände fand mit Zwischenschritten eine Vereinheitlichung statt, an deren Ende 1936 eine Dachorganisation („Fachausschuss für Schwesternwesen") stand, in die neben konfessionell gebundenen und Schwestern des Deutschen Roten Kreuzes (DRK) der „Reichsbund freier Schwestern" (Berufsgemeinschaft der freien, nicht konfessionell gebundenen Schwesternverbände) und die „NS-Schwesternschaft" integriert waren. Dabei war die „NS-Schwesternschaft" als Elite mit eigener Ausbildung konzipiert, der besondere inhaltliche Schwerpunkte und ein relativ autonomes Arbeiten zukommen sollten. Dies sollte insbesondere auf dem Gebiet der Gemeindepflege gelten, wo es vor allem um Beratungstätigkeit im Kontakt mit der Bevölkerung ging. Hier erschien der Einsatz im Sinne nationalsozialistischer Gesundheits- und Bevölkerungspolitik auch im Hinblick auf das „Gesetz zur Verhütung erbkranken Nachwuchses" besonders bedeutsam, zumal die traditionell in diesem Bereich tätigen konfessionellen Schwestern verdrängt werden sollten.

Trotz der organisatorischen Verbesserungen und der gesellschaftlichen Aufwertung des Berufes (er wurde beispielsweise als schönste Aufgabe neben der Mutterschaft dargestellt, später im Krieg als gleichwertig mit der nationalen Aufgabe von Soldaten) sowie der besonderen Vergünstigungen für NS-Schwestern gelang es nicht, die „NS-Schwesternschaft" zur stärksten Gruppierung zu machen. Doch auch die übrigen Gruppen im Rahmen der Dachorganisation verhielten sich im Wesentlichen loyal gegenüber dem nationalsozialistischen Staat, zumal auch sie von Aufwertung und Vereinheitlichung profitierten, insbesondere von der reichseinheitlichen Regelung der Ausbildung mit dem „Gesetz zur Ordnung der Krankenpflege" von 1938. 1942 erfolgte mit dem Zusammenschluss des „Reichsbundes freier Schwestern" und der „NS-Schwesternschaft" zum „NS-Reichsbund Deutscher Schwestern" eine weitere Vereinheitlichung.

Bereits 1938 war mit dem Reichshebammengesetz eine weitere, auch für den Bereich der Krankenpflege berufspolitisch bedeutsame Entscheidung getroffen worden: Durch das Gesetz wurde die Tätigkeit von Schwestern und Hebammen im klinischen Bereich voneinander abgegrenzt, was für beide Gruppen ein klarer definiertes Berufsbild mit sich brachte. Bis dahin hatte es in den stationären Einrichtungen im Gegensatz zum ambulanten Bereich Überschneidungen gegeben. „Hebammenschwestern" waren oftmals in beiden Bereichen tätig und gehörten mehreren Berufsverbänden an, nun mussten sie sich für ein Berufsbild entscheiden. Insgesamt profitierte auch die Profession der Hebammen von den berufspolitischen Entwicklungen und von der Aufladung der Mutterschaft im Nationalsozialismus, wurden sie doch zu „Müttern des Volkes" stilisiert.

Die Krankenpflege in der Psychiatrie, wo in größerer Zahl als in den übrigen medizinischen Fachrichtungen traditionell auch Männer tätig waren, blieb auch während des Nationalsozialismus ein abgegrenztes Gebiet. Dies zeigte sich unter anderem darin, dass das „Gesetz zur Ordnung der Krankenpflege" von 1938 nicht für psychiatrische Einrichtungen galt. Im Nationalsozialismus gehörten die Psychiatriepflege und die in diesem Bereich arbeitenden Pflegenden zu den am meisten in Medizinverbrechen involvierten Berufsgruppen.

8.3 Krankenpflege und „Volksgesundheit": Mitwirkung und Mitwirkungspflichten in der nationalsozialistischen Gesundheitspolitik bis 1939

8.3.1 Zwangssterilisationen

Nach der nationalsozialistischen Machtübernahme im Januar 1933 wurde die „Rassenhygiene" zur Leitwissenschaft der Bevölkerungs- und Sozialpolitik. „Rassenhygiene" wurde im deutschsprachigen Gebiet weitgehend synonym mit dem international gebräuchlicheren Begriff Eugenik verwendet und bezeichnete seit dem späten 19. Jahrhundert eine soziale Bewegung und wissenschaftliche Disziplin, die sich die Verbesserung der „Erbgesundheit" der Bevölkerung auf die Fahnen geschrieben hatte. Die Eugenikbewegung breitete sich im beginnenden 20. Jahrhundert international aus. So entstanden eugenische Vereinigungen in vielen Ländern Europas oder in den USA, wobei deren Vertreter*innen unterschiedlichen Berufsgruppen und gesellschaftlichen oder politischen Lagern zuzuordnen waren. Auch im Deutschen Reich kam es zu einer erfolgreichen Institutionalisierung der neuen Disziplin.

Die Machtübernahme der Nationalsozialistischen Deutschen Arbeiterpartei (NSDAP) 1933 sahen führende Eugeniker dann als eine Möglichkeit, ihre Programme in Politik umsetzen zu können. Sie profitierten dabei vom nationalsozialistischen Regime ebenso wie das Regime von der wissenschaftlichen Eugenik profitierte, mit der es seine Bevölkerungspolitik zu legitimieren versuchte. Staatliche Unterstützung und soziale Leistungen sollten mit Maßnahmen einer Förderung „erwünschter" Erbanlagen („positive Eugenik") nach dem „rassischen" Wert der Menschen und der „Qualität" ihrer Erbanlagen zugeteilt werden. Zugleich legte 1933 das „Gesetz zur Verhütung erbkranken Nachwuchses" fest, welche Menschen zwangsweise sterilisiert werden sollten. Dabei war langfristig die Ausschaltung „unerwünschter" Erbanlagen angestrebt („negative Eugenik"). Das Gesetz definierte acht Krankheiten – darunter „angeborener Schwachsinn" (geistige Behinderung, eine Diagnose, unter die auch sozial stigmatisierte Menschen subsumiert wurden), Schizophrenie und Epilepsie – als „Erbkrankheiten".

Von 1934 bis 1945 wurden nach diesem Gesetz etwa 360.000 Menschen gegen ihren Willen unfruchtbar gemacht. Führende Psychiater, Ärzte in den Gesundheitsämtern und Richter an den sogenannten Erbgesundheitsgerichten unterstützten die Sterilisationspolitik begeistert und ohne moralische Bedenken. Aufwendige Propaganda sollte die „rassenhygienischen" Maßnahmen gegenüber der Bevölkerung legitimieren. Familien, die Fürsorgeleistungen in Anspruch nahmen, sowie psychisch kranke und geistig behinderte Menschen wurden als sozial und „erbbiologisch" minderwertig abgestempelt.

Die „Erbgesundheitspolitik" des nationalsozialistischen Regimes zog große Auswirkungen auch im Bereich der Pflege nach sich. Im ambulanten Sektor traten vor allem wegen der Ausrichtung auf „Volksgesundheit" und Prävention besonders starke Veränderungen und eine Ausweitung der Aufgabenbereiche von Krankenschwestern beispielsweise in der Gemeindepflege ein, jedoch wandelte sich zumindest zum Teil auch die Praxis auf dem Gebiet der Krankenhauspflege. Hier hing das Ausmaß der veränderten Aufgaben mit dem jeweiligen medizinischen Fachgebiet zusammen. In den operativen Fächern Chirurgie, Urologie und Gynäkologie beispielsweise konnten Tätigkeiten im Rahmen der Umsetzung des „Gesetzes zur Verhütung erbkranken Nachwuchses" hinzukommen: Hierzu gehörten die Vorbereitung und Assistenz bei Sterilisationsoperationen sowie die Begleitung von Psychiatriepatient*innen von der jeweiligen Anstalt zum Operationsort.

Exemplarische Quellenanalyse
Die folgende exemplarische Quellenanalyse bezieht sich auf vier Zeichnungen von Wilhelm Werner (1898–1940) zum Thema Zwangssterilisation, in denen Diakonissen eine wichtige Rolle spielen. Zunächst wird eine Kurzbiografie des Zeichners präsentiert, auf deren Basis seine Werke besser eingeordnet werden können.

Wilhelm Werner wurde 1898 in Schniegling bei Nürnberg als Sohn eines Maschinisten geboren. Er stammte aus einer mittellosen Familie und verbrachte einen Teil seiner Kindheit im Armenhaus in Nordheim am Main. Nach der Scheidung seiner Eltern 1906 wurden Wilhelm Werner und seine Schwester zeitweise in Anstalten für „Schwachsinnige" versorgt. Einen Beruf erlernte er nicht, jedoch erhielt er offensichtlich Zeichenunterricht. Im August 1919, als er die Volljährigkeit erreicht hatte, wies man ihn mit der Diagnose „Idiotie" in die bayerische Heilanstalt Werneck ein.

Infolge des 1933 vom nationalsozialistischen Regime erlassenen „Gesetzes zur Verhütung erbkranken Nachwuchses" wurde Wilhelm Werner zwangsweise sterilisiert. 1940 wurde er Opfer der Patient*innenmorde und in der Tötungsanstalt Pirna-Sonnenstein ermordet. Er hatte zuvor mit über 40 Zeichnungen versucht, das als „Siegeszug der Sterelation" [sic!] beschriebene Leid der Zwangssterilisation zu verarbeiten. Ein Mitarbeiter nahm die Zeichnungen 1938 an sich. Über 70 Jahre später gelangten sie in die Sammlung Prinzhorn in Heidelberg. Sie sind die einzigen bislang bekannten und erhaltenen Kunstwerke eines zwangssterilisierten Patienten aus dem Nationalsozialismus zu dieser Thematik.

In Werners Zeichnungen spielen Diakonissen eine große Rolle. Tatsächlich arbeiteten Diakonissen in dem Leopoldina-Krankenhaus in Schweinfurt, in dem die Operationen bei Männern wahrscheinlich durchgeführt wurden. Werner „inszeniert" in seinen Zeichnungen häufig Begegnungen von Ärzten und Pflegerinnen mit den Opfern operativer Eingriffe. Dabei haben Ärzte die Rolle von Beobachtern und Kontrolleuren, während Diakonissen in einer aktiveren Rolle gezeichnet werden. Die Sympathie des Zeichners gehört zweifellos den hilflos wirkenden Opfern. Besonders beeindrucken die runden Clowns, die „lustig" gekleidet sind, aber mit ernstem Blick den Eingriff erdulden oder mit Hoden-„Bällen" jonglieren. Zugleich werden die „Täterinnen" und „Täter" nicht eindeutig als böse charakterisiert. Eine Diakonisse, die Werner in Halb- oder Ganzfigur oder als Kniestück vorstellt, strahlt ruhige Autorität aus. Offenbar kommt ihr in Werners Perspektive eine machtvolle Position zu; ihre „Raumpräsenz" kennzeichnet er durch ihre Leibesfülle, aber auch durch Attribute wie Spritzen, Hakenkreuzflaggen oder Zigaretten. In einigen Werken kennzeichnet er die asymmetrische Beziehung zwischen Diakonisse und Sterilisationsopfer durch einen starken Größenunterschied (vgl. Online-Materialien).

8.3.2 Psychiatriepflege im Nationalsozialismus

Diskriminierung und Ausgrenzung spezifischer Gruppen von Patient*innen, insbesondere von als jüdisch definierten Personen, bestimmten im „Dritten Reich" im gesamten Gesundheitswesen zunehmend den Alltag. Besonders große Auswirkungen sind für den Bereich der Psychiatriepflege festzustellen. Auch im Hinblick auf die späteren Patient*innenmorde (vgl. Abschn. 8.4.1), in die auch das in den psychiatrischen Einrichtungen tätige Pflegepersonal einbezogen war, soll an dieser Stelle auf einige psychiatriehistorische Entwicklungen eingegangen werden.

Das traditionelle psychiatrische Anstaltssystem, das sich im 19. Jahrhundert entwickelt und ausdifferenziert hatte, geriet spätestens mit dem Ende des Ersten Weltkriegs in eine schwere und folgenreiche Krise. Reformpsychiatrische Bestrebungen in der Weimarer Republik standen in Zusammenhang mit der Notwendigkeit ökonomischer Einsparungen in finanziell unsicheren Zeiten. So verfolgte der Aufbau einer psychiatrischen Außenfürsorge, also der ambulanten Versorgung Betroffener, auch eine ökonomische Zielsetzung im Sinne der Kostenersparnis für stationäre Verwahrung. Dies öffnete den psychiatrischen Diskurs für eugenische Erwägungen, hatte doch traditionell die Asylierung die Fortpflanzung von Menschen mit psychiatrischen Auffälligkeiten begrenzt. Es ist insofern wenig erstaunlich, dass sich gerade Reformpsychiater der 1920er-Jahre für die Unfruchtbarmachung zu entlassender Psychiatriepatient*innen einsetzten: Im Zusammenhang mit den angestrebten Frühentlassungen und der dadurch abnehmenden Asylierung forderten sie die (freiwillige) Sterilisation. Auch die Innere Mission als Trägerin konfessioneller Anstalten (vgl. Kap. 10) nahm eine durchaus positive Haltung zu Sterilisation ein.

Die Zwangssterilisation wurde dann allerdings erst unter nationalsozialistischem Vorzeichen unter Beteiligung der psychiatrischen Experten in Politik umgesetzt und im „Gesetz zur Verhütung erbkranken Nachwuchses" festgeschrieben. Nun wurde die Sterilisation zur Voraussetzung einer möglichen Entlassung. In den Einrichtungen tätige Psychiater*innen stellten Anträge und schrieben Gutachten, häufig waren sie gleichzeitig auch in den „Erbgesundheitsgerichten" tätig. Auch wenn die Zwangssterilisation im Prinzip auf nicht asylierte Personen mit einer höheren Fortpflanzungswahrscheinlichkeit abzielte, waren viele Langzeitpatient*innen betroffen. Sie konnten beispielsweise nur nach Unfruchtbarmachung nach Hause beurlaubt werden, Ausgang erhalten oder außerhalb der Anstalt arbeiten. Insofern bestimmten eugenische Maßnahmen den Alltag in den Institutionen und somit auch den Alltag der Pflegenden stark.

Spürbare Auswirkungen im Alltag folgten auch aus den sukzessiven Kürzungen der Pflegesätze zur Versorgung der Patient*innen und aus einer zunehmenden Verknappung von Personal. Hatte bereits die psychiatrische Versorgung während der Weimarer Republik unter einem Spardiktat gestanden, so verschärfte sich die finanzielle Situation psychiatrischer Einrichtungen im Vorfeld des Zweiten Weltkrieges zunehmend aufgrund staatlicher Kürzungen. Dies führte nicht nur zu einer kontinuierlichen Verschlechterung der Ernährungslage mit einer Tendenz zur Bevorzugung arbeitender Patient*innen, sondern auch – aufgrund zunehmender Personalreduktion – zu einer Einschränkung der Arbeitstherapie auf als produktive Arbeiter*innen angesehene Anstaltsinsass*innen.

Auch der Einsatz einiger in den 1930er- und 1940er-Jahren neu aufkommender, die Patient*innen stark belastender Therapiemethoden wie zum Beispiel Insulinkoma-, Cardiazol- und Elektrokrampftherapie führten zu einer weiteren Fokussierung auf als potenziell heilbar geltende Patient*innen. So kam es insgesamt zu einer stärkeren Hierarchisierung von als unterschiedlich „wertvoll" angesehenen Patient*innengruppen und zu einem Auseinanderdriften der medizinischen, pflegerischen und ernährungsmäßigen Versorgung, begleitet von einer zunehmenden, auch öffentlichen Abwertung von Langzeitpatient*innen. Die

Stigmatisierung erfolgte vielfach entlang rassenhygienischer Muster, zumal viele Erkrankungen des psychiatrisch-neurologischen Fachgebietes als Erbkrankheiten galten.

8.4 Nationalsozialistische Krankenpflege im radikalisierten Kampf um die „Volksgesundheit"

Die größten Veränderungen in der Praxis der Krankenpflege kamen mit dem Krieg. Neben der Kriegskrankenpflege und der Krankenpflege in den von der deutschen Wehrmacht besetzten Gebieten ist der Einsatz in eindeutig verbrecherischen Kontexten – in Konzentrationslagern oder im Rahmen der Morde an Psychiatriepatient*innen – zu nennen.

Ebenso wie die Zwangssterilisation beruhten auch die seit 1939 in die Tat umgesetzten Patient*innenmorde auf der Grundannahme, mehr oder weniger wertvolle Leben voneinander unterscheiden und sogar „lebensunwertes Leben" in der Außensicht definieren zu können. Dabei nahmen stets ökonomische Aspekte Einfluss auf die Argumentation.

> **Eugenik und „Euthanasie": eine Kontinuität?**
> Fraglos waren Anstaltspatient*innen durch jahrelange Propaganda in den meisten Fällen nicht nur als „ökonomischer Ballast", sondern auch als „erbkrank" abgewertet und in vielen Fällen zwangssterilisiert worden. Dennoch zeigte sich, dass die Kontinuität von Eugenik und „Euthanasie" ihre Grenzen hat. Die Patient*innenmorde, konkret geplant in zeitlichem Zusammenhang mit dem Beginn des Zweiten Weltkrieges, boten einerseits aus Sicht führender NS-Psychiater die Chance, aus den Anstalten klinische, also auf Heilung und kurzzeitige Behandlung mit allen „modernen" Therapiemaßnahmen ausgerichtete Institutionen ohne langzeituntergebrachte Patient*innen werden zu lassen. Die Patient*innenmorde folgten gleichzeitig in ihren Selektionskriterien einem zweckrationalen Muster mit dem Ziel kurzfristig möglicher Einsparungen kriegswichtiger Ressourcen wie Nahrung, Anstaltsraum und Personal. Dies spiegelte sich in Kriterien wie Arbeitsfähigkeit, Langzeitunterbringung oder Pflegebedarf wider.
>
> Auch eugenische Maßnahmen sollten finanzielle Entlastungen bringen, doch die „Verhütung erbkranken Nachwuchses" und die Zwangssterilisationen hätten nach damaliger Ansicht die anvisierten Einsparungen erst für kommende Generationen ermöglicht. Für einen deutlichen Strategiewechsel bei dem Schritt von der Zwangssterilisation zu den Patient*innenmorden spricht die Tatsache, dass viele zuvor Zwangssterilisierte nun auch von der „Euthanasie" betroffen waren – was aus eugenischer Sicht keinen Sinn ergeben konnte und folglich gegen die Interpretation der Patient*innenmorde allein als radikalisierte Fortsetzung negativer Eugenik-Maßnahmen spricht.

8.4.1 Die Vernichtung von Psychiatriepatient*innen und Heimbewohner*innen

Die Idee der „Vernichtung lebensunwerten Lebens" ist eng verknüpft mit der seit dem 19. Jahrhundert geführten Sterbehilfedebatte. Ursprünglich ging es dabei um den „guten Tod" (griechisch: Euthanasie) im Sinne eines leichten Sterbens für unheilbar Kranke, ohne Verkürzung der Lebenszeit durch Ärzte. Bereits an der Wende zum 20. Jahrhundert wurde aber in Deutschland und auch international verstärkt darüber debattiert, ob das Leben unheilbar Kranker durch Ärzte beendet werden sollte. Dabei spielte vermeintliches Mitleid ebenso eine Rolle wie ein Denken, das den Wert des Lebens nach seinem gesellschaftlichen Nutzen bemaß. Das Mitleidsmotiv mit Bezug auf Menschen mit unheilbaren und tödlich verlaufenden körperlichen Erkrankungen, die sich ärztliche Sterbehilfe im Sinne von Lebensverkürzung wünschten, wurde auf als „geisteskrank" diagnostizierte Menschen übertragen, von denen andere meinten, dass ihr Leben nicht lebenswert sei und dass sie durch „übertriebene" staatliche Fürsorge unter hohen Kosten am Leben erhalten würden. Die in Anstalten verwahrten Menschen mit psychischen Erkrankungen und geistigen Behinderungen erschienen in dieser Sichtweise „lebensunwert" und zudem als gesellschaftliche Belastung.

Die Forderung nach der „Freigabe der Vernichtung lebensunwerten Lebens" wurde 1920 in einem gleichnamigen Buch von dem Juristen Karl Binding (1841–1920) und dem Psychiater Alfred Hoche (1865–1943) erhoben. Rechtlich stand eine „Tötung auf Verlangen" unter Strafe, woran sich auch im Nationalsozialismus nichts änderte. Jedoch führte das schmale, aber wirkmächtige Buch in der Weimarer Republik zu einer kontroversen Diskussion unter Ärzten, Juristen und Politikern, die sich mit Beginn der Weltwirtschaftskrise verschärfte. Auch sollte der Inhalt des Textes für die im Nationalsozialismus durchgeführten Patient*innenmorde eine große Rolle spielen. Im Folgenden wird ein Überblick über die nationalsozialistischen Patient*innenmorde gegeben.

Opferzahlen der verschiedenen Mordaktionen gegen Menschen mit psychischen Erkrankungen und geistigen Behinderungen im Nationalsozialismus
- Kinder-„Euthanasie" (1939–1945): 5000–10.000
- Zentral organisierte „Euthanasie"-Aktion „T4" (1940–1941): > 70.000
- „Dezentrale Euthanasie" durch vorsätzliche Vernachlässigung, Verhungernlassen, Medikamententötungen (1941–1945): ca. 120.000
- „Aktion 14f13", Ermordung „arbeitsunfähiger" und kranker Konzentrationslager-Häftlinge (1941–1943): ca. 10.000
- Ermordung von deutschen, polnischen und sowjetischen Psychiatriepatient*innen durch Massenerschießungen und Gas im besetzten Polen und in der Sowjetunion (1939–1945): ca. 40.000

Kinder-„Euthanasie"

Nach dem Ersten Weltkrieg geriet eine bestimmte Gruppe von Kindern, die meist in kirchlichen oder öffentlichen („Idioten"-)Anstalten, aber auch in der Psychiatrie untergebracht waren, in den Fokus einer gefährlichen Diskussion. So kam der Psychiater Alfred Hoche im Jahr 1920 bei seinen Überlegungen, welche Anstaltsinsassen zur Tötung freigegeben werden sollten, auf die von Kindheit an geistig Behinderten zu sprechen. Sie erfüllten seiner Ansicht nach „am ehesten alle Voraussetzungen des geistigen Todes". Gleichzeitig seien sie für die Allgemeinheit die größte ökonomische Last, da sie von Kindheit an in Anstalten verpflegt würden. Binding und Hoche argumentierten hier im Kontext der „Euthanasiedebatte" („Tod als Erlösung") und verbanden diese Argumentation mit staatsökonomischen Erwägungen. Eugenische Überlegungen zur „Ausmerze" negativ bewerteter Erbanlagen durch ein Töten der als minderwertig angesehenen Kinder standen dabei nicht im Vordergrund.

Zwischen 1940 und 1945 wurden mindestens 5000 Minderjährige (die genaue Zahl ist nicht bekannt, fundierte Schätzungen gehen von ca. 10.000 Kindern und Jugendlichen aus) in der sogenannten Kinder-„Euthanasie" mit ihren rund 30 „Kinderfachabteilungen" im gesamten Reichsgebiet von Ärzt*innen sowie Pflegenden ermordet. Die Kinder-„Euthanasie" wurde getrennt von den übrigen Patient*innenmorden organisiert über den „Reichsausschuss zur wissenschaftlichen Erfassung von erb- und anlagebedingten schweren Leiden" mit eigenem Melde- und Gutachtersystem. Sie war organisatorisch im Bereich der „Kanzlei des Führers" (der privaten Kanzlei Adolf Hitlers, einer parteinahen bürokratischen Einheit) angesiedelt.

Die Kinder-„Euthanasie" weist einige Besonderheiten gegenüber den anderen Patient*innenmorden auf. So war sie nicht ausschließlich gegen Anstaltspatient*innen gerichtet: Die 1939 per Runderlass geltende Meldepflicht für Hebammen und Ärzt*innen erstreckte sich auch auf nicht institutionalisierte Kinder. Auch ist im Vergleich mit den übrigen Patient*innenmorden ein besonders enger Zusammenhang mit (Hirn-)Forschung sowie mit dem eugenischen Paradigma festzustellen. Dies drückt sich nicht nur im „wissenschaftlichen" Namen des zuständigen „Reichsausschusses" aus, sondern auch in der Aufzählung der Auffälligkeiten, die zur Meldung von Kindern führen sollten. Zum Teil ging es dabei um sichtbare körperliche Zeichen, hinter denen man zumindest vereinzelt psychische Krankheitszustände und erbliche Veränderungen vermutete.

Die Kinder-„Euthanasie" wurde seit 1939 in einem Grenzbereich geplant, der auf der medizinischen Seite einerseits von der Pädiatrie und andererseits von der Psychiatrie bzw. von der sich gerade zu diesem Zeitpunkt formierenden Kinder- und Jugendpsychiatrie (Gründung der ersten Fachgesellschaft 1940) geprägt war. Diese Konstellation zeigte sich auch in der Zusammensetzung des 1939 innerhalb der „Kanzlei des Führers" konstituierten „Reichsausschusses", zu dem als Experten und Gutachter drei Ärzte gehörten. Hans Heinze (1895–1983) war Psychiater aus der Heil- und Pflegeanstalt Görden mit einem Schwerpunkt auf der Behandlung von Minderjährigen und sollte noch während des Krieges einer der ersten Vorsitzenden der kinder- und jugendpsychiatrischen Fachgesellschaft werden (neben der Gutachtertätigkeit für die Kinder-„Euthanasie" hatte er auch die Ermordung zahlreicher Kinder seiner Einrichtung in Brandenburg, einer der sechs Gasmordanstalten der „Aktion T4" [siehe unten], zu verantworten). Ernst Wentzler (1891–1973) war Kinderarzt mit einer Privatklinik in Berlin-Frohnau, Werner Catel (1894–1981) Ordinarius für Kinderheilkunde in Leipzig. Insgesamt waren die drei Gutachter verantwortlich für die Ermordung der Kinder und Jugendlichen in den „Kinderfachabteilungen", indem sie die Entscheidungen trafen. In die tödliche Praxis waren aber auch andere Personen involviert, darunter Pflegepersonal (siehe unten).

Die Beteiligung der Leipziger Kinderklinik an der Kinder-„Euthanasie" ging über die Person Catels hinaus. Hier soll 1939 das „Kind K." getötet worden sein, das als Präzedenzfall der Kinder-„Euthanasie" gilt, wobei bislang letztendlich nicht geklärt werden konnte, welche genaue Rolle das Schicksal dieses Kindes für die im Jahr 1939 in der „Kanzlei des Führers" angelaufenen Planungen zu den Patient*innenmorden spielte. Jedenfalls gab Catel in einer Nachkriegsaussage von 1964 an, ein Vater habe ihn in der Klinik aufgesucht und von der Geburt eines Jungen berichtet, dem mehrere Gliedmaßen fehlten, der zudem einen zu kleinen Kopf habe, blind sei sowie unter Krämpfen leide. Nach einem Bittgesuch des Vaters an Hitler, das in der „Kanzlei des Führers" eingegangen war, erklärte Hitler seinen „Begleitarzt" Karl Brandt (1904–1948) und den Leiter der „Kanzlei des Führers", Philipp Bouhler (1899–1945), in diesem Einzelfall für zuständig. Diese beiden Personen waren es auch, die etwas später in der von Hitler auf privatem Briefpapier ausgestellten „Ermächtigung" namentlich beauftragt wurden, weiteren Ärzten die Befugnis zum „Gnadentod" vermeintlich unheilbar Kranker zu geben – schriftliche Grundlage für die nationalsozialistischen Patient*innenmorde. Nach einem Besuch Brandts in Leipzig kam es laut verschiedenen Nachkriegsaussagen dort zum „Einschläfern" des Kindes. Die genauen Umstände und die Identität des Kindes sind allerdings weiterhin unklar.

Wohl im Kontext dieses Falles wurden Brandt und Bouhler jedenfalls von Hitler ermächtigt, auch in anderen Fällen Kinder mit schweren Behinderungen von Ärzt*innen töten zu lassen. Auf Grundlage dieser wahrscheinlich zunächst mündlichen Beauftragung entstand in der „Kanzlei des Führers" die bürokratische Basis der Kinder-„Euthanasie". Innerhalb der Kanzlei war vor allem Bouhlers Mitarbeiter Hans Hefelmann (1906–1986) zuständig, der mit den ärztlichen Gutachtern im „Reichsausschuss" zusammenarbeitete.

Am 18. August 1939 wurden Hebammen und Ärzt*innen durch ein Dekret des Reichsministers des Innern verpflichtet, Neugeborene und Kinder mit bestimmten Behinderungen bis zum Ende des dritten Lebensjahres dem Gesundheitsamt zu melden. Das Innenministerium gab diese Meldungen dem „Reichsausschuss zur wissenschaftlichen Erfassung von erb- und anlagebedingten schweren Leiden" weiter. Die Gutachter Heinze, Catel und Wentzler entschieden über die Einweisung in eine „Kinderfachabteilung". Den Eltern versprach man dort die bestmögliche Behandlung und Pflege ihrer Kinder. Tatsächlich erhielten sie überdosierte Medikamente, die von Mediziner*innen oder Pflegepersonal verabreicht wurden, und starben in der Folge an einer Lungenentzündung, was einen natürlichen Tod vortäuschen sollte. Ab März 1941 fielen auch Kinder und Jugendliche in Anstaltspflege bis zum Alter von 14 Jahren in die Zuständigkeit des „Reichsausschusses".

Insgesamt wurden bis Kriegsende etwa 30 „Kinderfachabteilungen" betrieben, auch im besetzten Polen und in den annektierten Gebieten der früheren Tschechoslowakei. Drei der „Kinderfachabteilungen" wurden in Kinderkliniken eingerichtet (Kinderkrankenhaus Rothenburgsort Hamburg, Städtisches Kinderheim Stuttgart, Universitätskinderklinik Leipzig), die übrigen dagegen in psychiatrischen Institutionen. In einigen „Kinderfachabteilungen" führten Ärzte an den Kindern zuvor fremdnützige Forschung durch, zum Beispiel in Kaufbeuren zur Erprobung von Tuberkuloseimpfstoffen. Auch wurde häufig nach der Ermordung der Kinder an ihren Gehirnen geforscht. Die „Kanzlei des Führers" richtete zudem zwei Forschungsabteilungen in den Anstalten Brandenburg-Görden und Wiesloch/Heidelberg zur Erforschung der Ursachen von „Schwachsinn" und Epilepsie ein. Einem Forschungsprojekt zur Unterscheidung von erblichen und nichterblichen Ursachen geistiger Behinderung an der Psychiatrischen Universitätsklinik Heidelberg unter Prof. Carl Schneider (1891–1946) fielen in den Jahren 1942 bis 1944 21 Kinder zum Opfer.

Zum Personal der „Kinderfachabteilungen" gehörten überwiegend weibliche Pflegende (soweit bekannt, knapp 100 Personen), die lokal von den Ärzt*innen ausgewählt wurden und ebenso wie diese Gratifikationen von der Zentrale erhielten. In der Praxis verlief der Mord an den Minderjährigen vermutlich in der Regel arbeitsteilig: Während Ärzt*innen die Entscheidungen trafen, lag die Durchführung beim Pflegepersonal. Es betreute und beobachtete die Kinder, und es reichte auch tödliche Medikamente.

Rechtfertigungsversuche von Täter*innen nach 1945: die Pflegerin Dora Vollbrecht
Bei staatsanwaltschaftlichen Ermittlungen zu der Kinder-„Euthanasie" in der Bundesrepublik wurden auch Pflegerinnen vernommen, die Minderjährige in „Kinderfachabteilungen" getötet hatten. Ihre Aussagen sollten ihre Handlungen rechtfertigen, Schuldeingeständnisse wurden nicht gemacht. Aus heutiger Perspektive sind die Argumentationsstrategien aufschlussreich, weil sie bestimmte Aspekte in den Vordergrund stellen: Gehorsam gegenüber Vorgesetzten, Dienstverpflichtungen sowie vermeintliche behördliche Vorgaben und Gesetze. Auch gaben die Beschuldigten an, sie hätten nach ihrer Überzeugung Kinder von ihrem Leiden „erlöst". Die folgende Aussage der Pflegerin Dora Vollbrecht aus dem Jahr 1962, die als Pflegerin in der „Kinderfachabteilung" Lüneburg Kinder getötet hatte, gibt diese Argumente und Haltung in typischer Weise wieder: „Als die Kinderstation dann eingerichtet war, hat Dr. Baumert die Oberin Wolf und mich zu sich gerufen. ... Er hat uns dann zum Stillschweigen verpflichtet und uns vereidigt. Wenn ich hier sage vereidigt, so war das wirklich so, wir haben die rechte Hand und die Schwurfinger heben müssen. Er hat uns erzählt, dass eine Verordnung von oben (oder von Hitler) vorliege, wonach schwerkranke Kinder eingeschläfert werden sollten, wir seien dazu bestimmt, diese Kinder einzuschläfern. ... Nach meiner Erinnerung ist alle paar Wochen 1 Kind eingeschläfert

worden. Es kam in jedem Falle die Anweisung vom Stationsarzt Dr. Baumert, dem Kind eine bestimmte Dosis Betäubungsmittel bzw. Schlafmittel zu geben. Er hat jeweils die Dosis festgesetzt. ... Diese Dosen wurden den Kindern, soweit ich dies sagen kann, nie von den Ärzten, immer nur von den Schwestern ... gegeben. ... Ich möchte heute sagen, dass diese Kinder nicht wussten, wozu sie am Leben waren. Ich meine, dass diese Kinder geistig unter dem Tier standen. ... Dr. Baumert sagte uns bei der Unterrichtung vor Beginn der Einschläferung, wir brauchten keine Angst zu haben, wenn wir bei diesen Dingen überrascht würden. Wir würden vor jedem Gericht gedeckt. Wir brauchen uns nicht zu fürchten. Sicher ist mir bekannt, dass das Töten von Menschen verboten und unter Strafe gestellt ist. Man hat uns aber damals gesagt, es sei ein höherer Befehl" (Dora Vollbrecht zit. n. Reiter 2008, S. 19).

Zentrale NS-„Euthanasie": Mittäter*innenschaft und Widerstand

Im Oktober 1939 unterzeichnete Adolf Hitler (1889–1945) die oben genannte „Euthanasie"-Ermächtigung für seinen „Begleitarzt" Karl Brandt und den Bürokraten Philipp Bouhler. Das Schriftstück wurde bewusst auf den 1. September 1939, den Tag des Überfalls der deutschen Wehrmacht auf Polen, rückdatiert.

Anstaltspatient*innen in den besetzten Gebieten waren auch die ersten Opfer der Patient*innenmorde. Während die zentral gesteuerte „Euthanasie"-Aktion im Reich noch vorbereitet wurde, erschossen im besetzten Polen SS-Sonderkommandos bereits ab September 1939 Tausende deutsche und polnische Anstaltspatient*innen oder brachten sie mit Gas um. Die so „freigemachten" Anstalten wurden für Zwecke der SS, der Wehrmacht oder für Umsiedlungen genutzt. Insgesamt sind während der deutschen Besatzung in Polen mindestens 17.000 polnische Psychiatriepatient*innen umgebracht worden, wobei die Opfer von Hunger und Mangelversorgung nicht eingerechnet sind. Die Vernichtung setzte sich auch im Krieg gegen die Sowjetunion fort, vor allem auf den heutigen Gebieten von Belarus und der Ukraine. In Kooperation mit der Wehrmacht ermordeten Einsatzkommandos der Schutzstaffel (SS) und des Sicherheitsdienstes (SD) auch dort weit mehr als 17.000 Psychiatriepatient*innen durch Massenexekutionen. Die Krankenhäuser wurden dann häufig der Wehrmacht zur Verfügung gestellt.

Mit dem Krieg traten auch die Vorbereitungen für die zentral gesteuerten Patient*innenmorde, später „Aktion T4" genannt, in die entscheidende Phase. Bereits im Vorfeld hatte die „Kanzlei des Führers" im Sommer 1939 damit begonnen, Experten aus der Psychiatrie als Gutachter zu gewinnen. Die 42 ärztlichen Gutachter, darunter namhafte Lehrstuhlinhaber der Psychiatrie, unterstanden der Medizinischen Abteilung der „T4". Das Kürzel „T4" stand für die in der Berliner Tiergartenstraße 4 untergebrachten Tarnorganisationen der Patient*innenmorde. Nach dem Krieg wurde dieser von Berlin aus zwischen 1939 und 1941 organisierte Massenmord mit Gas auch als „Aktion T4" bezeichnet.

Um die Kooperation der Gutachter bei den zentral gesteuerten Patient*innenmorden, aber auch weiterer Psychiater*innen bei den anderen Mordaktionen erklären zu können, ist erneut ein Blick in die Geschichte der Psychiatrie notwendig. Im 19. Jahrhundert war auch im deutschen Sprachraum das anstaltspsychiatrische System entstanden. Die Einrichtungen lagen häufig fernab von größeren Städten, um die ländliche Ruhe mit den Möglichkeiten der Arbeitstherapie verbinden zu können. Bereits früh geriet daher insbesondere die Gruppe der Patient*innen, die sich nicht „heilen" ließen und dauerhaft im System verblieben, schon durch die isolierte Lage der Anstalten und durch die auch konzeptionell untermauerte Distanz zu Angehörigen und Gesellschaft im ganz konkreten Sinne ins Abseits.

„Unheilbare" Patient*innen wurden immer mehr zu einem Problem für die aufstrebende ärztliche Disziplin Psychiatrie, zumal die Zahl der Anstaltspatient*innen vor allem aufgrund einer veränderten Fürsorge- und Kostenübernahmestruktur seit dem letzten Drittel des 19. Jahrhunderts deutlich zunahm. Langfristiges Ziel der psychiatrischen Disziplin war es jedoch, aus Einrichtungen mit zum Teil oder vorwiegend verwahrendem Charakter Heilanstalten werden zu lassen. Während des Nationalsozialismus sahen führende Psychiater in den Patient*innenmorden daher eine Chance, dieses Ziel durch die systematische Vernichtung der als nicht heilbar Eingestuften erreichen zu können. Da Heilbarkeit zu einem großen Teil über das Wiedererlangen der Arbeitsfähigkeit definiert wurde, war dieses Ziel kompatibel mit den ökonomischen Bestrebungen, die im Krieg eine immer größere Rolle spielten. Schon zuvor war, wie erwähnt, die Sparpolitik in den Anstalten rücksichtslos verschärft worden.

Überbelegung und Mangelversorgung bestimmten den Alltag der Patient*innen und Heimbewohner*innen, die aus Mittelkürzungen wegen der Wirtschaftskrise um 1929 resultierten. Wenn diese Kürzungen die Beschäftigung der meist verbeamteten Pflegenden selbst nicht gefährdeten, so führten sie doch oftmals zu äußerst schwierigen Arbeitsbedingungen, einer damit zusammenhängenden Vernachlässigung bzw. einer willentlichen oder hinnehmenden Akzeptanz einer schlechteren Versorgung und Behandlung „schwieriger" und pflegeintensiver Patient*innen. In sächsischen Anstalten gab es bereits ab 1936 eine „Sonderkost" für nicht arbeitsfähige Patient*innen. Die vermehrten Todesfälle durch das wenige und schlechte Essen nahmen die Verantwortlichen dabei zumindest in Kauf. Weiter sinkende Pflegesätze führten in allen deutschen Anstalten zu Kürzungen bei Personal, Lebensmittelrationen und therapeutischen Maßnahmen. Doch erst mit dem Krieg wurde die Schwelle zur systematischen Vernichtung durch die „Euthanasie"-Aktion überschritten.

Die „Kanzlei des Führers" war das Zentrum der Organisation und bürokratischen Abwicklung der „Euthanasie"-Morde. Sie arbeitete mit der Gesundheitsabteilung des Reichsinnenministeriums, den Anstaltsbehörden der Länder und Provinzen und der SS zusammen. Von einer Villa in der Berliner Tiergartenstraße 4 aus organisierten Verwaltungsangestellte, Ärzte, Juristen, Fahrer und Büropersonal einer eigens geschaffenen Dienststelle die Erfassung, Selektion und Vernichtung der Anstaltspatient*innen im Deutschen Reich.

Leiter der „T4"-Dienststelle war der gelernte Wirtschaftsingenieur Viktor Brack (1904–1948). Das in den Tötungsanstalten beschäftigte Personal – Ärzte, Pflegekräfte, Verwaltungsangestellte, Standesbeamte, Fahrer, Wachmänner und die für die Vernichtung und Verwertung der Ermordeten zuständigen „Leichenbrenner" – genoss zahlreiche Privilegien: Die Männer mussten nicht an die Front und es gab Sonderzuwendungen. Wie das andere Tötungspersonal wurden auch die Pflegenden zur Verschwiegenheit über die „Geheime Reichssache" angehalten und mussten eine entsprechende Erklärung unterzeichnen. Bei Verstößen gegen diese Geheimhaltungspflicht wurde mit der Todesstrafe gedroht. Es bestand aber die Möglichkeit, sich als Pflegeperson aus der Gasmordanstalt wieder wegversetzen zu lassen. In diesem Fall mussten Männer mit der Einberufung zur Wehrmacht oder mit der Überwachung durch die Geheime Staatspolizei rechnen. Bis auf ganz wenige Ausnahmen wie Pfleger Fritz Sitter in der Tötungsanstalt Hartheim, der nach wenigen Tagen erfolgreich die sofortige Enthebung von seiner dortigen Dienstverpflichtung verlangte, kamen solche Weigerungen allerdings nicht vor.

Rechtfertigungsversuche von Täter*innen nach 1945: der Pfleger Erhard Gäbler
Das Pflegepersonal für den organisierten Massenmord an psychisch kranken und geistig behinderten Menschen im Rahmen der „Euthanasie"-Aktion wurde durch Dienstverpflichtungen rekrutiert. Bei staatsanwaltschaftlichen Ermittlungen nach 1945 sagten daher viele Pflegende aus, die Anordnungen und Angaben von Vorgesetzten befolgt zu haben, ohne sich

> diesen entziehen zu können. Auch wurde ähnlich wie bei der Kinder-„Euthanasie" die Behauptung vorgebracht, dass der Massenmord bald eine gesetzliche Grundlage bekommen würde. Dies zeigt sich auch in den folgenden Angaben des Pflegers Erhard Gäbler über seine Instruktion durch den Tötungsarzt Horst Schumann aus dem Jahr 1946. Gäbler wurde 1947 im Dresdener „Euthanasie"-Prozess zum Tode verurteilt und 1948 hingerichtet. „Dr. Schumann hat uns dann eröffnet, daß künftig in der Anstalt Sonnenstein niedergeführte Geisteskranke ... mit Gas umgelegt werden sollen. Es sei eine Kriegsmaßnahme. Es würde Gesetz. Wie weit es damit stände, wüsste er nicht. Unsere Aufgabe sei es, die Kranken, die für diese Maßnahme in Betracht kämen, zu holen und zu betreuen. Geweigert hat sich niemand, diesen Anordnungen nachzukommen. Ich habe mich zur Befolgung verpflichtet gehalten, weil die Anweisungen von oben kamen" (Pfleger Erhard Gäbler zit. n. Böhm u. Fiebrandt 2004, S. 113).

Ab Oktober 1939 wurden über das Reichsinnenministerium und die zuständigen Anstaltsbehörden Meldeformulare an alle Heil- und Pflegeanstalten im damaligen Deutschen Reich (einschließlich Österreichs und der annektierten Gebiete der früheren Tschechoslowakei) versandt. Die psychiatrischen Einrichtungen sollten Patient*innen melden, die sich länger als fünf Jahre in Anstaltsbehandlung befanden und nicht oder nur mit ganz einfachen Arbeiten zu beschäftigen waren, zudem psychisch kranke Straftäter*innen und Patient*innen „nicht deutschen oder artverwandten Blutes".

Die ausgefüllten Formulare wurden in der Berliner Dienststelle Tiergartenstraße 4 fotokopiert und an drei der insgesamt 42 „Euthanasie"-Gutachter geschickt. Diese entschieden ausschließlich aufgrund der Angaben im Meldebogen über das Schicksal der Betroffenen. Ein rotes Plus bedeutete Tötung, ein blaues Minus Überleben. Die endgültige Entscheidung trafen drei Obergutachter, Herbert Linden (1899–1945) vom Reichsinnenministerium sowie die Leiter der Medizinischen Abteilung der „T4", Werner Heyde (1902–1964) und Hermann Paul Nitsche (1876–1948), der 1941 Heydes Nachfolger wurde.

Danach wurden Transportlisten mit den Namen der zur Ermordung ausgesuchten Patient*innen zusammengestellt und den betroffenen Anstalten übergeben. Wenige Tage später deportierten Busse der sogenannten Gemeinnützigen Krankentransportgesellschaft die Patient*innen in eine der sechs Tötungsanstalten auf dem Gebiet des Deutschen Reiches. Als Erstes wurden im Januar 1940 die Gaskammern in Grafeneck/Württemberg und Brandenburg an der Havel in Betrieb genommen, später kamen Hartheim bei Linz in Oberösterreich, Pirna-Sonnenstein in Sachsen, Bernburg/Saale und Hadamar in Hessen hinzu.

In einer Reihe von Anstalten wurden „T4"-Ärztekommissionen zur Selektion der Patient*innen direkt vor Ort eingesetzt. Damit sollte das Verfahren zielgenauer auf die Vernichtung arbeitsunfähiger Patient*innen ausgerichtet werden. Ab Sommer 1940 erfolgten die Patient*innentransporte über ein System von Zwischenanstalten. Dieses Vorgehen sollte den Massenmord effektiver gestalten: Die Patient*innen konnten nun schneller in die Tötungsanstalten gebracht werden, um deren Kapazität maximal auszunutzen.

Manche der todgeweihten Patient*innen hatten Angst vor dem Abtransport und vermuteten Gefahr für ihr Leben, wehrten sich und erhielten Beruhigungsspritzen. In der Tötungsanstalt angekommen, wurden die Patient*innen vom dortigen Pflegepersonal in Empfang genommen. Sie mussten ihre Kleidung ablegen und wurden dann einzeln den Tötungsärzten vorgeführt. Mediziner prüften die Identität der Opfer und sollten eine glaubhafte natürliche Todesursache erfinden, die später in eine gefälschte Sterbeurkunde eingetragen wurde. Anschließend führten Pfleger*innen die Patient*innen in Gruppen bis zu 75 Menschen in eine als Duschraum getarnte Gaskammer, die man hermetisch verschloss. Das Öffnen des Ventils der Gasflaschen war Angelegenheit des Arztes, das einströmende Kohlenmonoxid führte zum Erstickungstod. Nach etwa zwei Stunden wurde die Gaskammer gelüftet und die Leichen wurden herausgeschafft. Menschen mit Goldzähnen wurden vor ihrer Ermordung mit einem Kreuz auf dem Rücken markiert, um ihnen später diese Zähne herauszubrechen. In Einzelfällen nahm man zu wissenschaftlichen Zwecken eine Sektion vor. Die Leichen wurden in einem Krematoriumsofen verbrannt. Dies war eine Aufgabe der „Leichenbrenner", die zum Großteil aus Mitgliedern der SS bestanden.

Der Tod der Opfer wurde bürokratisch abgewickelt. Die Angehörigen erhielten einen standardisierten „Trostbrief", in dem mitgeteilt wurde, dass der Tod für den Betroffenen eine Erlösung bedeutet habe. Eigens dafür eingerichtete Standesämter fälschten in den Tötungsanstalten vor Ort die Sterbeurkunden. Sie nannten neben einer fiktiven Todesursache ein falsches Todesdatum und in vielen Fällen auch einen abweichenden Todesort. Zwischen Ermordung und Beurkundung des Todes lag in der Regel ein Abstand von zwei Wochen, für den die „T4"-Zentralverrechnungsstelle Pflegegelder kassierte. So erschlich die „T4"-Organisation mehrere Millionen Reichsmark.

Trotz aller Geheimhaltungsmaßnahmen kam es innerhalb der Bevölkerung zu einer erheblichen Beunruhigung wegen der Patient*innenmorde. In Einzelfällen gelang es Angehörigen in letzter Minute, Familienmitglieder vor der Ermordung zu retten. Manche protestierten vergeblich. Ein größerer Teil hat die Nachricht vom plötzlichen Tod ihrer Verwandten allerdings hingenommen, ohne dass Reaktionen überliefert wurden. Es gibt darüber hinaus Äußerungen, dass von Angehörigen der Tod als „Erlösung" aufgenommen oder sogar befürwortet wurde. Widerstand gegen die „Euthanasie"-Aktion haben nur Einzelne geleistet – wie die Wiener Krankenschwester Anna Wödl (1902–1996). Sie organisierte eine kleine Demonstration vor der Heil- und Pflegeanstalt Am Steinhof in Wien. Der Brandenburger Amtsrichter Lothar Kreyssig (1898–1986) versuchte die Verlegung der von ihm als Amtsvormund betreuten Patient*innen gerichtlich zu untersagen.

Während sich die meisten Vertreter der evangelischen und katholischen Kirche auf nichtöffentliche, diplomatische Bemühungen um eine Einstellung oder Modifikation der „Euthanasie"-Aktion beschränkten, führte die mutige öffentliche Protestpredigt des Münsteraner Bischofs Clemens Graf von Galen (1878–1946) vom 3. August 1941 zur Einstellung der Gasmorde an den Anstaltspatient*innen. Offensichtlich wollte Adolf Hitler die Kriegsmoral der deutschen Bevölkerung durch die Fortführung der Morde nicht schwächen. Bis August 1941 wurden nach einer „T4"-internen Statistik in den sechs Tötungsanstalten 70.273 Anstaltspatient*innen ermordet. In den Regionen, die früh in die „Aktion T4" einbezogen worden waren – wie Baden, Württemberg, Bayern und Österreich –, fielen über die Hälfte aller Anstaltspatient*innen dem organisierten Morden zum Opfer.

Das Fehlen „produktiver Arbeitsleistung" war das wichtigste Kriterium für die Auswahl der Patient*innen zur Ermordung im Rahmen der „Aktion T4". Eine realistische Überlebenschance hatte nur, wer „produktive" Arbeit leistete. Daneben werden mehr als die Hälfte der Opfer als „gefährlich", „störend" oder „unruhig" beschrieben, während bei den Überlebenden fast 50 % als „ruhig" oder „angenehm" galten. Die negative Verhaltensbewertung betraf besonders oft Frauen. Neben den ökonomisch „unbrauchbaren" und den „störenden" Patient*innen waren es die pflegeaufwendigen sowie die Langzeitpatient*innen, die bevorzugt zur Tötung ausgewählt wurden. Die ärztlichen Angaben über „Arbeitsleistung", Sozialverhalten in der Anstalt und Pflegebedürftigkeit in den Krankengeschichten basierten meist auf Beobachtungen des Pflegepersonals, die in die Dokumentation der Ärzt*innen einflossen. Dieser Einfluss der Pflegeberichte und die Rolle der Pflegenden bei der Patient*inneneinschätzung sind bisher noch wenig erforscht. Über das Verhalten und die Arbeitsleistung hinaus galt die Dauer des Anstaltsaufenthalts, in der Regel über fünf Jahre, als Zeichen für die Unheilbarkeit der Erkrankung. Die „Erblichkeit der Erkrankung" und die „soziale Auffälligkeit", also Straftaten, Obdachlosigkeit und Prostitution vor der Anstaltsaufnahme, spielten bei der Entscheidung über Leben und Tod keine ausschlaggebende Rolle. Die „Euthanasie"-Aktion richtete sich gegen die ökonomisch „unbrauchbaren" Anstaltspatient*innen – dafür war die Frage einer „Erbkrankheit" nicht mehr von Bedeutung.

Für als jüdisch definierte Anstaltspatient*innen galten die oben dargestellten Selektionskriterien allerdings nicht: Sie wurden allein aufgrund der ihnen nach der nationalsozialistischen Rassenideologie zugewiesenen Abstammung ermordet. Zu Beginn der „Aktion T4" transportierte man sie gemeinsam mit den nichtjüdischen Opfern in die Tötungsanstalten, ab Frühjahr 1940 wurden sie aber in bestimmten Sammeleinrichtungen konzentriert und in drei der Gasmordanstalten umgebracht. Ihre Ermordung war antisemitisch motiviert und somit ein erster Schritt zum Völkermord an den europäischen Juden.

Die Gasmordanstalten Bernburg, Hartheim und Pirna-Sonnenstein dienten zudem teilweise noch bis 1943 der Ermordung von arbeitsunfähigen, kranken und rassisch oder politisch unerwünschten Konzentrationslagerhäftlingen. Auch das ist eine Verbindung zwischen Patient*innenmorden und Holocaust, denn bei dieser „Aktion 14f13", der ersten systematischen Vernichtungsaktion im System der Konzentrationslager, waren nicht nur „T4"-Ärzte und die „T4"-Zentrale beteiligt, sondern auch hier galt: Arbeitsfähigkeit war das zentrale Selektionskriterium, jedoch nicht für jüdische Häftlinge. Diese wurden wiederum ausschließlich aufgrund ihrer „Rasse" ermordet, bis 1943 aufgrund von weiter steigendem Arbeitskräftebedarf in der Kriegswirtschaft die „Aktion 14f13" auslief. Von 1941 bis 1943 sind diesen Morden etwa 10.000 Häftlinge aus vielen Nationen zum Opfer gefallen. Zuletzt 1944 wurden in der Gaskammer in Hartheim Konzentrationslagerhäftlinge ermordet, nun jedoch ohne Kooperation mit der „T4".

Patient*innenmorde und Holocaust
Verbindungslinien zwischen den Patient*innenmorden und dem Holocaust sind vielfältig, ohne dass sich eine lineare Abfolge oder eindeutige kausale Bezüge festlegen lassen. Während Antisemitismus der Judenverfolgung und -vernichtung zugrunde lag und Antiziganismus der Verfolgung und Ermordung von Sinti und Roma, spielte rassenhygienisches Denken bei der Abwertung von Psychiatriepatient*innen und Kindern mit Behinderungen als ideologisches Motiv eine entscheidende Rolle. Allerdings beruhte die Selektion für die Patient*innenmorde wesentlich auf zweckrationalen Motiven, insbesondere der Arbeitsfähigkeit. Dieses Selektionskriterium findet sich auch in den Konzentrationslagern, die nicht als reine Vernichtungslager fungierten: Kranke und somit nicht arbeitsfähige Häftlinge wurden im Rahmen der „Aktion 14f13" und in Eigenregie der Lager zur Ermordung selektiert, während die Übrigen als „Ressource" der Kriegswirtschaft ausgebeutet wurden. Jüdische Patient*innen und jüdische Häftlinge wurden hier wie dort allein aufgrund ihrer „Rasse", mithin aus antisemitischen Motiven ermordet.

Mit dem Krieg begannen in den besetzten Gebieten sowohl die Verfolgung von Jüdinnen und Juden als auch die Patient*innenmorde durch Massenerschießungen und bald auch mit Gas, vor allem mit Gaswagen. Das besetzte Polen kann in dieser Hinsicht als „Experimentierfeld" angesehen werden, das sich auch auf die Planung der „Aktion T4" auswirkte. Die Tötungsmethode und der Ablauf der Morde in der „Aktion T4" 1940/41 (Einsatz von Kohlenmonoxid in als Duschräumen getarnten Gaskammern, Ermordung am Tag der Ankunft am Tötungsort, Gebrauch von Krematoriumsöfen) wiederum dienten als Modell für die Morde der „Aktion Reinhardt" an Jüdinnen und Juden sowie Sinti*zze und Rom*nja in den Vernichtungslagern Belzec, Sobibor und Treblinka 1942/43. Auch Personaltransfer (darunter einige Pfleger) von der „Aktion T4" zur „Aktion Reinhardt" ist als wichtige Verbindungslinie zu nennen. Einige der genannten Charakteristika finden sich auch im Lagerkomplex von Auschwitz, das als Konzentrations- und Vernichtungslager fungierte.

Von den Patient*innenmorden waren auch jüdische Patient*innen betroffen. Bereits in der „Aktion T4", also vor Beginn der „Endlösung der Judenfrage", wurden jüdische Patient*innen Opfer, vor allem im Rahmen einer eigens organisierten „T4"-Sonderaktion. Insofern kann die „Aktion T4" auch als ein Auftakt zum Holocaust angesehen werden.

Zu den Hauptverantwortlichen der zentral organisierten nationalsozialistischen Patient*innenmorde zählen die beiden „Euthanasie"-Beauftragten Hitlers, Reichsleiter Philipp Bouhler und Karl Brandt. Während Philipp Bouhler 1945 Selbstmord beging, wurde Karl Brandt 1946 im Nürnberger Ärzteprozess angeklagt, zum Tode verurteilt und hingerichtet. Gleiches gilt für Viktor Brack, Bouhlers Stellvertreter und eigentlicher Organisator der „Aktion T4". Beteiligt waren jedoch auch viele andere: Ärzte in den Gasmordanstalten, Gutachter und Anstaltsärzt*innen, die Meldebogen ausfüllten und Einfluss auf Transportlisten nehmen konnten (wodurch sie sich unweigerlich zu einem Teil des mörderischen Systems machten), Verwaltungspersonal und Pflegekräfte. So war während der „Aktion T4" Pflegepersonal der Abgabeanstalten in die Vorbereitung der Patient*innen für die in den regulären Alltag integrierten Verlegungen in die Tötungs- oder Zwischenanstalten zuständig, teils auch für eine Begleitung des Transports zu den Tötungsanstalten.

„Dezentrale Euthanasie"

Der Stopp der „Aktion T4" war eine taktische Entscheidung: Ihre Organisationsstruktur blieb erhalten, die Meldebogenerfassung der Anstaltspatient*innen wurde fortgesetzt. Auch die Morde gingen weiter. Die Opfer wurden nunmehr – weiterhin und verstärkt – in einzelnen Anstalten nach Maßgabe der Anstaltsdirektoren und der vorgesetzten Anstaltsbehörden durch überdosierte Medikamente, systematischen Nahrungsentzug und Vernachlässigung zu Tode gebracht.

Bereits vor und während der „Aktion T4" war es in verschiedenen Regionen durch schlechte Ernährung und Medikamentenüberdosierungen zu einem deutlichen Anstieg der Sterblichkeit unter den Anstaltsinsass*innen gekommen. In einigen bayerischen Einrichtungen wurde nach einem Erlass des dortigen Innenministeriums vom 30. November 1942 der Nahrungsmittelentzug in speziellen „Hungerhäusern" als systematisches Tötungsmittel eingesetzt. Die „T4"-Zentrale wollte diese Form der „Euthanasie" unter ihre Kontrolle bringen und lieferte Tötungsmedikamente an ausgewählte Anstalten.

In den letzten Kriegsjahren verschlechterten sich die Lebensbedingungen und Überlebenschancen für die Patient*innen noch einmal deutlich. Als Folge des sich ausweitenden Bombenkrieges kam es ab Sommer 1943 zu umfangreichen Patient*innenverlegungen aus Gebieten, die vom Luftkrieg bedroht waren: Insbesondere in Nordwestdeutschland, im Rheinland und in Westfalen sollte Raum für Ausweichkrankenhäuser geschaffen werden. Diese Aktion wurde nach Hitlers Generalbevollmächtigtem für das Sanitäts- und Gesundheitswesen Karl Brandt auch als „Aktion Brandt" bezeichnet. Viele Patient*innen wurden in Anstalten deportiert, in denen systematische Tötungen insbesondere mit überdosierten Medikamenten, absichtlicher Unterernährung und systematischer Vernachlässigung betrieben wurden. Dazu gehörten unter anderem Kaufbeuren-Irsee in Bayern, Meseritz-Obrawalde in der damaligen Provinz Brandenburg, Tiegenhof im besetzen Polen,

Wiesengrund im Sudetenland und Kosmanos in Böhmen sowie Hadamar in Hessen.

Auch an Tuberkulose oder psychischen Erkrankungen leidende polnische und sowjetische Zwangsarbeiter*innen wurden ab 1944 Opfer des „Euthanasie"-Programms, wenn ihre Arbeitsfähigkeit nicht umgehend wiederhergestellt werden konnte. Sie wurden in bestimmte Heil- und Pflegeanstalten wie Hadamar eingewiesen und systematisch mit überdosierten Medikamenten ermordet. Die Zahl der nach dem scheinbaren Stopp der „Euthanasie"-Aktion im August 1941 allein im Deutschen Reich (mit Österreich) bis Kriegsende 1945 getöteten Anstaltspatient*innen wird auf etwa 120.000 geschätzt.

Für die Morde im Rahmen der „Dezentralen Euthanasie" ist trotz der übergeordneten ärztlichen Hierarchieebene ähnlich wie bei der Kinder-„Euthanasie" eine größere Eigenständigkeit des beteiligten Pflegepersonals festzustellen. Beide Mordprogramme waren stärker als die „Aktion T4" in die Alltagspraxis integriert. Wenngleich der hierarchische Druck auf das Pflegepersonal bezüglich der Beteiligung an den Morden groß sein konnte und in Nachkriegsprozessen häufig zur Entlastung angeführt wurde, bestanden dennoch Spielräume bei der Übernahme der tödlichen Aufgabe und bei dem Schutz einzelner Patient*innen. Die Krankenschwester Elly Büchsenschuss beispielsweise berichtete 1962, dass sie sich letztlich ohne Konsequenzen geweigert habe, in einem derjenigen Häuser in der Anstalt Meseritz-Obrawalde zu arbeiten, in denen Patient*innen ermordet wurden. Auch einige weitere Fälle von Weigerung mit der Konsequenz der Versetzung an eine andere Position mit „niedrigerer Tätigkeit" innerhalb der Einrichtung sind bekannt. Dies impliziert für heute die Notwendigkeit der Reflexion über Hierarchieebenen, Erwartungen an Gehorsam und individuelle Spielräume.

Nach dem Krieg herrschten, abgesehen von einigen Gerichtsprozessen, weitgehend Schweigen, Verdrängung und die Verweigerung von Entschädigung vor. Der Nürnberger Ärzteprozess betraf ärztliche Täter*innen und wenige Bürokraten, insgesamt 22 Männer und eine Frau. In den in der unmittelbaren Nachkriegszeit durchgeführten „Euthanasie"-Prozessen waren aber neben Ärzt*innen durchaus auch Pfleger*innen angeklagt und wurden zum Teil hingerichtet oder mit hohen Haftstrafen belegt. In späteren Prozessen erhielten das Pflegepersonal ebenso wie Mediziner*innen aus heutiger Perspektive milde Urteile oder Freisprüche, wenn es überhaupt zu einer Gerichtsverhandlung kam. Die deutschen Ermittlungsbehörden und Gerichte gingen bei ihrer Argumentation oftmals davon aus, dass die Beteiligten sich nicht klar darüber sein konnten, etwas Ungesetzliches zu tun, auf Befehl gehandelt hätten oder sie unterstellten den Handelnden gar „hochstehende sittliche Motive" bei der „Erlösung" von psychisch kranken und/oder geistig behinderten Erwachsenen und Kindern.

Es war dann dem Engagement des hessischen Generalstaatsanwalts Fritz Bauer (1903–1968) zu verdanken, dass die Frankfurter Staatsanwaltschaft Anfang der 1960er-Jahre den Versuch unternahm, den Verbrechenskomplex NS-„Euthanasie" erneut juristisch aufzuarbeiten. Doch die Beschuldigten entzogen sich der Verantwortung zumeist durch Attestierung ihrer Verhandlungsunfähigkeit oder auch Suizid. In vielen Fällen wurden die Ermittlungen eingestellt oder gar nicht erst aufgenommen. So blieb beispielsweise Werner Catel als einer der Hauptverantwortlichen der Kinder-„Euthanasie" juristisch unbehelligt und avancierte 1954 zum Lehrstuhlinhaber für Kinderheilkunde in Kiel. Der Krankenpfleger und SS-Mann Heinrich Unverhau, der ab 1940 sowohl in den Tötungsanstalten Grafeneck und Hadamar als auch ab 1942 in den Vernichtungslagern Belzec und Sobibor eingesetzt war, wurde 1949 ohne Verurteilung für seine Beteiligung an der „Aktion T4" aus der Untersuchungshaft entlassen und arbeitete ab 1952 wieder als Pfleger im Städtischen Krankenhaus Königslutter. Auch in der DDR und in Österreich wurde das Thema weitgehend beschwiegen.

Die Milde der Justiz den Täter*innen gegenüber spiegelt sich in der fehlenden Entschädigung für die Opfer der nationalsozialistischen „Rassenhygiene" und „Euthanasie"-Politik. Trotz einer Härtefallregelung sind zwangssterilisierte Menschen und Angehörige der „Euthanasie"-Opfer bis heute nicht mit den anderen Gruppen nationalsozialistischer Verfolgung gleichgestellt. In einem Klima fehlender gesellschaftlicher Anerkennung und fortwirkender Stigmatisierung von Menschen mit psychischen Erkrankungen und geistigen Behinderungen gehörten die zwangssterilisierten Menschen und die „Euthanasie"-Toten lange zu den verdrängten Opfern des Nationalsozialismus – sowohl in der allgemeinen Erinnerungskultur als auch in den betroffenen Familien selbst. Dabei zeigt sich in den letzten Jahren ein wachsendes Bedürfnis der nachgeborenen Generationen, an die aus dem Familiengedächtnis verschwundenen Menschen zu erinnern, ihr Schicksal zu erforschen und das erlittene Unrecht zu benennen.

8.4.2 Lazarettwesen und Krankenpflege in Konzentrationslagern

Krankenpflege im Nationalsozialismus bedeutete zu einem nicht geringen Anteil Kriegskrankenpflege, waren doch in den zahlreichen Lazaretten hinter den weitläufigen Frontlinien und in der Etappe neben Ärzten und Sanitätern auch Krankenschwestern tätig. In der nationalsozialistischen Propaganda wurden das Berufsbild und der Einsatz von Pflegerinnen für den militärischen Sanitätsdienst bereits vor Kriegsbeginn idealisiert. Kriegskrankenpflege war traditionell eine Hauptaufgabe der Schwesternschaft des DRK. Seit 1937 unter dem „Reichsarzt SS" Robert Grawitz gleichgeschaltet, widmete sich das DRK wieder verstärkt dieser Ursprungsaufgabe. Bereits im Vorfeld des Krieges wurden zahlreiche Schwesternhelferinnen ausgebildet. Krankenpflegerinnen fanden sich dann im Verlauf des Zweiten Weltkrieges beim Heer, der Marine und Luftwaffe sowie ab 1943 bei der SS. Auch kam es durch die Ausweitung des Kriegsgeschehens zu einer „Vermischung" von ziviler Pflege und Lazarettpflege: Zivilist*innen wurden ebenso in Lazaretten versorgt, wie Soldaten in Allgemeinkrankenhäuser aufgenommen wurden. Über die Versorgung von Soldaten trugen Pflegerinnen dazu bei, dass diese möglichst schnell wieder an die Front geschickt werden konnten, und nahmen so Einfluss auf den Kriegsverlauf. Über den Einsatz von Pflegerinnen in den im Zweiten Weltkrieg besetzten Ländern liegen viele Erkenntnisse und einige Quellensammlungen von Briefen und Berichten damaliger Pflegerinnen vor. Diese zeigen, dass viele DRK-Schwestern die Hygiene und Wohnverhältnisse in den Lazaretten in Osteuropa kritisierten oder von mangelnden Aufgaben in den Lazaretten in Westeuropa berichteten.

Krankenschwestern waren ebenfalls im nationalsozialistischen System der Konzentrationslager tätig. Erforscht ist dies insbesondere für das Frauenkonzentrationslager Ravensbrück und die Frauenbereiche im Lagerkomplex von Auschwitz/Oświęcim. Dabei kamen Pflegepersonen aus der „NS-Schwesternschaft" („Braune Schwestern"), aber auch „Blaue Schwestern" aus dem „Reichsbund freier Schwestern" (1942 im „NS-Reichsbund Deutscher Schwestern" vereinigt) und DRK-Schwesternhelferinnen zum Einsatz. Dies betraf vor allem zwei Bereiche: die Häftlingskrankenreviere (wo die Schwestern auch mit Häftlingsärztinnen und Häftlingskrankenschwestern zusammenarbeiteten) und die SS-Lagerlazarette. Während die Schwestern in den SS-Lazaretten für die Versorgung der SS-Angehörigen und ihrer Familien zuständig waren und gleichzeitig zu Zeuginnen des Umgangs mit den Lagerhäftlingen bis zur Vernichtung wurden, waren die in den Häftlingsrevieren eingesetzten Frauen unmittelbar in Medizinverbrechen verstrickt.

Wie in anderen nationalsozialistischen Konzentrationslagern unter der Zuständigkeit des Inspektorats der Konzentrationslager in Oranienburg (IKL) wurde auch im 1939 eröffneten Frauenlager Ravensbrück ein Krankenrevier (Häftlingslazarett) eingerichtet. Zweck dieser Krankenreviere war neben der Seuchenprävention die notdürftige Behandlung kranker Häftlinge, sofern sich augenscheinlich mit einfachen Mitteln die Arbeitsfähigkeit wiederherstellen ließ.

Dies lag in der zunehmenden Bedeutung von Zwangsarbeitskräften für die Kriegswirtschaft begründet. Anderenfalls wurden die Häftlinge nicht versorgt, starben häufig oder fielen der Selektion zur Ermordung anheim.

Die Leitung der Krankenreviere lag jeweils beim Standortarzt, dem weitere SS-Ärzte zugeordnet waren. In Ravensbrück waren von Beginn an Krankenschwestern im Revier eingesetzt, die sowohl den Lagerärzt*innen als auch der leitenden Oberschwester unterstanden. Diese wurde wie die anderen Schwestern dienstverpflichtet und von der Generaloberin (Oberschwester) oder Gauoberin (einfache Schwester) ihres Berufsverbandes nach Ravensbrück abgeordnet. Vor Ort befehligten und beaufsichtigten die im Lagerjargon „SS-Schwestern" genannten Frauen (tatsächlich gehörten sie nicht der SS an, wurden aber offenbar von den Häftlingen so wahrgenommen) im Wesentlichen die Arbeit der Häftlingspflegerinnen, die die eigentliche Krankenversorgung leisteten.

Bis 1943 war Margarete Hoffmann als Oberschwester im Lager Ravensbrück, nachdem die erste Oberschwester sich nach kurzer Zeit erfolgreich hatte versetzen lassen. Hoffmann wurde wegen ihrer Beteiligung an Medizinverbrechen nie angeklagt, im Gegensatz zu ihrer Nachfolgerin Elisabeth Marschall, die nach dem Krieg im ersten Ravensbrück-Prozess verurteilt und hingerichtet wurde. Die Oberschwester koordinierte den Einsatz der „SS-Schwestern", nahm aber auch Aufsicht und Kontrolle des ärztlichen und pflegerischen Häftlingspersonals wahr. Sie hatte die Oberaufsicht über die Apotheke, die von einer „SS-Schwester" geführt wurde, und entschied daher darüber, ob die Medikamentenverordnungen der Häftlingsärztinnen umgesetzt wurden. Ebenso hatte sie die Aufsicht über Rotkreuz-Pakete für das Revier mit Lebensmitteln und Medikamenten und somit die Macht, diese zurückzuhalten oder anderweitig einzusetzen. Sie assistierte bei der ärztlichen Untersuchung oder der „Sichtung" ankommender Häftlingstransporte, die mit dem Ziel einer Bestimmung der Arbeitsfähigkeit durchgeführt wurden, und bei anderen medizinischen Untersuchungen.

Dies galt auch für lagerärztliche Selektionen im Rahmen der bereits beschriebenen „Aktion 14f13", bei der kranke oder anderweitig unerwünschte Häftlinge für die Ermordung in einer „T4"-Tötungsanstalt aussortiert wurden. Die Meldebogen für die „T4"-Zentrale in der Tiergartenstraße 4 wurden zwar von „T4"-Gutachtern ausgefüllt, die Vorauswahl über die ihnen vorzustellenden Häftlinge wurde jedoch zuvor im Lager getroffen. Auch beteiligte sich beispielsweise die Oberschwester Elisabeth Marschall an der Auswahl der Zwangsprostituierten für die Häftlingsbordelle.

Schließlich war Marschall ab 1944 als Oberaufsicht für das „Kinderzimmer" im Lager Ravensbrück zuständig, da man dazu übergegangen war, im Lager geborene Kinder nicht mehr unmittelbar zu ermorden. Die meisten Säuglinge starben im „Kinderzimmer" nach kurzer Zeit aufgrund der von der Oberschwester zu verantwortenden Mangelversorgung. Das umfangreiche Tätigkeitsspektrum und die Entscheidungsmacht der Oberschwester weisen auf deren besonders große Handlungsspielräume hin, doch auch für die einfachen „SS-Schwestern" ergaben sich vielfältige Handlungsmöglichkeiten – zugunsten oder zuungunsten der weiblichen Häftlinge. Während sie die Pflege im stationären Bereich delegierten, trafen die Schwestern beim Dienst am „Ambulanzwagen" die Entscheidung über die Bescheinigung von Arbeitsunfähigkeit und über die Aufnahme sich krank meldender Häftlinge in das Revier (dabei kam es häufig zur Abweisung von kranken Häftlingen, was über Leben oder Tod entscheiden konnte, und auch zu Misshandlungen). Sie nahmen assistierend an verbrecherischer Forschung am Menschen in Ravensbrück teil, an Selektionen und (nach späteren Aussagen auf Anweisung) an gezielten Morden aufgegebener Patientinnen. Dass aufseiten der „SS-Schwestern" Spielräume bestanden, die zum Nutzen der kranken Häftlinge genutzt werden konnten, zeigt die Tätigkeit der „Blauen Schwester" Gerda Schröder, die 1944/45 in Ravensbrück eingesetzt war und der es gelang, manche Anordnungen der Oberschwester zugunsten der betroffenen Frauen zu unterlaufen, wie spätere Berichte mehrerer Häftlinge bezeugen. Mit diesem Verhalten blieb sie allerdings eine Ausnahme.

Häftlingsschwestern und -ärzt*innen versuchten ebenfalls, Handlungsspielräume zur Unterstützung der anderen inhaftierten Frauen zu finden. Dabei waren sie darauf angewiesen, Anordnungen und Kontrolle – wo möglich – zu unterlaufen oder zu umgehen, die „SS-Schwestern" beispielsweise durch gefälschte Körpertemperaturen zu täuschen und sich untereinander konspirativ zu verständigen. Viele von ihnen zeigten, wie Nachkriegszeugnisse beweisen, großen Mut und Erfindungsreichtum, gleichwohl stellten sich auch ihnen große moralische Dilemmata, da sie nur in der unter Zwang stattfindenden Kooperation mit den Täter*innen Möglichkeiten zum Widerstand finden konnten.

8.5 Schluss

Der allgemeinen Bedeutung der „Volksgesundheit" im „Dritten Reich" entsprechend wurde auch der Krankenpflege von den Nationalsozialist*innen eine wichtige Rolle bei der Durchsetzung ihrer gesundheitspolitischen Ziele beigemessen. Diesem Umstand trug die Vereinheitlichung der Berufsorganisationen ebenso Rechnung wie die verbindlichen Ausbildungsregelungen zur allgemeinen Krankenpflege und zum Hebammenwesen von 1938. Die neu gebildete „NS-Schwesternschaft" sollte als Elite in der Krankenpflege fungieren, der Beruf allgemein im Sinne des nationalsozialistischen Frauenbildes gesellschaftlich aufgewertet werden.

Die psychiatrische Pflege war von dieser „Aufwertung" ausgenommen, sie war jedoch bereits kurz nach der Machtübernahme durch frühe Maßnahmen des nationalsozialistischen Staates gegen Menschen mit psychischen Erkrankungen und/oder geistiger Behinderung („Gesetz zur Verhütung erbkranken Nachwuchses", 1933) an Medizinverbrechen beteiligt. Konnten die Pfleger*innen sich bei Zwangssterilisationen auf eine gesetzliche Grundlage ihrer Mitwirkung berufen, so war dies bei den folgenden Verbrechen gegen Menschen in Anstalten und Heimen nicht der Fall: Die ab 1939 beginnende zentral organisierte Ermordung von Minderjährigen mit Behinderungen (Kinder-„Euthanasie") und von Erwachsenen mit psychischen Erkrankungen und Behinderungen („Aktion T4") sollte von den beteiligten bzw. durchführenden Pflegenden als „Geheime Reichssache" behandelt werden.

Im Rahmen von Dienstverpflichtungen, Befehlen von Vorgesetzten und auch aus Überzeugung oder Gleichgültigkeit gegenüber dem Schicksal der Opfer führten Pfleger*innen Tötungsanweisungen von Ärzt*innen in „Kinderfachabteilungen" aus und sorgten für den reibungslosen Ablauf der Tötungsmaschinerie in den Gasmordanstalten der „Aktion T4". Während die Pflegenden über die Abläufe und ihre Tätigkeit Stillschweigen bewahren mussten, stand es ihnen jedoch offen, sich der Beteiligung an diesen Mordaktionen zu verweigern – was kaum jemand tat. Den Anweisungen von vorgesetzten Ärzt*innen und Pflegekräften wurde Folge geleistet, Hierarchien wurden nicht hinterfragt, mitgelieferte „Begründungen" für die Ermordung „lebensunwerten Lebens" akzeptiert oder geteilt.

Das Verhungernlassen und Töten mit Medikamentenüberdosen in den letzten Jahren des Zweiten Weltkrieges („Dezentrale Euthanasie") verlagerte das Sterben von Patient*innen dann in den unmittelbaren Alltag der Pflegenden, wobei diese wiederum Selektions- und Tötungsaufgaben übernahmen. Eine zwar nicht NS-spezifische, jedoch durch die NS-Ideologie von „Lebenswert" und „Volkskörper" stark beförderte negative Haltung gegenüber „schwierigen", pflegeintensiven und „unheilbaren" Patient*innen diente dabei den Pflegenden als Rechtfertigung, die Vernichtung im eigenen Arbeitsumfeld mindestens zu akzeptieren.

Derlei ideologische Prägungen haben auch die Tätigkeit des Pflegepersonals in der Kriegskrankenpflege und insbesondere in den Krankenrevieren der Konzentrationslager bestimmt. Die Krankenschwestern der SS-Lagerlazarette wurden Zeuginnen der Vernichtung, das Pflegepersonal der Häftlingskrankenreviere beteiligte sich an Menschenversuchen, nahm Selektionen vor und ermordete Häftlinge. Auch hier lassen sich aufseiten der eingesetzten Pflegenden, die sich nicht aus den Häftlingen rekrutierten, kaum Beispiele für das Hintertreiben oder die Verweigerung gegenüber der in den Lagern herrschenden Brutalität finden.

Die heutige Einbeziehung der Gedenkstättenarbeit in die Pflegeausbildung bekommt vor diesem historischen Hintergrund die besondere Bedeutung, die damaligen Voraussetzungen und Bedingungen von Hierarchien, Gehorsam, Mitwirkung bei unethischen medizinischen Maßnahmen und die pflegerische Haltung gegenüber dem „Lebenswert" pflegeintensiver und „schwieriger" Patient*innen zu reflektieren.

Quellen

Amtsgericht Bernburg (1948) Aussage von Käthe Hackbarth zu Verbrechen gegen die Menschlichkeit. Akt.Z.: 6 Ars 84/48. Landesarchiv Baden-Württemberg, Abt. Staatsarchiv Sigmaringen, Wü 29/3 T 1 Nr. 1758/03/05 Bild 1

Haring J (1941) Leitfaden der Krankenpflege in Frage und Antwort. Für Krankenpflegeschulen und Schwesternhäuser. 8., verbesserte Aufl. von Julius Springer, Berlin

Werner W (1930er Jahre) Der Siegeszug der Sterelation. © Sammlung Prinzhorn, Heidelberg, Inventarnummer 8083 (2008)

Weiterführende Literatur

Benedict S, Shields L (Hrsg) (2014) Nurses and Midwives in Nazi Germany. The „Euthanasia Programs". Routledge, New York

Betzien P (2018) Krankenschwestern im System der nationalsozialistischen Konzentrationslager. Selbstverständnis, Berufsethos und Dienst an den Patienten im Häftlingsrevier und SS-Lazarett. Kula-Verlag, Frankfurt a. M.

Beyer C, Fuchs P, Hinz-Wessels A, Hohendorf G, Rotzoll M, Thelen H, Thiel J (Hrsg) (2015) Tiergartenstraße 4. Gedenk- und Informationsort für die Opfer der nationalsozialistischen „Euthanasie"-Morde. Stiftung Denkmal für die ermordeten Juden Europas, Berlin

Böhm M, Fiebrandt, M (2004) „....hat die ihm aufgetragenen Arbeiten auf das gewissenhafteste und sorgfältigste durchgeführt." Zur Biografie eines in der Tötungsanstalt eingesetzten Krankenpflegers. In: Stiftung Sächsische Gedenkstätten (Hrsg) Nationalsozialistische Euthanasieverbrechen. Beiträge zur Aufarbeitung ihrer Geschichte in Sachsen. Michael Sandstein Verlag, Dresden, S 105–123

Breiding B (1998) Die Braunen Schwestern. Ideologie – Struktur – Funktion einer nationalsozialistischen Elite. Steiner, Stuttgart

Friedlander H (1997) Der Weg zum NS-Genozid. Von der Euthanasie zur Endlösung. Berlin-Verlag, Berlin

Fürstler G, Malina P (2004) „Ich tat nur meinen Dienst". Zur Geschichte der Krankenpflege in Österreich in der NS-Zeit. Facultas, Wien

Gaida U (2018) Zwischen Pflegen und Töten. Krankenschwestern im Nationalsozialismus. Einführung und Quellen für Unterricht und Selbststudium. Mabuse, Frankfurt a. M

Reiter R (2008) Psychiatrie im „Dritten Reich" in Niedersachsen. Begleitmaterial zur Wanderausstellung. Niedersächsisches Ministerium für Soziales, Frauen, Familie und Gesundheit, Hannover

Röske T, Rotzoll M (Hrsg) (2014) Wilhelm Werner. Sterelationszeichnungen. Wunderhorn, Heidelberg

Rotzoll M (2019) Kinder-„Euthanasie" im Kontext. Von der Geschichte der Anstaltspsychiatrie bis zu den nationalsozialistischen Patientenmorden. In: struber_gruber (Hrsg) Erinnerung entsteht gemeinsam. Die Neugestaltung der Gedenkstätte Waldniel-Hostert. Mandelbaum, Wien, S 146–152

Steppe H (Hrsg) (2011) „Ich war von jeher mit Leib und Seele gerne Pflegerin." Über die Beteiligung von Krankenschwestern an den „Euthanasie"-Aktionen in Meseritz-Obrawalde. Mabuse, Frankfurt a. M

Steppe H (Hrsg) (2013) Krankenpflege im Nationalsozialismus. 10. Aufl. Mabuse, Frankfurt a. M

Tewes L (2016) Rotkreuzschwestern. Ihr Einsatz im mobilen Sanitätsdienst der Wehrmacht 1939–1945. Ferdinand Schöningh, Paderborn

Teil III
Geschichte der Pflege im gesellschaftlichen Kontext

Pflege und Geschlecht

Karen Nolte und Christoph Schwamm

Inhaltsverzeichnis

9.1 Einführung 129
9.2 Weibliche Krankenpflege um 1850 132
9.3 Schwesternschaften des Deutschen Roten Kreuzes (DRK) 134
9.4 Weibliche Krankenpflege und die bürgerliche Frauenbewegung 135
9.5 Entwicklung der weiblichen Krankenpflege im frühen 20. Jahrhundert 136
9.6 Männliche Pflegekräfte vom 19. bis Mitte des 20. Jahrhunderts 138
9.7 Der Abbau der Geschlechtertrennung in der Pflege seit den 1960er-Jahren... 139
9.8 Perspektiven auf Pflege und Geschlecht im späten 20. Jahrhundert. 141
9.9 Fazit 142
Quellen 143
Weiterführende Literatur 143

9.1 Einführung

Pflege gilt in Deutschland auch heute noch als Frauenberuf. Als einen solchen bezeichnet man Professionen, in denen über 70 % der Beschäftigten weiblich sind. In den Krankenhäusern betrug der Frauenanteil unter den Pflegenden laut Statistischem Bundesamt im Jahr 2020 rund 75 %, in der Altenpflege rund 79 %. Doch war Pflege nicht schon immer ein Frauenberuf.

Tatsächlich sind Berichte über pflegende Männer beinahe so alt wie überlieferte Geschichte selbst. Sie finden sich in den ayurvedischen Schriften Altindiens und in den hippokratischen Texten. Das antike Rom bildete in großem Maßstab Pflegepersonal für seine Armeen aus. Die Krankenpflege spielte in der christlichen Tradition eine bedeutende Rolle. Die mittelalterlichen Bistümer und Klöster gründeten Spitäler. Die Pflege der Kranken war in den meisten religiösen Orden Teil der Gemeinschaftsregeln, für manche sogar der Hauptzweck. Die schriftlichen Quellen liefern also zahlreiche Hinweise darauf, dass Männer pflegerischen Tätigkeiten nachgegangen sind.

Erst im Laufe des 19. Jahrhunderts wurde mit der Organisierung von Krankenpflegenden in konfessionellen Schwesternschaften Pflege

Ergänzende Information Die elektronische Version dieses Kapitels enthält Zusatzmaterial, auf das über folgenden Link zugegriffen werden kann https://doi.org/10.1007/978-3-662-69826-6_9.

K. Nolte (✉) · C. Schwamm
Institut für Geschichte und Ethik der Medizin,
Heidelberg, Deutschland
E-Mail: karen.nolte@histmed.uni-heidelberg.de

C. Schwamm
E-Mail: christoph.schwamm@histmed.uni-heidelberg.de

als weiblicher Beruf konzipiert. Christliche Tugenden wie Selbstverleugnung, bedingungslose Nächstenliebe und Frömmigkeit wurden verknüpft mit dem bürgerlichen Geschlechtscharakter, demzufolge angenommen wurde, dass Frauen von Natur aus bescheiden, hingebungsvoll, gefühlvoll und sorgend seien. Zudem wurde im 19. Jahrhundert Frauen aus dem Bürgertum die Rolle zugeschrieben, Hüterinnen und Vermittlerinnen von Religiosität in den Familien zu sein. In pietistisch-protestantischen bürgerlichen Gemeinschaften ging man gar davon aus, dass Frauen eine größere Nähe zu Gott hätten und sie eher als die männlichen Mitglieder der religiösen Gruppe in der Lage seien, seine bzw. die Stimme des Heilands zu vernehmen. Dieser bürgerliche weibliche Geschlechtscharakter wurde seit dem ausgehenden 18. Jahrhundert in pädagogischen, psychologischen und medizinischen sowie literarischen Werken festgeschrieben. Die Medizin nahm eine führende Rolle in der Konzeptionierung weiblicher Eigenschaften ein, die biologisch begründet wurden, d. h., als quasi natürlich, angeboren und daher als unveränderlich definiert wurden.

Polarisierung der Geschlechtscharaktere um 1800

Der Begriff und die Vorstellung von einem spezifischen Geschlechtscharakter haben sich im ausgehenden 18. Jahrhundert herausgebildet, um spezifische Geschlechtsmerkmale zu beschreiben. Diese wurden als quasi „natürlich", d. h. als unveränderlich durch die Natur vorgegeben gedacht. Die Unterschiede zwischen Frauen und Männern wurden nicht nur binär konstruiert, sondern auch in Form von Gegensätzlichkeiten (Polarisierung). Demzufolge galten Frauen als emotional – Männer als rational; Frauen wurde der Bereich des Privaten als Wirkungskreis zugeteilt – Männern der Bereich des Öffentlichen; der Mann wurde als selbstständig und stark gedacht – die Frau als abhängig und schwach usw. Die Differenzen zwischen den zwei Geschlechtern führte man auf die biologisch fundierte anatomische Verschiedenheit von weiblichen und männlichen Körpern zurück. Daher nahm die Disziplin der Medizin eine bedeutende Rolle in dem Prozess der Konstruktion der „polarisierten Geschlechtscharaktere" (so die Historikerin und Pionierin der Geschlechterforschung Karin Hausen) ein. Von den behaupteten physischen Unterschieden zwischen Frauen und Männern wurde der gesellschaftliche und rechtliche Rahmen abgeleitet, in dem Frauen agieren durften. So wurde beispielsweise die Geschlechtsvormundschaft begründet, derzufolge Frauen rechtlich als nicht geschäftsfähig galten und daher Ehemänner, Brüder, Schwager oder andere männliche Verwandte ihre Vormünder waren. Diese Geschlechtsvormundschaft wirkte noch lange fort; so durften beispielsweise Frauen in Westdeutschland erst ab 1977 ohne Erlaubnis ihres Ehemannes einen Arbeitsvertrag abschließen. Die „Geschlechtscharaktere" hatten im 19. Jahrhundert jedoch nicht für alle Frauen die gleichen Auswirkungen: Während bürgerlichen Frauen aufgrund ihrer angeblichen körperlichen Schwäche Erwerbsarbeit nicht zugetraut wurde, mussten Frauen aus den unteren gesellschaftlichen Schichten zum Beispiel als Dienstmädchen, Fabrikarbeiterinnen und auch Lohnwärterinnen in der Pflege selbstverständlich körperlich hart arbeiten.

Doch wurde Frauen gemäß den „Geschlechtscharakteren" eine besondere Nähe zur Religion zugeschrieben und durch ihre Emotionalität auch mehr Mitgefühl mit kranken, alten und gebrechlichen Menschen. Diese Zuschreibungen eröffneten auch bürgerlichen Frauen die Möglichkeit, sich in der Armenfürsorge und der Krankenpflege und somit im öffentlichen Raum zu betätigen.

9 Pflege und Geschlecht

Wie in Kap. 10 zu „Pflege und Religion" näher ausgeführt wird, bildeten sich in der ersten Hälfte des 19. Jahrhunderts Mutterhäuser zur Ausbildung und Organisierung von Pflegenden heraus – katholische Pflegeorden und protestantische Diakonissengemeinschaften –, für die ledige junge Frauen aus dem Bürgertum gesucht wurden. Zu der Zeit gab es bereits eine lange Tradition von Männern in der Pflege, die entweder als katholische Ordensbrüder Krankenpflege ausübten oder als Lohnwärter in psychiatrischen Anstalten oder in Hospitälern zusammen mit weiblichen Lohnwärterinnen arbeiteten und den sozialen Status von Dienstpersonal hatten. Männern wurde mit der Herausbildung der christlichen Schwesternschaften zunehmend der Rang des Hilfspflegers zugewiesen, den man benötigte, um schwere körperliche Arbeiten zu erledigen. Die Bezeichnung „Schwester" wurde zum Synonym für die Krankenpflegerin, d. h. für eine Pflegeperson, die eine solide Ausbildung genossen hatte und eine im bürgerlichen Sinne ehrbare unverheiratete Frau war, die sich mit ihrer ganzen Person der Pflege kranker und gebrechlicher Menschen hingab.

Erst im ausgehenden 19. Jahrhundert bildete sich Krankenpflege als Frauenberuf heraus, der auf einer hierarchisch strukturierten Geschlechterordnung basierte, wie in diesem Kapitel ausgeführt wird.

Krankenpflege jenseits der Heteronormativität

Bislang gibt es wenig Forschung zur Geschichte von Krankenpflege jenseits der Heteronormativität. Unter Letzterer versteht man gesellschaftliche Strukturen, in denen Beziehungen zwischen Männern und Frauen sowie die Zweigeschlechtlichkeit als Norm gesetzt werden. Geschichte(n) jenseits solcher Normen werden mit Ansätzen der Queer Studies untersucht. „Queer" ist der analytische Begriff für alle Lebensweisen jenseits der Heteronormativität.

Dass bislang kaum Perspektiven der Queer Studies auf die Geschichte der Krankenpflege gerichtet wurden, ist erstaunlich, da schon die Entscheidung von Frauen, in Schwesternschaften zur Ausübung von Krankenpflege einzutreten, als eine solche gegen gesellschaftliche heteronormative Erwartungen bezüglich weiblicher Lebensweisen angesehen werden kann. Denn eigentlich war der vorgesehene Lebensentwurf, Ehefrauen und Mütter zu werden. Für unverheiratete Krankenpflegerinnen, denen noch bis Ende der 1950er-Jahre ein Berufszölibat (= Ehelosigkeit) auferlegt wurde, stellte der Eintritt in die Schwesterngemeinschaft also ein Alternativentwurf zur heteronormativen bürgerlichen Ehe dar. Mit dem Konzept der „geistigen Mütterlichkeit" (vgl. Kap. 5) wurde argumentiert, um Leben und Arbeiten der Krankenpflegerinnen gesellschaftliche und soziale Akzeptanz zu verleihen. Denn Krankenpflegerinnen, die jenseits des Mutterhauses in der Gemeinde oder in einem Krankenhaus arbeiteten, waren im Vergleich zu verheirateten Frauen recht eigenständig. Sie lebten nicht selten als Frauenpaare in Gemeinschaften, die sich zumindest in emotionaler Hinsicht mit ehelichen Beziehungen vergleichen lassen. Solche Paarbeziehungen existierten auch bei Lehrerinnen, für die ebenfalls ein Berufszölibat galt. Im 19. und frühen 20. Jahrhundert wurden solche nicht selten lebenslang andauernden Beziehungen daher auch als „Freundinnenehe" bezeichnet. Gleichwohl wurde weibliche Homosexualität in der Krankenpflege nicht offen thematisiert. Aufgrund der körpernahen Arbeit war und ist sie bis heute sogar in starkem Maße tabuisiert. Systematisch historisch erforscht sind Frauenbeziehungen unter Krankenpflegenden wohl aus diesem Grund noch nicht.

Ähnlich verhält es sich auch mit männlicher Homosexualität, die zudem noch bis 1994 laut § 175 des Strafgesetzbuches in Deutschland strafrechtlich verfolgt werden konnte.

Eine erste Studie zu männerliebenden Krankenpflegern in den 1930er- bis 1970er-Jahren hat der britische Pflegehistoriker Tommy Dickinson vorgelegt: Er hat Krankenpfleger interviewt, die in Großbritannien in psychiatrischen Kliniken gearbeitet und homosexuelle Patienten gepflegt haben, bei denen Aversions- und Konversionsbehandlungen durchgeführt wurden, mit denen ihre Homosexualität „geheilt" werden sollte. Zugleich nutzten männerliebende Krankenpfleger die ländliche Abgeschiedenheit psychiatrischer Kliniken, um homosexuelle Beziehungen auszuleben oder sexuelle Abenteuer mit Männern zu haben. Diese spannungsreiche Gemengelage zwischen Diskriminierung männerliebender Pfleger und ihrer Beteiligung an homophoben Therapien wird sehr differenziert analysiert.

Auch die Arbeit von und mit weiteren Menschen im heutigen Spektrum von LSBTIQA+ (= Lesben, Schwule, Bisexuelle, trans- und intergeschlechtliche Menschen, Queere, Agender und Asexuelle plus weitere) in der Pflege wurde bislang weder thematisiert noch systematisch untersucht.

Wie bereits am Beispiel der Geschichte von frauen- und männerliebenden Pflegenden deutlich wurde, ist es methodisch durchaus herausfordernd, von heutigen Kategorien und Konzepten ausgehend über Menschen zu forschen, die jenseits von Heteronormativität lebten und arbeiteten. Historiker*innen sollten daher nach jeweiligen Selbstbezeichnungen fragen und Kategorien von Queerness konsequent historisieren.

9.2 Weibliche Krankenpflege um 1850

Seit Beginn des 19. Jahrhunderts entstanden christliche Schwesternschaften und mit ihnen Mutterhäuser, in denen Krankenpflegerinnen ausgebildet und Krankenpflege organisiert wurde. In den Anfängen der protestantischen Krankenpflege sind geschlechtsspezifische Zuschreibungen aus den Quellen zur Ausbildung von Krankenpflegerinnen noch nicht so deutlich herauszulesen. Eine Erklärung hierfür kann in der klaren Trennung von Seelenpflege und Leibespflege gefunden werden. Die Leibespflege musste zwar gründlich gelernt werden, war aber im Gegensatz zu der Seelenpflege, der Sorge für das geistliche Wohl der Kranken, nicht so zentral für das Selbstverständnis der christlichen Krankenpflegerinnen. In dem Unterrichtsmanuskript der Kaiserswerther Diakonissengemeinschaft von 1851, dem „Medicinischen Cursus", wurden als wichtige Eigenschaften einer Krankenpflegerin nicht bürgerliche weibliche Tugenden, sondern eher solche hervorgehoben, die für eine selbstständige Pflege von Kranken wichtig waren: „Aufmerksamkeit", „Geistesgegenwart", „Kaltblütigkeit ohne Härte oder Gleichgültigkeit", „Milde … ohne Empfindeley", „Heiterkeit im rechten Sinne", „Verschwiegenheit", „Wahrhaftigkeit", „Pünktlichkeit" und „Verträglichkeit". Die Aufgabe der Diakonisse in der Krankenpflege wurde im Weiteren selbstbewusst charakterisiert: Sie sollte den Zustand des Kranken verbessern, für Erleichterung seiner Leiden sorgen und das „ärztliche Wirken" unterstützen. Allerdings wurde betont, dass das „Gelingen einer Kur" oder sogar die „Rettung" kranker Menschen wesentlich von der „erfahrenen, verständigen und gewissenhaften Thätigkeit der Pflegerin" abhänge (Medicinischer Cursus 1851; vgl. Online-Materialien).

Die Diakonissengemeinschaft wurde allerdings wie eine bürgerliche Familie konzipiert: Der männliche Vorsteher, der von den Diakonissen „Vater" genannt wurde, übte die Geschlechtsvormundschaft aus. Er hatte die letzte Entscheidungsgewalt über alle Belange der Diakonissen. Die weibliche Vorsteherin, die „Mutter", war für die Unterweisung der Diakonissen in der Pflege zuständig, ebenfalls eine wichtige Autorität in Fragen des gemeinschaftlichen Miteinanders, jedoch dem männlichen Vorsteher hierarchisch untergeordnet. Das Ehepaar Theodor und Caroline Fliedner verkörperte diese Geschlechterordnung zwischen Vorsteher und Vorsteherin in idealer Weise.

In diesem Kosmos des Mutterhauses war der Arzt allerdings keinesfalls die zentrale männliche Bezugsperson, der sich die Diakonissen unterordnen sollten. Liest man deren Briefe an das Mutterhaus, so finden Ärzte selten Erwähnung. In konfessionellen Krankenhäusern waren in der ersten Hälfte des 19. Jahrhunderts keine Ärzte angestellt, und erst in der zweiten Hälfte des 20. Jahrhunderts konnten Ärzte durchsetzen, Teil der Krankenhausleitung zu sein.

Während in der Diakonissengemeinschaft der geistliche Vorsteher die zentrale Autorität war, sollte außerhalb des Mutterhauses der Pastor der Gemeinde, in die Diakonissen entsandt wurden, diese Rolle übernehmen. In der Beschreibung der Seelsorge lässt sich eine klare Geschlechterhierarchie erkennen, die auf die bürgerlichen Geschlechtscharaktere der Zeit Bezug nahm. Diakonissen wurde die Rolle der Seelsorgerin „im Kleinen", d. h. im unmittelbaren Kontakt zu den Kranken, zugewiesen, während nur dem männlichen Pfarrer der Überblick über das Große und Ganze, nämlich die Oberaufsicht im Bereich Seelsorge, zugeschrieben wurde. Frauen sollten im Bereich des Privaten und Emotionalen wirken, keinesfalls sollten sie sich das Amt des in der Öffentlichkeit wirkenden Seelsorgers anmaßen, das dem Mann vorbehalten war.

Zu Beginn des 19. Jahrhunderts gab es für Frauen aus dem Bürgertum kaum Möglichkeiten, einen qualifizierten Beruf zu erlernen und auszuüben. Die klosterähnliche Organisationsstruktur der Schwesternschaften mit ihrem Berufszölibat legitimierte dabei die Entscheidung bürgerlicher Frauen gegen eine Heirat und Familiengründung, die andernfalls nur schwer zu rechtfertigen gewesen wäre. Frauen standen zu der Zeit rechtlich gesehen unter Geschlechtsvormundschaft und mussten sich in der Ehe ganz dem Ehemann oder als Unverheiratete dem männlichen Familienvorstand unterordnen. Zwar wurde beispielsweise von protestantischen Schwestern ebenfalls erwartet, dass sie Entscheidungen des Vorsteherpaars der Schwesternschaft, das symbolisch als „Eltern" bezeichnet wurde, mit bedingungslosem Gehorsam befolgten. Doch wurde ihnen im Gegenzug in der Gemeinde oder in Krankenhäusern fernab des Mutterhauses selbstständiges Handeln und Arbeiten zugetraut. Frauen aus kleinbürgerlichen oder kleinbäuerlichen Verhältnissen gelang mit ihrem Eintritt in ein Mutterhaus zudem ein sozialer Aufstieg, der andernfalls undenkbar gewesen wäre. Ihre Tracht, die mit der Haube und einem Kleid aus wertvollem Stoff der Kleidung einer bürgerlichen verheirateten Frau glich, markierte ihre Zugehörigkeit zu einer Schwesternschaft und brachte ihnen Respekt und Ansehen in der bürgerlichen Gesellschaft ein.

Wenn aus heutiger Sicht das Modell der Schwesternschaft rückständig zu sein scheint, dann liegt dies im gesellschaftlichen Wandel von Geschlechterverhältnissen und in den dadurch erweiterten Möglichkeiten für Frauen, erwerbstätig zu sein, begründet. Diese Schwesternschaften waren bis in die zweite Hälfte des 20. Jahrhunderts die vorherrschende Organisationsform für Krankenpflegende und behaupteten sich lange erfolgreich gegen eine Vereinnahmung von außen.

Die in Schwesternschaften organisierte Krankenpflege stellte bis in die zweite Hälfte des 20. Jahrhunderts den einzigen Frauenberuf dar, in dem Frauen Leitungsfunktionen übernehmen konnten. Um Stationsschwester oder gar Oberin eines Krankenhauses zu sein, brauchten die Frauen die obengenannten Eigenschaften wie „Kaltblütigkeit" und „Geistesgegenwart", aber auch ein energisches Auftreten. Weibliche Tugenden wie Fügsamkeit, Bescheidenheit, Sanftmut und Schwachheit waren für diese Leitungsfunktionen, aber auch für den Einsatz als Gemeindeschwester, die eigenverantwortlich die Pflege der Kranken in der Gemeinde organisierte und leistete, nicht förderlich. Die typisch weibliche Rolle der Krankenschwester als unterordnungswillige Gehilfin des Arztes war eben kein Leitbild der Mutterhauspflege, sondern eher für angestellte Schwestern, die seit der ersten Hälfte des 20. Jahrhunderts an den Krankenhäusern ausgebildet wurden. In den konfessionellen Schwesternschaften war Gott der „himmlische Arzt", dem die Schwestern dienen, und die Vorstehenden des Mutterhauses waren die Autoritäten, denen sie gehorsam folgen sollten. Ärzte beklagten zuweilen den Eigensinn von christlichen Krankenschwestern und forderten daher eine Verweltlichung der Krankenpflegeausbildung und -organisation. Christliche Tugenden – wie die aus bedingungsloser Nächstenliebe abgeleitete aufopfernde Pflege von Kranken und die Arbeit für einen eher symbolischen „Gotteslohn" – wollten Ärzte allerdings gern in den nicht konfessionell gebundenen Krankenpflegeschulen an den Kliniken und Krankenhäusern beibehalten.

Gleichwohl war die Schwesternschaft eine Organisationsform, der ein Mann vorstand; er war als Vormund der Frauen in den Gemeinschaften der Ersatz für die Männer in der Ehe oder Familie, die üblicherweise die Geschlechtsvormundschaft ausübten.

9.3 Schwesternschaften des Deutschen Roten Kreuzes (DRK)

Jean Henri Dunant (1828–1910) gründete 1863 das „Internationale Komitee der Hilfsgesellschaften für die Verwundetenpflege", das seit 1876 als „Internationales Komitee des Roten Kreuzes" bezeichnet wurde. Der Schweizer Bankier war 1859 auf einer Geschäftsreise in Italien Zeuge der Schlacht von Solferino zwischen Österreich, Piemont-Sardinien und Frankreich und der vollkommen unzureichenden Verwundetenversorgung geworden, was ihn motivierte, Hilfsgesellschaften international zu vernetzen.

Ebenfalls unter dem Eindruck der Schlacht von Solferino wurde bereits 1859 unter der Schirmherrschaft der Großherzogin Luise von Baden (1838–1923) in Karlsruhe der Badische Frauenverein gegründet, zunächst um finanzielle Mittel, Kleidung und Verbandsmaterial zu sammeln sowie um die verbündeten Truppen im Sardinischen Krieg zu unterstützen. Auch war ihr Ziel, für bürgerliche Frauen Zugang zu höherer Bildung, Erwerbstätigkeit, zu staatsbürgerlichen Rechten, besonders dem Wahlrecht, zu erkämpfen. In der freiwilligen Krankenpflege im Krieg sahen die Frauenrechtlerinnen die Chance, zu zeigen, dass Frauen ihren Beitrag zum Dienst am Vaterland zu leisten vermochten. In der Kriegskrankenschwester wurde das Äquivalent zum Soldaten gesehen: So wie vom Dienst an der Waffe das gleiche und allgemeine Wahlrecht für Männer abgeleitet wurde, so argumentierten Frauenrechtlerinnen, dass Frauen mit der Kriegskrankenpflege sowie anderen mütterlichen Aufgaben im Dienst an der Gesellschaft das Wahlrecht zugestanden werden müsse. Die sogenannten Luisenschwestern aus Baden – ab 1866 als Rotkreuzschwestern bezeichnet – arbeiteten auch in der zivilen Krankenpflege und wurden besonders in der stationären Pflege in Krankenhäusern und Kliniken sehr geschätzt. Rotkreuzschwestern wurden auch bei Katastrophen in der humanitären Hilfe international eingesetzt.

Angelehnt an die christlichen Mutterhäuser wurden nach dem Vorbild des Badischen Roten Kreuzes im DRK Krankenpflegerinnen in Mutterhäusern organisiert: Sie trugen eine einheitliche Tracht, die sehr der Schwesterntracht konfessioneller Krankenpflegerinnen ähnelte, und verpflichteten sich zur Ehelosigkeit. Sie wurden wie die Nonnen und Diakonissen als Schwestern und in leitenden Positionen als Oberin bezeichnet. Im Preußisch-Österreichischen Krieg von 1866 wurden die ersten deutschen Rotkreuzschwestern aus Baden eingesetzt. Diese Schwesternschaften verstanden sich als überkonfessionell und orientierten sich bei ihrer Organisation und bezüglich ihres Pflegeethos stark an christlichen Mutterhäusern.

Als Reformmodell einer Rotkreuzschwesternschaft kann die 1875 von der Frauenrechtlerin und Rotkreuzschwester Olga Freiin von Lützerode (1836–1917) gegründete Clementinen-Schwesternschaft in Hannover gelten. Lützerode erreichte, dass ihre Schwesternschaft unter dem Protektorat der deutschen Kaiserin und preußischen Königin Auguste Viktoria ein Mutterhaus des Roten Kreuzes wurde. In Hannover wurden nicht nur Krankenpflegerinnen nach wissenschaftlichen Prinzipien theoretisch und praktisch ausgebildet, Lützerode begann darüber hinaus 1885 mithilfe von Spenden – unter den Spender*innen waren Florence Nightingale (1820–1910) und der Erfinder der aseptischen Operationsmethode, Joseph Lister (1827–1912) – ein eigenes Krankenhaus zu errichten. Das Besondere an der Clementinen-Schwesternschaft war, dass sie zwar nach dem Mutterhausprinzip organisiert war, jedoch eine Frau an ihrer Spitze stand: die Oberin Olga Freiin von Lützerode. Zu ihren Schülerinnen zählte auch Agnes Karll (1868–1927), die 1903 die Berufsorganisation der Krankenpflegerinnen Deutschlands (B. O. K. D.) gründete und ebenfalls der bürgerlichen Frauenbewegung nahestand (vgl. Kap. 11).

9.4 Weibliche Krankenpflege und die bürgerliche Frauenbewegung

Im ausgehenden 19. Jahrhundert entstanden als Alternative zu den Diakonissenmutterhäusern und den Schwesternschaften des Deutschen Roten Kreuzes Organisationen für Krankenpflegerinnen, die der bürgerlichen Frauenbewegung nahestanden.

1894 rief der evangelische Theologe Friedrich Zimmer (1855–1919), der gleichfalls mit den Zielen der bürgerlichen Frauenbewegung sympathisierte, den Evangelischen Diakonieverein Berlin-Zehlendorf ins Leben. Er wollte einen Beitrag zur „Frauenfrage" leisten, indem seine Schwesternschaft bürgerlichen Frauen eine gründliche Ausbildung in der Krankenpflege und somit eine gesellschaftlich respektable Alternative zu Ehe und Mutterschaft anbot. Mitglied des Vereinsvorstands war auch Mathilde Weber (1829–1901), die mit dem Allgemeinen Deutschen Frauenverein 1888 die Zulassung von Frauen zum Medizinstudium gefordert hatte. Weber hatte zudem 1893 über die Missstände in den Mutterhäusern eine wissenschaftlich fundierte Untersuchung durchgeführt und veröffentlicht. Zimmer sah allerdings in der Krankenpflegeausbildung die bessere, dem weiblichen Wesen eher entsprechende Alternative zum Medizinstudium von Frauen.

Exemplarische Quellenanalyse
1894 veröffentlichte Friedrich Zimmer in der *Zeitschrift für Krankenpflege* den Artikel „Wie gewinnen wir gebildete Krankenpflegerinnen?", in dem er den von ihm gerade neu gegründeten Evangelischen Diakonieverein vorstellte und als erstes Ziel formulierte, die „Anstellung und Sicherung gebildeter evangelischer Krankenpflegerinnen" zu erreichen. Für „den Arzt" sei es wichtig, „tüchtige" und „zuverlässige" sowie „gebildete" Krankenpflegerinnen zu haben. Die Krankenpflege wertete Zimmer als „eigentliche Krankenbehandlung", die „23 ¾ Stunden des Tages" geleistet würde, wenn der Arzt nicht da sei. Die Krankenschwester sei zwar die „Stellvertreterin des Arztes", allerdings sei es selbstverständlich, dass ihr „nie ein selbstständiges Handeln" zukomme. Um den hohen Ansprüchen an die Rolle als Stellvertreterin des Arztes gerecht zu werden, gebe es ein dringendes Bedürfnis nach „geistig höherstehenden Damen", die für den Beruf der Krankenpflegerin auszubilden seien – solche, das setzt er voraus, stammten aus dem Bildungsbürgertum, also auch aus „höheren" gesellschaftlichen Schichten. Zudem wies Zimmer auf den „notorischen" Nachwuchsmangel in den Diakonissenmutterhäusern hin und kritisierte, dass der größte Teil der Diakonissen aus „social tieferstehenden Kreisen" stammte. Laut Volkszählung seien 41 % der weiblichen Bevölkerung im Alter zwischen 18 und 50 Jahren unverheiratet, ein großer Teil davon aus dem Bürgertum. Der Gründer des Evangelischen Diakonievereins ging davon aus, dass viele Frauen „Zölibatarier" seien und daher ihr Leben der Krankenpflege widmen könnten. Die „Emanzipationsgelüste der Blaustrümpfe" in der Frauenbewegung, die darauf zielten, Frauen Zugang zum Universitätsstudium zu verschaffen, lehnte Zimmer entschieden ab. (Als „Blaustrümpfe" wurden emanzipierte Frauen bezeichnet, die sich den Zugang zu Bildung und Studium erkämpft hatten. Sie trugen blaue Wollstrümpfe statt eleganter Seidenstrümpfe und praktische Reformkleider statt einengender Korsetts.) Denn: „Frauen dürfen Männern nicht Konkurrenz machen." Krankenpflege hingegen sei ein „echt weiblicher Beruf", für den Frauen nicht nur besonders befähigt seien, sondern vielmehr finde das „Frauengemüth" in der Krankenpflege „vollste Befriedigung". Wenn Frauen den Beruf der Krankenpflegerin ergriffen, würden sie Männern nicht Konkurrenz machen, da Letztere in der Krankenpflege allenfalls ein „Nothbehelf" seien. Betont wird, dass die Ausbildung im Diakonieverein zwar evangelisch geprägt, aber dennoch als weltlich anzusehen sei.

Sehr deutlich wird in dem Artikel nicht nur die eindeutige Festschreibung des Berufs der Krankenpflege als Frauenberuf, sondern auch der Versuch, die Tätigkeit als eine solche zu definieren, die von Frauen aus dem Bildungsbürgertum ausgeübt werden sollte. Trotz der zentralen Bedeutung, welche der Krankenpflege in der Behandlung eines Kranken zugeschrieben wurde, war es dem Autor des Textes wichtig, zu betonen, dass keine selbstständige Handlung erlaubt sein dürfe. Hier wird der Beruf der Krankenpflegerin sehr klar als Hilfsberuf für den Arzt definiert; die Beziehung Arzt – Krankenpflegerin spiegelt die Geschlechterhierarchien in der bürgerlichen Ehe wider. Die Krankenschwester sollte höhere Bildung haben, um mit dem Arzt zwar auf Augenhöhe kommunizieren und die Basis seiner Entscheidungen verstehen zu können. Jedoch gebot es ihre weibliche Rolle, dem Arzt die Führung zu überlassen und seine Anordnungen keineswegs infrage zu stellen. Männer wurden kategorisch aus der Ausbildung in der Krankenpflege, die der Verein anbot, ausgeschlossen. Ärzte wurden somit zu den zentralen Autoritäten in diesem Pflegemodell – denn konfessionelle Schwestern verweigerten den Ärzten diese unbedingte Gefolgschaft, da für sie zum einen der „himmlische Arzt", zum anderen der Vorsteher des Mutterhauses stets die zentralen Autoritäten waren (vgl. Online-Materialien).

9.5 Entwicklung der weiblichen Krankenpflege im frühen 20. Jahrhundert

Um 1900 entwickelte sich die Krankenpflege durch das vorherrschende Mutterhaussystem zu einem Frauenberuf. Im Jahr 1887 waren rund 75 % der Pflegekräfte allein in christlichen Schwesternschaften organisiert, 1898 waren es noch 73 %. In den Jahren darauf nahm die Zahl der in weltlichen Schwesternschaften organisierten Pflegekräfte zu. Krankenpflegelehrbücher sind gute Quellen für normative Vorstellungen von einer Krankenschwester. In allen Lehrbüchern werden auf der visuellen und sprachlichen Ebene vorwiegend Frauen adressiert.

Der Arzt Paul Rupprecht (1846–1919), der Chefarzt des Dresdener Diakonissenkrankenhauses war, betonte in seinem Lehrbuch für Krankenpflege um 1900, dass die Redensart, jede Frau werde als Krankenpflegerin geboren, zwar falsch sei, da die vielen Kenntnisse und Erfahrungen, die eine gute Krankenpflegerin ausmachten, mühsam erworben werden müssten.

Jedoch seien Frauen im Allgemeinen für die Krankenpflege „besser beanlagt" als Männer, denn „Kenntnisse in der Küche und im Wäscheschrank", der „Sinn für Sauberkeit", „Geduld", ein „entsagungsfrohes, freundliches und ruhiges Walten", ein „feines Herausfühlen der Sachlage" und eine „Wärme des Herzens" seien eher weibliche Tugenden als männliche. Bemerkenswert ist hier, dass Rupprecht Frauen zwar aufgrund ihrer Erziehung und ihrer quasi natürlichen Tugenden eine besondere Begabung für die Krankenpflege zuschrieb, jedoch betonte, dass die eigentliche Tätigkeit der Krankenpflege erlernt werden müsse.

Der Chirurg Theodor Billroth (1829–1894), der 1882 in Wien das Rudolfinerhaus, ein Spital mit Krankenpflegeschule, gegründet hatte, nannte in seinem Lehrbuch bürgerliche weibliche Tugenden wie „Fügsamkeit", „Folgsamkeit" und „Sittlichkeit", betonte jedoch darüber hinaus, dass nur solche Frauen Krankenpflegerinnen werden sollten, die ein besonderes „Talent" für die Krankenpflege hätten. Als spezifische Eigenschaften nennt Billroth „Selbstbeherrschung", „ruhige Natur" und eine besondere „Beobachtungsgabe".

Bei den Schwesternschaften vom Deutschen Roten Kreuz, die sich stark an Traditionen und Strukturen christlicher Schwesternschaften anlehnten, kamen bei der Charakterisierung der idealen Krankenschwester zu den bürgerlichen weiblichen und christlichen Tugenden noch militärische hinzu. Dass Krankenpflege ausschließlich von Frauen ausgeübt werden sollte, wurde als selbstverständlich vorausgesetzt. In einem Lehrbuch für die freiwillige weibliche Krankenpflege, das für die Ausbildung von Frauen für die Kriegskrankenpflege Verwendung fand, wurden neben weiblichen Tugenden wie „menschenfreundlich", „mitfühlendes Herz", „Fügsamkeit", Sinn für „peinlichste Sauberkeit" und „Ordnungssinn" noch zusätzliche Charaktereigenschaften genannt wie „furchtlos", „ruhig" und „überlegt", die in der Kriegssituation eine belastbare Krankenpflegerin auszeichneten. In dem *Wegweiser in der Krankenpflege* der bayerischen Rotkreuz-Oberschwester Meta Mettegang von 1920 vermischten sich ebenfalls weibliche bürgerliche sowie christliche Tugenden mit militärischen Idealen. Sie nennt sehr knapp folgende wünschenswerte Eigenschaften einer Schwester: „Furchtlosigkeit und Gottvertrauen", „Pflichttreue", „Wahrheitsliebe", „Verschwiegenheit", „Gehorsam", „Geduld", „Freundlichkeit", „Bescheidenheit", „Ordnungsliebe", „Reinlichkeit" sowie „Fügsamkeit in Verhältnisse", die der Schwester eigentlich nicht zusagten.

Mit der Verbreitung der Rotkreuzschwestern in deutschen Krankenhäusern hielt auch ein gewandeltes Selbstverständnis der Krankenpflegerinnen Einzug in den Pflegealltag. Der Dienst am Kranken als Ausdruck christlicher Nächstenliebe aus den christlichen Schwesternschaften wurde zu bedingungsloser „Hingabe", „Aufopferung" sowie Unterordnung in einem geschlechterhierarchischen System, in dem weibliche Pflegende männlichen Ärzten unterstanden. Von den Schwestern wurde erwartet, ihre persönlichen Wünsche und Bedürfnisse der optimalen Versorgung von Patient*innen unterzuordnen. Anders als in den Diakonissengemeinschaften oder katholischen Pflegeorden, bei denen die Vorsteher bzw. die Oberin die zentralen Autoritäten waren, nahm in der verweltlichten Krankenpflege nun also der Arzt diese Position ein.

Am Vorabend des Ersten Weltkriegs charakterisierte Oberin Anna von Zimmermann (1863–1944) vom Deutschen Roten Kreuz die bedingungslose Unterordnung der Krankenschwestern unter den Arzt mit militärischen Metaphern, indem sie Letzteren als „Feldherrn" und die Schwestern als seine „Truppe" bezeichnete, die dem Mediziner mit bedingungslosem Gehorsam folgen sollte. Eine Oberin des Roten Kreuzes zeichnete sich nach Zimmermann vor allem durch die ihr angeborene „Mütterlichkeit" aus, die mit ihrem „warmen Frauenherzen" die verständnisvolle Mutter aller Schwestern sein sollte. Hier wird eine Bezugnahme auf das Konzept der „geistigen Mütterlichkeit" sehr deutlich (vgl. Kap. 4). Die Beziehung einer Oberschwester zum Arzt wird im Weiteren beschrieben wie die einer guten Ehefrau zu ihrem Ehemann: So sollte die Oberschwester stets Verständnis für die schwere Arbeit des Arztes haben und ihm eine Stütze im Alltag sein, indem sie ihm lästige Arbeiten abnahm.

Diese eheähnliche Arzt-Oberschwester-Beziehung wird vielfach in deutschen Arztfilmen der 1930er- bis 1950er-Jahre dargestellt (vgl. Kap. 13).

Gleichwohl konnten sich in der Praxis Hierarchien mitunter umkehren, wie eine Auseinandersetzung zwischen der Oberin Hedwig von Schlichting (1861–1924) und dem Direktor des Allgemeinen Neuen Krankenhauses in Hamburg, Theodor Rumpf, zeigt: Schlichting hatte gegen die Anordnung Rumpfs „ihre" Schwestern in das Krankenhaus St. Georg abgeordnet. Den darauffolgenden Machtkampf gewann sie. Rumpf trat schließlich von seinem Amt als Krankenhausdirektor zurück und strich die Segel. Krankenpflegerinnen wurden in den Schwesternschaften einerseits durchaus zu viel Eigenständigkeit und Eigenverantwortlichkeit im Umgang mit Patient*innen ausgebildet, da der Arzt-Patienten-Schlüssel zuweilen dergestalt war, dass Patient*innen Krankenpflegende sehr viel häufiger sahen als Ärzte. Andererseits wurden sie zu Gehorsam und Unterordnung gegenüber Ärzten verpflichtet. Beide Anforderungen konnten in der Praxis durchaus in Konflikt miteinander geraten.

Die von der Mitgründerin Agnes Karll wesentlich geprägte „Berufsorganisation der Krankenpflegerinnen Deutschlands" vereinte Elemente konfessioneller Schwesternschaften mit dem Konzept der Krankenpflege als Profession mit Ausbildungsstandards und regulierten Arbeitsbedingungen. Als Berufsbezeichnung wurde weiterhin „Schwester" gewählt, das Pflegeethos der Krankenpflege war die „dienende Liebe". „Herzliches Erbarmen" und „inniges Mitleid mit den Kranken", „Freundlichkeit", „Demut", „Sanftmut", „Geduld", „Zucht" und „Selbstbeherrschung" waren die zentralen Eigenschaften, die einer Krankenschwester zugeschrieben wurden. Der Leitspruch der Berufsorganisation lautete: „Ich dien'" – dieser knüpfte einerseits an die christliche Tradition von Pflege als „Liebesdienst am Nächsten" an und das verkürzte Verb deutete andererseits auf das militärische „Dienen", den „Dienst" am Vaterland, hin. Die Berufsorganisation bezog sich mit ihrem Pflegeethos auf das Konzept der „geistigen Mütterlichkeit" der bürgerlichen Frauenbewegung, welches davon ausging, dass die allen Frauen „angeborene Mutterliebe" alternativ zur leiblichen Mutterschaft im Bereich der sozialen Arbeit ausgelebt werden konnte (vgl. Kap. 5). Die gewählte Tracht war visuell angelehnt an das Nonnenkleid und sollte dieser Berufsgruppe als Uniform dienen sowie den Anforderungen des Pflegeberufs im Hinblick auf Bewegungsfreiheit und Hygiene gerecht werden. Die Tracht wurde im Gegensatz zu den christlichen Schwesternschaften als Dienstkleidung verstanden, die nach dem Dienst abgelegt werden konnte. Denn Pflege sollte statt der „Berufung" im christlichen Sinne nun ein Beruf sein, was durch Forderungen nach einer staatlich anerkannten Ausbildung und nach Begrenzung der Arbeitszeit untermauert wurde. Der quasi natürliche bürgerliche weibliche Geschlechtscharakter war dennoch weiterhin konstitutiv für das berufliche Selbstverständnis der Krankenschwestern in der „Berufsorganisation der Krankenpflegerinnen Deutschlands".

Mit der Verweltlichung blieben zwar wesentliche Elemente des christlichen Ethos in der Krankenpflege erhalten, jedoch verknüpft mit militärischen Tugenden wie „Gehorsam", „Fügsamkeit" und „Selbstbeherrschung". Zugleich wurden Ärzte zu zentralen Autoritäten in dem streng hierarchisch strukturierten nichtkonfessionellen Krankenhauswesen. In den konfessionellen Krankenhäusern spielten Ärzte hingegen noch bis weit in die zweite Hälfte des 20. Jahrhunderts hinein gegenüber den Autoritäten der christlichen Schwesternschaften eine untergeordnete Rolle.

9.6 Männliche Pflegekräfte vom 19. bis Mitte des 20. Jahrhunderts

Die Pflege war und ist ein Frauenberuf. Aus dieser Tatsache wurde eine ganze Reihe von Aussagen über die Geschichte von Männern in der Pflege getroffen. Viele dieser Aussagen haben sich jedoch durch neuere Forschungen als unzutreffend oder zumindest stark relativierungsbedürftig erwiesen. So wurde davon ausgegangen, dass es männliche Pflegekräfte vor ca. 1850 und dann wieder seit ca. 1970 gegeben hätte. Dazwischen seien sie allenfalls Ausnahmen gewesen, die die Regel bestätigten.

Wie bereits ausgeführt, entwickelten sich im 19. Jahrhundert die Mutterhauspflege und später die Schwesternschaften der freien Pflege. Diese waren in ihrer Programmatik tatsächlich auf Frauen ausgerichtet und hochgradig geschlechtsspezifisch codiert. Da sich die Pflegegeschichtsforschung bisher im Wesentlichen auf die Geschichte der Schwesternschaften konzentriert hat, entstand der Eindruck, dass Männer, aber auch weibliche Pflegekräfte jenseits der Schwesternschaften wie Lohnwärterinnen in der Vergangenheit der Pflegeberufe keine nennenswerte Rolle gespielt hätten. Tatsächlich mögen Männer eine Minderheit in der Pflege gewesen sein, sie waren aber zu jedem Zeitpunkt mehr als die Ausnahme, die die Regel bestätigt. Zwar hatten Männer zu den Schwesternschaften keinen Zutritt. Doch ist mittlerweile gut belegt, dass die Gruppe der Lohnwärter*innen einen Großteil der Pflegekräfte stellte. Und hier gab es keinerlei Zugangsbeschränkungen, was zur Folge hatte, dass der Anteil der Männer in dieser Gruppe Pflegender relativ hoch war.

Die Gleichsetzung jeglicher Pflege mit dem System der Mutterhäuser und Schwesternschaften hat auch den Blick auf Hunderttausende Pfleger und Sanitätskräfte verstellt, die in den Armeen des Deutschen Reichs ausgebildet wurden. Insbesondere in wirtschaftlich schweren Zeiten arbeiteten viele von ihnen nach Kriegsende als Wärter in den Krankenhäusern. Zeitweise wurde der Einsatz im Sanitätsdienst sogar als Krankenpflegeexamen anerkannt.

Wie heute gab es auch im 19. und 20. Jahrhundert Bereiche in der Pflege, für die man aus verschiedenen Gründen lieber Männer eingesetzt hat. Die „Irrenpflege", wie die Psychiatriepflege noch in den 1950er-Jahren genannt wurde, war die längste Zeit zu mindestens 50 % männlich. Männer wurden zur Disziplinierung der „unruhigen", „tobenden" und „gewalttätigen" Kranken dringend gebraucht (vgl. Kap. 7). Für die Intimpflege männlicher Patienten wurden und werden auch heute noch ungern weibliche Pflegekräfte eingesetzt. Zudem arbeiteten und arbeiten Krankenpfleger auch heute noch auf Männerstationen für Haut- und Geschlechtskrankheiten und später in der Urologie.

Zwar hatten Männer keinen Zutritt zu Mutterhäusern und Schwesternschaften, doch arbeiteten auch im Bereich der religiösen Organisationen durchaus männliche Krankenpfleger. Es gab nicht nur Diakonissen, sondern auch Diakone, nicht nur Barmherzige Schwestern, sondern auch Barmherzige Brüder. Zwar waren diese männlichen Pendants zu den christlichen Krankenschwestern zahlenmäßig weit weniger bedeutsam, sie zeigen jedoch, dass Männer in der Pflege keine gesellschaftliche Ausnahmeerscheinung waren.

Es bleibt festzuhalten, dass in verschiedenen Phasen der Pflegegeschichte ein konstant substanzieller Männeranteil unter den Pflegenden zu finden war und auch heute noch ist. Neben der Frage, ob Männer während der Blütezeit der Schwesternschaften eine nennenswerte Rolle gespielt haben, sollte darüber hinaus auch in den Blick genommen werden, wie viele Männer in diesem Zeitraum (ca. 1850 bis 1970) überhaupt in der Pflege gearbeitet haben und wie sich ihr Anteil nach der Verberuflichung der Pflege seit den 1960er-Jahren entwickelt hat. In den Jahren um die Jahrhundertwende wies die Preußische Medizinalstatistik jeweils ca. 18 % männliche Pflegekräfte aus. In den 1950er- bis 1970er-Jahren waren es in Westdeutschland rund 12 %, Werte also, die den heutigen entsprechen. Aus diesen Zahlen lässt sich nicht ableiten, dass in der Vergangenheit weniger Männer in der Pflege arbeiteten als heute. Mit Blick auf die Vergeschlechtlichung von Pflegetätigkeiten und den daraus folgenden quantitativ niedrigen Anteil von Männern in der Pflege ist diese früher wie heute ein Frauenberuf. Zugänge für Männer in die Pflegeberufe gab es aber damals ebenso wie heute.

9.7 Der Abbau der Geschlechtertrennung in der Pflege seit den 1960er-Jahren

Was sich im Gegensatz zum Mengenverhältnis jedoch in der Tat Mitte des 20. Jahrhunderts änderte, waren Wahrnehmung und soziale Ungleichheit zwischen weiblichen und männlichen Pflegekräften. Dies lag nicht daran, dass der Männeranteil sich nennenswert erhöhte, sondern dass zuvor bestehende Geschlechtertrennungen innerhalb der Pflegeberufe abgebaut wurden.

Zunächst änderte sich mehr für Frauen als für Männer. Waren die meisten männlichen Krankenpflegenden zuvor bereits Angestellte gewesen, wurde dies für viele Frauen erst durch den starken Rückgang der Mutterhauspflege zum Normalfall. Die Vergütung der Arbeit in Form einer nennenswerten Geldleistung, die über ein Taschengeld hinausging, setzte sich nun auch für weibliche Pflegekräfte in der Breite durch. Der Kost- und Logiszwang, der als Teil der Entlohnung galt, wurde 1961 abgeschafft, tariflich geregelte Gehälter wurden von einer Option zum Standard. Angestellten Krankenschwestern durfte der Lohn nach einem Urteil des Bundesverfassungsgerichts aufgrund ihres Geschlechtes nicht mehr gekürzt werden. Gehaltszuschläge für Krankenpfleger („Familienernährerbonus") blieben jedoch vielerorts noch üblich.

Die Verbesserungen der Arbeitsbedingungen sowie die Regulierung der Arbeitszeit sind als Reaktion auf die bereits in den späten 1950er-Jahren beklagte „Schwesternnot", d. h. den massiven Mangel an Pflegefachkräften, anzusehen (vgl. Kap. 11). Diese Reformen des Pflegeberufs sollten nicht nur weibliche Pflegefachkräfte im Beruf halten, sondern Frauen und Männer motivieren, sich für die Krankenpflege zu entscheiden. Auch die Arbeitszeit von männlichen Pflegekräften war zuvor vielerorts nicht reguliert gewesen. Allerdings kann das Ausmaß, in dem sich die Arbeitsbedingungen von Männern und Frauen in der Pflege nun annäherten, mit dem gegenwärtigen Forschungsstand nicht vollständig bewertet werden.

Männer wurden in der Zeit des sich weiter zuspitzenden Pflegenotstands spezifisch adressiert, indem ihnen im Zuge der Technisierung der Medizin in den 1960er- und 1970er-Jahren vermeintlich „männliche" Arbeitsbereiche wie das Bedienen von technischen Apparaten in der Intensivmedizin und im Operationssaal in Aussicht gestellt wurden. Doch auch die speziell für Männer neu geschaffenen Berufsbezeichnungen wie „Klinikassistent" oder gar „Mediziningenieur" konnte diese nicht über die schlechten Arbeitsbedingungen und die nicht angemessene Bezahlung, letztlich auch mangelnde gesellschaftliche Anerkennung der Krankenpflege hinwegtäuschen. Die Versuche, das Image von Krankenpflege als Frauenberuf zu ändern, misslangen und der Anteil der Männer erhöhte sich nicht nennenswert. Zudem trugen Imagekampagnen, die junge Frauen für die Krankenpflege gewinnen sollten, dazu bei, das Bild von Pflege als Frauenberuf zu verfestigen. Der Gesundheitssenator in Bremen lancierte 1965 eine bundesweit beachtete Imagekampagne mit der jungen blonden „Schwester Karin", die aussah wie ein Mannequin und mit ihrem Verlobten nach Feierabend in einem schicken Auto saß. Die Botschaft sollte zwar sein, dass Krankenpflege ein moderner Beruf sei, in dem Frauen gut verdienen und zudem Freizeit haben. Zugleich wurde jedoch mit der „sexy" aussehenden blonden jungen Frau zum einen weiterhin ausgesagt, dass Krankenpflege ein Frauenberuf sei, zum anderen wurden weibliche Stereotype bedient, um den Krankenpflegeberuf attraktiver zu machen. Ähnliche Strategien sind auch bei Stellenanzeigen in den Pflegezeitschriften zu finden, in denen Kliniken damit werben, dass sie moderne schicke Schwesternkleidung eingeführt hätten: Abgebildet sind junge schlanke mannequinhafte Frauen in kurzen, figurbetonten Arbeitskleidern. Fast scheint es so, als werde die Verfügbarkeit des arbeitenden Körpers der christlichen Krankenschwestern, die ihre ganze Zeit der Pflege opferten, durch die sexualisierte Verfügbarkeit des weiblichen attraktiven Körpers der jungen weltlichen Krankenschwester abgelöst. Dieser Eindruck verstärkt sich, da die blonde „Schwester Karin" mit dem „Doktor" von manchen der Bremer Werbeplakate lächelte und so bewusst die Möglichkeit einer Liebesbeziehung mit dem Arzt angedeutet wurde. Unterstrichen wird die Sexualisierung der Krankenschwester durch entsprechende Darstellungen in Krankenhausserien und Arztfilmen aus der Zeit (vgl. Kap. 13).

Die Männer in der Krankenpflege profitierten seit den 1960er-Jahren in hohem Maße von der Zusammenlegung der männlichen und weiblichen Berufsorganisationen der Pflege. Für sie lag die wesentliche Neuerung dabei nicht in der Tatsache, dass sie nun eine berufspolitische Repräsentation besaßen. Krankenpfleger waren bereits seit Ende des 19. Jahrhunderts in den Gewerkschaften präsent gewesen und hatten sich auch sonst immer wieder Gehör verschaffen können. Der eigentliche Vorteil für sie war, dass sie nun Fort- und Weiterbildungsangebote in Anspruch nehmen konnten. Der Karriereweg einer aufstiegsorientierten Krankenschwester – Fachpflege, Stationsleitung, Pflegedienstleitung und Unterrichtskraft – stand Männern jetzt uneingeschränkt offen. Mit der Zugehörigkeit zu den großen Berufsverbänden der Pflege war eine Aufwertung und Legitimierung der Krankenpfleger verbunden, die im Vergleich zu den Schwestern noch immer den Ruf hatten, geringqualifiziert, ja geradezu grobschlächtig zu sein.

Die Mehrheit der Pflegekräfte war dem neuen gemischtgeschlechtlichen Berufsideal gegenüber aufgeschlossen und empfand es als Bereicherung. Teile der traditionellen Schwesterneliten hingegen führten an, dass Männer aufgrund ihrer „Natur" nicht fähig seien, gute Pflege zu leisten. Doch auch viele Krankenpfleger selbst verweigerten Arbeiten in der Grundpflege und versuchten ein Monopol auf die in ihren Augen männlichere, hochtechnisierte Behandlungspflege zu erlangen.

Seit den frühen 1960er-Jahren brachte die zunehmende Beliebtheit des Zivildienstes bei Kriegsdienstverweigerern in der Bundesrepublik Deutschland in Bereichen der Kranken-, Langzeit- und Altenpflege bis zur Abschaffung der Wehrpflicht im Jahre 2011 eine Vielzahl von westdeutschen jungen Männern mit dem Alltag in Pflegeberufen in Berührung. Wenngleich der Einsatz dieser jungen Männer ohne berufliche Qualifikation in der Pflege, der auch von den politisch Verantwortlichen zur Kompensation des Pflegenotstandes gedacht war, durchaus kritisch gesehen werden kann, so lässt sich doch beobachten, dass die Erfahrungen im Zivildienst einigen Männern die Pflegeberufe nähergebracht haben, sodass manch einer nach Ablauf der Zivildienstzeit eine Ausbildung in der Pflege angeschlossen hat. Auch haben diese zahlreich in der Pflege in Erscheinung getretenen jungen Männer dazu beigetragen, das Klischee von Pflege als weibliche Aufgabe aufzubrechen.

Viele Krankenschwestern begrüßten es, dass Männer sich nun in Leitungspositionen und in der Berufspolitik für die Belange der Pflege einsetzten. Doch schon Zeitgenoss*innen fiel auf, wie schnell Krankenpfleger in nur wenigen Jahren Führungspositionen übernahmen, die zuvor noch Frauen selbstverständlich eingenommen hatten. Bereits 1975, zwei Jahre nach Gründung des Deutschen Berufsverbands für Krankenpflege (DBfK), waren Männer als spezialisierte Fachpflegekräfte, als Stationsleitungen, Pflegedienstleitung, Pflegedirektoren und Lehrkräfte an Pflegeschulen überrepräsentiert – ein Trend, der sich bis heute beobachten lässt. Dadurch kam es faktisch zu einem relativen Machtverlust von Frauen in der Pflege, einem Bereich, den sie über Jahrzehnte aufgebaut und weiterentwickelt hatten.

9.8 Perspektiven auf Pflege und Geschlecht im späten 20. Jahrhundert

Noch bis weit in die zweite Hälfte des 20. Jahrhunderts hinein wurden Geschlechterverhältnisse und -hierarchien in der Krankenpflege im öffentlichen Diskurs kaum thematisiert oder hinterfragt. Das Verständnis der Krankenpflege als weiblicher „Liebesdienst am Nächsten" hat sich lange gehalten und prägt indirekt noch immer die Wahrnehmung von Pflegenden in der heutigen Gesellschaft und Gesundheitspolitik. In der feministischen Soziologie wurde in den 1990er-Jahren der Frage nachgegangen, warum sogenannte Frauenberufe so geringe gesellschaftliche Wertschätzung erfuhren, die sich auch in der Bezahlung der in diesen Berufen arbeitenden Frauen ausdrückte.

Mit dem Begriff der „Sorgearbeit", heute auch als „Care-Arbeit" bezeichnet, wird Pflege aus einer feministischen Perspektive betrachtet und ihre gesellschaftliche Bedeutung analysiert und neu bewertet. Mit der feministischen Analyse von Sorgearbeit wird herausgestellt, dass bestimmte Teile der in einer Gesellschaft anfallenden Arbeit nicht als solche sichtbar sind und entweder unzureichend oder gar nicht entlohnt werden. Als Care-Arbeit gilt Reproduktionsarbeit, d. h. Arbeit in den Bereichen Kinder, Familie, Haushalt, die auch heute noch überwiegend von Frauen verrichtet wird. In den Pflegeberufen wurde diese Sorgearbeit im Laufe der letzten beiden Jahrhunderte professionalisiert. Infolge dieser Entwicklung sind sie heute Erwerbsberufe und nicht mehr unbezahlt und nur teilweise unsichtbar. Noch immer wird die berufliche Pflege durch die geschlechtsspezifische Verteilung und Bewertung von Care-Arbeit und die damit einhergehende soziale Ungleichheit strukturiert. Die Entlohnung ist jedoch meist unangemessen und die gesellschaftliche Wertschätzung ebenfalls, obgleich der Bedarf an professioneller Pflege und entsprechend ihre gesellschaftliche Bedeutung entsprechend groß ist.

Care
Die Verwendung des Begriffs „Care" in der historischen Betrachtung von Sorgebeziehungen und Berufen, die professionelle Sorgearbeit leisten, wurde durch die feministische Debatte zu einer „Ethik der Sorge" angeregt von der These Carol Gilligans von zweierlei Moral, nämlich einer beziehungsorientierten weiblichen und einer eher an abstrakten Gerechtigkeitsprinzipien ausgerichteten männlichen Moral. Diese Perspektive versieht Care einerseits mit einer ethischen Dimension, andererseits rückt sie Sorgebeziehungen überhaupt in den Fokus ethischer Modelle. In den daraus hervorgehenden „Ethics of Care" wird Sorge mit Achtsamkeit, Kompetenz, kommunikativen Fähigkeiten, Vertrauen und Empathie in Verbindung gebracht. Neuere Ansätze lösen in Abgrenzung zu Gilligan Care aus der Gebundenheit an den weiblichen Geschlechtscharakter und der Unmittelbarkeit von Zweierbeziehungen heraus. Das soziale

> Verwiesensein von Menschen aufeinander und das Eingebundensein in Sorgebeziehungen wird demgegenüber als grundlegend für (zwischen-)menschliche Existenz angesehen.

Die gesellschaftliche Geringschätzung sogenannter Frauenberufe hängt – so die Argumentation der feministischen Analyse – damit zusammen, dass die Tätigkeiten dieser Berufe als „hausarbeitsnah" eingeschätzt werden, was mit der Vorstellung verknüpft ist, dass die Kompetenzen für dieselben quasi natürliche weibliche Fähigkeiten und nicht erworbene Qualifikationen seien.

Wie die Darstellung der Geschichte der Krankenpflege gezeigt hat, findet sich in den historischen Quellen beides: Einerseits werden Frauen aufgrund ihres quasi natürlichen Geschlechtscharakters als besonders geeignet für die Pflege betrachtet, andererseits wird eingeräumt, dass Kenntnisse und Erfahrungen für eine gute Krankenpflege erst erworben werden müssten. Die letztere Einschätzung wird jedoch bis heute durch historisch bedingte Vorstellungen spezifisch weiblicher Fähigkeiten überlagert. Die Soziologin Ilona Ostner hat diese theoretisch als „weibliches Arbeitsvermögen" gefasst, demzufolge die für Frauenberufe geforderten Eigenschaften und Fähigkeiten im Zuge weiblicher Sozialisation, d. h. in einem Prozess, der durch gesellschaftlich und historisch gewachsene Strukturen geprägt ist, erworben würden. Mit der Betonung des historisch-soziokulturellen Konstruktionsprozesses, in dem das „weibliche Arbeitsvermögen" entsteht, wird auch dessen Kontingenz, d. h. Veränderbarkeit, hervorgehoben. Zugleich vollzieht sich mit diesem Konzept, das die Soziologin zur Aufwertung von beruflicher Sorgearbeit eingeführt hat, auch die Festschreibung der „hausarbeitsnahen" Tätigkeiten als spezifisch weibliche Arbeit.

Betrachtet man die geschlechtsspezifische Strukturierung von Arbeitsbereichen innerhalb der Pflegeberufe, so lässt sich wiederum feststellen, dass Sorgearbeit ungleich verteilt ist. Je mehr Grundpflege und körpernahe Tätigkeiten zu leisten sind, je geringer die erforderliche Qualifikation ist und je weniger Führungs- und Verwaltungsaufgaben mit einer Pflegetätigkeit verbunden sind, desto geringer ist der Verdienst und desto höher ist der Frauenanteil. Geschlechtsbezogene soziale Ungleichheit ist also nicht auf das Verhältnis der Gesamtgesellschaft zu ihren Pflegekräften beschränkt. Sie strukturiert auch die Hierarchien innerhalb der Pflegeberufe.

9.9 Fazit

Der Blick in die Geschichte von Geschlechterverhältnissen in der Pflege lässt nicht nur verstehen, warum diese auch aktuell noch ein Frauenberuf ist. Vielmehr hat bis heute die geschlechtsspezifische Prägung der Pflegetätigkeit an sich einen entscheidenden Einfluss auf die gesellschaftliche Wahrnehmung des Berufs. Eine aufopferungsvolle pflegerische Versorgung der Kranken, der Pflegende ihre persönlichen Interessen und Bedürfnisse unterordnen sollen, wird auch heute noch als selbstverständlich angesehen. So finden auch nach der krisenhaften Zuspitzung des Pflegenotstands während der Covid-19-Pandemie Forderungen von Pflegefachpersonen nach einem angemessenen Personalschlüssel, geregelten Arbeitszeiten und einer besseren Bezahlung zwar durchaus eine gewisse Resonanz im öffentlichen Diskurs und in der Gesundheitspolitik. Allerdings ist die Umsetzung solcher Forderungen stets durch eine latente Abwertung eines als weiblich codierten Berufsbildes gefährdet.

Ein historisches Verständnis des Pflegeberufs und seiner geschlechtsspezifischen Prägung zeigt, dass die heute als unveränderbar wahrgenommenen Eigenheiten des Pflegeberufs durch Strukturen geprägt sind, die historisch gewachsen und daher auch veränderbar sind.

Quellen

Fotografie Kinderzimmer (1931) http://www.sozialgeschichte-bs.ch/fotoarchiv/

Medicinischer Cursus, Heft I (1850) Archiv der Fliedner-Kulturstiftung Kaiserswerth, 1-1 (Nachlass Fliedner), 49 (früher Rep II Fd 2)

Werbekampagne (1968) „Ein Beruf ändert sein Gesicht: Der Krankenpfleger. (Vielleicht heißt er morgen Klinikassistent)". Deutsche Schwesternzeitung 1:9

Zimmer F (1894) Wie gewinnen wir gebildete Krankenpflegerinnen? Z Krankenpfl 8:296–304

Lückes ECF (1893) Die Krankenschwester und ihre Pflichten. Hermann Hillger Verlag, Berlin, Leipzig (Auszug), S 6–9

Schwamm C (2020) Wärter, Brüder, neue Männer: Männliche Pflegekräfte in Deutschland ca. 1900–1980 (= Medizin, Gesellschaft und Geschichte, Beiheft 79). Franz Steiner, Stuttgart

Weber-Reich W (2003) „Wir sind Pionierinnen der Pflege…". Krankenschwestern und ihre Pflegestätten im 19. Jahrhundert am Beispiel Göttingen. Hans Huber, Bern u. a

Weiterführende Literatur

Kreutzer S (2005) Vom „Liebesdienst" zum modernen Frauenberuf. Die Reform der Krankenpflege nach 1945. Campus, Frankfurt a. M

10 Krankenpflege und Religion

Susanne Kreutzer und Karen Nolte

Inhaltsverzeichnis

10.1 Einleitung 145
10.2 Religiöse Krankenpflege vor 1800 146
10.3 Konfessionelle Krankenpflege im 19. Jahrhundert 147
     10.3.1 Industrialisierung und die Entstehung von konfessionellen Pflegeorganisationen 147
     10.3.2 Katholische Krankenpflege 148
     10.3.3 Protestantische Krankenpflege 149
     10.3.4 Jüdische Vereine für Krankenpflege 151
10.4 Pflegepraxis: das Beispiel der protestantischen Pflege 152
10.5 Reformansätze in der christlichen Krankenpflege im späten 19. und frühen 20. Jahrhundert 154
10.6 Die religiöse Krankenpflege im Nationalsozialismus 155
10.7 Christliche Krankenpflege nach 1945 157
     10.7.1 Die Einheit aus Leibes- und Seelenpflege in der Praxis ... 158
     10.7.2 Die Erosion christlicher Krankenpflege ab der zweiten Hälfte der 1950er-Jahre 159
10.8 Fazit 161
Quellen 162
Weiterführende Literatur 162

Ergänzende Information Die elektronische Version dieses Kapitels enthält Zusatzmaterial, auf das über folgenden Link zugegriffen werden kann https://doi.org/10.1007/978-3-662-69826-6_10.

S. Kreutzer (✉)
Fachbereich Gesundheit, Fachhochschule Münster, Münster, Deutschland
E-Mail: kreutzer@fh-muenster.de

K. Nolte
Institut für Geschichte und Ethik der Medizin, Ruprecht-Karls-Universität Heidelberg, Heidelberg, Deutschland
E-Mail: karen.nolte@histmed.uni-heidelberg.de

10.1 Einleitung

Die Geschichte der Pflege in Deutschland wurde maßgeblich durch konfessionelle Traditionen geprägt. Bis in die 1960er-Jahre hinein dominierten die großen Schwesternschaften der Caritas und der Inneren Mission den Pflegebereich. Sie vertraten ein dezidiert unberufliches Verständnis von Pflege als christlicher Liebesdienst am Nächsten. Diese starken christlichen Traditionen werden heute immer wieder als Erklärung für verschiedenste Missstände in der Pflege herangezogen. So wird die nicht angemessene Vergütung des dortigen Personals gerne auf das tradierte Liebesdienst-Verständnis zurückgeführt. Das christlich begründete Gehorsamsgebot habe außerdem dazu beigetragen, die Pflege als ärztliche Assistenztätigkeit zu etablieren und den Akademisierungsprozess auszubremsen.

Das folgende Kapitel möchte eine differenziertere Sicht auf die Bedeutung von Religion und konfessionellen Schwesternschaften für die Entwicklung der Pflege darlegen. Denn tatsächlich genoss das Pflegepersonal gerade in der christlichen Krankenversorgung eine hohe Eigenständigkeit und Wertschätzung. Das Kapitel skizziert zunächst die religiösen Traditionen in der Krankenpflege vor 1800 und beleuchtet anschließend den Aufstieg christlicher Schwesternschaften im 19. Jahrhundert sowie deren Transformation und Erosion im Laufe des 20. Jahrhunderts. Der Schwerpunkt liegt auf der protestantischen Krankenversorgung, die vergleichsweise gut untersucht wurde. Genauer formuliert stehen die evangelisch-lutherischen Schwesternschaften im Mittelpunkt. Soweit es der Forschungsstand erlaubt, wird auch die Geschichte der katholischen und jüdischen Krankenpflege einbezogen. Nicht behandelt werden die männlichen Pflegegenossenschaften, die pflegegeschichtlich bislang kaum untersucht wurden und im Vergleich zu den Schwesternschaften eine eher kleine Gruppe bildeten.

10.2 Religiöse Krankenpflege vor 1800

Im 17. Jahrhundert breiteten sich die Pflegegenossenschaften der Barmherzigen Brüder und Schwestern und der Vinzentinerinnen in Europa aus, die in Hospitälern und in der häuslichen Pflege arbeiteten. Sie kümmerten sich nicht nur um den kranken Leib, vielmehr nahm die Sorge für die Seele einen zentralen Stellenwert in der konfessionellen Pflege ein, die als Liebesdienst am Nächsten aufgefasst wurde. Dieses christliche Verständnis von der Versorgung von Kranken stammt aus der mittelalterlichen Tradition der Klostermedizin wie zum Beispiel bei den Benediktinermönchen, bei denen Pflege und Medizin noch nicht so strikt getrennt waren wie in der Moderne. Die Barmherzigen Schwestern in Frankreich, die „Filles de Charité", wirkten nicht nur in der Krankenpflege, vielmehr waren sie auch in Bereichen tätig, die man heute eher als ärztliche Arbeit ansehen würde, da sie die „kleine Chirurgie" – d. h. den Aderlass, das Schröpfen, das Setzen von Blutegeln und Fontanellen – an den Kranken vornahmen. Während Pflegende beim Aderlass aus der Vene lediglich assistierten, führten sie das Schröpfen und Setzen von Blutegeln – beides galt als „kleiner Aderlass" – eigenständig durch. Eine Fontanelle ist eine künstlich hergestellte Wunde, in die ein Tierhaar eingelegt wurde, um sie eitern zu lassen und so Krankheitsstoffe abzuleiten. Außerdem stellten Pflegende Arzneimittel her, richteten Apotheken ein und führten diese. Somit war der Übergang zwischen der ärztlichen Heiltätigkeit, der Arbeit des Apothekers und der Pflege in dieser Zeit fließend.

In den protestantischen Regionen gab es noch keine konfessionell organisierte Krankenpflege. Die Pflege von erkrankten Menschen gehörte dort zu den religiösen Pflichten der bürgerlichen Familie und christlichen Gemeinde. Den Tagebüchern protestantisch-pietistischer Familien des Bürgertums aus dem 18. Jahrhundert ist zu entnehmen, dass der regelmäßige Krankenbesuch und die Versorgung der Kranken in der Gemeinde als selbstverständlicher christlicher Liebesdienst am Nächsten praktiziert wurden. Nur dann, wenn die Pflege nicht mehr im häuslichen Rahmen, in der Regel aufgrund großer Armut oder eines fehlenden familiären Umfelds, geleistet werden konnte, wurden Kranke und Schwerkranke als Pfründner*innen in Hospitäler aufgenommen, wo sie auf Kosten der wohltätigen Einrichtungen versorgt wurden. Krankenwärter*innen arbeiteten in diesen Hospitälern, um dort Krankenpflege als Lohnarbeit zu leisten. In den hessischen Hospitälern Haina und Merxhausen wurden Aufwärter-Ehepaare eingestellt, die sich um das Wohl der Gemütskranken – das waren Menschen, die man heute als psychisch krank bezeichnen würde – kümmerten und im Gegenzug ein lebenslanges sicheres Auskommen hatten.

Auch im Judentum gehörte der Krankenbesuch („Bikkur Cholim") zu den „heiligen Pflichten" jedes bzw. jeder Gläubigen, d. h., dies galt für Männer und Frauen gleichermaßen. Für die Pflege bedeutete dies, dass die Gläubigen untereinander gegenseitig die Versorgung Kranker und Schwerkranker im Sinne einer ethischen Pflicht erledigten. Zugleich bildeten sich in der Vormoderne fromme jüdische Bruderschaften, die sich nicht nur um die Beerdigung, sondern auch um Armenfürsorge und Krankenpflege in der jüdischen Gemeinschaft kümmerten.

Aufgrund der bereits üblichen Ausgrenzung und Verfolgung von jüdischen Menschen und ihrer Isolierung in Ghettos in den Städten war es besonders wichtig, dass ansteckende Krankheiten am besten gar nicht erst aufkamen oder sich zumindest nicht ausbreiteten. Daher kam der medizinischen und pflegerischen Versorgung kranker Menschen in jüdischen Ghettos ein hoher Stellenwert zu. Diese medizinische Versorgung und die Vorbeugung durch Hygienemaßnahmen wurden der jüdischen Gemeinschaft bei grassierenden Seuchen zum Verhängnis: Der Umstand, dass die Menschen in den jüdischen Ghettos meist die einzigen waren, die beispielsweise nicht an Pest erkrankten, wurde so gedeutet, dass sie als Urheber*innen der Seuche angesehen wurden. So unterstellte man ihnen, die Brunnen, aus denen die Menschen ihr Trinkwasser schöpften, vergiftet zu haben. Dieser Verdacht führte zu Pogromen gegen die jüdische Bevölkerung. Die Ausgrenzung und Verfolgung von Jüd*innen setzte sich bis in die Moderne fort, sodass auch in dieser Zeit noch die Notwendigkeit einer selbstorganisierten Krankenversorgung gesehen wurde.

10.3 Konfessionelle Krankenpflege im 19. Jahrhundert

In dem folgenden Abschnitt werden die Entwicklung der konfessionellen Krankenpflege im 19. Jahrhundert, ihre Organisation sowie das Selbstverständnis der Krankenpflegerinnen dargestellt. Exemplarisch wird Einblick in die protestantische Pflegepraxis am Beispiel der Versorgung Schwerkranker und Sterbender gegeben. Aufgrund der ausgeprägten Schreibpraxis im Protestantismus, die der religiösen Introspektion dienen sollte, sind alltagsnahe Dokumente aus der Krankenpflege dieser Konfession quellenmäßig am besten überliefert.

10.3.1 Industrialisierung und die Entstehung von konfessionellen Pflegeorganisationen

Im 19. Jahrhundert führten verschiedene gesellschaftliche Entwicklungen dazu, dass ein erhöhter Bedarf an Krankenpflegerinnen entstand. Mit der in England bereits im frühen 19. Jahrhundert und in Deutschland verzögert um 1830 einsetzenden Industrialisierung vergrößerten sich die Städte, viele Menschen zog es auf der Suche nach Arbeit von ländlichen Gebieten in die Metropolen. Die aus dieser Entwicklung folgende Urbanisierung, insbesondere der Zentren moderner Industrie, führte dazu, dass die Versorgung von Kranken in Familien und religiösen Gemeinschaften nicht mehr ohne Weiteres funktionierte. Besonders die in den 1830er-Jahren wütende Cholerapandemie ließ die Defizite in der pflegerischen Versorgung der Stadtbevölkerung, insbesondere in Großstädten wie Hamburg, überdeutlich hervortreten.

Zudem entstanden besonders um 1850 in deutschen Universitäts- und Industriestädten große Krankenhäuser zur Versorgung der armen Kranken und für den Unterricht von Medizinstudenten am Krankenbett. In diesen Krankenhäusern wollten Mediziner gut ausgebildetes Pflegepersonal haben, um mit den nun vornehmlich auf Heilung ausgerichteten Institutionen den gewünschten Erfolg bei akut Erkrankten zu erreichen.

Im ausgehenden 18. Jahrhundert waren bereits einige wenige Krankenwartschulen auf Initiative von Ärzten entstanden, die nicht nur zum Ziel hatten, in der Krankenpflege auszubilden, sondern dieselbe einer obrigkeitsstaatlichen und somit letztlich der ärztlichen Kontrolle zu unterstellen. Auf diese Weise sollten die Handlungsmöglichkeiten von Krankenwärter*innen als Konkurrenz auf dem umkämpften medizinischen Markt eingehegt werden. In den 1830er- und 1840er-Jahren entstand dann eine Vielzahl von christlichen Pflegegenossenschaften und Schwesternschaften, um den Bedarf in der Krankenpflege und Armenfürsorge zu decken. Da man beides als Liebesdienst am Nächsten par excellence begriff, wurde die Pflege von kranken Menschen als wichtiges Mittel zur Rechristianisierung vor allem der als ungläubig angesehenen Menschen im städtischen Proletariat betrachtet.

10.3.2 Katholische Krankenpflege

Bereits um 1800 wurden katholische Schwestern von Frauenkongregationen in der häuslichen Kranken- und Armenpflege aktiv. Mit der Erleichterung von Gründungen „geistlicher Gemeinschaften" durch die revidierte Verfassung des Allgemeinen Preußischen Landrechts setzte der „Frauenkongregationsfrühling" (Meiwes 2000) ein, da sich eine Vielzahl von katholischen Frauenkongregationen etablieren konnte, darunter auch etliche, die ihre Schwestern in der Krankenpflege ausbildeten und sowohl ambulant als auch stationär zur Versorgung von Kranken und Armen einsetzten.

> **Katholische Orden und Kongregationen**
> Katholische Kongregationen zeichneten sich durch eine zentrale Leitung und Organisation der Arbeit durch ein Generalmutterhaus mit einer Generaloberin aus. Dadurch konnten Schwestern der Kongregationen zentral ausgebildet und effizienter eingesetzt werden. Die Tätigkeit dieser Schwestern war nach außen gerichtet, so zum Beispiel die Krankenpflege. Die Klöster der Frauenorden hingegen waren zwar unabhängige Einheiten, ihre kontemplative Arbeit war jedoch nach innen gerichtet. Während Orden laut Allgemeinem Preußischem Landrecht (ALR) als geistliche Gesellschaften einer staatlichen Genehmigung bedurften, unterlagen Kongregationen, deren Angehörige nach dem Kirchenrecht nur einfache Gelübde ablegten, nicht den Bestimmungen des ALR. Mit der Säkularisation wurden nach einem Edikt von 1810 katholische Klöster aufgehoben. Die revidierte preußische Verfassung von 1850 räumte der katholischen Kirche umfassende Rechte ein und setzte der für geistliche Gemeinschaften einschränkenden Gesetzgebung ein vorläufiges Ende. Somit waren die Rahmenbedingungen für den „Frauenkongregationsfrühling" geschaffen, d. h. für die vermehrte Gründung von Frauenkongregationen.

Die in den 1840er-Jahren erlassene Armengesetzgebung führte dazu, dass die Zahl der in Krankenhäusern zu behandelnden Menschen stieg, da die Kommunen verpflichtet wurden, armen Kranken, die nicht selbst für ihre Behandlung aufkommen konnten, eine medizinische Versorgung zu ermöglichen. Die Clemensschwestern in Münster, die Vinzentinerinnen in Paderborn sowie die „Armen Franziskanerinnen" und die „Armen Dienstmägde Jesu Christi" hatten bereits um 1800 ambulante Krankenpflege geleistet und zugleich Arme versorgt.

Im Laufe des 19. Jahrhunderts konzentrierten sich katholische Frauenkongregationen zunehmend auf die stationäre Krankenpflege. Kongregationen gründeten auch Krankenhäuser, die bereits um 1900 rund ein Viertel der lokalen Krankenhausbetten stellten. Zugleich etablierten sie jedoch die häusliche Krankenpflege als spezialisierten Bereich neben der Armenpflege. Trotz tradierter Vorstellungen der Unreinheit des Blutes von Gebärenden wurden katholische Schwestern in der stationären Wöchnerinnenpflege eingesetzt. Katholische Krankenpflegerinnen machten um 1900 in der Statistik immerhin 38 % aller ausgebildeten Pflegerinnen aus.

Die katholischen Schwesterngemeinschaften dienten nicht nur als Vorbild für die Gründung der ersten protestantischen Diakonissengemeinschaft, sondern auch für die spätere Einrichtung überkonfessioneller Schwesternschaften.

10.3.3 Protestantische Krankenpflege

Im Jahr 1836 gründete der protestantische Pastor Theodor Fliedner (1800–1864) mit seiner Ehefrau Friederike Fliedner (1800–1842) eine Diakonissenanstalt mitten im katholischen Rheinland in Kaiserswerth bei Düsseldorf. Die Bezeichnung Diakonisse ist von dem altgriechischen Wort διάκονος abgeleitet, dessen deutsche Bedeutung „Diener" auf den Dienst am Nächsten im Sinne Gottes und der Kirche hindeuten soll. Der Pastor verfolgte mit seiner Gründung nicht nur den Plan, die Armen- und Krankenpflege zu verbessern, vielmehr war er Teil einer bürgerlichen Bewegung, die sich der „Inneren Mission" verpflichtet sah. Vertreter*innen dieser Bewegung gingen davon aus, dass sich insbesondere Menschen aus dem städtischen Proletariat schon weit vom christlichen Glauben entfernt hatten.

> **„Innere Mission"**
> Das bürgerlich-protestantische Konzept der „Inneren Mission" war eine Reaktion auf die Pauperisierung (= Verarmung der Bevölkerung), welche insbesondere in den Großstädten als Folge der Anfang des 19. Jahrhunderts einsetzenden Industrialisierung als Problem wahrgenommen wurde. Der Gründer des ersten Diakonissenmutterhauses in Kaiserswerth, Theodor Fliedner, und andere aus der neupietistischen Erweckungsbewegung hervorgegangene Protagonisten der „Inneren Mission" waren der Ansicht, dass Krankheit, materielle und geistliche Verarmung ursächlich zusammenhingen. Daher sorgten bürgerlich-protestantische Wohltäter*innen nicht nur für das leibliche Wohl, sondern vielmehr für das Seelenheil der Armen und Kranken in städtischen Armutsvierteln. Diakonissen besuchten kranke Menschen in diesen Vierteln, pflegten ihren kranken Leib und sorgten für religiöse Unterweisung. Amalie Sieveking (1794–1859), die aus einer Hamburger Senatorenfamilie stammte, hatte 1832 nach der Choleraepidemie, bei der die Folgen der Armut eindrucksvoll zutage getreten waren, in Hamburg den ersten „Weiblichen Verein für Armen- und Krankenpflege" gegründet. Auch in anderen protestantischen norddeutschen Städten wurden solche Vereine ins Leben gerufen. In diesen besuchten großbürgerliche Frauen von Armut betroffene Menschen in ihren Quartieren, dokumentierten systematisch ihre Lebensumstände und unterstützten sie nach dem Prinzip „Hilfe zur Selbsthilfe", indem sie ihnen bezahlte Arbeit in den Armenküchen und Wäschereien ihrer Vereine oder bei der Versorgung Kranker in der Nachbarschaft besorgten.

Folgen der – in den Augen der „Inneren Mission" – „geistlichen Armut" waren Krankheiten und materielle Armut, die man als Strafe Gottes für den unchristlichen Lebenswandel des Proletariats deutete. Mit gut ausgebildeten protestantischen Krankenpflegerinnen – so die Idee – konnten diese ungläubigen Armen wieder zum Glauben und somit zu Gott zurückgeführt werden. Daher wurden die Diakonissen im Mutterhaus von Beginn an nicht nur sorgfältig in der Pflege des kranken Leibs ausgebildet, sondern auch in der sogenannten Seelenpflege, womit die religiöse Unterweisung der Kranken und Armen mithilfe von Gesprächen über Gott und Jesus, Lesen aus der Bibel, besonders von Psalmen, und gemeinsamem Singen von Chorälen gemeint war.

Zwar wollte Theodor Fliedner eigentlich Töchter aus dem Bildungsbürgertum – vorzugsweise von Lehrern, Pastoren und Ärzten – für sein Vorhaben gewinnen, doch fühlten diese sich nicht angesprochen. Denn Krankenpflegerinnen hatten damals noch den sozialen Status von

Dienstbotinnen, weshalb in der Krankenpflege zu arbeiten für bürgerliche Töchter den Verlust ihres sozialen Status bedeutet hätte. Der größte Teil der Diakonissen kam in den Gründungsjahren des Mutterhauses in Kaiserswerth daher aus dem kleinbürgerlichen bzw. kleinbäuerlichen Milieu. Für diese Frauen bedeutete der Beitritt in die Diakonissengemeinschaft wiederum ein höheres soziales Ansehen: Sie erhielten nicht nur Bildung – d. h., sie wurden in die Deutung von Bibeltexten eingeführt, man vermittelte ihnen grundlegendes medizinisches Wissen und sie wurden zum Schreiben von Briefen angeleitet –, sondern auch Kleidung, die der einer bürgerlichen verheirateten Frau glich: ein dunkelblaues Kleid aus wertvollem Stoff und eine Haube.

Die Schwesternhaube
Im Kaiserswerther Mutterhaus bekamen die Diakonissen 1836 eine Haube mit Rüschen, um sich in der Öffentlichkeit als alleinstehende Frauen respektabel bewegen zu können. Zu der Zeit trugen verheiratete Frauen noch eine Haube: Daher stammt die heutige Redewendung „unter die Haube kommen" als Metapher für das Heiraten. Die Haube wurde noch bis in die zweite Hälfte des 20. Jahrhunderts in der Berufskleidung von Krankenpflegerinnen tradiert. An der Form, Größe und Bestickung konnte erkannt werden, zu welcher Schwesterngemeinschaft eine Krankenpflegerin gehörte. Im Laufe der 1980er-Jahre wurden die Hauben in kommunalen Krankenhäusern und Universitätskliniken nach und nach abgeschafft, und die traditionelle Schwesterntracht wurde durch schlichtere praktische Dienstkleidung ersetzt. Lediglich die christlichen Krankenpflegerinnen und Rotkreuzschwestern trugen noch die Schwesterntracht mit Haube bzw. Schleier (= Habit). Mit dem „Feierabend", d. h. Ruhestand, dieser Schwestern endete auch die Tradition des Haube-Tragens. In der katholischen Krankenpflege in deutschen Kliniken tragen noch heute vereinzelt junge Schwestern ihre Schleier.

Mit der besonderen Kleidung konnten sich die unverheirateten Diakonissen respektabel allein in der Öffentlichkeit bewegen, was unverheirateten Frauen üblicherweise ohne männliche Begleitung nicht möglich war, ohne an sittlich-moralischem Ansehen zu verlieren.

Die Diakonissen verpflichteten sich zu Ehelosigkeit und dazu, ihr Leben der Krankenpflege und dem Dienst am kranken und armen Nächsten zu widmen. So wie die Keuschheit katholischen Schwesternschaften entlehnt wurde, so wurde auch die Bezeichnung „Schwester" für die protestantischen Krankenpflegerinnen nach dem Vorbild katholischer Pflegegenossenschaften übernommen. Die Diakonissen erhielten theologische, medizinische und schreibpraktische Unterweisungen und eine gründliche Ausbildung in der Pflege sowie Kost, Logis, Kleidung und ein Taschengeld. Im Krankheitsfall und im Alter waren sie abgesichert. Ihnen standen auch regelmäßig freie Tage sowie Zeit für Reisen in eigene Erholungsheime zu. Solche Sozialleistungen konnten Arbeiterinnen zur selben Zeit nicht beanspruchen. Noch bis ins frühe 20. Jahrhundert hinein war die Diakonissengemeinschaft daher ein attraktives Lebensmodell für Frauen, die nicht heiraten wollten oder konnten.

Das Mutterhaus
Das Zentrum der Diakonissengemeinschaft war das Mutterhaus in Kaiserswerth, in dem die Diakonissen ausgebildet und von dem aus ihre Einsätze in der stationären und Gemeindepflege organisiert wurden. Die entsandten Diakonissen kehrten nach ihren Einsätzen stets in das Mutterhaus zurück. Ihm standen ein Pastor und eine Diakonisse – zuerst Theodor Fliedner und seine Ehefrau Friederike –

vor. Das Konzept des Mutterhauses hatte Theodor Fliedner von katholischen Pflegegenossenschaften entlehnt. Allerdings verpflichteten Diakonissen sich im Gegensatz zu den katholischen Schwestern, die sich ewig an das Mutterhaus banden, nur mit einem zeitlich begrenzten Gelübde, ihr Leben mit Keuschheit und Gehorsam der Pflege von Armen und Kranken zu widmen. Das Mutterhaus hatte eine familienähnliche Struktur, derzufolge das Vorsteherpaar als Mutter und Vater oder Eltern angesprochen und die Diakonissen als Töchter gesehen wurden. Dieses Mutterhausprinzip übernahmen später auch andere Schwesterngemeinschaften, so zum Beispiel die Schwesternschaften des Deutschen Roten Kreuzes.

Die Diakonissen wurden nach einer Ausbildung, deren Dauer nach dem Ermessen des Vorsteherpaars festgelegt wurde, in die stationäre Krankenpflege in konfessionelle, aber auch kommunale Krankenhäuser oder in die Gemeinde- bzw. Privatpflege entsandt. Gestellungsverträge regelten die Dauer des Einsatzes, die an das Mutterhaus zu entrichtenden Kosten, für welche Arbeiten Diakonissen eingesetzt werden durften sowie Freiräume für Andachten und Gottesdienste. Da Diakonissen meist fern des Mutterhauses lebten und arbeiteten, hatten sie während ihrer Einsätze in der Gemeindepflege oder in Krankenhäusern mitunter viele Handlungsmöglichkeiten, um ihre Arbeit und ihr Leben zu gestalten. Davon zeugen heute noch die Schwesternbriefe, die an das Vorsteherpaar des Mutterhauses gerichtet wurden, um den Kontakt zu halten.

Dem Kaiserswerther Modell folgten im Laufe des 19. und frühen 20. Jahrhunderts viele Gründungen von Diakonissenmutterhäusern im deutschsprachigen Raum, aber auch im Ausland: in skandinavischen Ländern, in den USA und im Zuge der „Äußeren Mission" im Nahen Osten und in Nordafrika. Als internationaler und nationaler Zusammenschluss aller Diakonissenmutterhäuser wurde im Jahr 1861 die Kaiserswerther Generalkonferenz eingerichtet, um sich auszutauschen und ein gemeinsames Vorgehen gegenüber staatlichen Instanzen abzustimmen. Später gründeten sich auch regionale Konferenzen mit regelmäßigen Tagungen.

10.3.4 Jüdische Vereine für Krankenpflege

Im 19. Jahrhundert ließen jüdische Familien, die es sich leisten konnten, die Krankenpflege von Wärter*innen erledigen, die dafür bezahlt wurden. Im Laufe des Jahrhunderts entstanden in jüdischen Gemeinschaften dann Vereine, die sich um die eigenen Armen und Kranken kümmerten. Bereits 1811 wurde der „Kasseler jüdische Frauenverein" gegründet, um armen Kranken die nötige Pflege und ärztliche Versorgung zukommen zu lassen. Im ausgehenden 19. Jahrhundert etablierte man in einigen deutschen Städten jüdische Vereine für Krankenpflege, mit denen die Versorgung von Kranken in den dortigen jüdischen Gemeinden sichergestellt und zugleich eine Erwerbsmöglichkeit für unversorgte jüdische Frauen geschaffen werden sollte.

Die jüdische Krankenpflege wurde somit verberuflicht, da sie nun nicht mehr allein durch Gläubige als Teil des praktizierten Glaubens geleistet werden musste, sondern bezahlte, gut ausgebildete Krankenpflegerinnen in den Gemeinden eingesetzt wurden. 1893 wurde in Frankfurt am Main ein „Verein für jüdische Krankenpflegerinnen" gegründet. 1895 richtete man in Berlin eine Krankenpflegeschule ein, die schon 1902 die ausgebildeten jüdischen Krankenpflegerinnen nach Breslau, Königsberg, Nürnberg, München, Stuttgart, Mannheim und Heidelberg entsandte. In Berlin betrug die Ausbildungsdauer 1914 bereits anderthalb Jahre, also etwas länger als die seit dem preußischen Krankenpflegegesetz von 1907 festgelegte Ausbildungsdauer von einem Jahr (mit fakultativem staatlichem Examen). Im Jahr 1921 gab es bereits 23 Vereine für jüdische Krankenpflege in Deutschland.

Zwar arbeiteten die jüdischen Krankenpflegerinnen auch in der stationären Pflege in jüdischen Krankenhäusern, doch wurden die gut ausgebildeten Pflegerinnen vor allem für die Krankenbesuche in der Gemeinde gebraucht. Denn die häusliche Pflege und Besuche von Kranken hatten – wie bereits erwähnt – in den jüdischen Gemeinden Tradition und wurden der stationären Versorgung vorgezogen.

10.4 Pflegepraxis: das Beispiel der protestantischen Pflege

Die „Haus-Ordnung und Dienst-Anweisung" von 1852 regelte für die Diakonissen in Kaiserswerth, wie sie sich Ärzten, Patient*innen, aber auch Lohnwärter*innen gegenüber zu verhalten hatten. In der frühen historischen Pflegeforschung wurde von diesen normativen Regelungen auf die Praxis der Diakonissen geschlossen und behauptet, dass Letztere Ärzten gegenüber unbedingten Gehorsam zu leisten hatten. Tatsächlich kann mit der Methodik der Quellenkritik auch aufgrund von Ordnungen und Regelwerken auf die Praxis rückgeschlossen werden, indem Normsetzungen, Verbote und Regelungen „gegen den Strich" gelesen werden. Das bedeutet beispielsweise, die Regelung, dass Diakonissen den Anordnungen des Arztes „ohne Widerrede" Folge zu leisten hätten, folgendermaßen zu deuten: Offenbar war sie notwendig, da in der Praxis „Widerreden" an der Tagesordnung waren. Ordnungen erließ man dann, wenn etwas in der Praxis zu regeln, zu ordnen war. Wenn Ordnungen mehrfach neu aufgelegt wurden, deutete dies auf fortwährende Regelverstöße hin und eben nicht darauf, dass die Anweisungen und Verbote gewissenhaft befolgt wurden.

Das Verhältnis zwischen Diakonissen und Ärzten war durchaus komplex: So wie auch in katholischen Krankenhäusern tauchte der Arzt im Fronbergkrankenhaus, dem von Theodor Fliedner gegründeten protestantischen Krankenhaus in Kaiserswerth, nur auf, um Diagnosen zu stellen und die weitere Behandlung anzuordnen. Das heißt, Ärzte waren nicht festangestellt und wurden in dem protestantischen Krankenhaus nur bei Bedarf hinzugezogen. Das bedeutet auch, dass der ärztliche Anteil an der Heilung eines Kranken als eher gering angesehen wurde. Denn im Zeitalter vor der Bakteriologie und der Erfindung von Antibiotika sowie anderen ursächlich wirkenden Arzneimitteln war eine gute Krankenpflege entscheidend für die Genesung und Heilung von Menschen, die zu krank oder zu arm waren, um zu Hause gepflegt zu werden.

Die Ärzte hatten in den Krankenhäusern beider christlichen Konfessionen die Hoheit über den kranken Leib, in der Leibespflege hatten die Diakonissen also den ärztlichen Anordnungen Folge zu leisten. Doch schien dies in der Praxis auch nicht ohne Konflikte abzulaufen: In der „Haus-Ordnung und Dienst-Anweisung" der Diakonissen heißt es, dass Krankenschwestern „ihnen bekannte oder empfohlene Hausmittel bei den Kranken" nicht ohne Erlaubnis des Arztes anwenden dürften. Das ist ein Hinweis darauf, dass diese Schwestern es wohl oft genug taten und eine Regelung gefunden werden musste. Begründet wurde das Verbot damit, dass das Zutrauen des Kranken zum Arzt leiden würde – bemerkenswert, da nicht mit der Schädlichkeit des Hausmittels für die Erkrankten argumentiert wurde. Die ärztliche Autorität den Kranken und letztlich auch den Diakonissen gegenüber musste mithilfe des Regelwerks offenkundig gestärkt werden.

Im Bereich der Seelenpflege, d. h. der Sorge für das Seelenheil im christlichen Sinne, hatten die Ärzte keine Autorität. Dieser Bereich war entscheidend für das Selbstverständnis protestantischer Krankenpflegerinnen. Vor allem die Sorge um das Seelenheil von Schwerkranken und Sterbenden war für Diakonissen ein wichtiger Auftrag, um diesen Pfleglingen einen seligen Tod zu ermöglichen. Theodor Fliedner betonte, dass das Bemühen der Krankenpflegerin über das, was Ärzte vermochten, weit hinausgehe. War ein schwerkranker Mensch gestorben, sorgten die Krankenpflegerinnen mit ihren Gebeten und mit einer christlichen Beerdigung dafür, dass dieser Mensch ins Himmelreich eingehen konnte.

Hier wird deutlich, dass Diakonissen einen von Ärzten unabhängigen Kompetenzbereich hatten, was nicht selten zu Konflikten führte.

So wollten Ärzte ihre Kranken nicht über ihren bald bevorstehenden Tod aufklären, da sie befürchteten, dass der bzw. die Todkranke durch große Furcht und Angst vor dem Tod eine „Gemüthserschütterung" erleiden und so vorzeitig sterben könne.

> **„Gemüthserschütterung"**
> Die „Gemüthserschütterung" ist ein Konzept der vormodernen Medizin, das noch bis in die zweite Hälfte des 19. Jahrhunderts Gültigkeit besaß: Die Vorstellung war, dass Körper und Gemüt untrennbar miteinander verbunden waren, sodass die Erschütterung des Gemüts durch Angst, Furcht oder Ärger unmittelbare negative Auswirkungen auf den körperlichen Zustand eines kranken Menschen haben konnte.

Die Diakonissen hingegen wollten schon möglichst früh mit Todkranken über ihr Sterben sprechen, um sie religiös und spirituell auf das ewige Leben vorzubereiten, indem sie ihnen die Möglichkeit gaben, ihre Sünden zu bekennen und um Vergebung zu bitten. Der Schmerz und das Leiden waren nach christlichem Verständnis entweder eine Strafe Gottes für einen sündigen Lebenswandel, die es anzunehmen galt – oder Gott prüfte damit besonders fromme Menschen. Dementsprechend zurückhaltend waren Diakonissen beim Einsatz von Schmerzmitteln, wodurch sie der ärztlichen Vorstellung vom sanften Sterben, der „euthanasia medica" (Euthanasie = der gute sanfte Tod), entgegenstanden.

Die Seelenpflege bei Sterbenden konnte für Diakonissen durchaus sehr herausfordernd sein, nicht nur wenn diese von ihnen als sehr sündig eingestuft wurden, sondern auch wenn Kranke sehr willig die religiöse Unterweisung annahmen.

Exemplarische Quellenanalyse
Im Jahr 1893 schrieb Schwester Sophie an die Vorsteherin Minna Fliedner im Mutterhaus in Kaiserswerth aus der Privatpflege in Wermelskirchen bei Remscheid (vgl. Online-Materialien). Die Frau, die sie pflegte, hatte ein Geschwür im Leib. Vermutlich war es ein Geschwür der Gebärmutter, da der Frauenarzt zuständig war und solche Krebsleiden im 19. Jahrhundert sehr häufig beschrieben wurden. Da der Arzt gesagt hatte, „es wäre zu gefährlich sie zu operieren, das Geschwür müsste von selbst durchgehen", wartete die Krankenpflegerin darauf, dass das Geschwür „durchging". Sie versuchte, die unerträglichen Schmerzen mit Umschlägen am Leib zu lindern. Die Schwerkranke hatte meist 39 und 40 Grad Fieber. Schwester Sophie schrieb voller Sorge: „Wenn da der himmlische Arzt nicht bald mit seiner Hülfe kommt, fürchte ich, daß ihre geringen Kräfte nicht lange mehr ausreichen. Es ist eine schwere Glaubensprüfung für die Schwerkranke besonders, sowie für den Mann u. auch für mich, so lange vergebens harren [zu] müssen auf die Hülfe des Herrn." Gott wird hier als „himmlischer Arzt" bezeichnet. Diakonissen sahen auch deshalb Ärzte nicht als zentrale Autoritäten, da sie fest daran glaubten, dass kein*e Kranke*r geheilt werden konnte, wenn Gott dies nicht vorgesehen hatte.

In die „schwere Glaubensprüfung" bezog Schwester Sophie nicht nur die Kranke und ihren Ehemann, sondern auch sich selbst mit ein. Denn die Kranke war zwar nicht starken Glaubens, ließ sich aber gern von der Diakonisse religiös unterweisen, nämlich „sich auch gern durch Gottes Wort zurechtweisen u. ermuntern zur Geduld u. zum Hoffen". Doch trotz aller Bemühungen um die Seele der Kranken wurde ihr Zustand nicht besser.

Um sich und ihren Mann zu trösten, las Schwester Sophie ihm die biblische Geschichte von Hiob vor: Hiob war ein frommer Mann, der durch Gott mit einer schweren Krankheit in seinem Glauben geprüft wurde. Die Schwester beklagte, dass sie „gemüthlich Mangel der Schwesterngemeinschaft fühle", was bedeutete, dass die Gemeinschaft der Diakonissen als Rückhalt für das psychische Wohlbefinden der Einzelnen bei solch schwierigen Situationen in der Pflege sehr wichtig war. Schwester Sophie drückt hier ein Gefühl der Vereinzelung aus.

Letztlich gelang es Schwester Sophie gemeinsam mit dem Ehemann der Schwerkranken, aus der intensiven Auseinandersetzung mit der Geschichte Hiobs Stärke und Glauben zu schöpfen, indem sie offenbar sich und dem Ehemann vergegenwärtigte, dass auch das schwerste Leiden Teil eines göttlichen Plans war und der Lohn für das Annehmen und Bestehen dieser göttlichen Prüfung im Himmelreich zu erwarten war. Die Schwerkranke wurde nun doch operiert und schwebte aber weiterhin zwischen Leben und Tod. Offenbar sollte Schwester Sophies Einsatz nur acht Wochen dauern. Die Krankenpflegerin sah sich durchaus in der Lage, die Pflege über diese Zeit hinaus zu Ende zu bringen.

Aus dem Beispiel der Briefe von Schwester Sophie lässt sich ersehen, dass Diakonissen in der Privatpflege allein auf sich gestellt waren, viel Verantwortung trugen und eng mit Ärzten zusammenarbeiteten. Diese Briefe sind auch ein Beispiel für die religiöse Praxis der Schwestern und wie sie die Seelenpflege in krisenhaften Situationen umsetzten.

Viele Schilderungen der Diakonissen zeigen auch, dass Kranke, die sich der Seelenpflege vehement verweigerten, als besonders herausfordernd empfunden wurden. Die frommen Krankenpflegerinnen hatten zuweilen auch große Angst, allein zu solchen Kranken zu gehen, da sie eine Anfechtung ihres Glaubens erlebten oder gar fürchteten, dem „leibhaftigen Satan" zu begegnen (vgl. Kap. 14).

Zugleich zeugen die Schwesternbriefe, die im Archiv der Fliedner-Kulturstiftung viele Kartons füllen, auch von der Selbstständigkeit der in der Pflege tätigen Frauen, da diese häufig allein oder zu zweit weitreichende Entscheidungen, insbesondere in der Pflege von Schwerkranken, treffen mussten und das auch gut bewerkstelligten, weshalb sie in den Gemeinden und in der Privatpflege von Angehörigen, Pastoren und Ärzten respektiert wurden.

10.5 Reformansätze in der christlichen Krankenpflege im späten 19. und frühen 20. Jahrhundert

Das System mutterhausgebundener Schwesternschaften geriet Ende des 19. Jahrhunderts in die Kritik. Frauen standen mittlerweile mehr berufliche Möglichkeiten offen als noch in der ersten Hälfte des 19. Jahrhunderts. Vertreterinnen der bürgerlichen Frauenbewegung prangerten das Gehorsamsprinzip der Mutterhäuser an, sie bemängelten die langen Arbeitszeiten und fehlenden individuellen Freiheiten der Frauen. Unter dem Einfluss dieser Kritik gründete sich ab 1894 im Rahmen der Diakonie eine neue Form von Schwesternschaft, die Frauen eine Alternative zum System der Mutterhäuser bieten sollte. Wichtigste Vertreterin dieser Richtung war die Schwesternschaft des Evangelischen Diakonievereins Berlin-Zehlendorf, die sich gezielt an Frauen „gebildeter Stände" wandte. Eingangsvoraussetzung war die Höhere Töchterschule, d. h. eine zehnjährige Schulbildung, die z. B. auch für den Lehrerinnenberuf vorausgesetzt wurde.

Dem Evangelischen Diakonieverein gelang es mit Erfolg, überwiegend bildungsbürgerliche Schichten zu erreichen. Die Schwestern hatten hier größere Mitspracherechte und durften u. a. bei der Aufnahme neuer Mitglieder mitentscheiden. Zwar wurden die Schwestern auch beim Evangelischen Diakonieverein – ebenso wie bei den Mutterhäusern – nicht direkt vom Krankenhausträger, sondern von der Schwesternschaft beschäftigt. Sie erhielten jedoch ein Entgelt für ihre Arbeit und konnten ihren Berufsort selbst wählen. Außerdem waren sie über die Angestelltenversicherung abgesichert und erwarben damit den Anspruch auf eine eigenständige Altersversorgung, die ihnen auch nach einem eventuellen Austritt aus der Schwesternschaft erhalten blieb. Wie bei den Diakonissenmutterhäusern auch setzte die Mitgliedschaft jedoch einen zölibatären Lebensstil voraus.

Mit dem Evangelischen Diakonieverein war den Diakonissenmutterhäusern eine ernstzunehmende Konkurrenz um die Zielgruppe der gebildeten Frauen entstanden (vgl. Kap. 9). Seit den späten 1890er-Jahren zeichneten sich deshalb innerhalb der Mutterhausdiakonie Reformbestrebungen ab, die auch den Diakonissen ein gewisses Mitspracherecht einräumen sollten. Diese Bemühungen wurden in den meisten Einrichtungen jedoch wenig beachtet.

In den 1920er-Jahren begann der Kaiserswerther Verband, über den Aufbau von selbstständigen Freien Hilfsschwesternschaften zu diskutieren. Schon im 19. Jahrhundert hatten die Diakonissenmutterhäuser freie Helferinnen zur Begegnung von Personalknappheit beschäftigt. Zu diesen freien Aushilfen gehörte auch die Gruppe bildungsbürgerlicher bzw. adliger Frauen, die für ein Mutterhaus tätig, aber nicht bereit waren, sich als Diakonissen der Gemeinschaft anzuschließen. Diskutiert wurde, ob dieser Gruppe ein eigenständiges Organisationsangebot gemacht werden sollte. Einen solchen Schritt ging das Diakonissenmutterhaus Sarepta (Bielefeld) im Jahr 1926 mit der Gründung der freien Ansgarschwesternschaft in Bremen. Diese Gemeinschaft entwickelte jedoch zügig ein Eigenleben, löste sich vom Dienstverständnis des Mutterhauses und vertrat das Leitbild einer religiösen berufstätigen Frau. Das bestärkte eher die Sorge innerhalb der Mutterhausdiakonie, dass sich freiere Formen protestantischer Schwesternschaften zu einer unliebsamen Konkurrenz entwickeln könnten.

In welcher Form katholische Schwesternschaften auf die gesellschaftlichen Entwicklungen reagierten, ist bislang nicht genauer erforscht. Dass auch im katholischen Milieu neue Organisationsangebote geschaffen wurden, zeigt die Gründung der Aquinataschwestern in Berlin 1927. Diese Schwesternschaft sollte u. a. als Schutz- und Kontrollinstanz die Schwestern in der Diaspora Berlins in ihrem Glauben stärken. Auch die Aquinataschwestern hatten zwar ein zentrales Mutterhaus. Dessen Verfügungsgewalt über die Schwestern war allerdings weitaus geringer als etwa bei den mutterhausgebundenen katholischen Schwesternschaften, weil die Mitglieder nicht über ein Gelübde gebunden waren.

10.6 Die religiöse Krankenpflege im Nationalsozialismus

Die Ernennung Hitlers zum Reichskanzler im Januar 1933 hatte sehr unterschiedliche Konsequenzen für die religiöse Krankenpflege. Für die jüdische Krankenpflege bedeutete sie den Auftakt zur Ausgrenzung und Vernichtung. Schon 1933 wurde der ersten jüdischen Krankenpflegeschule in Hamburg die staatliche Anerkennung entzogen. Grundsätzlich blieb die Möglichkeit der Ausbildung in der jüdischen Krankenpflege jedoch auch im „Dritten Reich" erhalten. Mit dem Krankenpflegegesetz von 1938 hatte die Ausbildung von Jüd*innen jedoch ausschließlich an jüdischen Schulen zu erfolgen. Außerdem durften jüdische Pflegende nur noch in jüdischen Einrichtungen arbeiten. Entsprechend erhielten sie einen gesonderten Ausweis, der die Berufsbezeichnung auf „Jüdische Krankenschwester" bzw. „Jüdischer Krankenpfleger" eingrenzte.

Damit gehörte die Krankenpflege dennoch zu einem der wenigen Berufe, der Jüd*innen im Nationalsozialismus formal noch offenstand. Ab 1935 begann die Reichsvertretung der deutschen Juden, die sich 1933 aus einer Vielzahl jüdischer Organisationen gebildet hatte, die Ausbildung in der Krankenpflege sogar gezielt zu fördern. Die verstärkte Emigration führte dort zu einem Personalmangel, dem begegnet werden sollte. Gleichzeitig galt die Ausbildung in der Pflege als gute berufliche Voraussetzung für die Emigration. Auch die jüdischen Pflegevereinigungen konnten vorerst weiter tätig sein, bis sie im Frühjahr 1940 – im Rahmen der Zwangsauflösung aller jüdischen Vereine und Organisationen – ihre Arbeit aufgeben mussten. Damit endete vorerst die Geschichte organisierter jüdischer Krankenpflege in Deutschland.

Ganz anders gestaltete sich die Situation in der protestantischen Krankenpflege. Die Diakonissenmutterhäuser begrüßten zunächst die neuen Machthaber. Nach den Krisenjahren der Weimarer Republik erhofften sie sich von den Nationalsozialisten eine Stärkung des Mutterhaussystems und der christlichen Grundlagen der Gesellschaft. Auch der Evangelische Diakonieverein hatte der Weimarer Republik mit erheblicher Distanz gegenübergestanden. Die Zeit zwischen 1918 und 1933 erlebten viele Diakonieschwestern als Epoche der Säkularisierung und Entfremdung der Menschen von der Kirche. Deshalb erhoffte sich auch der Evangelische Diakonieverein von den Nationalsozialisten eine Trendwende.

Gleichwohl achteten die protestantischen Schwesternschaften sorgsam darauf, im Rahmen der Reorganisation der Schwesternschaften im „Dritten Reich" ihre Eigenständigkeit zu wahren. Im Oktober 1933 schlossen sich der Kaiserswerther Verband deutscher Diakonissenmutterhäuser und der Evangelische Diakonieverein in einer gemeinsamen Dachorganisation, der „Diakoniegemeinschaft", zusammen. Diese bildete dann neben den katholischen Schwesternschaften eine Säule in der „Reichsfachschaft deutscher Schwestern und Pflegerinnen". Auf diese Weise konnten die christlichen Schwesternschaften ihre Organisationen fortführen. Diese Eigenständigkeit blieb auch erhalten, als 1936 mit der Bildung des „Fachausschusses für Schwesternwesen" der Prozess der Vereinheitlichung von Pflegeorganisationen abgeschlossen wurde (vgl. Kap. 8).

Doch schon bald nach der „Machtergreifung" kündigten sich die ersten Konflikte an. Pflege sowie die Gesundheits- und Wohlfahrtsarbeit allgemein stellten einen Dreh- und Angelpunkt nationalsozialistischer Erb- und Rassenpflege dar. Dabei beanspruchte die Nationalsozialistische Volkswohlfahrt (NSV) vor allem die Hoheit über die Fürsorge der „Vollwertigen". Ein besonderes Interesse hatte sie außerdem an dem traditionsreichen christlichen Handlungsfeld der ambulanten Gemeindepflege. Der christliche Einfluss sollte auf die Fürsorge für alte und gebrechliche Menschen sowie Personen mit psychischen Erkrankungen, körperlichen oder geistigen Beeinträchtigungen begrenzt werden. Doch die christlichen Schwesternschaften waren kaum bereit, ihre angestammten Arbeitsgebiete widerstandslos aufzugeben. So entstanden vielerorts Konflikte zwischen christlichen Schwesternschaften und der NS-Schwesternschaft – den sogenannten Braunen Schwestern – um die Bereitstellung von Pflegenden (vgl. Kap. 8).

Auch wenn für die NS-Schwesternschaft das Ziel, die Hoheit im Pflegebereich zu übernehmen, in weiter Ferne blieb, stellten ihre (Werbe-)Aktivitäten doch eine spürbare Konkurrenz dar. Im ältesten Diakonissenmutterhaus in Kaiserswerth sanken die Eintrittszahlen in die dortige Schwesternschaft zwischen 1933 und 1937 um 50 %. Das Mutterhaus sah sich deshalb gezwungen, Gestellungsverträge zu kündigen und sich aus Arbeitsgebieten – vor allem Krankenhäusern – zurückzuziehen. Zwar blieb der Pflegebereich im Nationalsozialismus in hohem Maße christlich geprägt. Dennoch verstärkte sich der Trend zum Einsatz von weltlichem Personal auch im Kontext protestantischer Pflege. Da die NSV ein großes Interesse hatte, dieses nicht an eine Schwesternschaft gebundene Personal unter ihre Kontrolle zu bekommen, entschied sich der Kaiserswerther Verband deutscher Diakonissenmutterhäuser 1939, eine eigene Verbandsschwesternschaft für das freie, damals noch als „Hilfsschwestern" (heute: Diakonische Schwestern und Brüder) bezeichnete Personal zu gründen.

Mit Beginn des Zweiten Weltkriegs wurden auch christliche Schwestern zur Kriegskrankenpflege abgeordnet. Dies verstärkte den Personalmangel in der Pflege zusätzlich. Um die Schwestern zu entlasten, setzten protestantische ebenso wie katholische Krankenhäuser Zwangsarbeiter*innen ein – zunächst vor allem in der Hauswirtschaft, mit der zunehmenden Personalnot im Laufe des Zweiten Weltkriegs auch in der Pflege.

Neben der Nutzung von Zwangsarbeit wirkten Diakonissenmutterhäuser darüber hinaus an der nationalsozialistischen Erb- und Rassenpflege mit. So forderte der Kaiserswerther Verband deutscher Diakonissenmutterhäuser im Januar 1934 seine Mitgliedsorganisationen auf, die Rassenkunde in den Schwesternunterricht aufzunehmen. Außerdem wurden in vielen Diakonissenkrankenhäusern Zwangssterilisationen durchgeführt (vgl. Kap. 8).

Die Geschichte katholischer Krankenpflege im Nationalsozialismus ist bislang kaum erforscht. Die Situation katholischer Schwestern unterschied sich jedoch von der ihrer protestantischen Kolleginnen. Zum einen traf die antikirchliche Politik der NSDAP katholische Gemeinschaften deutlich härter. Diese gerieten ab 1935 ins Visier des NS-Regimes, das mit großem propagandistischem Aufwand gegen katholische Genossenschaften und deren Angehörige vorging. Im Zweiten Weltkrieg wurden in den besetzten Gebieten zahlreiche Klöster beschlagnahmt und die Schwestern vertrieben. Dies traf jedoch in erster Linie den Bereich der Jugend- und Schulerziehung, da das NS-Regime den Einfluss auf die nachkommende Generation nicht der katholischen Kirche überlassen wollte. Zum anderen weigerten sich katholische Krankenhäuser, Zwangssterilisationen durchzuführen. Gestützt wurden sie dabei von der katholischen Kirche, die Katholik*innen untersagte, sich sterilisieren zu lassen wie auch an der Sterilisation Dritter mitzuwirken.

Zwangssterilisationen und christliche Krankenpflege im Nationalsozialismus
Protestantische und katholische Schwesternschaften positionierten sich sehr unterschiedlich zu den Zwangssterilisationen im Nationalsozialismus. Während zahlreiche Diakonissenmutterhäuser in ihren Einrichtungen diese Operationen durchführten, verweigerten katholische Krankenhäuser ihre Mitwirkung. Schwieriger gestaltete sich die Situation für katholische Schwestern, die in öffentlichen Krankenhäusern tätig waren. Dies zeigt das Beispiel der Vinzentinerinnen in Breslau, die einen Gestellungsvertrag mit dem Städtischen Krankenhaus Beuthen (Oberschlesien, heute Polen) hatten. Ab 1934 wurden dort Zwangssterilisationen durchgeführt, bei denen zunächst auch einzelne katholische Schwestern hinzugezogen wurden, u. a. zum Sterilisieren von Instrumenten und zur Ausführung der Narkose. 1936/37 schritt die zentrale Mutterhausleitung in Köln ein und untersagte die Anwesenheit ihrer Schwestern bei Sterilisationen im Operationssaal.

10.7 Christliche Krankenpflege nach 1945

Der Stellenwert christlicher Krankenpflege nach dem Zweiten Weltkrieg unterschied sich grundlegend zwischen den beiden deutschen Staaten.

In der Sowjetischen Besatzungszone (SBZ) fanden sich die christlichen Schwesternschaften in einem als feindlich wahrgenommenen politischen Umfeld wieder. Nach Gründung der Deutschen Demokratischen Republik (DDR) bestand erhebliche Unsicherheit, ob und in welcher Weise eine Fortsetzung der Arbeit möglich sei. Letztlich konnte der Staat jedoch nicht ganz auf die christliche Krankenversorgung verzichten. Die christlichen Einrichtungen wurden deshalb auch in der DDR geduldet, allerdings wenig gefördert. Sie kompensierten dies so weit wie möglich durch ihre fortbestehenden Kontakte nach Westdeutschland, die für eine vergleichsweise gute Ausstattung christlicher Krankenhäuser sorgten.

Auch in der dezidiert atheistischen DDR spielten christliche Krankenhäuser deshalb eine bedeutsame Rolle bei der Krankenversorgung. Außerdem bildeten sie Enklaven christlichen Glaubens in der DDR-Gesellschaft. Da die Geschichte konfessioneller Krankenpflege in der DDR bislang kaum erforscht ist, liegt der Schwerpunkt im Folgenden auf den Entwicklungen in Westdeutschland – und hier aufgrund des deutlich besseren Forschungsstandes konkret auf der Geschichte protestantischer Krankenpflege.

Im Vergleich zur SBZ/DDR waren christliche Schwesternschaften in den westlichen Besatzungszonen in einer komfortablen Position. Die Mutterhäuser erlebten einen neuen Zulauf an Mitgliedern, da sie jungen Frauen in der Not der Nachkriegsjahre ein attraktives Ausbildungs- und Versorgungsangebot machen konnten. Im Unterschied zu den säkularen freien Schwestern standen christliche Schwestern außerdem nicht im Verdacht, sich aktiv an der nationalsozialistischen Vernichtungspolitik beteiligt zu haben. Die Mitwirkung an Zwangssterilisationen wurde in der Nachkriegszeit nicht als „NS-Unrecht" bewertet. Ein christliches Ethos galt deshalb als Garant für eine „gute", fürsorgliche Pflege. Auch öffentliche Krankenhäuser waren sehr daran interessiert, die Pflege an christliche Schwestern zu delegieren, da sich ein solcher Schritt positiv auf das Ansehen des Krankenhauses auswirkte.

Hinzu kam, dass der westdeutsche Sozialstaat konfessionellen Einrichtungen eine privilegierte Stellung einräumte. Das sogenannte Subsidiaritätsprinzip sicherte christlichen Wohlfahrtsverbänden – ebenso wie anderen Trägern freier Wohlfahrtspflege – Vorrang vor öffentlichen Einrichtungen. Dies belohnte eine spezifisch konfessionelle Profilierung der Krankenhäuser und förderte christliche Pflegetraditionen zusätzlich.

10.7.1 Die Einheit aus Leibes- und Seelenpflege in der Praxis

Das aus dem 19. Jahrhundert übernommene christliche Konzept von Krankheit, das gleichermaßen den Leib und die Seele der Patient*innen umfasste, war nach 1945 immer noch fest in das Selbstverständnis und die soziale Praxis evangelischer Krankenpflege eingeschrieben. Dabei wurden Krankheiten allerdings nicht mehr – wie im 19. Jahrhundert üblich – auf einen sündigen Lebenswandel zurückgeführt und als Strafe Gottes begriffen. Vielmehr hatte sich als alleinige Deutung das Verständnis von Krankheit als Prüfstein Gottes durchgesetzt. Neben im engeren Sinne pflegerischen Aufgaben hatten die Schwestern deshalb auch seelsorgerische Funktionen zu erfüllen. Die Diakonissen führten Andachten auf den Stationen durch, sie sangen und beteten mit den Patient*innen. So gesehen war die Krankenpflege eines der Felder, auf dem die evangelische – ebenso wie die katholische – Kirche ihren gesellschaftlichen Einfluss abzusichern suchte.

Das Bild der Schwestern als arztabhängige Gruppe traf damit auf die konfessionellen Häuser der frühen Bundesrepublik keinesfalls zu. Ärzt*innen und Schwestern galten als sich ergänzende Berufsgruppen, die jeweils einen spezifischen und eigenständigen Beitrag zur Heilung der Patient*innen leisteten. Während die Ärzt*innen an den Krankheitssymptomen, deren Diagnose und Therapie ansetzten, sollten sich die Schwestern den Patient*innen als gesamte Person widmen. Gerade die Vermittlung von „Geborgenheit" wurde als entscheidender Heilungsfaktor angesehen, der die hohe Bedeutung pflegerischer Arbeit ausmachte.

Verhältnis Pflegende – Ärzt*innen in christlichen Krankenhäusern
In den christlichen Krankenhäusern musste die Ärzteschaft bis in die zweite Hälfte des 20. Jahrhunderts hinein für die Durchsetzung ihres biomedizinischen, auf naturwissenschaftlichen Konzepten beruhenden Verständnisses von Gesundheit und Krankheit kämpfen. Die „Liebe zur Schwesternschaft", die Fähigkeit zu einem respektvollen Umgang mit dem Pflegepersonal zählte hier noch in den 1950er-Jahren zu den wesentlichen Kriterien bei der Einstellung von Ärzt*innen. Einer Anerkennung pflegerischer Arbeit kam dies erheblich zugute.

Das Konzept der Einheit von Leibes- und Seelenpflege setzte einen persönlichen Kontakt zwischen Pflegenden und Patient*innen sowie ein hohes Maß zeitlicher Verfügbarkeit der Schwestern voraus. Die Diakonissen begannen morgens gegen 5:30 Uhr, machten eine längere Mittagspause und arbeiteten dann abends bis 20 Uhr und je nach Arbeitsanfall auch deutlich länger. In der Regel übernahm jede Schwester die Betreuung einer bestimmten Anzahl von Patient*innen, für deren Rundumversorgung sie zuständig war.

Dieser enge Kontakt zwischen Schwestern und Patient*innen wurde durch den geringen Spezialisierungsgrad der Stationen und die lange Verweildauer der Kranken zusätzlich verstärkt. Die durchschnittliche Verweildauer von Patient*innen lag in den Allgemeinkrankenhäusern Anfang der 1950er-Jahre noch bei 25 Tagen. Die Diakonissen betreuten sie also zumeist mit einer hohen persönlichen Kontinuität und über einen vergleichsweise langen Zeitraum von der Einweisung bis zur Entlassung bzw. zum Tod. Damit boten sich den Schwestern im Pflegealltag zahlreiche Anknüpfungspunkte, um mit den Patient*innen über deren Sorgen, Nöte und Hoffnungen ins Gespräch zu kommen und seelsorgerische Angebote zu machen.

10.7.2 Die Erosion christlicher Krankenpflege ab der zweiten Hälfte der 1950er-Jahre

Das herkömmliche christliche Pflegeverständnis geriet ab Mitte der 1950er-Jahre massiv unter Druck. Mit den Fortschritten in der Medizin änderten sich die Anforderungen an das Pflegepersonal. Die Medizingeschichte der Nachkriegszeit ist nicht durch „große" Erfindungen, sondern durch zunehmende Technisierung und Spezialisierung gekennzeichnet. Von Pflegenden wurde immer weniger eine Berufung zur Nächstenliebe gefordert als vielmehr eine theoretisch fundierte Ausbildung. Auch in den christlichen Krankenhäusern setzte sich in den 1960er-Jahren ein naturwissenschaftliches Krankheitsverständnis durch.

Darüber hinaus passte das Ideal der Selbstaufopferung immer weniger in die sich entwickelnde Konsumgesellschaft. Kaum noch eine junge Frau war bereit, ihr Leben allein dem Dienst am Nächsten zu widmen, zumal der Arbeitsmarkt mit Erreichen der Vollbeschäftigung ab Mitte der 1950er-Jahre attraktive Erwerbsalternativen bot. Auch der zölibatäre Lebensentwurf verlor rasant an Akzeptanz, da einem weiblichen Lebensstil, der nicht über die Ehe definiert wurde, in den 1950er-Jahren die gesellschaftliche Legitimität abhandenkam. „Nur"-Schwester-Sein war für Frauen immer weniger eine attraktive Lebensperspektive. Dieser Abschied vom zölibatären Leitbild der Krankenschwester erfolgte parallel zum Abschied von der „Nur-Hausfrau". Frauen sollten und wollten nicht mehr dem Ideal einer ausschließlichen Berufung folgen, weder im Hinblick auf die Bedürfnisse der Patient*innen noch der eigenen Familie. Der moderne weibliche Lebensentwurf umfasste, dass Frauen gleichermaßen Beruf, Ehemann und Kinder hatten. Dies änderte sich erst wieder, als im Zuge der „68er-Bewegung" und Neuen Frauenbewegung alternative Lebensentwürfe jenseits von Zölibat und Ehe propagiert wurden.

Diese Entwicklung hatte dramatische Konsequenzen für das Mutterhaussystem. Anfang der 1950er-Jahre versiegte der Diakonissennachwuchs spürbar und ab Mitte der 1950er-Jahre entschloss sich kaum noch eine junge Frau, Diakonisse zu werden. In der Folge verschob sich die Altersstruktur der Diakonissengemeinschaften. Zwischen 1960 und 1970 sank der Anteil aktiver Diakonissen im Dienst bundesweit um knapp ein Drittel. Die Mutterhäuser sahen sich deshalb gezwungen, Gestellungsverträge zu kündigen. Dieser Rückzug aus den angestammten Arbeitsgebieten gestaltete sich als langer und schwieriger Prozess.

Für die Einrichtungen hatten diese Kündigungen gravierende Folgen, denn in der Regel besagten die Gestellungsverträge, dass die Mutterhäuser jeweils den kompletten Pflegebereich übernahmen. Bei einem Rückzug der Schwestern musste also das gesamte Pflegepersonal ersetzt werden. Gerade in ländlichen Regionen war dies jedoch nur schwer zu finden, weil sich ab Mitte der 1950er-Jahre auch ein allgemeiner Pflegepersonalmangel abzeichnete. Erschwerend kam hinzu, dass das freie Pflegepersonal nach wie vor nicht als gleichwertig anerkannt wurde. Die Einrichtungen fürchteten daher um ihren guten Ruf, wenn die Diakonissen abgezogen wurden.

Auch die Mutterhäuser taten sich mit den Kündigungen schwer. Mit jedem Rückzug verloren sie an Präsenz in der Region und damit auch an Potenzial zur Nachwuchsrekrutierung. Außerdem waren die Diakonissen in vielen Einrichtungen jahrzehntelang tätig gewesen. Es bestanden oft enge soziale Beziehungen und die Schwestern fühlten eine Verantwortung vor Ort.

Vor diesem Hintergrund gingen die Mutterhäuser dazu über, nicht mehr ganze Einrichtungen zu kündigen, sondern ausgewählte Schlüsselfunktionen – vor allem in leitenden und lehrenden Tätigkeiten – weiter auszufüllen. Damit zogen sie sich sukzessive aus der unmittelbaren pflegerischen Arbeit zurück und konzentrierten sich verstärkt auf die Heranbildung der nachkommenden Generation von Pflegenden und den Versuch, eine evangelische Prägung der Krankenhäuser aufrechtzuerhalten. So konnten die Krankenhausträger weiterhin ihr christliches Profil herausstellen, obwohl ein Großteil der Arbeit – vor allem in der direkten

Patient*innenversorgung – von freiem Pflegepersonal übernommen wurde.

Der parallele Einsatz von Diakonissen und weltlichem Pflegepersonal führte in der Praxis zu erheblichen Konflikten. Die Diakonissen hatten in der Regel wenig Verständnis für die andersgearteten Arbeits- und Lebensvorstellungen der jüngeren Kolleg*innen. Das freie Pflegepersonal wiederum litt darunter, nicht als gleichwertige Arbeitskräfte betrachtet zu werden und in den von Mutterhäusern besetzten Einrichtungen lange Zeit kaum Chancen auf berufliche Aufstiegsmöglichkeiten zu haben.

Trotz dieser wachsenden Konflikte waren die konfessionellen Einrichtungen dringend auf die Beschäftigung des freien Personals angewiesen. Wollten sie dieses gewinnen, mussten sie die Arbeitsbedingungen in der Pflege den Lebensentwürfen der jüngeren Frauen anpassen. Das hieß vor allem, Freiraum für ein Privat- und Familienleben zu schaffen. Besonders weitreichende Konsequenzen für die Praxis christlicher Krankenpflege hatten die Arbeitszeitverkürzungen ab 1956, die Einführung eines Drei-Schicht-Systems und einer tätigkeitsbezogenen Funktionspflege. Zur Umsetzung der Funktionspflege wurde eine neue Berufsgruppe der Pflegehilfskraft geschaffen, die vor allem Aufgaben in der Grundpflege der Patient*innen übernahm (vgl. Kap. 3).

> **Reform der Arbeitsbedingungen in der Pflege**
> Vorreiter bei der Reform der Arbeitsbedingungen war der öffentliche Dienst. Die kommunalen Krankenhäuser führten 1956 die 54-Stunden-Woche für das Pflegepersonal ein. Ab 1958 galt für das gesamte Pflegepersonal im öffentlichen Dienst eine Wochenarbeitszeit von 51 Stunden, die 1960 auf 48 Stunden reduziert wurde. Es folgten weitere Arbeitszeitverkürzungen, bis schließlich 1974 – ebenso wie im übrigen öffentlichen Dienst – die 40-Stunden-Woche eingeführt wurde. Auch das Einkommen hob man deutlich an. 1957 und 1963 wurde das examinierte Pflegepersonal im öffentlichen Dienst jeweils eine Vergütungsgruppe höhergestuft.
> Auch die konfessionellen Krankenhäuser sahen sich gezwungen, die Arbeitsbedingungen in ihren Einrichtungen dem öffentlichen Dienst anzupassen. Dies galt jedoch nur für das freie Pflegepersonal. Auch die ambulante Gemeindepflege blieb lange von diesen Entwicklungen ausgenommen.

Diese Reformen entzogen dem christlichen Verständnis der Einheit aus Leibes- und Seelenpflege zunehmend den Boden. So hatten Patient*innen nun keine Hauptbezugsperson mehr, sondern kamen mit einer Vielzahl von Pflegekräften in Berührung, die jeweils nur noch für bestimmte Tätigkeiten zuständig waren und nach Schichtende die Station verließen (vgl. Kap. 14). Mit der Etablierung von Pflegehilfskräften wurde das ehemals umfassend konzipierte Arbeitsfeld der Schwestern außerdem in einen höherwertigen – d. h. arzt- und techniknahen – und einen niederwertigen – d. h. hausarbeitsnahen – Bereich aufgeteilt. Nicht mehr die Nähe zu Patient*innen, sondern die Orientierung an der medizinischen Profession rückte in den Mittelpunkt des pflegerischen Selbstverständnisses. Aus der „Betreuerin der Kranken" wurde die „Gehilfin des Arztes", so lautete das zeitgenössische Vokabular. Erst mit den Reformen wurde die Pflege im christlichen Kontext zur ärztlichen Hilfstätigkeit degradiert.

Mit der Durchsetzung eines naturwissenschaftlichen Krankheitsverständnisses auch in den konfessionellen Krankenhäusern konzentrierte sich das Pflegepersonal außerdem verstärkt auf die Leibespflege. Die Seelenpflege hingegen ging seit den 1970er-Jahren in den Aufgabenbereich der durch Pastor*innen ausgeführten Krankenhausseelsorge über. Dies umfasste gleichzeitig eine Loslösung der Seelenpflege von den Belangen der Leibespflege, mit denen sie zuvor untrennbar verknüpft war. Die Seelenpflege wurde gleichsam entsomatisiert.

Im Unterschied zu den Diakonissen sind die Krankenhausseelsorger*innen außerdem nicht im Stationsalltag verankert. Zudem werden sie heute – sofern sie überhaupt gerufen werden – in der Regel nicht als religiöser, sondern als psychosozialer Dienst angefragt. Die ehemals von Diakonissen praktizierte Seelenpflege hat damit ihren festen Platz in der Krankenbetreuung verloren – sowohl in der alltäglichen Versorgung der Patient*innen als auch im Selbstverständnis und der Organisationslogik naturwissenschaftlich ausgerichteter Krankenhäuser.

Religiöse Krankenpflege heute
Auch wenn die Pflege heute weitgehend als säkular-professionelle Arbeit organisiert ist, prägen – in geografisch unterschiedlichem Ausmaß – religiöse Traditionen nach wie vor das Berufsfeld. So bestehen die von Schwesternschaften aufgebauten Einrichtungen vielerorts weiter und die konfessionellen Institutionen nehmen arbeitsrechtlich immer noch eine Sonderstellung ein.

Außerdem reagierten die Schwesternschaften ab den 1960er-Jahren unterschiedlich auf den Mitgliederschwund. Viele katholische Gemeinschaften begannen damit, über die transnationalen Netzwerke der katholischen Kirche Schwestern aus anderen Ländern anzuwerben. Vereinzelt sind deshalb auch heute noch katholische Schwesternschaften in der Pflege tätig, die Frauen kommen aber in der Regel aus anderen Ländern, zum Beispiel aus Indien (vgl. Kap. 12). Einen anderen Weg wählte die Diakonie mit der Schaffung sogenannter Diakonissen neuer Form, die zwar eine Glaubens- und Arbeitsgemeinschaft, aber keine Lebensgemeinschaft mehr bilden. Die Frauen leben eigenständig, können heiraten und tragen in der Regel auch keine Tracht mehr, sondern eine Brosche oder Kette als Erkennungszeichen.

Die Tradition jüdischer Krankenpflege brach zwar in den 1940er-Jahren infolge der nationalsozialistischen Politik in Deutschland ab. Heute greifen jüdische Gemeinden diese Tradition jedoch wieder auf. So organisiert die jüdische Gemeinde in Berlin einen eigenen ambulanten Pflegedienst und ein Pflegeheim, in dem u. a. koscheres Essen angeboten wird und die jüdischen Feiertage begangen werden. Ähnliche Angebote haben auch andere jüdische Gemeinden in Deutschland.

10.8 Fazit

Schwestern genossen im Kontext christlicher Krankenversorgung historisch ein hohes Ansehen. Viele der Einrichtungen waren von Schwesternschaften aufgebaut worden, und das christliche Verständnis von Krankheit als gleichermaßen leibliches wie seelisches Geschehen sicherte ihnen eine große Eigenständigkeit. Ärzt*innen gelang es bis in die zweite Hälfte des 20. Jahrhunderts hinein nicht, ihren Führungsanspruch in der christlichen Krankenversorgung durchzusetzen. Damit war die christliche Pflege dezidiert nicht als ärztliche Hilfstätigkeit konzipiert.

Zweifelsohne waren die Schwesternschaften nicht geeignet, die Pflege als angemessen bezahlten Beruf zu verankern. Dennoch sicherten sie ihren Schwestern eine hohe Eigenständigkeit und Anerkennung. Außerdem ist es dem System der Schwesternschaften zu verdanken, dass die Pflege der einzige Frauenberuf war, in dem Leitungsfunktionen selbstverständlich in Frauenhand lagen.

Erst der Niedergang der Mutterhäuser ab der zweiten Hälfte der 1950er-Jahre und die Durchsetzung eines naturwissenschaftlichen Krankheitsverständnisses auch in christlichen Einrichtungen ermöglichten die Umgestaltung der Pflege zum ärztlichen Hilfsberuf. Außerdem eröffnete der Rückzug der Schwesternschaften Männern erstmals Zugang zu Leitungsfunktionen in der Pflege. Indem die Schwesternschaften an Einfluss verloren, standen Frauen in der Pflege also vor dem gleichen Problem wie in anderen Berufsfeldern auch, in Konkurrenz zu Männern treten zu müssen.

Quellen

Kummer I (1877) Brief an den Pastor vom 8.2.1877. Archiv der Fliedner-Kulturstiftung Kaiserswerth, 2-01, 4186, Aachen Luisenhospital, 1872–1881

Lemke E (1879) Brief an die Mutter Oberin vom 7.9.1879. Archiv der Fliedner-Kulturstiftung Kaiserswerth, 2-01, 4186, Aachen Luisenhospital, 1872–1881

Stock S (1893) Briefe an Schwester Minna/Mina vom 26.10.1893 und 10.11.1893. Archiv der Fliedner-Kulturstiftung Kaiserswerth, 2-01, 201, Privatbriefe, 1888–1893

Türner L, Steiner L (1847) Jahresbericht aus Cleve vom 24.9.1847. Auszug. Archiv der Fliedner-Kulturstiftung Kaiserswerth, 2-01, 4187, Cleve, Schwesternbriefe, 1845–1854

Weiterführende Literatur

Gaida U (2015) Diakonieschwestern. Arbeit und Leben in der SBZ und der DDR. Mabuse, Frankfurt a. M

Henkelmann A, Jänichen T, Kaminsky U, Kunter K (Hrsg) (2012) Abschied von der konfessionellen Identität? Diakonie und Caritas in der Modernisierung des deutschen Sozialstaats seit den sechziger Jahren. Kohlhammer, Stuttgart

Kaminsky U (2005) „Frontverkürzung". Krankenpflege in der Zeit des Nationalsozialismus. In: Gause U, Lissner C (Hrsg) Kosmos Diakonissenmutterhaus. Geschichte und Gedächtnis einer protestantischen Frauengemeinschaft. Evangelische Verlagsanstalt, Leipzig, S 217–242

Kreutzer S (2014) Arbeits- und Lebensalltag evangelischer Krankenpflege. Organisation, soziale Praxis und biographische Erfahrungen, 1945–1980. V & R unipress, Göttingen

Markwardt H, Müller F, Westfeld B (Hrsg) (2021) Konfession und Wohlfahrt im Nationalsozialismus. Beispiele aus Mittel- und Ostdeutschland. Duncker & Humblot, Berlin

Meiwes R (2000) „Arbeiterinnen des Herrn". Katholische Frauenkongregationen im 19. Jahrhundert. Campus, Frankfurt a. M., New York

Nolte K (2016) Todkrank. Sterbebegleitung im 19. Jahrhundert: Medizin, Krankenpflege und Religion. Wallstein, Göttingen

Schmidt J (1998) Beruf Schwester. Mutterhausdiakonie im 19. Jahrhundert. Campus, Frankfurt a. M., New York

Steppe H (2006) „… den Kranken zum Troste und dem Judenthum zur Ehre…". Zur Geschichte der jüdischen Krankenpflege in Deutschland. Mabuse, Frankfurt a. M

11 Pflege und ihre Interessenvertretungen

Susanne Kreutzer

Inhaltsverzeichnis

11.1	Einleitung	163
11.2	Aufbrüche um 1900	164
11.2.1	Die Berufsorganisation der Krankenpflegerinnen Deutschlands	164
11.2.2	Anfänge gewerkschaftlicher Organisierung	167
11.3	Weimarer Republik	169
11.4	Der Wiederaufbau nach dem Zweiten Weltkrieg	172
11.4.1	Der Neuaufbau gewerkschaftlicher Organisierung in der Pflege	173
11.4.2	Gewerkschaftspolitik in der Pflege	174
11.4.3	Der Wiederaufbau der Berufsorganisation	175
11.4.4	Politikinhalte des Agnes Karll-Verbandes: Kontinuitäten und Brüche	176
11.5	Der Abschied vom Schwesternschaftsmodell	177
	Quellen	178
	Weiterführende Literatur	178

11.1 Einleitung

Der niedrige Organisationsgrad von Pflegenden in Deutschland gilt als ein strukturelles Problem, das die Durchsetzung berufspolitischer Forderungen erheblich erschwert. Seit Jahren wird der Anteil von Pflegenden, die sich in Berufsverbänden oder Gewerkschaften organisieren,

Ergänzende Information Die elektronische Version dieses Kapitels enthält Zusatzmaterial, auf das über folgenden Link zugegriffen werden kann https://doi.org/10.1007/978-3-662-69826-6_11.

S. Kreutzer (✉)
Fachhochschule Münster, Fachbereich Gesundheit, Münster, Deutschland
E-Mail: kreutzer@fh-muenster.de

auf etwa 10 % geschätzt. Beklagt wird auch immer wieder die große Zersplitterung der beruflichen Interessenvertretungen in eine Vielzahl von Organisationen, die kaum zu vereinbarende Forderungen in Bezug auf die Aufwertung der Pflege erheben. So verfolgen die beiden großen Interessenvertretungen – der Deutsche Berufsverband für Pflegeberufe (DBfK) und die Vereinte Dienstleistungsgewerkschaft ver.di – im Hinblick auf die Pflegeausbildung sehr unterschiedliche Strategien. Während der DBfK die Pflegeausbildung perspektivisch auf hochschulischem Niveau verankern möchte, setzt sich ver.di für eine Verortung im dualen System der Berufsausbildung ein. Eine starke einheitliche Stimme der Pflege, die immer wieder gefordert wird, lässt sich so nicht erheben. Dieses

Strukturproblem, das sich auch bei den aktuellen Kontroversen um die Errichtung von Pflegekammern zeigt, hat eine lange Geschichte.

Im Mittelpunkt des folgenden Kapitels steht die Geschichte des DBfK einerseits und die Entwicklung der gewerkschaftlichen Organisierung des Pflegepersonals andererseits. Beide begannen um 1900. Die neu gegründeten Organisationen wollten die Pflege aufwerten sowie die wirtschaftliche und soziale Lage des freien, nicht an ein Mutterhaus gebundenen Pflegepersonals verbessern – dies jedoch mit sehr unterschiedlichen Strategien.

> **Das Mutterhaussystem**
> Die sogenannten mutterhausgebundenen Schwesternschaften – protestantische Diakonissen, katholische Kongregationen und Rot-Kreuz-Gemeinschaften – setzten sich im Laufe des 19. Jahrhunderts in Deutschland als dominante Organisationsform in der Pflege durch. Sie vertraten ein dezidiert unberufliches Verständnis von Krankenpflege. Die Mitglieder erhielten eine Ausbildung und lebenslange Versorgung. Im Gegenzug verpflichteten sie sich, ihr Leben ganz in den Dienst der Schwesternschaft und der Arbeit am kranken und bedürftigen Menschen zu stellen. Die Schwestern arbeiteten zum Teil in den mutterhauseigenen Einrichtungen; häufig wurden sie aber auch in andere soziale Einrichtungen entsandt. Dafür schlossen die Mutterhäuser sogenannte Gestellungsverträge ab, in denen die Bedingungen für die Bereitstellung der Schwestern geregelt wurden (vgl. Kap. 10).

11.2 Aufbrüche um 1900

In der Pflegegeschichte gilt die Gründung der Berufsorganisation der Krankenpflegerinnen Deutschlands (B.O.K.D.) – die Vorläuferorganisation des DBfK – im Jahr 1903 als Meilenstein. Weniger bekannt ist, dass sich bereits fünf Jahre zuvor die erste gewerkschaftliche Organisation für Pflegende konstituiert hatte. 1898 gründete sich der Verband des Massage-, Bade- und Krankenpflegepersonals. Vor dem Hintergrund der Dominanz konfessioneller Mutterhausschwesternschaften stellten beide Organisationen ein echtes Novum dar. Im Hinblick auf die Mitgliederbasis, die Organisationsform und das politische Programm unterschieden sie sich jedoch hochgradig.

11.2.1 Die Berufsorganisation der Krankenpflegerinnen Deutschlands

Die B.O.K.D. verstand sich als Teil der nationalen und internationalen bürgerlichen Frauenbewegung. Ziel der B.O.K.D. war es, die Pflege zu einem „gehobenen" sozialen Frauenberuf umzugestalten, der auch für Töchter bürgerlicher Familien attraktiv werden sollte. Mit ihrem Verständnis von Pflege als Frauenberuf knüpfte die B.O.K.D. an das zeitgenössische Konzept „sozialer Mütterlichkeit" an, das von Vertreterinnen der bürgerlichen Frauenbewegung propagiert wurde und eine wichtige Rolle bei der Entwicklung sozialer Frauenberufe einnahm. Frauen seien – so die Begründung – aufgrund einer „angeborenen Mütterlichkeit", ihrer Erfahrungen und Kenntnisse in besonderem Maße für soziale bzw. pflegerische Aufgaben geeignet. Diese Argumentationsfigur sollte Frauen einen verbesserten Zugang zu Erwerbsberufen und eine stärkere Beteiligung an Staat und Gesellschaft sichern.

Zur Durchsetzung ihrer Ziele riefen die Gründerinnen der B.O.K.D. – Agnes Karll, Marie Cauer, Helene Meyer und Elisabeth Storp – eine für Deutschland charakteristische Mischorganisation aus Verein und Schwesternschaft ins Leben. Als Verein verstand sich die B.O.K.D. als Teil der modernen Arbeitsgesellschaft. Die Mitglieder schlossen eigenständige Arbeitsverträge ab und sorgten selbsttätig für Lebensunterhalt und soziale Sicherung.

> **Agnes Karll**
>
> Agnes Karll (1868–1927) wuchs als Tochter einer verarmten Gutsbesitzerfamilie in Embsen, Lüneburger Heide, auf. Sie besuchte die Volksschule und erhielt Privatunterricht. Mit 14 Jahren wechselte sie an die Fortbildungsschule der Pädagogin und Vertreterin der Frauenbildungsbewegung Johanna Wilborn in Schwerin. Anschließend arbeitete Karll als Privatlehrerin. 1887 trat sie in das Clementinenstift vom Roten Kreuz in Hannover ein und begann eine Pflegeausbildung. Die rigiden Strukturen der Schwesternschaft und das nur kärgliche Taschengeld, das es ihr kaum ermöglichte, ihren in Not geratenen Vater finanziell zu unterstützen, ließen sie nach nur wenigen Jahren aus dem Mutterhaus austreten. Ab 1891 arbeitete sie als Privatpflegerin, bis sie wegen Krankheit im Alter von 33 Jahren auch diese Tätigkeit aufgeben musste. Anschließend war Karll beim „Deutschen Anker", einer privaten Pensions- und Versicherungs-AG mit einem eigenen Büro für Frauenversicherungen, tätig. 1903 gründete sie die B.O.K.D. mit und wurde in der Folgezeit zu deren prominentester Vertreterin. 1909 wurde Agnes Karll Vorsitzende des International Council of Nurses (ICN). In dieser Funktion richtete sie 1912 den ICN-Kongress in Köln aus. Sie starb 1927 an einer Krebserkrankung.

Als Schwesternschaft knüpfte die B.O.K.D. an die Tradition konfessioneller Frauengemeinschaften an. Die Mitglieder erhielten eine Tracht und Brosche – Anfang des 20. Jahrhunderts wichtige Symbole für weibliche Ehrbarkeit und Zugehörigkeit zu einer Gemeinschaft. Größte Bedeutung kam der Bezeichnung „Schwester" zu. Diese war bislang den Mitgliedern konfessioneller Schwesternschaften vorbehalten, während weltliche Kräfte abwertend als „Pflegerinnen" oder „Wärterinnen" bezeichnet wurden, auch wenn die Begrifflichkeiten regional variieren konnten. Indem sich die freien Schwestern ebenfalls als Schwesternschaft zusammenschlossen, konnten sie die hochangesehene Bezeichnung „Schwester" auch für sich reklamieren. Auch die Wahl des Lazaruskreuzes als Abzeichen der B.O.K.D. und Bestandteil des Titels der ab 1906 publizierten verbandseigenen Zeitschrift *Unterm Lazaruskreuz* belegt die Orientierung am Konzept christlicher Schwesternschaften. Erst Anfang 2019 verabschiedete sich der DBfK mit der Vorstellung eines neuen Corporate Designs von dieser christlichen Symbolik.

Die spezifische Organisationsform der Schwesternschaft verlieh den Mitgliedern in der Öffentlichkeit nicht nur Respektabilität. Sie trug außerdem dem preußischen Vereinsgesetz Rechnung, das bis 1908 Frauen die Teilnahme an politischen Veranstaltungen verbot. Die als unpolitisch wahrgenommene Form der Schwesternschaft stellte sicher, dass sich die Mitglieder treffen konnten, ohne den Verdacht unzulässiger Politisierung von Frauen zu wecken.

> **Das preußische Vereinsgesetz**
>
> Die organisierte Interessenvertretung von Frauen wurde in Preußen bis 1908 durch das dortige Vereinsgesetz massiv erschwert. Vereine, die politische Themen in Versammlungen erörterten, durften weder „Frauenspersonen" noch Schüler oder Lehrlinge aufnehmen. Eine ähnliche Regelung galt in Bayern. Auch in anderen Staaten des Deutschen Reiches wurden immer wieder Vorwände gefunden, um Frauenvereine zu verbieten. Dies traf in besonderem Maße sozialistisch orientierte Organisationen der Arbeiterbewegung.

Aufgenommen wurden „unbescholtene" und arbeitsfähige Krankenpflegerinnen zwischen 25 und 45 Jahren, die eine gute Allgemeinbildung, ausreichende Berufsausbildung und eine mindestens dreijährige Tätigkeit in der Pflege vorweisen konnten. Die B.O.K.D. verstand sich bei ihrer Gründung also ausschließlich als

Interessenvertretung bereits ausgebildeter und berufserfahrener Krankenpflegerinnen. Männer wurden nicht aufgenommen. Falls eine Schwester heiratete, konnte sie als passives Mitglied weiterhin der B.O.K.D. angehören. Die aktive Mitgliedschaft setzte jedoch – analog zu christlichen Schwesternschaften – einen zölibatären Lebensstil voraus. Weitere Pflichten der aktiven Mitglieder waren die Bereitschaft zur Kriegskrankenpflege und Hilfe bei Epidemien sowie die selbsttätige Versicherung in der höchsten Klasse der staatlichen Invaliditäts- und Altersversicherung. Außerdem mussten die Schwestern in regelmäßigen Abständen Statistikbögen zur Dokumentation ihrer Arbeits- und Lebensbedingungen ausfüllen. Damit sollte eine empirische Grundlage für die Forderungen der B.O.K.D. geschaffen werden.

Die Mitglieder der B.O.K.D. stammten vor allem aus dem mittleren und gehobenen Bürgertum. Der Sitz der Organisation war in Berlin und die B.O.K.D. blieb im Kaiserreich eine weitgehend von Berlin geprägte Institution. 1908 waren von 1077 aktiven Schwestern 40 % dort tätig. Es entstanden jedoch auch Ortsgruppen in anderen Städten wie Frankfurt am Main, Bremen, Hamburg und in anderen Ländern des Deutschen Reiches wie Württemberg, Sachsen, Baden und Bayern. Die B.O.K.D. verstand sich zwar als interkonfessionelle Organisation, war de facto aber stark protestantisch geprägt. In katholischen Regionen konnte sie sich jedoch auch als katholische Institution präsentieren.

In den Anfangsjahren organisierte die B.O.K.D. vor allem freiberufliche Privatpflegerinnen, das heißt Frauen, die in wohlhabenden Privathaushalten die Versorgung erkrankter Familienmitglieder übernahmen. 1903 zählte die Berufsorganisation 500 Mitglieder, von denen ein Viertel in der Privatpflege tätig war. Zu deren drängendsten Problemen gehörten die Arbeitsvermittlung, die Beschaffung von Wohnraum, die allgemein ungeregelten Arbeitsbedingungen und der prekäre Zugang zu sozialen Sicherungssystemen. So lehnten viele Versicherungen Pflegende aufgrund des hohen Krankheitsrisikos ab bzw. verlangten sehr hohe Beiträge, die kaum finanzierbar waren.

Die B.O.K.D. begann, eine kostenlose Arbeits- und Wohnungsvermittlung für ihre Mitglieder aufzubauen, legte Arbeits- und Erholungszeiten für die von ihr vermittelten Privatpflegerinnen fest und richtete eine Unterstützungskasse ein. Außerdem sorgte sie dafür, dass sich die Schwestern vergleichsweise kostengünstig bei der Versicherung „Deutscher Anker" versichern konnten. Allerdings waren 1908 von 1800 Mitgliedern erst 200 Frauen versichert. Die Ermahnung an die B.O.K.D.-Schwestern, sich um die eigene Zukunftssicherung zu kümmern und damit den Mitgliedsverpflichtungen nachzukommen, gehörte zu den regelmäßigen Themen in der Verbandszeitschrift *Unterm Lazaruskreuz*.

Mit dem Anwachsen der Mitgliederzahl nahm die Anzahl von Pflegenden, die in anderen Bereichen wie Krankenhäusern, Sanatorien oder Heilstätten arbeiteten, zu. Mit dem steigenden Anteil von Mitgliedern, die in größeren Institutionen arbeiteten, ging die B.O.K.D. dazu über – ähnlich wie christliche Schwesternschaften –, Gestellungsverträge mit den Einrichtungen über die Bereitstellung von Schwestern abzuschließen. Auch diese Verträge nutzte die B.O.K.D. als Möglichkeit zur Regulierung von Arbeitsbedingungen.

Neben der Verbesserung der Arbeits- und Lebensverhältnisse der Mitglieder stellte die Aus- und Weiterbildung in der Pflege ein wichtiges Politikfeld für die B.O.K.D. dar. Marie Cauer forderte schon 1901/02, also vor Gründung der B.O.K.D., eine dreijährige Ausbildung und daran anschließende Möglichkeiten zur Weiterbildung. Als 1906/07 in Preußen eine einjährige Ausbildungszeit mit anschließendem Krankenpflegeexamen eingeführt wurde (vgl. Kap. 3), stieß dies auf vehemente Kritik der B.O.K.D., die nicht nur die kurze Dauer der Ausbildung und die ungeregelten Ausbildungsbedingungen, sondern auch die unzureichende Vermittlung von Kenntnissen etwa im Bereich der Pflege von Frauen und Kindern bemängelte. Beim Abschluss von Gestellungsverträgen mit Krankenhäusern legte die B.O.K.D. deshalb großen Wert darauf, dass die Vertragspartner ein gutes Ausbildungsniveau gewährleisteten. Die B.O.K.D. nutzte die Gestellungsverträge also auch als Möglichkeit, die Pflegeausbildung über die gesetzlichen Regularien hinaus in der Praxis zu verbessern.

Auch im Bereich der Weiterbildung engagierte sich die B.O.K.D. Ab 1912 bot sie in Zusammenarbeit mit der privaten Frauenhochschule in Leipzig – ein Vorhaben der bürgerlichen Frauenbewegung – eine zweijährige Weiterbildung für Leitungsfunktionen in der Pflege an. Dies entsprach der Vorstellung von Agnes Karll, die Weiterbildung nach US-amerikanischem Vorbild auf hochschulischem Niveau zu verankern. Mit der Orientierung am US-amerikanischen Bildungssystem ist ein weiteres wichtiges Feld berufspolitischen Engagements angesprochen: Die B.O.K.D. war international sehr engagiert und Gründungsmitglied des ICN im Jahr 1904 (vgl. Kap. 4).

11.2.2 Anfänge gewerkschaftlicher Organisierung

Neben der B.O.K.D. entstanden um 1900 zwei konkurrierende gewerkschaftliche Organisationsangebote. Dies entsprach der zeitgenössischen Aufteilung der Gewerkschaftsbewegung in sogenannte freie, sozialdemokratische Gewerkschaften und christliche Gewerkschaften. Während die freien Gewerkschaften auf „Klassenkampf" und den Streik als Mittel der Durchsetzung ihrer Interessen setzten, suchten die christlichen Gewerkschaften ihre Forderungen eher kooperativ mit den Arbeitgebern auszuhandeln.

Zur freien Gewerkschaftsbewegung gehörte der Verband des Massage-, Bade- und Krankenpflegepersonals, der 1898 gegründet wurde. 1904 schloss er sich dem Verband der Gemeinde- und Staatsarbeiter (VGS) an, wo er von nun an eine Sektion im Rahmen eines größeren berufsübergreifenden Gewerkschaftsverbandes bildete. Die Sektion des Krankenpflege-, Massage- und Badepersonals im VGS verstand sich nicht als Berufsorganisation allein des Pflegepersonals, sondern als Interessenvertretung aller Arbeiterinnen und Arbeiter sowie Angestellten im Gesundheitswesen. 1904 zählte die Sektion 450 Mitglieder und sie gab eine eigene Zeitschrift, *Die Sanitätswarte*, heraus.

Im Unterschied zur B.O.K.D. stammte die Mitgliederbasis vor allem aus der Arbeiterschaft und war primär männlich. Dies galt auch für den Gewerkverein der Krankenpfleger, -pflegerinnen und verwandter Berufe Deutschlands, der 1903 als Teil der christlichen Gewerkschaftsbewegung ins Leben gerufen wurde und weitgehend mit dem Namen Georg Streiter verbunden ist, der zunächst die Geschäftsführung und ab 1907 den Vorsitz übernahm. In dieser Funktion entwickelte er eine rege Publikationstätigkeit. So veröffentlichte er 1910 das Buch über *Die wirtschaftliche und soziale Lage des Krankenpflegepersonals in Deutschland*, das mehrfach neu aufgelegt wurde und neben öffentlich zugänglichen zeitgenössischen Schriften auf Befragungen von Pflegenden beruhte. Ähnlich wie die B.O.K.D. versuchte also auch Streiter mit empirischen Nachweisen auf die prekäre soziale Lage des freien Pflegepersonals hinzuweisen. Aufgrund der herausragenden Bedeutung seiner Person wurde der Verband auch als „Streiter-Verband" bezeichnet. 1909 hatte er 1409 Mitglieder.

Georg Streiter
Georg Streiter (1884–1945) wurde in Berlin als Sohn eines Metallarbeiters geboren. Nach der Volksschule absolvierte er zunächst eine Lehre in einer Textilwarenhandlung. Anschließend arbeitete er als Bürogehilfe und wurde schließlich Krankenpfleger bei der Inneren Mission. Schon als Jugendlicher engagierte er sich im Evangelischen Jugendbund für soziale Arbeit in Berlin und setzte sich für eine gewerkschaftliche Organisierung des Pflegepersonals auf christlicher Grundlage ein. Im Alter von 19 Jahren übernahm er bei Gründung des Gewerkvereins der Krankenpfleger, -pflegerinnen und verwandter Berufe Deutschlands die Geschäftsführung sowie Redaktion des Verbandsblattes *Der Krankenpfleger*. 1907 wurde er zum Vorsitzenden gewählt.

Streiter war protestantisch und verstand sich als dezidiert antisozialistisch. Nach dem Ersten Weltkrieg engagierte er sich in der nationalliberalen Deutschen Volkspartei und wurde u. a. gesundheitspolitischer Sprecher der Partei im Reichstag. Seine umfangreiche publizistische Tätigkeit wurde auch von politischen Gegnern geschätzt. 1926 gab Streiter die Schriftleitung der inzwischen als *Deutsche Krankenpflege* bezeichneten Verbandszeitschrift ab und engagierte sich von da an im Deutschen Beamtenbund. Nach der Zerschlagung der christlichen Gewerkschaften 1933 arbeitete Streiter hauptberuflich für das Deutsche Rote Kreuz. Am 1. November 1944 wurde er verhaftet und in das Konzentrationslager Ravensbrück eingeliefert. Dort wurde er vermutlich im Frühjahr 1945 erschossen.

Gesindeordnungen
Bis 1918 unterstand das freie Pflegepersonal vielerorts Gesindeordnungen, die eigentlich das Verhältnis von Dienstherr und im Haushalt lebenden Dienstbotinnen und Dienstboten regelten. Das „Gesinde" hatte zwar viele Pflichten, aber kaum Rechte. So konnte es beispielsweise ohne Einhaltung von Kündigungsfristen entlassen werden und es hatte kein Koalitionsrecht. Dies erschwerte die gewerkschaftliche Organisierung des Pflegepersonals enorm. Mit der Revolution von 1918/19 wurden die Gesindeordnungen abgeschafft.

Die gewerkschaftliche Organisierung des Pflegepersonals fand im Deutschen Kaiserreich unter deutlich erschwerten Bedingungen statt. Viele freie Pflegekräfte unterlagen den Bestimmungen der Gesindeordnungen, die das Koalitionsrecht – d. h. das Recht, Gewerkschaften zu gründen und sich diesen anzuschließen – gravierend einschränkten. So konnten die Dienstherren nach Belieben über die Arbeitskraft des Pflegepersonals verfügen und festlegen, dass vor dem Verlassen des Krankenhausgeländes eine Genehmigung eingeholt werden musste, auch unter Nennung von Gründen. Dies erschwerte die Teilnahme an Gewerkschaftsversammlungen erheblich, zumal aktive Gewerkschaftsmitglieder von Entlassung bedroht waren. Zwar führten die Arbeitgeber das gewerkschaftliche Engagement von Pflegenden nicht offiziell als Entlassungsgrund an. Doch Begründungen wie „Ungehörigkeit" genügten, um sich der unliebsamen Pflegekräfte zu entledigen.

Gegen die Unterstellung des Pflegepersonals unter die Gesindeordnungen mobilisierte die sozialdemokratische Sektion des Krankenpflege-, Massage- und Badepersonals im VGS. Sie forderte, das Pflegepersonal der Reichsgewerbeordnung zu unterstellen, um überhaupt die Voraussetzungen für eine breite gewerkschaftliche Organisierung zu schaffen. Außerdem sollten in den Krankenhäusern und psychiatrischen Anstalten Arbeiter- und Anstaltsausschüsse eingerichtet werden, mit denen erstmals Formen betrieblicher Mitbestimmung implementiert werden sollten (Sanitätswarte 1905; vgl. Online-Materialien).

Andere programmatische Forderungen der Sektion verweisen auf die besonderen Interessen des männlichen Pflegepersonals. Aufgrund der Dominanz von Schwesternschaften sahen sie sich im Berufsfeld erheblich benachteiligt (vgl. Kap. 9). In den Einrichtungen, die von Schwesternschaften besetzt waren, hatten männliche Pflegekräfte keinen Zugang zu Leitungsfunktionen. Außerdem bildeten die Schwesternschaften in den Krankenpflegeschulen ausschließlich weibliche Pflegekräfte aus. Männer hatten deshalb kaum Zugang zu Bildungsangeboten. Auch die Rhetorik der B.O.K.D., Pflege als genuinen Frauenberuf zu konzipieren, bedrohte den Status des männlichen Pflegepersonals.

Vor diesem Hintergrund sah das Programm der Sektion an erster Stelle ein Verbot der weiblichen Pflege auf Männerstationen öffentlicher Anstalten vor. Offiziell wurde dies mit Schicklichkeitsargumenten begründet. Dahinter stand jedoch vor allem das Ziel, dem männlichen Pflegepersonal Aufgabenfelder zu sichern. Damit wies die Sektion gleichzeitig das Konzept „sozialer Mütterlichkeit" energisch zurück: Für die Pflege von Männern seien vielmehr Männer die bessere Wahl.

Auch die geforderte Abschaffung des Kost- und Logiszwangs verweist auf die männliche Mitgliederbasis. Die Verpflichtung, in der Einrichtung zu leben, erschwerte eine Familiengründung erheblich. Im Unterschied zu den „Schwestern" ging das männliche Pflegepersonal selbstverständlich davon aus, das Leben nicht im Zölibat verbringen zu wollen. Dies zeigt auch die Forderung nach einer gesicherten Hinterbliebenenfürsorge.

Andere Forderungen deckten sich durchaus mit denen der B.O.K.D. So setzte sich die Sektion für angemessene und „auskömmliche" Löhne ein, sie forderte eine Begrenzung der täglichen Arbeitszeiten und die Sicherstellung von Ruhepausen sowie eine gesetzliche Kranken- und Unfallversicherung. Darüber hinaus sollte reichseinheitlich eine verpflichtende Ausbildung festgeschrieben werden, die mit einer staatlichen Anerkennung abschloss. Damit sollte eine verbindliche Ausbildung auch der männlichen Pflegekräfte sichergestellt werden. In Bezug auf die Dauer der Ausbildung war die Sektion jedoch zurückhaltender als die B.O.K.D. Angesichts der prekären Ausbildungssituation des männlichen Pflegepersonals wird das Ziel überwogen haben, überhaupt einen gesicherten Zugang zu einer Ausbildung mit staatlicher Anerkennung zu bekommen.

Mitgliederbasis der B.O.K.D. und der Gewerkschaften
B.O.K.D. und Gewerkschaften traten im Pflegebereich zwar als Konkurrentinnen auf. Tatsächlich organisierten sie jedoch sehr unterschiedliche Gruppen: Die B.O.K.D. rekrutierte vor allem Frauen aus dem mittleren und gehobenen Bürgertum, die Gewerkschaften Männer aus der Arbeiterschaft. Auch die Gewerkschaften bedienten unterschiedliche Sozialmilieus. Der Verband der Gemeinde- und Staatsarbeiter gehörte der sozialistischen Gewerkschaftsbewegung an, während sich der „Streiter-Verband" als dezidiert antisozialistisch verstand. Eine unmittelbare Konkurrenz um einzelne Mitglieder bestand deshalb eher nicht. Über die Mitgliedschaft entschieden vielmehr Geschlecht, soziale Herkunft und politische Weltanschauung.

11.3 Weimarer Republik

Die Rahmenbedingungen gewerkschaftlicher Organisierung änderten sich grundlegend in der Weimarer Republik. Infolge der Novemberrevolution von 1918 und der gesellschaftlichen Umbrüche wurden die Gewerkschaften als Vertretungsorgane der Arbeitnehmerinnen und Arbeitnehmer anerkannt. Die Gesindeordnungen wurden aufgehoben, sodass auch das Pflegepersonal das vollständige Koalitions- und Versammlungsrecht erhielt.

Davon profitierte vor allem die sozialdemokratische Gewerkschaftsorganisation. Die Sektion des Krankenpflege-, Massage- und Badepersonals, die im November 1919 in Reichssektion Gesundheitswesen umbenannt wurde, konnte ihre Mitgliederzahl von rund 7000 im Jahr 1918 auf 38.199 im Jahr 1919 steigern. Im

Vergleich dazu verblieben die Mitgliederzahlen der B.O.K.D. Anfang der 1920er-Jahre mit 4000 Schwestern auf einem vergleichsweise niedrigen Niveau und entwickelten sich ab 1922 sogar rückläufig. Auch der „Streiter-Verband" konnte nur in geringem Maße von den Mitgliederzuwächsen der Gewerkschaften profitieren. 1919 zählte er gerade einmal 2500 Mitglieder und konnte sich damit kaum als schlagkräftige Organisation präsentieren. 1922 schloss sich der Verband – entgegen dem Wunsch von Streiter – dem christlichen Gemeindearbeiterverband an und bildete von da an nur noch eine Fachgruppe in einer berufsgruppenübergreifenden Gewerkschaft. In seiner Bedeutung unterlag er bei Weitem der sozialdemokratischen Gewerkschaftsorganisation.

Die Gewerkschaften schlossen in der Weimarer Republik Tarifverträge ab und regelten auf diesem Weg Löhne, Arbeitszeiten und andere arbeitsrechtliche Fragen wie Freizeit, Urlaub, die Verrechnung von Kost und Logis sowie Bezahlung von Krankengeld im Krankheitsfall. 1920 wurden die ersten reichsweiten Tarifverträge abgeschlossen. Die Interessen des Pflegepersonals wurden dabei von den Gewerkschaften vertreten. Für die B.O.K.D. war dies eine durchaus bittere Entwicklung. So beschwerte sich Agnes Karll 1919, bei den Verhandlungen um Tarifverträge nicht hinzugezogen worden zu sein, schließlich habe sich die B.O.K.D. seit ihrer Gründung für eine angemessene Vergütung des Pflegepersonals eingesetzt. Das mit der Weimarer Republik eingeführte Prinzip der Tarifautonomie legte jedoch fest, dass die Interessen von Arbeitnehmerinnen und Arbeitnehmern bei Tarifverhandlungen ausschließlich durch Gewerkschaften vertreten werden konnten. Die Möglichkeiten der B.O.K.D., auf die wirtschaftliche und soziale Lage des Pflegepersonals Einfluss zu nehmen, wurden damit deutlich eingeschränkt. Gleichzeitig wurden so die Grundlagen für die heute etablierte Arbeitsteilung zwischen DBfK und ver.di gelegt.

Allerdings ist zu bedenken, dass die Bedeutung von Tarifverträgen in der Pflege selbst in öffentlichen Krankenhäusern begrenzt war. Wenn die Einrichtungen Gestellungsverträge mit Schwesternschaften abgeschlossen hatten, nahmen sie gegenüber diesen Schwestern keine Arbeitgeberfunktion ein. Folglich galten in diesem Fall auch nicht die ausgehandelten Tarifverträge.

Neben dem Abschluss von Tarifverträgen zielte die Reichssektion außerdem auf eine gesetzliche Regelung der Arbeitszeiten. 1918 hatte der Rat der Volksbeauftragten den 8-Stunden-Tag als verbindlich festgelegt. Es fehlte jedoch an einer klaren gesetzlichen Grundlage, und in der Praxis waren die Arbeitszeiten in der Pflege erheblich länger. Die Verhandlungen um eine Arbeitszeitordnung, die 1919 begannen, erwiesen sich als hoch kontrovers. Während die Reichssektion Gesundheitswesen den 8-Stunden-Tag auch für die Pflege verbindlich machen wollte (Friedrich-Schulz 1928; vgl. Online-Materialien), sprachen sich nicht nur Arbeitgeber und Mutterhausverbände energisch dagegen aus. Auch die B.O.K.D. hielt es für ausgeschlossen, die Pflege nach der Logik eines 8-Stunden-Tages zu reorganisieren. Aus Sicht der Berufsorganisation lag eine Allianz mit den konfessionellen Mutterhäusern in dieser Frage näher als eine Zusammenarbeit mit der Gewerkschaft. Die Verordnung über die Arbeitszeit in den Krankenanstalten, die schließlich 1924 verabschiedet wurde, erteilte dem 8-Stunden-Tag eine Absage. Die maximale wöchentliche Arbeitszeit wurde auf 60 Stunden festgelegt, wobei die tägliche Arbeitszeit 10 Stunden nicht überschreiten durfte.

Exemplarische Quellenanalyse
1919 beschäftigte sich Agnes Karll in einer Reihe von Artikeln in der verbandseigenen Zeitschrift *Unterm Lazaruskreuz* mit dem Feld konkurrierender freier Krankenpflege-Organisationen (Karll 1919; vgl. Online-Materialien). Dazu zählten u. a. die Gewerkschaften. Den Mitgliedern der B.O.K.D. sollte damit deutlich gemacht werden, dass sie sich dem „richtigen" Verband angeschlossen hatten. Dass Karll aus einer durchaus defensiven Position heraus schrieb, lässt der abschließende Satz der Quelle erkennen, die B.O.K.D. vertrete nach wie vor gewissenhaft die Interessen der Mitglieder, „wenn auch nicht allzu viel davon ge-

redet wird". Die gestiegene öffentliche Wahrnehmung der Gewerkschaften und deren Erfolge nach 1918 machten Karll ganz offenkundig zu schaffen, weil ihr eigener Verband an Sichtbarkeit verlor.

Um die Bedeutung der eigenen Organisation hervorzuheben und sich gleichzeitig energisch von Gewerkschaften abzugrenzen, griff sie zu dem im zeitgenössischen Kontext schärfsten Mittel: Wer sich einer Gewerkschaft anschließe, so Karll, sage Ja zum Streik (Friedrich-Schulz 1928; vgl. Online-Materialien) und sei damit keine wirkliche „Schwester", die das Wohl der Kranken stets über ihr eigenes stelle. Gewerkschaftlich organisiertes Pflegepersonal könne die Pflege zwar als „Handwerk" ausüben (wenn auch eher recht und schlecht), die besondere moralische Haltung echter „Schwestern" könne es aber nicht erreichen. Zeittypisch ist auch der Versuch, das gewerkschaftlich organisierte Pflegepersonal über Fragen des Lebensstils und eine vorgeblich einseitige Ausrichtung an materiellen Interessen zu diskreditieren.

In Abgrenzung zur Gewerkschaft stellte Karll die B.O.K.D. als Garantin für den hohen moralischen Charakter ihrer Mitglieder dar. Dieser Nachweis der Unbescholtenheit hatte schon bei Gründung der Organisation eine große Rolle gespielt, um den eigenen Mitgliedern Arbeitsstellen vermitteln zu können. In diesem Zusammenhang deutete Karll die vergleichsweise geringe Mitgliederzahl der B.O.K.D. sogar zu einem Vorteil um: Sie ermögliche eine größere Nähe zu den einzelnen Mitgliedern und erlaube, zuverlässig für die einzelnen Schwestern bürgen zu können.

Nachdem Karll den besonderen Status der B.O.K.D. herausgestellt hatte, vermochte sie zwar auch Gemeinsamkeiten in den Interessen der verschiedenen Organisationen zu sehen. Die genaueren Ausführungen verweisen jedoch erneut auf die beträchtlichen inhaltlichen Differenzen zu gewerkschaftlichen Positionen. So räumte Karll zwar zunächst gemeinsame Interessen in Fragen der Ausbildung ein, forderte aber im nächsten Schritt eine längere Ausbildung für das weibliche Pflegepersonal, dem sie einen breiteren Aufgaben- und Verantwortungsbereich zuschrieb. Damit erwies sie sich erneut als Vertreterin des Konzeptes „sozialer Mütterlichkeit" – letztlich erachtete sie Frauen als geeigneter zur Übernahme komplexer pflegerischer Aufgaben. Eine Zusammenarbeit mit den männlich dominierten Gewerkschaften war vor diesem Hintergrund schwer denkbar.

Weitere Gemeinsamkeiten sah Karll in dem Bestreben, die Gesundheit der Mitglieder zu erhalten. Dies waren in der Tat wichtige gewerkschaftliche Ziele. Doch die als legitim erachteten Mittel unterschieden sich erheblich. Die Einführung von 8-Stunden-Schichten zur Reduzierung der Arbeitsbelastung kam für Karll nicht infrage, weil sie den „Dienst am lebendigen Menschen" unter diesen Bedingungen nicht gewährleistet sah. Für Karll hatte die Aufrechterhaltung der Arbeitsabläufe in der Pflege im Interesse einer guten Patientenversorgung Priorität. Ihre Vorschläge, Arbeitszeiten flexibel zu gestalten, abhängig von den konkreten Arbeitsbelastungen, der Gesundheit und Arbeitszufriedenheit der Schwestern, ließen sich jedoch unmöglich mit gewerkschaftlichen Positionen verbinden. Wie sollte dies in Tarifverträgen verankert und später kontrolliert werden? Auch die unterschiedlichen Haltungen zur Arbeitszeitgestaltung in der Pflege spalteten das Feld freier Pflegekräfte.

Während sich die Reichssektion Gesundheitswesen mit ihren Arbeitszeitforderungen in der Pflege nicht durchsetzen konnte, gelang es ihr, auf andere Gesetzesvorhaben erfolgreich Einfluss zu nehmen – mitunter auch aufgrund der guten politischen Verbindungen zur Sozialdemokratischen Partei. In der Weimarer Republik erfolgten wegweisende Entscheidungen in Bezug auf die versicherungsrechtliche Absicherung des freien Pflegepersonals. 1923 wurde die Krankenversicherungspflicht eingeführt. 1924 folgte der Einschluss in die Angestelltenversicherung, sodass das freie Pflegepersonal von nun an Anspruch auf eine Altersversorgung hatte. Auch die 1927 verabschiedete Arbeitslosenversicherung schloss das angestellte Pflegepersonal ein. 1928 wurden Pflegende außerdem in die Unfallversicherung aufgenommen. Damit verbesserte sich deren soziale Sicherung erheblich.

Ende der 1920er-Jahre entschied die Reichssektion Gesundheitswesen, verstärkt Werbung unter dem weiblichen Pflegepersonal zu machen. 1928 gründete sie eine eigene Schwesternschaft in ihren Reihen, die staatlich anerkanntes weibliches Pflegepersonal organisierte. Damit erhielten die Mitglieder die Möglichkeit, ebenfalls den Titel der „Schwester" zu führen und sich als qualifiziertes Pflegepersonal auszuweisen. Dies war eine durchaus beachtliche Entscheidung, schließlich stand die Gewerkschaft dem konfessionell geprägten Modell von Schwesternschaften mehr als fern.

Marie Friedrich-Schulz
Marie Friedrich-Schulz (1878–1967) gehörte zu den wenigen hauptamtlichen Gewerkschaftsfunktionärinnen der Weimarer Republik. Über ihre Herkunft ist lediglich bekannt, dass sie in Bülzig bei Wittenberg geboren wurde. 1911 begann sie zunächst als Stenotypistin bei der Berliner Ortsverwaltung des Verbandes der Gemeinde- und Staatsarbeiter – eine Aufgabe, die ihr schnell nicht mehr genügte. Sie trat bei Versammlungen auf und so wurde ihre außerordentliche Befähigung zur Agitation entdeckt. 1920 übernahm sie den politischen Posten der Gewerkschaftssekretärin im Vorstand der Reichssektion Gesundheitswesen. In dieser Funktion war sie maßgeblich an dem enormen Erfolg der Sektion in den 1920er-Jahren beteiligt. In zahlreichen Publikationen setzte sie sich für die Belange des Pflegepersonals ein und engagierte sich bei der Gründung der Schwesternschaft der Reichssektion Gesundheitswesen. Ihre 1924 eingegangene Ehe mit dem Leiter der Reichssektion, Paul Schulz, wurde ihr 1929 zum Verhängnis, als der Hauptvorstand der Gewerkschaft entschied, dass ein Ehepaar nicht in leitender Funktion in der Organisation tätig sein könne. Sie schied aus der hauptamtlichen Gewerkschaftsarbeit aus und betätigte sich von da an in der Kommunalpolitik der Gemeinde Mühlenbeck bei Berlin.

Die Reichssektion Gesundheitswesen mit ihrer Schwesternschaft wurde – ebenso wie die gesamte freie Gewerkschaftsbewegung – im Mai 1933 zerschlagen. Die B.O.K.D. verlor im Rahmen der Gleichschaltung der Interessenvertretungen im Nationalsozialismus ihre Eigenständigkeit (vgl. Kap. 8). So war schon im Juli 1933 die Zeitschrift *Unterm Lazaruskreuz* Geschichte. Dennoch setzte die B.O.K.D. ihre Arbeit bis 1938 unter erheblich erschwerten Bedingungen fort, bis sie schließlich ebenfalls aufgelöst wurde.

11.4 Der Wiederaufbau nach dem Zweiten Weltkrieg

Der Wiederaufbau der beruflichen Interessenvertretung nach dem Zweiten Weltkrieg erfolgte ausgehend von der lokalen Ebene. Ehemalige Mitglieder der B.O.K.D. sowie Gewerkschafterinnen und Gewerkschafter, die häufig schon in der Weimarer Republik aktiv gewesen waren, schlossen sich auf regionaler Ebene zusammen und begannen mit dem Wiederaufbau der Organisationen. Dabei unterschieden sich die Ausgangslagen grundsätzlich zwischen den Besatzungszonen. Während Berufsorganisationen in der Sowjetischen Besatzungszone (SBZ) verboten wurden, konnten Gewerkschafterinnen und Gewerkschafter sowohl in der SBZ als auch den westlichen Besatzungszonen an die Arbeit der Reichssektion Gesundheitswesen anknüpfen. Aufgrund des schlechten Forschungsstandes zur Pflegegeschichte in der Deutschen Demokratischen Republik (DDR) liegt der Schwerpunkt im Weiteren auf der Entwicklung in Westdeutschland.

11.4.1 Der Neuaufbau gewerkschaftlicher Organisierung in der Pflege

Zur maßgeblichen Gewerkschaft für das Pflegepersonal entwickelte sich die Gewerkschaft Öffentliche Dienste, Transport und Verkehr (ÖTV), heute: ver.di. Beim Aufbau der neuen Gewerkschaftsstrukturen sollte eine wichtige Lehre aus der Vergangenheit gezogen werden: Als wesentliche Ursache für die Niederlage der Gewerkschaften 1933 wurde die große Zersplitterung der Gewerkschaftsbewegung ausgemacht. Die ÖTV gründete sich deshalb dezidiert als Einheitsgewerkschaft. Partialinteressen berufsständischer, aber auch politischer und religiöser Art sollten damit überwunden werden.

Vor diesem Hintergrund ist es sehr erstaunlich, dass die ÖTV beim weiblichen Pflegepersonal eine Ausnahme machte: In Anknüpfung an die ehemalige Schwesternschaft der Reichssektion Gesundheitswesen gründeten sich schon in der unmittelbaren Nachkriegszeit lokale gewerkschaftliche Schwesternverbände, die zunächst unterschiedliche Namen hatten. Die Bezeichnung „Bund freier Schwestern" geht auf die Initiative von Hamburger Schwestern zurück, während sich beispielsweise die Berlinerinnen lediglich „Schwesternschaft" nannten. Bei dem bundesweiten Zusammenschluss im Juni 1949 setzte sich die Bezeichnung „Bund freier Schwestern in der ÖTV" durch. Wie in der Weimarer Republik auch war diese Schwesternschaft zusammen mit allen anderen Beschäftigten des Gesundheitswesens – dazu zählte auch das männliche Pflegepersonal – in einer gemeinsamen Fachabteilung Gesundheitswesen organisiert. Als eigene Schwesternschaft mit den christlich anmutenden Insignien von Tracht und Brosche stellte sie jedoch aus Gewerkschaftssicht ein merkwürdiges Relikt aus vergangenen Zeiten dar.

> **Ingeborg Tönnesen**
> Ingeborg Tönnesen (1912–2009) war nach 1945 eine der wenigen Krankenschwestern, die an ein gewerkschaftspolitisches Engagement aus der Zeit vor 1933 anknüpfen konnten. Tönnesen wurde 1912 in Hamburg geboren und wuchs in einem sozialdemokratisch-gewerkschaftlich geprägten Elternhaus auf. Schon während ihrer Lehre als Schneiderin begann sie, sich gewerkschaftspolitisch zu engagieren. 1930 nahm sie eine Pflegeausbildung auf. Sie trat der SPD bei und wechselte in die Vorläuferorganisation der ÖTV. Nach 1933 gehörte sie einem gewerkschaftlichen Widerstandskreis an und wurde 1936 für einige Monate im Konzentrationslager Fuhlsbüttel inhaftiert. Ab 1937 war sie wieder in der Pflege tätig. Nach Kriegsende meldete sie sich freiwillig für die Arbeit in dem ehemaligen KZ Bergen-Belsen. Als sie Ende 1945 nach Hamburg zurückkehrte, begann sie den Bund freier Schwestern mit aufzubauen, dessen Vorsitz sie 1948 für die gesamte britische Zone übernahm. Nach Gründung der ÖTV wurde sie Bundesfrauensekretärin. Außerdem war sie bis 1968 im geschäftsführenden Hauptvorstand der ÖTV für das Gesundheitswesen zuständig.

Dennoch scheint die Gründung einer gewerkschaftlichen Schwesternschaft unstritig gewesen zu sein. Auch nach 1945 galt es noch als selbstverständlich, dass sich das weibliche Pflegepersonal in Schwesternschaften organisierte. 1953 zählte der Bund 10.420 Mitglieder. Davon arbeiteten mehr als die Hälfte in Hamburg oder Westberlin, d. h. in wenig konfessionell geprägten Städten mit einer vergleichsweise weit entwickelten Tradition freier Pflege. Dort waren sie vor allem in den städtischen Krankenhäusern tätig. Anders gestaltete sich die Situation in stärker konfessionell geprägten und überwiegend ländlich strukturierten Gebieten wie Bayern oder Rheinland-Pfalz. Die Pflege lag hier noch zu großen Teilen in den Händen christlicher Schwesternschaften und die gewerkschaftlich organisierten Schwestern konzentrierten sich auf eine kleine Anzahl öffentlicher Krankenhäuser.

Der Bund freier Schwestern war zwar einerseits als Fachgruppe fester Bestandteil der Gewerkschaft ÖTV, als Schwesternschaft hingegen entwickelte er durchaus ein Eigenleben. Um mit anderen Schwesternschaften konkurrieren zu können, musste er sich in seinen Leistungen dem Angebot dieser Gemeinschaften anpassen. So schloss auch der Bund freier Schwestern Gestellungsverträge mit Krankenhäusern ab, um seinen Mitgliedern Arbeit vermitteln zu können. Im Unterschied zu den Mutterhäusern sahen die Verträge des Bundes jedoch in der Regel vor, dass die Schwestern einen Einzelarbeitsvertrag mit der Einrichtung abschlossen.

Die Gestellungsverträge boten dem Bund freier Schwestern nicht nur die Möglichkeit, Arbeit zu vermitteln, sondern in den Vertragskrankenhäusern auch die geltenden Tarifregelungen zur Anwendung zu bringen und Arbeitsplätze mit besseren Bedingungen zu schaffen. Außerdem besetzte der Bund in diesen Einrichtungen auch die Leitungsfunktionen, sodass er seinen Mitgliedern Aussicht auf berufliche Aufstiegsmöglichkeiten eröffnen konnte. Mitunter nutzte der Bund freier Schwestern die Verträge auch als Chance, eigenständig Tarifpolitik zu betreiben. So legten z. B. einige Verträge einen längeren als tarifvertraglich vorgesehenen Jahresurlaub fest.

Diese eigenmächtige Tarifpolitik war aus Sicht der Einheitsgewerkschaft nicht unproblematisch, wurde aber dennoch toleriert. Als schwieriger erwies sich, dass die Gestellungsverträge mitunter grundlegende gewerkschaftliche und rechtsstaatliche Prinzipien verletzten. So enthielten viele Verträge die Möglichkeit, Krankenschwestern, die aus dem Bund freier Schwestern austraten, zu entlassen. Dies entsprach den Regelungen anderer Schwesternschaften. Damit wurde aber de facto eine Zwangsmitgliedschaft in der ÖTV festgeschrieben, wollten die Frauen nicht ihren Arbeitsplatz verlieren. In gewisser Weise schrieb der Bund freier Schwestern also die Arbeitsverhältnisse der Mutterhäuser, die er zu bekämpfen suchte, in seinen Verträgen fort.

11.4.2 Gewerkschaftspolitik in der Pflege

Anders als beim Abschluss von Gestellungsverträgen hatte der Bund freier Schwestern in der gewerkschaftlichen Tarifpolitik nur eine nachgeordnete, beratende Funktion. Die ÖTV zeichnete sich durch ein extrem heterogenes Organisationsspektrum aus. Dies bedeutete, dass stets eine Vielzahl von Berufs- und Interessengruppen um die Aufmerksamkeit der Gesamtorganisation kämpfen musste. Dabei hatten gerade die Beschäftigten im Gesundheitswesen ein beträchtliches Problem: Während die Vorläuferorganisation der ÖTV in den 1920er-Jahren einen Streik im Gesundheitswesen für legitim erachtete, sofern alle anderen Mittel ausgeschöpft waren (Friedrich-Schulz 1928; vgl. Online-Materialien), änderte sich dies in der Nachkriegszeit grundlegend. In den 1950er- und 1960er-Jahren galt ein solcher Streik als weitgehend undenkbar, zu groß war die Sorge, dass in der öffentlichen Wahrnehmung der Eindruck entstehe, die Gewerkschaft betreibe rücksichtslose Klientelpolitik.

Aufgrund des Streikverzichts unterschieden sich die tarifpolitischen Machtmittel im Gesundheitswesen deutlich von anderen Organisationsbereichen der ÖTV. An die Stelle des Arbeitskampfes trat die Öffentlichkeitsarbeit, um über moralische Argumentationen den gewerkschaftlichen Forderungen Nachdruck zu verleihen. So spielten in den 1950er-Jahren Denkschriften, öffentlichkeitswirksame Tagungen und gesundheitspolitische Wochen eine herausgehobene Rolle in der gewerkschaftlichen Gesundheitspolitik. Damit sollte in der Öffentlichkeit Aufmerksamkeit für die Lage der Beschäftigten im Gesundheitswesen geweckt werden. Darüber hinaus sollten die Gesetzgeber und Kostenträger an ihre moralische Verpflichtung gegenüber den Beschäftigten erinnert werden. Nicht Streik, sondern moralische Appelle galten im Gesundheitswesen als probates Mittel der Politikgestaltung.

Mitte der 1950er-Jahre nahm sich die ÖTV verstärkt der Belange des Pflegepersonals an. Hintergrund war, dass der Deutsche Gewerkschaftsbund 1955 die 40-Stunden-Woche proklamiert hatte. Diesem Ziel konnte sich die ÖTV jedoch kaum anschließen, solange sie noch Mitglieder wie das Pflegepersonal hatte, für das noch nicht einmal die 48-Stunden-Woche durchgesetzt war. Bevor sich die ÖTV am Kampf um die 40-Stunden-Woche beteiligen konnte, musste sie also zunächst die großen Differenzen in ihrem eigenen Organisationsbereich beseitigen. Dabei kam dem Gesundheitswesen eine besondere Bedeutung zu. Somit rückte das Pflegepersonal eher zufällig in den Mittelpunkt der gewerkschaftlichen Tarifpolitik.

Im März 1955 veröffentlichte die ÖTV die *Denkschrift zur wirtschaftlichen und sozialen Lage des Personals im Gesundheitswesen in der Bundesrepublik Deutschland*, mit der sie eine bundesweite Kampagne zur Verbesserung der Arbeitsbedingungen im Gesundheitswesen einleitete. Nachdrücklich wies die ÖTV auf den dramatischen Nachwuchsmangel im Pflegebereich hin und forderte zu dessen Überwindung eine deutliche Verbesserung der Arbeitsbedingungen, darunter u. a. die Einführung der 48-Stunden-Woche.

Dieses „öffentliche Trommeln" für das Pflegepersonal mündete in eine große Konferenz der ÖTV, die im Mai 1956 unter dem Motto „Arbeitszeit gefährdet Krankenpflege" stattfand und große Resonanz in der Presse erhielt. Das gewählte Motto suggerierte mit Erfolg, dass die ÖTV nicht in erster Linie als Interessenvertretung der Beschäftigten, sondern aus Sorge um das Wohl der gesamten Bevölkerung zum Handeln aufrief (Auerbach 1956; vgl. Online-Materialien).

Das Engagement der ÖTV zeigte schnell Erfolge. Ab Juli 1956 wurde für das Pflegepersonal der kommunalen Krankenanstalten bundesweit die Arbeitszeit von 60 auf 54 Stunden reduziert. Ab 1958 galt für das gesamte Pflegepersonal im öffentlichen Dienst eine Wochenarbeitszeit von 51 Stunden, die 1960 auf 48 Stunden reduziert wurde. Es folgten weitere Arbeitszeitverkürzungen, bis schließlich 1974 – ebenso wie im übrigen öffentlichen Dienst – die 40-Stunden-Woche eingeführt wurde.

11.4.3 Der Wiederaufbau der Berufsorganisation

Wie beim Aufbau der Gewerkschaftsarbeit auch schlossen sich ehemalige Mitglieder der B.O.K.D. nach 1945 erneut zusammen und gründeten als Nachfolgeorganisation den Agnes Karll-Verband. Die Verbandszeitschrift, die ab 1947 erschien, wechselte den Namen zu *Die Agnes Karll-Schwester*. Zu den drängendsten Problemen der Nachkriegszeit gehörte die Beschaffung von Arbeit für die Mitglieder. Der Agnes Karll-Verband stand in dem Ruf, in besonders hohem Maße ehemalige „braune" Schwestern, die der nationalsozialistischen Schwesternschaft angehört hatten, zu organisieren. Dies machte die Arbeitssuche für die Mitglieder nicht leichter.

Vor diesem Hintergrund schloss der Agnes Karll-Verband – ähnlich wie der Bund freier Schwestern – Gestellungsverträge mit Krankenhäusern ab, um den Mitgliedern Arbeit vermitteln zu können. Auch er nutzte die Verträge, um Arbeitsbedingungen zu regulieren. Anders als beim Bund freier Schwestern ermöglichten viele dieser Verträge den Frauen jedoch nicht, Einzelarbeitsverträge mit den Krankenhäusern abzuschließen. Damit übernahm der Agnes Karll-Verband de facto Arbeitgeberfunktionen gegenüber seinen Mitgliedern. In seiner Praxis als Schwesternschaft stand der Verband den Mutterhäusern also näher als der Bund freier Schwestern. Diese größere Nähe zum Prinzip der Schwesternschaften zeigte sich auch an anderen Beispielen. So richteten einige Landesgruppen Altersheime für die Mitglieder im Ruhestand ein und begannen, eigene Krankenhäuser aufzubauen.

Die hohe personelle Kontinuität zur Weimarer Republik sorgte dafür, dass sich der Agnes Karll-Verband zunächst inhaltlich stark an der Arbeit seiner Vorläuferorganisation orientierte. Dazu gehörte, dass sich der Verband selbstverständlich wieder als reine Frauenorganisation gründete. Auch inhaltlich verfolgte er die Frauenberufsidee und das Verständnis von Krankenpflege als weiblicher Berufung weiter. Das Motto „Ich dien" blieb erhalten. 1953 gründete der Agnes Karll-Verband eine Oberinnenschule in Westberlin, die Kurse für leitende Schwestern durchführte. Damit knüpfte der Verband an die Weiterbildungsmöglichkeiten an, die die B.O.K.D. in Zusammenarbeit mit der Sozialen Frauenhochschule in Leipzig angeboten hatte.

Auch die seit dem Kaiserreich so wichtige Orientierung an den internationalen Netzwerken der freien Pflegeverbände wurde wieder aufgegriffen. Da der ICN mittlerweile keine einzelnen Verbände mehr aufnahm, gründete der Agnes Karll-Verband 1948 zusammen mit anderen freien Schwesternschaften – darunter auch der Bund freier Schwestern – sowie den Schwesternschaften des Deutschen Roten Kreuzes die Deutsche Schwesterngemeinschaft, die ein Jahr später in den ICN aufgenommen wurde.

11.4.4 Politikinhalte des Agnes Karll-Verbandes: Kontinuitäten und Brüche

In der zweiten Hälfte der 1950er-Jahre zeichnete sich ein deutlicher Wandel im Agnes Karll-Verband ab. Die ältere Generation, die sich schon in Kaiserreich und Weimarer Republik in der B.O.K.D. engagiert hatte und nach 1945 den Wiederaufbau gestaltete, trat ab. Die jüngere Generation fühlte sich den frauenbewegten Konzepten ihrer Vorgängerinnen nicht mehr verpflichtet, und mit Ruth Elster übernahm 1957 ein neuer Typus von „Schwester" den Verbandsvorsitz.

Ruth Elster
Ruth Elster (1913–2002) prägte entscheidend die inhaltliche Neuausrichtung des Agnes Karll-Verbandes und dessen Umgestaltung zum DBfK. Sie wurde in Bernburg/Saale geboren und legte 1932 ihr Abitur in Bethel bei Bielefeld ab. 1933 nahm sie eine Pflegeausbildung auf und trat in die B.O.K.D. ein. Ab 1935 war sie in verschiedenen Krankenhäusern in der Pflege tätig – 1938 für ein halbes Jahr auch in England. 1939 wechselte sie in die Position als Unterrichtsschwester und 1942 in die Funktion als leitende Schwester. 1948 begann ihre berufspolitische Karriere, als sie zur Vorsitzenden der Landesgruppe des Agnes Karll-Verbandes in Württemberg gewählt wurde. Zwischen 1951 und 1957 war sie außerdem Mitglied im geschäftsführenden Vorstand des Gesamtverbandes, bis sie 1957 zur Präsidentin gewählt wurde. Im selben Jahr übernahm sie den Ersten Vorsitz der Deutschen Schwesterngemeinschaft. Sie galt als neuer Typus der modernen Schwester – gebildet, forschungsinteressiert und kooperativ statt autoritär. 1965 wurde sie zur Vizepräsidentin des ICN gewählt und sie richtete im selben Jahr den ICN-Kongress in Frankfurt am Main aus. Ende 1973 – kurz nach Gründung des DBfK – schied sie aus dem Berufsleben aus.

Aus Sicht vieler jüngerer Mitglieder hatte das herkömmliche Verständnis „sozialer Mütterlichkeit" ausgedient. Sie setzten sich für Professionalisierung und die Förderung der Eigenständigkeit des Pflegeberufs ein. An die Stelle des Dienstbegriffs trat der säkulare Begriff des Helfens. Damit verabschiedete sich der Agnes Karll-Verband gleichzeitig von einem Pflegeverständnis, das eine möglichst umfassende Anwesenheit am Krankenbett forderte. Helfen, so lautete nun das Argument, könne man auch an einem 8-Stunden-Tag.

Gleichwohl zeigten sich auch Kontinuitäten in der inhaltlichen Ausrichtung – nicht zuletzt in Abgrenzung zur Politik der Gewerkschaft ÖTV. 1958 ergriff der Agnes Karll-Verband mit einer „Denkschrift zur Lage des Krankenpflegeberufes in der Bundesrepublik Deutschland" die Initiative für eine intensivierte theoretische Pflegeausbildung. Während die Gewerkschaft ÖTV den Pflegeberuf durch kürzere Arbeitszeiten und bessere Vergütung attraktiver machen wollte, setzte der Agnes Karll-Verband darauf, dass eine Verbesserung der Ausbildung das Prestige von Pflegenden stärken würde.

Konkret sprach sich der Agnes Karll-Verband für eine volle dreijährige Ausbildungszeit aus, in der die Schülerinnen aus dem Stellenplan herauszunehmen und vorrangig als Lernende und nicht als Arbeitskräfte zu behandeln seien. Außerdem forderte er einen systematischen Ausbau von Schwesternhochschulen, die in Zusammenarbeit mit einer pädagogischen Hochschule oder einer Universität für leitende und lehrende Aufgaben in der Pflege qualifizieren sollten. Mit seiner Denkschrift setzte sich der Agnes Karll-Verband an die Spitze der Bemühungen um eine Professionalisierung der Pflege.

Die unterschiedliche Ausbildungspolitik des Agnes Karll-Verbandes im Vergleich zur ÖTV zeigte sich deutlich, als es der Gewerkschaft 1965 gelang, einen Tarifvertrag für die gesamte Ausbildungszeit abzuschließen (vgl. Kap. 3). Aus Sicht der Gewerkschaft war dies folgerichtig, schließlich wurden die Schülerinnen und Schüler während ihrer Ausbildungszeit in beträchtlichem Maße als Arbeitskräfte auf den Stationen eingesetzt. Dieser Tarifabschluss konterkarierte jedoch die Bemühungen des Agnes Karll-Verbandes, die Schülerinnen und Schüler konsequent als Lernende zu behandeln. Im Oktober 1965 warnte der Agnes Karll-Verband in einer Stellungnahme mit dem dramatischen Titel „Ausbildung in Gefahr!" (Elster 1965; vgl. Online-Materialien) eindringlich davor, dass die tarifvertragliche Regelung die Krankenhäuser dazu verleite, sich vor allem für die Arbeitsleistung der Schülerinnen und Schüler zu interessieren. Priorität in der Ausbildung würden deshalb die Bedürfnisse des Krankenhauses und nicht der Ausbildungsplan der Schule erhalten. Diese Kontroversen in Bezug auf die Verortung der Ausbildung im tertiären Bildungsbereich versus dual-betrieblichen Bildungssystem prägen die Auseinandersetzungen des DBfK und der Gewerkschaft ver.di bis heute.

11.5 Der Abschied vom Schwesternschaftsmodell

Ende der 1960er-Jahre verabschiedeten sich sowohl der Bund freier Schwestern als auch der Agnes Karll-Verband vom Modell der Schwesternschaft. So wurde der Bund freier Schwestern 1968 für Männer geöffnet und in Bund freier Krankenschwestern und Krankenpfleger umbenannt. Dies zeigt, wie grundlegend sich das Berufsbild gewandelt hatte. Eine Schwesternschaft erschien inzwischen auch unter dem Pflegepersonal als Relikt vergangener Zeiten.

Der Agnes Karll-Verband öffnete sich 1967 für das männliche Pflegepersonal. Die Krankenpfleger hatten 1963 einen Fachverband für Krankenpfleger gegründet, der sich nun korporativ dem Agnes Karll-Verband anschloss. Der Titel der Verbandszeitschrift wurde in *Die Agnes Karll-Schwester – der Krankenpfleger* umbenannt, ab 1972 kurz: *Krankenpflege*. 1967 verschwand das Motto „Ich dien" vom Titelbild der Zeitschrift. Auch die Oberinnenschule des Agnes Karll-Verbandes öffnete Mitte der 1960er-Jahre ihre Tore für das männliche Pflegepersonal und wurde in Krankenpflegehochschule umbenannt.

Tatsächlich war die Öffnung des Agnes Karll-Verbandes für männliche Pfleger nur der erste Schritt auf dem Weg zur vollständigen Umgestaltung der Organisation. 1971 schloss sich auch der Berufsverband der Krankenpflegehelferinnen und -helfer dem Agnes Karll-Verband an. Außerdem begann der Verband, offensiv um die Gruppe der Altenpflegekräfte zu werben. Die Mitgliederstruktur diversifizierte sich damit weiter. 1973 erfolgte schließlich die Gründung des DBfK als „Deutscher Berufsverband für Krankenpflege e. V.", der die Nachfolge des Agnes Karll-Verbandes und einiger anderer kleiner freier Schwesternschaften antrat. Die bisherige Organisationsform des Agnes Karll-Verbandes galt als ineffizient und nicht mehr zeitgemäß; auch die Koexistenz verschiedener freier Schwesternschaften war einer wirksamen Interessenvertretung nicht zuträglich. Mit dem DBfK sollte ein moderner und starker Berufsverband geschaffen werden, der mehr Mitglieder ansprach und diese besser in die Arbeit der Organisation einband. Die Umbenennung zum Deutschen Berufsverband für Pflegeberufe erfolgte 1991, um sichtbar den Anspruch auf eine gemeinsame Interessenvertretung aller Pflegeberufe zu dokumentieren. Es blieb jedoch bei der eingeführten Abkürzung DBfK.

Der DBfK sieht sich in Tradition der B.O.K.D. stehend – dazu gehört u. a. die internationale Vernetzung als Mitglied des ICN. Gleichzeitig bedeutete die Gründung des DBfK aber auch einen Bruch mit wichtigen Traditionen. So wurde 1982 erstmals ein Mann, Detlev Hohlin, zum Vorsitzenden des DBfK gewählt – und dies bei einem Geschlechterverhältnis der Mitgliederbasis von sieben Frauen zu einem Mann.

Quellen

Auerbach W (1956) Arbeitszeit gefährdet Krankenpflege. Sanitätswarte 56(11):208–211

Elster R (1965) Ausbildung in Gefahr! Die Agnes Karll-Schwester 19(11):438–439

Friedrich-Schulz M (1928) Werden und Wirken der Reichssektion Gesundheitswesen im Gemeinde- und Staatsarbeiterverband. Verband der Gemeinde- und Staatsarbeiter, Berlin, S 52:59–60

Karll A (1919) Krankenpflege-Organisationen. Unterm Lazaruskreuz 14(13):94–96, hier 96

Unser Programm (14.4.1905). Die Sanitätswarte. Organ zur Vertretung der Interessen des gesamten Personals in Kranken- und Irren-Anstalten, Sanatorien, Heil-, Pflege- und Bade-Anstalten, Massage- und Wasserheil-Instituten, Kliniken, Seebädern ec. 5(8):57–58

Weiterführende Literatur

Elster R (2013) Der Agnes Karll-Verband und sein Einfluss auf die Entwicklung der Krankenpflege in Deutschland. Ein Beitrag zur Geschichte der Pflegeberufe und eines Berufsverbandes, hrsg. vom Deutschen Berufsverband für Pflegeberufe. Mabuse, Frankfurt a. M

Hummel E-C (1986) Krankenpflege im Umbruch (1876–1914). Ein Beitrag zum Problem der Berufsfindung „Krankenpflege". Schulz, Freiburg i. Br

Kreutzer S (2005) Vom „Liebesdienst" zum modernen Frauenberuf. Die Reform der Krankenpflege nach 1945. Campus, Frankfurt a. M., New York

Ley C (2006) Beiträge der Reichssektion Gesundheitswesen im Verband der Gemeinde- und Staatsarbeiter zur Professionalisierung der Pflege zwischen 1918 und 1933. Diplomarbeit am Fachbereich Pflege der Fachhochschule Münster. https://www.yumpu.com/de/document/view/8889017/fachhochschule-munster-christian-leyde. Zugegriffen: 9. Februar 2023

Schmidbaur M (2002) Vom „Lazaruskreuz" zu „Pflege aktuell". Professionalisierungsdiskurse in der deutschen Krankenpflege 1903–2000. Helmer, Königstein/Taunus

12 Pflege und Migration

Urmila Goel

Inhaltsverzeichnis

12.1 Immer wieder Pflegenotstand 179
12.2 Anwerbung von Krankenschwestern aus Kerala in den 1960er-Jahren 180
12.3 Berufliche und gesellschaftliche Integration 184
12.4 Die Familien der Krankenschwestern 185
12.5 Aufenthaltsbeendigung 1977 187
12.6 Neuanwerbungen nach Bedarf 190
12.7 Ausblick 191
Quellen 192
Weiterführende Literatur 192

12.1 Immer wieder Pflegenotstand

Pflegenotstand und Fachkräftemangel sind Schlagworte, die in Bezug auf den Gesundheitssektor regelmäßig zu hören sind. Schon im 19. Jahrhundert gab es aufgrund des Ausbaus von Krankenhäusern einen erhöhten Bedarf an Pflegekräften. Auch in den 1960er-Jahren führte nicht zuletzt der Bau neuer Krankenhäuser dazu, dass der Mangel an Pflegekräften unübersehbar wurde.

Ergänzende Information Die elektronische Version dieses Kapitels enthält Zusatzmaterial, auf das über folgenden Link zugegriffen werden kann https://doi.org/10.1007/978-3-662-69826-6_12.

U. Goel (✉)
Institut für Europäische Ethnologie, Humboldt-Universität zu Berlin, Berlin, Deutschland
E-Mail: urmila.goel@hu-berlin.de

Betten konnten nicht belegt werden, weil niemand sie betreuen konnte. In den 2010er-Jahren stieg der Bedarf an häuslicher 24-Stunden-Pflege, aber auch die Krankenhäuser beklagten wieder einen Mangel an Pflegekräften. Die Corona-Pandemie ab 2020 verschärfte diesen Bedarf.

Gründe für den Fachkräftemangel gibt es viele, und sie wiederholen sich. So entsteht eine erhöhte Nachfrage nach Pflegepersonal durch den Ausbau des Gesundheitssektors, durch demografische Entwicklungen oder durch Krisen wie die Corona-Pandemie. Verschärft wird der Mangel durch unattraktive Arbeitsbedingungen. Der Beruf der Krankenschwester – hierbei ist die weibliche Form Absicht – hat sich weniger als Lohnarbeit entwickelt, sondern eher als religiös motivierter Dienst am Nächsten (vgl. Kap. 10). Nicht angemessene Entlohnung und Arbeitsbedingungen werden als Motivation angesehen, sondern weiblich konstruierte Fürsorglichkeit und Aufopferungswillen (vgl. Kap. 9).

Diese Vorstellung hat auch die Professionalisierung der Pflege und die Ablösung des alten Modells des Gestellungsvertrags, der zwischen den Schwesternschaften und den Krankenhäusern abgeschlossen wurde (vgl. Kap. 10), durch den individuell vereinbarten Arbeitsvertrag überlebt. Zudem führten mindestens seit den 1970er-Jahren verordnete Einsparungen dazu, dass im Verhältnis zur wachsenden Zahl von Patient*innen zu wenig Pflegekräfte angestellt und deren Arbeitsbedingungen schlechter wurden. Der Fachkräftemangel wird so regelmäßig verschärft und insbesondere in Krisen deutlich.

Wann immer der Mangel an Pflegekräften zu groß wird, gibt es Versuche, ihm entgegenzuwirken. Eine wesentliche Stellschraube sind dabei die Verbesserungen der Arbeitsbedingungen und die Erhöhung der Löhne. Der Beruf soll so attraktiver werden, mehr Menschen sollen sich zu Pflegekräften ausbilden lassen und weniger Fachkräfte aus dem Beruf aussteigen. Zudem gab und gibt es Bemühungen, Männer für den Beruf zu werben (vgl. Kap. 9). Ein weiterer Ansatz, den Pflegenotstand abzumildern, ist die Anwerbung von Pflegekräften aus dem Ausland – und das ist der Gegenstand dieses Kapitels.

Seit 2013 verspricht das staatliche Triple-Win-Programm, mit dem in ausgewählten Ländern Pflegekräfte für den deutschen Arbeitsmarkt angeworben werden, einen dreifachen Gewinn für die Arbeitgebenden in Deutschland, die migrierenden Pflegekräfte und deren Herkunftsländer. Agenturen entstehen, um insbesondere aus Osteuropa Pflegekräfte für die 24-Stunden-Pflege zu vermitteln. In den Medien wird diskutiert, ob die Anwerbung ausländischer Pflegekräfte den Mangel in Deutschland lindern kann. Ähnlich war die Situation schon in den 1960er-Jahren. Als trotz der Professionalisierung des Berufs der Krankenschwester und der Bemühungen um männliche Pflegende der Mangel fortbestand, wurde der Blick über die Grenzen gelenkt.

Zuerst galten die Bemühungen Frauen aus europäischen Ländern, doch für sie waren die Arbeitsbedingungen in der Bundesrepublik Deutschland nicht attraktiv. So wurde der Blick weitergeleitet, und schließlich wurden in den 1960er- und 1970er-Jahren einige Tausend junge Frauen aus Südkorea, den Philippinen und dem südindischen Kerala angeworben, wobei die meisten aus Südkorea kamen. Dieses Kapitel diskutiert die Anwerbung von Pflegekräften aus dem Ausland am Beispiel der damaligen Anwerbung aus Kerala, über die es bisher wenig Veröffentlichungen gibt. Dabei finden sich viele Ähnlichkeiten zur Anwerbung aus Südkorea und den Philippinen genauso wie zu jüngeren Anwerbebemühungen.

12.2 Anwerbung von Krankenschwestern aus Kerala in den 1960er-Jahren

Die Migration von Pflegekräften kann nicht aus einer rein (bundes-)deutschen Perspektive erfasst werden. Migration ist immer Teil von gesellschaftlichen, politischen, wirtschaftlichen und institutionellen Entwicklungen an unterschiedlichen geografischen und sozialen Orten rund um die Welt und geprägt von unterschiedlichsten Akteur*innen.

Migrationsregime
Migration vollzieht sich in einem komplexen Zusammenspiel von verschiedenen Akteur*innen. So können Staaten zwar Migrationsregeln erlassen und Behördenvertretende die Einhaltung überwachen, Migrant*innen suchen im Umgang mit diesem Rahmen aber eigene Wege. Zudem sind auch zivilgesellschaftliche Organisationen, Unternehmen etc. daran beteiligt, Migration zu gestalten. Auch gesellschaftliche Vorstellungen über das Wahre und Falsche, die Diskurse, haben einen Einfluss darauf, wie Migration vor sich geht. Wie Migration verlaufen wird, ist daher nicht vollständig steuerbar und nicht vorhersehbar. Das Konzept des Migrationsregimes umfasst dieses komplexe Zusammenspiel unterschiedlicher menschlicher und nichtmenschlicher Akteur*innen sowie Diskurse.

Ein wichtiger Faktor für die Anwerbung von Krankenschwestern aus Asien in den 1960er-Jahren war das Zweite Vatikanische Konzil. Es fand von 1962 bis 1965 in Rom statt. Geistliche aus der ganzen Welt kamen zusammen, um über die Weiterentwicklung von theologischen und kirchlichen Themen zu debattieren. Ein Ergebnis des Konzils war eine verstärkte Internationalisierung der Kirche und eine weitere Stärkung transnationaler kirchlicher Netzwerke. Dies geschah sowohl durch Debatten und Beschlüsse als auch durch Begegnungen und Reisen. Unter anderem kamen indische Geistliche nach Rom und reisten durch Europa und in die Bundesrepublik Deutschland. Sie besuchten kirchliche Einrichtungen und fanden dort Unterkunft. Sie knüpften Verbindungen und erfuhren vom Fachkräftemangel in bundesdeutschen Krankenhäusern.

Dies führte dazu, dass einige von ihnen nach ihrer Rückkehr nach Indien junge Frauen von dort für die Pflege in der Bundesrepublik anwarben. Hierzu gehörten sowohl Ordensschwestern (aus indischen und bundesdeutschen Orden) als auch weltliche Krankenschwestern. Sie kamen als ausgebildete Pflegekräfte oder als Schwesternschülerinnen. Die Anwerbung erfolgte insbesondere in und über kirchliche Einrichtungen.

Auch schon vor dem Zweiten Vatikanischen Konzil hatten indische Geistliche an Treffen in Europa teilgenommen oder waren zum Studium gekommen. So entstanden Kontakte mit dem bundesdeutschen Pfarrer Hubert Debatin, der wohl schon 1959 eine Studienreise nach Kerala unternahm und dabei die Idee entwickelte, junge Frauen von dort für den bundesdeutschen Gesundheitssektor anzuwerben. Hierfür gründete er die Gemeinschaft auf Zeit „The Nirmala Seva Dalam". Deren Ziel war es, kleine Gruppen von jungen Frauen für sechs Jahre in die Bundesrepublik Deutschland zu schicken, damit diese dort in der Pflege ausgebildet werden und arbeiten.

Pfarrer Debatin schloss unter anderem 1965 mit dem baden-württembergischen Innenministerium einen Gestellungsvertrag für die Tätigkeit von 50 Krankenpflegerinnen in psychiatrischen Landeskrankenhäusern ab. Da die Krankenschwestern nicht als Arbeitnehmende, sondern laut der Grundsätze der Gemeinschaft für religiöse und karitative Zwecke kamen, hatte das Bundesministerium für Arbeit und Sozialordnung nichts gegen diese Vermittlung einzuwenden. Der Gestellungsvertrag sicherte allerdings, dass die Arbeitszeit und das Gestellungsgeld an die tariflichen Regeln angepasst waren. Zudem war das gemeinschaftliche Leben der Schwestern zu gewährleisten.

Für die Anwerbung in Indien arbeitete Pfarrer Debatin mit Geistlichen und kirchlichen Strukturen in Kerala zusammen. Diese machten vor Ort Werbung, sorgten für Einführungskurse und die Reise in die Bundesrepublik. Pfarrer Debatin schloss die Verträge mit Krankenhäusern in der Bundesrepublik ab. Dies scheinen überwiegend staatliche Einrichtungen wie die psychiatrischen Landeskrankenhäuser, das städtische Krankenhaus Karlsruhe oder die Universitätskliniken in Heidelberg, Tübingen und Bonn gewesen zu sein. Zudem nahm Pfarrer Debatin das Gestellungsgeld ein, verwaltete es und regelte die Belange der Gemeinschaft. Er wurde so zu einem zentralen Akteur der Anwerbung von Krankenschwestern aus Indien, stand in Kontakt mit Krankenhäusern und staatlichen Stellen. 1968 widmete die Zeitschrift *Die Schwester* eine Ausgabe den aus Indien angeworbenen Krankenschwestern und gab Pfarrer Debatin in einem Interview viel Raum, um seine Perspektive darzustellen.

Die Anwerbung lief aber auch über diverse andere Wege. Klinikleitende reisten nach Indien, Geistliche warben, Orden bauten Netzwerke aus und bereits in Deutschland arbeitende Krankenschwestern holten Verwandte und Bekannte nach. Es gab anders als im Fall von Südkorea und den Philippinen für Indien kein bilateral mit der Bundesrepublik Deutschland abgesprochenes Verfahren für die Anwerbung. Ein solches wurde zwar wiederholt von Seiten der Caritas oder des Auswärtigen Amts gefordert, das wurde aber vom Bundesministerium des Innern verhindert, weil dieses keine Anreize für die Migration schaffen wollte. So gab es kein geordnetes Verfahren und keinen Überblick über die Anwerbungen aus Kerala. Es wurden viele unterschiedliche Anwerbewege verfolgt und individuelle Initiativen ergriffen.

Es gibt auch keine verlässlichen Statistiken, da manche jungen Frauen als Schwesternschülerinnen, andere als ausgebildete Krankenschwestern und wiederum andere als Ordensschwestern einreisten und für diese jeweils unterschiedliche rechtliche Regelungen galten. Nach Schätzungen des Caritasverbandes befanden sich zum Höhepunkt der Beschäftigung Mitte 1976 4000 Krankenschwestern aus Indien, 3500 aus den Philippinen und 8500 aus Südkorea in der Bundesrepublik.

Es war kein Zufall, dass die Anwerbung gerade aus dem südindischen Bundesstaat Kerala erfolgte. Dort gibt es große christliche Gemeinschaften, die nicht durch Kolonialmächte missioniert wurden, sondern sich in ihrer Existenz auf den heiligen Thomas berufen. Das Christentum hat so eine lange Tradition und fest etablierte Strukturen. Die Krankenpflege war schon vor den 1960er-Jahren ein Beruf, der in Kerala vor allem von jungen Christ*innen ausgeführt wurde. Der lange kommunistisch regierte Bundesstaat hatte zudem ein gutes Bildungssystem. Viele ausgebildete Menschen aus Kerala suchten sich Arbeit in anderen Teilen Indiens oder international.

Für die jungen Migrantinnen war der Weg in den Norden Indiens fast genauso weit wie in den Nahen Osten, in die USA oder in die Bundesrepublik. Die Sprache, das Klima, das Essen, die kulturellen Normen, die Landschaft unterschieden sich in jedem Fall von dem ihnen vertrauten Kerala. Die Wege waren weit. Der Unterschied zwischen intra- und internationaler Migration war vor allem, dass für Letztere meist ein Visum sowie Aufenthalts- und Arbeitserlaubnis notwendig waren.

Kerala und die Migration von Krankenschwestern

Der Bundesstaat Kerala liegt ganz im Süden Indiens. Die Sprache Keralas ist Malayalam und die Bewohner*innen werden auch Malayalis genannt. Die wichtigsten Religionen sind in Kerala Hinduismus, Islam und Christentum. In der Krankenpflege arbeiten vor allem Christ*innen. Im Vergleich zum Rest Indiens herrscht in Kerala kein Mangel an Pflegekräften. Viele Fachkräfte aus Kerala suchen sich Arbeit in anderen Teilen Indiens oder im Ausland. Pflegekräfte und Ordensschwestern nehmen insbesondere im Nahen Osten, in Nordamerika und unterschiedlichen europäischen Ländern eine Tätigkeit auf.

Zumeist scheint die Initiative für die Bewerbung von den jungen Frauen selbst ausgegangen zu sein. Einige waren erst 17 Jahre alt, die meisten unverheiratet. Viele berichten in Publikationen und Interviews, dass sie ihre Familien erst davon überzeugen mussten, als Ordens- oder Krankenschwestern in die Bundesrepublik gehen zu dürfen. Hierbei half sicher, dass die Anwerbung über den Familien vertraute kirchliche Strukturen erfolgte. Die Gründe, warum die jungen Frauen diese Möglichkeit ergreifen wollten, waren recht unterschiedlich. Einige schlossen sich einem Orden an, um nach ihrer Zeit in der Bundesrepublik in Nordindien in den Missionsdienst zu gehen. Andere wollten die Welt erkunden und Abenteuer erleben. Viele sahen eine Möglichkeit, ihre Familien finanziell zu unterstützen. Sicher wollten auch einige eingefahrenen Wegen entgehen, wenngleich sie dies nicht offen sagten. Mit nur wenigen Kenntnissen über die Bundesrepublik und die deutsche Sprache machten sie sich auf den Weg. Es war häufig ihre erste Reise aus Kerala heraus.

Lücken in den Quellen und Verschwiegenes

In offiziellen Quellen lassen sich nur die Dinge finden, die aufgezeichnet werden sollten. Mit den Mitteln der Oral History (vgl. Kap. 2) kann Zugang zu manchem gefunden werden, das in Aufzeichnungen ausgelassen wurde. Aber auch über die Erinnerungsinterviews lässt sich nur Sagbares erfahren. Auch die Erzählenden entscheiden bewusst und unbewusst, was sie wie erzählen. Insbesondere Gedanken und Handlungen, die nicht der Norm entsprechen, sind daher schwer explizit in den Quellen zu finden. Die Lücken können Forschende über Annäherungen sowie durch explizites Thematisieren im Gespräch mit Zeitzeug*innen tastend füllen. Dieses Kapitel basiert auf vielen autobiografischen Erzählungen und macht informierte Versuche, Verschwiegenes darzustellen.

Zu verschiedenen Zeitpunkten wurde über die Anwerbung der jungen Frauen in die Bundesrepublik, aber auch in andere Länder (insbesondere Italien) in indischen Medien kritisch berichtet. Die Arbeitsbedingungen, denen die jungen Frauen ausgesetzt waren, wurden als sklavenähnlich skandalisiert. 1970 berichtete auch der *Spiegel* über diese Vorwürfe und kritisierte die Beteiligung von Pfarrer Debatin. Bundesdeutsche Ministerien berieten verschiedentlich hierüber und Pfarrer Debatin nahm Stellung. Generell gab es von staatlichen indischen Akteur*innen wenig Unterstützung für die Anwerbung. Der „Indian Nursing Council" äußerte sich sehr zurückhaltend zur Anwerbung und verweigerte eine generelle Anerkennung der bundesdeutschen Krankenpflegeexamina.

Die Anwerbung der Krankenschwestern aus Asien beschäftigte immer wieder deutsche Ministerien. Ein interministerieller Arbeitskreis zu außereuropäischen Arbeitnehmenden setzte sich in den 1960er- und 1970er-Jahren wiederholt mit dem Thema auseinander. Aus den Akten wird deutlich, dass dabei unterschiedliche politische und wirtschaftliche Interessen aufeinandertrafen. Die Krankenhäuser brauchten Pflegekräfte, das Auswärtige Amt war um das Ansehen der Bundesrepublik besorgt, das Ministerium für wirtschaftliche Zusammenarbeit wollte die Prinzipien der Entwicklungshilfe aufrechterhalten, der Bundesanstalt für Arbeitsvermittlung und Arbeitslosenversicherung ging es um die korrekte Vermittlung von Arbeitskräften und das Bundesministerium des Innern hatte Angst davor, dass angeworbene Pflegekräfte in der Bundesrepublik bleiben wollten. Auch aus den Konsulaten gab es solche Stimmen. Für die Interessen der angeworbenen Pflegekräfte aus Asien setzte sich vor allem der Caritasverband ein.

Die Anwerbung der Krankenschwestern widersprach der in den 1960er- und 1970er-Jahren restriktiven, rassistischen Einwanderungspolitik der Bundesrepublik Deutschland. Diese verstand sich nicht als Einwanderungsland und wollte insbesondere die Zuwanderung nichteuropäischer Migrant*innen, genauer jener aus dem globalen Süden (Afrika, Asien und Südamerika), verhindern. Auf dieser Basis war es nicht einfach, Ausnahmeregelungen zur Entlastung des bundesdeutschen Gesundheitssektors zu finden. Hierbei half es, die Arbeit der Schwestern der Gemeinschaft „The Nirmala Seva Dalam" als karitativ und nicht als Berufstätigkeit zu verstehen. Es wurde aber auch argumentiert, dass es sich nicht um eine Anwerbung, sondern um eine Maßnahme der Entwicklungshilfe handelte, bei der die jungen Frauen für ihr Herkunftsland ausgebildet werden würden. Dies stand im Widerspruch zum Desinteresse des indischen Staates an der Anwerbung sowie an der fehlenden Anerkennung der bundesdeutschen Pflegeexamina in Indien. Diese unauflösbaren Widersprüche führten dazu, dass der interministerielle Arbeitskreis immer wieder die gleichen Fragen debattieren musste.

Rassismus und Sexismus
Rassismus ist durch vier Punkte gekennzeichnet: Erstens werden Menschen aufgrund bestimmter physiognomischer und/oder sozialer Merkmale differenziert und diese einer spezifischen natio-ethno-kulturellen Herkunft zugeschrieben (Prozess der Rassifizierung). Zweitens werden die als anders definierten Merkmale mit einer

unterstellten kollektiven Mentalität der als anders definierten Menschen verbunden. Drittens werden die als anders Definierten abgewertet und das Eigene als überlegene Norm definiert. Viertens besteht die Macht, diese Ausgrenzungspraxen gesellschaftlich durchzusetzen und als legitime (und natürliche) Form der Differenzierung anzusehen. Die (Re-)Produktion von Rassismen bedarf daher keiner absichtlichen Handlung.

Rassismus und Sexismus sind eng miteinander verflochten. Die Zuschreibungen zu den anderen Männern und anderen Frauen unterscheiden sich. Dem Konstrukt Asiat*innen wird in Deutschland Feminität zugeschrieben. Insbesondere asiatische Frauen werden als zurückhaltend, fürsorglich und immer lächelnd konstruiert. In dieser Zuschreibung stehen sie der deutschen Dominanzgesellschaft willenlos zur Verfügung. In dem Konstrukt der asiatischen Frau kommen rassistische und sexistische Abwertungen zusammen. In der Folge werden sie nicht als selbstständig handelnde Individuen betrachtet, sondern als zu bevormundende Mädchen, die einer paternalistischen Führung bedürfen.

12.3 Berufliche und gesellschaftliche Integration

Die Art und Weise, wie die angeworbenen jungen Frauen aus Kerala an ihren Ausbildungsstätten, Arbeitsplätzen und Wohnorten aufgenommen wurden, unterschied sich je nachdem, wie sie angeworben wurden. Jene, die einzeln durch die Vermittlung von Verwandten und Bekannten in die Bundesrepublik kamen, hatten ihre privaten Netzwerke, um Unterstützung zu bekommen. Arbeitgebende, die sich selbst um die Rekrutierung gekümmert hatten, unterschieden sich darin, welche Arbeitsbedingungen sie anboten und wie sie die Migrant*innen unterstützten. Die religiösen Orden hatten klare Regeln, in die sich die Ordensschwestern einordnen mussten und von denen sie Unterstützung erfuhren. Die durch das Zweite Vatikanische Konzil beförderten Internationalisierungsprozesse ermöglichten zudem transnationale Mobilität innerhalb von Ordensstrukturen.

Pfarrer Debatin gab der Gemeinschaft „The Nirmala Seva Dalam" sehr strenge Regeln, die auch das Privatleben der Schwestern regelten und ihnen wenig Raum für Individualität ließen. Sie sollten sich der Gemeinschaft unterordnen, arbeiten und nicht zu sehr auf das Leben in der Bundesrepublik einlassen, um ihre Rückkehr nach Indien nicht zu gefährden. So wurde ihnen vorgeschrieben, in der Freizeit den indischen Sari zu tragen und nicht ohne Einverständnis der Gemeinschaft private Kontakte einzugehen. Betreut wurden sie in der Regel von Schwestern des Deutschen Roten Kreuzes.

Auch der Caritasverband und die katholische Kirche sowie zu einem geringeren Grad auch die Diakonie kümmerten sich um die Betreuung von aus Asien angeworbenen Krankenschwestern. In Köln richtete der Caritasverband Beratungsstellen für indische, südkoreanische und philippinische Migrant*innen ein. Sozialarbeitende, die aus den Herkunftsländern stammten, wurden angestellt, um sich für die Interessen der Krankenschwestern gegenüber Arbeitgebenden und Behörden einzusetzen. So intervenierten sie zum Beispiel, wenn Krankenhäuser Absprachen nicht einhielten. Sie kümmerten sich auch um persönliche und soziale Probleme, die sich im Rahmen von Migration ergeben konnten.

Zudem waren der Caritasverband und die katholische Kirche darum bemüht, dass die jungen Frauen ihrem Herkunftsland und dessen kulturellen Praxen verbunden blieben. Da die Institutionen grundsätzlich davon ausgingen, dass der Aufenthalt in der Bundesrepublik nur vorübergehend war, sollten die Migrant*innen nicht zu sehr „verwestlichen" und das, was als ihre Kultur angesehen wurde, bewahren. Hierfür wurden Orte der Begegnung und der kulturellen Praxis geschaffen sowie Zeitschriften in den Herkunftssprachen herausgebracht. Schließlich sorgte die katholische Kirche dafür, dass indische Geistliche eingestellt wurden, die in Malayalam, der Sprache Keralas, und nach dortiger Liturgie Gottesdienste anboten und sich um seelsorgerische Belange kümmerten.

Wie Pfarrer Debatin, der Caritasverband und die katholische Kirche gingen auch die Krankenhäuser und staatliche Stellen davon aus, dass der Aufenthalt in der Bundesrepublik vorübergehend sein würde. Daher sollten sich die Migrant*innen auch nicht zu sehr einleben, nicht Beziehungen mit lokalen Personen eingehen und zu eigenständig werden. Als am Universitätsklinikum Tübingen von Pfarrer Debatin vermittelte Krankenschwestern aus Indien anfingen, sich über Arbeitsbedingungen zu beschweren, wurde dies unter anderem ihrer zu starken Interaktion mit Kolleg*innen zugeschrieben.

Aus den Grundsätzen der Gemeinschaft „The Nirmala Seva Dalam" und offiziellen Akten wird deutlich, dass den jungen Migrant*innen kaum eigene Handlungsmacht zugestanden wurde. Sie wurden meist als Mädchen bezeichnet und dementsprechend paternalistisch behandelt. Die Organisierenden meinten, besser als die Migrant*innen zu wissen, was in deren Interesse war und wie dieses zu erreichen war. Zudem gab es viele Annahmen über ihre auf Indien zugeschriebene Mentalität, die es besonders schwer machen würde, sich in der Bundesrepublik einzuleben, oder die sie unselbstständig mache.

Angeworben wurden nicht Menschen mit unterschiedlichen Bedürfnissen und Interessen, sondern Arbeitskräfte, die gleichzeitig mit rassistischen und sexistischen Projektionen versehen wurden. Hierfür steht auch die Bezeichnung "Engel", die in den Quellen mit Bezug auf die angeworbenen Frauen immer wieder auftaucht. Die Krankenschwestern aus Asien wurden, auch in offiziellen Dokumenten, als besonders fürsorglich, aufopfernd und für diese Tätigkeit gemacht sowie dauerlächelnd und von den Patient*innen geliebt dargestellt. Diese auf der Oberfläche positiven Zuschreibungen bauten auf festgefügten rassistischen Zuschreibungen über asiatische Frauen auf und entmenschlichten sie. Engel haben keine Bedürfnisse, sie sind nur für andere da.

Für die meisten der jungen Frauen war die erste Zeit in der Bundesrepublik eine Herausforderung. Vieles war ungewohnt: das Klima, das Essen, die Sprache, kulturelle Normen, Wohnformen etc. Die Bedingungen in den Krankenhäusern waren unterschiedlich, in allen Fällen mussten die Migrantinnen aber auch hauswirtschaftliche Tätigkeiten wie Putzen ausführen, die in ihrem Herkunftsland nicht von Krankenschwestern übernommen wurden. Zudem war es in vielen Fällen das erste Mal, dass die jungen Frauen so lange von ihrer Familie getrennt waren. Die Möglichkeiten, Kontakt mit Indien zu halten, waren sehr eingeschränkt, zeitaufwendig oder teuer. So gab es auch viel Heimweh.

Mit diesen Folgen einer Migration konnten die angeworbenen Krankenschwestern unterschiedlich gut umgehen. Sozialarbeitende berichten davon, dass es zu Depressionen und auch Suiziden kam. Einige Frauen wurden nach Kerala zurückgebracht, aufgrund von Krankheit oder weil sie sich den Regeln widersetzten. Der größte Teil der Migrantinnen aber fand Wege, sich einzuleben. Sie bildeten sich in ihrem Beruf weiter und machten Karriere. Ihre Arbeitgebenden und Kolleg*innen schätzten sie. Sie bauten Netzwerke mit anderen Frauen aus Kerala auf und bildeten Freundschaften darüber hinaus.

12.4 Die Familien der Krankenschwestern

Die meisten der angeworbenen Frauen aus Kerala waren – wie bereits erwähnt – sehr jung, als sie in die Bundesrepublik kamen, zum Teil erst 17 Jahre alt. Die meisten kamen aus christlichen Mittelklassefamilien aus den ländlichen Regionen Keralas. Meist hatten sie mehrere Geschwister. Eine Motivation für den weiten Weg in die Bundesrepublik war, ihre Familien in Kerala finanziell zu unterstützen. So schickten die meisten einen erheblichen Teil ihres Gehaltes nach Indien, insbesondere um die Ausbildung und Heirat von Geschwistern zu finanzieren.

In der Regel waren die jungen Frauen unverheiratet. Die Anwerbenden in der Bundesrepublik sorgten, soweit sie konnten, mit Regeln dafür, dass sie ledig blieben. Viele der Migrantinnen kamen aus konservativen, christlichen Familien, in denen Sexualität ein Tabuthema war. Auch über 50 Jahre nach der Anwerbung wird wenig über Sexualität gesprochen. Trotzdem waren es junge Frauen, die, selbst wenn sie in der Freizeit weitgehend unter sich blieben, bei der Arbeit Kontakt mit männlichen Kollegen und Patienten hatten. So kam es auch zu Beziehungen mit Männern aus der Bundesrepublik, aus Kerala oder anderen indischen Bundesstaaten bzw. mit sonstigen Migranten sowie zu einzelnen Beziehungen mit Frauen, über die noch weniger gesprochen wurde. Manche dieser Beziehungen führten zu einer Eheschließung, die zu unterschiedlichen Graden von den Herkunftsfamilien (beider Ehepartner*innen) unterstützt wurde.

Der Status der Krankenschwestern auf dem Heiratsmarkt in Kerala war ambivalent. Zum einen wurde ihnen misstraut, da sie der Kontrolle der Gemeinschaft entzogen waren. Zum anderen verdienten sie gut und eröffneten die Möglichkeit für einen Ehepartner, zu migrieren. Trotz der Vorbehalte gingen die meisten Krankenschwestern aus Kerala daher eine arrangierte Ehe ein. Entsprechend den damaligen Regeln über das Arrangement von Ehen annoncierten ihre Eltern, dass sie nach geeigneten Partnern für ihre Töchter suchten. Eltern von heiratsfähigen Männern, die meist einen Hochschulabschluss hatten, reagierten hierauf.

Wie weit die Krankenschwestern und ihre potenziellen Ehepartner in den Prozess der Partner*innenwahl einbezogen waren, unterschied sich von Familie zu Familie. Für viele der jungen Frauen war dies der unterhinterfragte, normale Weg zu einer Heirat. Für etliche war es eine Praxis, die sie akzeptierten. Einige werden sich auch zu einer Zustimmung gezwungen gesehen haben. Die Hochzeiten fanden in der Regel während Urlaubsaufenthalten der Krankenschwestern in Kerala statt.

Die deutschen Behörden fanden diese Praxis problematisch. Hatten staatliche Vertreter*innen am Anfang der Anwerbung noch argumentiert, dass diese fragwürdig sei, weil die jungen Frauen dadurch die Möglichkeit einer arrangierten Ehe verlören, befürchteten sie nun, dass durch Eheschließungen immer mehr Menschen aus Kerala in die Bundesrepublik kämen. So regte das deutsche Konsulat in Madras an, den Familiennachzug zu verhindern. Grundsätzlich galt aber, dass Migrant*innen in der Bundesrepublik das Recht hatten, dass ihre Ehepartner*innen zu ihnen zogen. Allerdings wurde den nachziehenden Ehepartner*innen in den ersten Jahren eine Arbeitserlaubnis verweigert.

Im Falle der Krankenschwestern aus Indien führten diese restriktiven Einwanderungsregelungen zu unterschiedlichen Umgangsweisen. Manche Frauen gingen zurück nach Kerala, um dort mit ihren Ehemännern zu leben. Andere migrierten mit ihren Männern in andere Länder, wo sie beide arbeiten konnten. Einige führten transnationale Ehen, bei denen die Ehepartner*innen in verschiedenen Ländern arbeiteten und lebten. Viele der Ehemänner aber kamen trotz der restriktiven Regelungen in die Bundesrepublik, vermutlich in der Hoffnung, dass sie doch arbeiten oder sich weiter qualifizieren konnten. Dies gelang aber den wenigsten, und so kam es zu einer sowohl für die Bundesrepublik als auch für Kerala ungewöhnlichen familiären Aufteilung von Arbeit.

Die Krankenschwestern gingen weiter ihrem Beruf nach, verdienten das Familieneinkommen und machten auch Karriere. Sie kannten sich zudem in der Bundesrepublik besser aus und beherrschten die Sprache besser als ihre Männer. Diese konnten die ihnen (sowohl in der Bundesrepublik als auch in Kerala) zugewiesene Rolle als Ernährer nicht erfüllen. Sie konnten zudem nicht ihre erworbenen Qualifikationen einsetzen. Stattdessen übernahmen viele von ihnen die Hausarbeit (Kochen, Putzen, Einkaufen) und sorgten für die Kinder, die bald geboren wurden. Die Krankenschwestern unterstützten sie hierbei. Sobald die Männer arbeiten durften, wurden häufig wieder traditionellere Arbeitsaufteilungen gewählt. Allerdings hatte die lange Zeit der erzwungenen Erwerbslosigkeit die meisten Männer dequalifiziert, und so konnten viele nur in wenig qualifizierten Berufen, häufig in Krankenhäusern und mit einem geringeren Status als ihre Frauen, arbeiten. Das Einkommen der Krankenschwestern blieb meist unersetzlich, insbesondere da nun beide Herkunftsfamilien finanzielle Unterstützungen erwarteten.

Auch wenn, insbesondere als sie erwerbslos waren, die Männer Hausarbeiten und Kinderbetreuung übernahmen, bedeutete die Familiengründung für die Krankenschwestern eine weitere Belastung. Viele erzählen davon, dass sie lange Zeit Nachtschichten übernahmen, um tagsüber für ihre Kinder zu sorgen, und so kaum Schlaf bekamen. Viele Familien engagierten auch bundesdeutsche Tagesmütter, um eine Betreuung der Kinder zu sichern. Manche schickten ihre Kinder nach Kerala, damit sie dort versorgt würden, und holten sie zurück, wenn sie die Trennung nicht mehr ertragen konnten.

Insbesondere die Männer engagierten sich zudem darin, eine Infrastruktur für Kerales*innen in der Bundesrepublik zu schaffen. Sie gründeten Kultur- und Sportvereine, engagierten sich in Kirchengemeinden, organisierten Familienfreizeiten, gaben Zeitschriften heraus und gründeten Malayalam-Schulen für ihre Kinder. So sorgten sie dafür, dass keralesische Gemeinschaften entstanden.

12.5 Aufenthaltsbeendigung 1977

Im Jahr 1973 beschloss die Bundesrepublik Deutschland einen Anwerbestopp für ausländische Arbeitnehmende. Die Anwerbung von Krankenschwestern aus Asien war davon nicht direkt betroffen. Aber die in der Bundesrepublik lebenden Migrant*innen bekamen die immer restriktiver werdende Migrationspolitik zu spüren. So berichtet eine Sozialarbeiterin in einem Erinnerungsinterview, dass es Schwierigkeiten mit Ausländerbehörden gab und sie nach Wegen des Umgangs suchte. Ziel der staatlichen Akteur*innen war nicht nur die Begrenzung der Zuwanderung, sondern auch die Reduktion der in der Bundesrepublik lebenden Menschen aus Afrika, Asien und Südamerika.

Zudem entschärfte sich der Mangel an Pflegefachkräften. Die Wochenzeitung *Die Zeit* berichtete 1976, dass es mehr inländische Bewerbende auf Ausbildungsplätze gab als Plätze. Die angeworbenen Pflegekräfte wurden nicht mehr gebraucht, um einen Pflegenotstand abzumildern. Zudem galt nach § 19 des Arbeitsfördergesetzes, dass Bewerbende mit bundesdeutscher Staatsbürger*innenschaft bei einer beantragten Weiterbeschäftigung bevorzugt werden mussten. Diese Regel galt zwar nur für jene angeworbenen Krankenschwestern, die weniger als fünf Jahre in der Bundesrepublik gearbeitet hatten. Aber auch Migrant*innen, die schon länger an bundesdeutschen Krankenhäusern tätig waren, wurde in der Folge die Verlängerung der Arbeitserlaubnis widerrechtlich verwehrt. Zudem begannen die Ausländerbehörden im angeblichen Interesse der Bundesrepublik damit, Aufenthaltsgenehmigungen nicht zu verlängern. Diese waren aber eine Voraussetzung für die Erteilung einer Arbeitserlaubnis. Spätestens Ende 1976 fingen Behörden an, angeworbenen Pflegekräften mitzuteilen, dass ihre Arbeitserlaubnisse und Aufenthaltsgenehmigungen nicht verlängert werden würden.

Diese unvorhergesehene Beendigung ihres Aufenthalts in der Bundesrepublik traf die Krankenschwestern aus Kerala, Südkorea und den Philippinen überraschend. Auch wenn die meisten von ihnen damals noch vorhatten, in ihre Herkunftsländer zurückzukehren, war der richtige Zeitpunkt hierfür noch nicht gekommen. Sie wollten erst noch mehr Geld verdienen, um ihre Familien zu unterstützen und sich eine Zukunft im Herkunftsland aufzubauen. Zudem hatten viele der Krankenschwestern aus Kerala in der Zwischenzeit ihre Ehemänner nachgeholt und eine familiäre Existenz in der Bundesrepublik aufgebaut. Von Kolleginnen, die nach Indien zurückgekehrt waren, wussten sie, dass das bundesdeutsche Krankenpflegeexamen dort in der Regel nicht einfach anerkannt wurde, es dort zudem wenig offene Stellen für Krankenschwestern gab und sie daher bei Rückkehr von Arbeitslosigkeit bedroht sein würden.

Zudem war sicher für etliche der jungen Frauen eine Motivation für die Migration auch gewesen, sich aus etablierten Verpflichtungen zu lösen und ihr Leben freier zu gestalten. Bei einer Rückkehr nach Kerala drohte ihnen, wieder in diese Pflichten eingebunden zu werden und viele Freiheiten zu verlieren. In jedem Fall würden sie ihren erworbenen Status im Arbeitsmarkt verlieren und ihre sozialen Bezüge in der Bundesrepublik aufgeben müssen.

So begann kurz nach den Ankündigungen der Aufenthaltsbeendigungen der Widerstand gegen diese. Er wurde allerdings nicht gemeinsam von den aus Asien angeworbenen Krankenschwestern organisiert, sondern erfolgte nach Herkunftsländern getrennt. Die aus Indien angeworbenen Pflegekräfte nutzten für ihren Widerstand insbesondere die kirchlichen Strukturen, die sie von Anfang an unterstützt hatten. So schickte der Caritasverband in Freiburg schon Anfang 1977 ein Memorandum im Namen von in Baden-Württemberg tätigen Krankenschwestern aus Indien an die baden-württembergische Ministerin für Arbeit, Gesundheit und Sozialordnung sowie den Innenminister.

Ähnliche Memoranden wurden später in Nordrhein-Westfalen mit Unterstützung der von der Caritas bzw. der Kirche eingestellten Sozialarbeitenden verfasst und an Ministerien, Behörden, kirchliche Stellen und die Medien verschickt. Die Memoranden betonten zum einen die aufopferungsvolle, fürsorgliche Tätigkeit der Krankenschwestern für deutsche Kranke und zum anderen die existenziellen Probleme, die die sofortige Rückkehr für sie bedeuten würde. Sie beriefen sich damit weniger auf Rechte, sondern appellierten vielmehr an die Fürsorgepflicht der deutschen Behörden. Dies spiegelte sich auch in den Presseberichten hierzu wider, in denen Unverständnis darüber geäußert wurde, dass die beliebten Krankenschwestern plötzlich gehen sollten.

Exemplarische Quellenanalyse
Im Politischen Archiv des Auswärtigen Amtes findet sich ein Brief des „Caritasverbands für die Erzdiözese Freiburg e. V." vom 4. Februar 1977 an die Landesministerin für Arbeit, Gesundheit und Sozialordnung in Baden-Württemberg. In der Anlage des Briefes gibt es eine zweiseitige Stellungnahme von in Baden-Württemberg tätigen Krankenpflegekräften, die sie als „Memorandum" bezeichneten und die vom Caritasverband an die Ministerin weitergeleitet und unterstützt wurde. Eine ähnliche, auch „Memorandum" genannte Stellungnahme findet sich in einer Dokumentation der Zeitschrift *Meine Welt* vom September 1977.

Zwischen den Memoranden gibt es zwei wesentliche Differenzen: Zum einen deuten die Formulierungen darauf hin, dass das in der Zeitschrift dokumentierte Memorandum an eine spezifische Kommune oder Ausländerbehörde gerichtet war, auch wenn es keine Adressat*in enthält. Zum anderen fehlen die Namen der Unterzeichnenden. In der Dokumentation von *Meine Welt* finden sich zudem Memoranden, die im April und Mai in Nordrhein-Westfalen an Verantwortliche der katholischen Kirche geschickt wurden. Diese beschreiben mit jeweils anderen Wortlauten ähnliche Themen wie das Memorandum aus Baden-Württemberg. Zudem sind auch sie von Sozialarbeitenden des Caritasverbands mitverfasst und unterschrieben.

Das Memorandum aus Baden-Württemberg vermittelt ein paar Informationen über die Anwerbung von Krankenschwestern aus Kerala in das süddeutsche Bundesland. Die Verfasser*innen gehen davon aus, dass etwa 400 aus Indien angeworbene Pflegekräfte dort tätig sind, wobei die meisten aus Kerala stammen und christlichen Glaubens sind. Die meisten von ihnen befinden sich seit drei bis zehn Jahren in der Bundesrepublik, manche länger.

Der Anlass für das Memorandum ist, dass in mehreren baden-württembergischen Städten Pflegekräften aus Indien angekündigt wurde, dass ihre Aufenthalts- und Arbeitsgenehmigungen nicht verlängert werden würden. Aufgrund der Formulierung, dass dies nach Kenntnis der Verfasser*innen ein einmaliges „Vorgehen von Ausländerbehörden … in der Bundesrepublik" sei, lässt sich vermuten, dass diese Praxis zuerst in dem südwestlichen Bundesland vollzogen wurde. Dies passt auch dazu, dass die Memoranden in Nordrhein-Westfalen etwa drei Monate später verfasst wurden.

Deren Inhalte deuten zudem darauf hin, dass dort vor allem Pflegekräften in Ausbildung ein Ende des Aufenthalts nach Abschluss ihrer Ausbildung angekündigt wurde. Ob auch andere in Nordrhein-Westfalen von der Ankündigung betroffen waren oder nur befürchteten, dass es sie betreffen könnte, wird nicht deutlich.

Aus der Argumentation der Memoranden lässt sich schließen, dass die Ausländerbehörden die angekündigte Beendigung des Aufenthalts mit der hohen Arbeitslosigkeit in der Bundesrepublik begründeten und behaupteten, dass die Pflegekräfte aus Indien aus entwicklungspolitischen Gründen in die Bundesrepublik gekommen waren. Zumindest argumentieren alle drei Memoranden gegen diese Begründungen.

Das baden-württembergische Memorandum führt aus, dass die Pflegekräfte nicht aus entwicklungspolitischen Gründen gekommen seien, sondern weil es in der Bundesrepublik einen gravierenden Fachkräftemangel gab. Kliniken und die Kirche waren in die Anwerbung eingebunden. Der Staat hat sie zumindest geduldet. Die Verfasser*innen weisen darauf hin, dass sie ihre Aufgaben zuverlässig und auf neuestem Stand erfüllen. Zudem hätten sie ihre Beiträge zu den Sozialversicherungen geleistet.

Auf dieser Basis entwickeln die Verfasser*innen verschiedene Argumente, weshalb die angekündigte Aufenthaltsbeendigung nicht angemessen, nicht verhältnismäßig und nicht zumutbar sei. Hierfür gehen sie insbesondere auf diejenigen Härten ein, die die Pflegekräfte bereits durchlebt haben, und jene, die ihnen drohen, wenn sie nach Indien zurückkehren müssen.

Sie erklären, dass sie einen Teil ihres Lebens für die Kranken in der Bundesrepublik geopfert hätten, obwohl der Aufenthalt hier für sie nicht einfach gewesen sei, sie sich auf einen neuen Lebensstil hätten einstellen müssen und sie mit Problemen konfrontiert worden wären. Durch ihre Arbeit mit Menschen hätten sie es aber geschafft und seien wirtschaftlich und sozial gut integriert.

Das Ziel ihres Aufenthaltes in der Bundesrepublik sei die Rückkehr nach Indien, um dort eine eigene Existenz aufzubauen. Bis dahin müssten sie ihre Familien in Indien unterstützen, da diese finanziell schlecht gestellt seien. Für die Rückkehr hätten sie bisher noch nicht genug Geld sparen können, auch weil ihre Ehemänner keine Arbeitserlaubnis erhalten hätten. Die Verfasser*innen bedienen hierbei bundesdeutsche Bilder über das arme Indien, um so Empathie zu erzeugen.

Zudem argumentieren sie, dass sie zum jetzigen Zeitpunkt keine berufliche Perspektive in Indien hätten. Ihre bundesdeutsche Ausbildung würde nicht anerkannt, sie hätten die Altersgrenze für eine Neueinstellung bereits überschritten und die Arbeitslosigkeit wäre hoch. Dabei verweisen sie auch auf die Verantwortung des bundesdeutschen Staates hierfür, da dieser es versäumt habe, Vereinbarungen mit Indien zu treffen.

Die Beendigung ihres Aufenthaltes wäre unverhältnismäßig, da dadurch die Arbeitslosigkeit in der Bundesrepublik nicht signifikant verringert werden könnte, sie aber in existenzielle Nöte kommen würden. Dabei appellieren die Verfasser*innen an die Menschlichkeit der staatlichen Akteur*innen und arbeiten auch mit rhetorischen Fragen.

Die Verfasser*innen nutzen so sowohl Fakten und Klarstellungen als auch eine Emotionalisierung der Folgen der Aufenthaltsbeendigung und moralische Appelle an die Lesenden. Dabei reproduzieren sie unter anderem das Bild der aufopferungsvollen Pflegekraft als auch des armen Indien, um ihre Selbstlosigkeit und die Empathielosigkeit der Maßnahme zu betonen. Sie sprechen so die Fürsorgeaufgabe des Staates an.

In seinem Begleitbrief greift der Caritasverband ähnliche Argumentationsstrategien auf. Zum einen führt er aus, dass der Staat die Anwerbung der Pflegekräfte zur Behebung des Personalmangels jahrelang geduldet habe, zum anderen appelliert er an Prinzipien der Menschlichkeit.

Dass dieses Memorandum es in das Politische Archiv des Auswärtigen Amtes geschafft hat, zeigt, dass unterschiedliche staatliche Akteur*innen sich mit den Anliegen der Pflegekräfte beschäftigen mussten.

Hintergrund

Das baden-württembergische Karlsruhe gehörte zu den Orten, an denen die Behörden schon früh Aufenthaltsbeendigungen angekündigt hatten. Es muss schon Anfang 1977 Zeitungsberichte dazu gegeben haben, denn auf diese berief sich eine Privatperson, die über 7000 Unterschriften für den Verbleib der Pflegekräfte aus Indien gesammelt hatte und im Februar an den Caritasverband Freiburg sowie an den Bundesaußenminister Briefe schickte. Während die Person an das Auswärtige Amt Dokumente zu dem Fall eines Krankenpflegers aus Indien sandte, zog sie im Brief an den Caritasverband Vergleiche zu kolonialen Praktiken. Sie nutzte so andere Argumentationsstrategien als die Memoranden, kritisierte aber auch unmenschliche Praktiken.

Aufgrund des Widerstands gegen die angekündigten Maßnahmen mussten sich die unterschiedlichsten Behörden und Ministerien auf Landes- und Bundesebene damit beschäftigen. In den Akten wird deutlich, dass die staatlichen Akteur*innen dabei wieder unterschiedliche Positionen vertreten haben. Die restriktiven Politiken wurden vor allem von den Ausländerbehörden und Innenministerien vertreten. Andere staatliche Akteur*innen plädierten für eine Abwägung der Einzelfälle und einen liberaleren Umgang. Ein vieldiskutiertes Thema war die fehlende Anerkennung der bundesdeutschen Krankenpflegeexamina in Indien. Verschiedene Versuche wurden unternommen, eine solche Anerkennung zu erreichen. Unter anderem wurde diskutiert, ob die Krankenschwestern, die nach Indien zurückkehren sollten, Zusatzausbildungen, insbesondere für die Geburtshilfe, erhalten könnten. In diese Diskussionen waren auch der Caritasverband und die Deutsch-Indische Gesellschaft e. V. eingebunden.

Die fehlende Anerkennung der Examina war nicht nur ein Problem, weil die zurückkehrenden Krankenschwestern ihre Qualifikation in Indien nicht nutzen konnten. Sie drohte auch das immer wieder von staatlichen Akteur*innen genutzte Argument, dass es sich nicht um eine Anwerbung von Arbeitskräften, sondern um Entwicklungshilfe gehandelt habe, ad absurdum zu führen. Dass dies ein vorgeschobenes Argument war, wurde unter anderem vom Kölner Caritasdirektor Josef Koenen deutlich geäußert.

Inwiefern die Ankündigung der Aufenthaltsbeendigung tatsächlich zu einem Verlassen der Bundesrepublik geführt hat, unterschied sich von Region zu Region stark, da es von der Umsetzung der gesetzlichen Regelungen durch lokale Behörden abhing. Der Caritasverband ging 1978 davon aus, dass sich die Zahl der Pflegekräfte aus Südkorea in Bayern von 1975 bis Ende 1977 um mehr als die Hälfte und in Baden-Württemberg um etwa ein Drittel reduziert hatte. Gleichzeitig sank die Zahl der Krankenschwestern aus Indien in den beiden Bundesländern um etwa die Hälfte und in Nordrhein-Westfalen um knapp ein Drittel. Auch die Zahl der Pflegekräfte aus den Philippinen war in Nordrhein-Westfalen von 1976 bis 1977 um etwa ein Drittel zurückgegangen. Der Caritasverband schätzte, dass insgesamt zwischen dem Höhepunkt der Beschäftigung 1976 bis Anfang 1978 etwa 4000 bis 5000 Krankenschwestern aus Asien die Bundesrepublik verlassen mussten, was einem Viertel bis einem Drittel der 1976 Beschäftigten entsprach.

In Baden-Württemberg scheinen vor allem die mit bundesdeutschen Staatsbürgern verheirateten Krankenschwestern geblieben zu sein. Manche entgingen der Rückkehr nach Indien auch dadurch, dass sie in die Schweiz zogen, wo es einen Bedarf an Pflegekräften gab. In Nordrhein-Westfalen wiederum scheint die Aufenthaltsbeendigung weniger konsequent umgesetzt worden zu sein. Dort entwickelten sich in den folgenden Jahren verschiedene keralesische Gemeinschaften. Die Krankenschwestern arbeiteten weiter in den Krankenhäusern, oft bis zu ihrem Renteneintritt. Viele kehrten nicht nach Kerala zurück, da sie die längste Zeit ihres Lebens in Deutschland verbracht hatten, das ihnen und ihren Kindern zum Zuhause geworden war.

12.6 Neuanwerbungen nach Bedarf

Die restriktive Migrationspolitik und die rechtlichen Regelungen bildeten den eingeschränkten Rahmen, in dem die Krankenschwestern aus

Kerala und ihre Familien in der Bundesrepublik leben und arbeiten sollten. Innerhalb des Rahmens konnten die Migrant*innen aber agieren und an einigen Stellen auch dessen Grenzen ausweiten. In der Bundesrepublik lebende Menschen aus Kerala bemühten sich von Anfang an, Verwandte und Bekannte nachzuholen. Sie organisierten Arbeits- oder Ausbildungsplätze und halfen bei behördlichen Hürden. Auch nach 1977 geschah dies weiterhin. Auf individueller Ebene ließen sich Arrangements finden, wie Migration gelingen konnte, auch wenn das Erlangen eines Visums zwischenzeitlich fast verunmöglicht wurde. Zudem folgten auf die Zeit des gesättigten Arbeitsmarkts für Pflegekräfte auch wieder Zeiten des Mangels. So scheinen in Karlsruhe in den 1990er-Jahren Krankenschwestern, die rund um 1977 das Land verlassen mussten, wieder angeworben worden zu sein.

Wann immer es zu einem Pflegenotstand kommt, wird die Anwerbung aus dem Ausland in Betracht gezogen. So fragte die *Ärzte-Zeitung* 2012: „Kommen bald die ‚Pflege-Inder'?" Seit 2013 wirbt die Zentrale Auslands- und Fachvermittlung (ZAV) der Bundesagentur für Arbeit im Rahmen des Triple-Win-Programms Pflegekräfte aus dem Ausland an. Dabei soll sie den Code zur Anwerbung internationaler Gesundheitsfachkräfte der Weltgesundheitsorganisation (WHO) beachten. Dieser soll verhindern, dass Pflegekräfte aus Ländern abgeworben werden, die auf diese angewiesen sind, und es nicht zum *Brain Drain* kommt. Im Jahr 2006 hatte die WHO Indien noch zu diesen Ländern gezählt, weshalb eine Anwerbung von dort nicht zulässig war. Im Jahr 2020 stand Indien allerdings nicht mehr auf der Liste. 2021 wurde Kerala, aber nicht ganz Indien, in das Triple-Win-Programm aufgenommen. Nun kann wieder legal Anwerbung von Pflegekräften aus dem südindischen Bundesland erfolgen. Schnell gründeten sich Agenturen, die die Vermittlung übernehmen wollten.

Auffallend ist, dass sowohl beim Artikel in der *Ärzte-Zeitung* als auch im Kontext des Triple-Win-Programms keine Verweise darauf zu finden sind, dass es in der Vergangenheit bereits Anwerbungen aus Kerala gab, dass also schon Erfahrungen und Netzwerke bestehen. Zudem werden die Pflegekräfte wieder ausschließlich als Arbeitskräfte adressiert. Es wird wieder nicht thematisiert, dass sie auch Privat- und Familienleben haben, dass sie Verpflichtungen, Wünsche und Bedürfnisse haben.

12.7 Ausblick

Anfang der 2020er-Jahre sind es weniger Krankenpflegende aus Asien, die die öffentliche Diskussion in Deutschland dominieren. Es geht eher um Pflegekräfte aus Osteuropa, die in der 24-Stunden-Pflege in privaten Haushalten eingesetzt werden (sollen). Vieles unterscheidet sich dabei von der Situation in den 1960er- und 1970er-Jahren. Manches aber ähnelt sich.

Der Blick über die Grenzen erfolgt dann, wenn es innerhalb der Bundesrepublik nicht ausreichend Pflegekräfte gibt. Die Anwerbung aus dem Ausland ist eine von den Maßnahmen, die einen Pflegenotstand abmildern sollen. Dabei werden die Pflegekräfte primär als Arbeitskräfte und nicht als Menschen angesehen. Damit verbunden ist die Vorstellung, dass die Pflegekräfte aus dem Ausland flexibel eingesetzt werden können, wenn Mangel herrscht, und dann auch wieder zurückgeschickt werden können, wenn der Gesundheitssektor sie nicht mehr braucht, oder wie es am Ende des zweiten Memorandums aus Nordrhein-Westfalen stand: die Migrant*innen „als Ware hin- und her schieben".

In der Anwerbung sind verschiedene Akteur*innen, sowohl staatliche als auch nichtstaatliche, involviert, die jeweils unterschiedliche Agenden haben. So kommt es zwischen den Akteur*innen immer wieder zu Aushandlungsprozessen, die diese in Einklang bringen sollen. Die Pflegekräfte erscheinen dabei weniger als eigenständig Handelnde denn als verfügbare Objekte, die zu Opfern werden können.

Zudem werden in den unterschiedlichen Kontexten und aus den unterschiedlichen Perspektiven unterschiedliche Geschichten erzählt. So unterscheidet sich zum Beispiel die Geschichte der Anwerbung der Krankenschwestern in den 1960er-Jahren in den offiziellen Akten wesentlich von den Erzählungen der angeworbenen Frauen und ihrer Familien. Beide Erzählungen sind dabei real, sie zeigen unterschiedliche Aspekte dieser Migrationsgeschichte.

Quellen

Fernsehbeitrag (9.9.1965) Kann das neue Krankenpflegegesetz dem Schwesternmangel abhelfen? Südwestdeutscher Rundfunk Retro: Abendschau. https://www.ardmediathek.de/swr/video/Y3JpZDovL3N-3ci5kZS9hZXgvbzExNTc5MjU/. Zugegriffen: 16. April 2024

Film (2016) „Brown Angels – Die Geschichte der indischen Krankenschwestern in Deutschland". Film von Shiny Jacob Benjamin. Original mit deutschen Untertiteln Online: Landeszentrale für politische Bildung. https://www.youtube.com/watch?v=7GKElrfMO1g. Zugriff: 16. April 2024

Grundsätze und Satzungen der Gemeinschaft „The Nirmala Seva Dalam" (ohne Datum). Politisches Archiv des Auswärtigen Amtes, Berlin, PA AA, B 85-REF 505/VG/699

Informationen des Deutschen Caritasverbandes Nr. 19: Mitbürgerinnen auf Abruf. Die Situation der asiatischen Krankenschwestern (3/1978). Politisches Archiv des Auswärtigen Amtes, Berlin, PA AA, B 85-REF 513/1464

Interview mit Herrn Pfarrer Hubert Debatin, dem Begründer der indischen Nirmala-Schwesternschaft in Deutschland (Dezember, 1968). Die Schwester. Eine Zeitschrift für Krankenpflege 7(12):6–11

Memorandum zur Tätigkeit indischer Krankenpflegekräfte in Baden-Württemberg (1977). Politisches Archiv des Auswärtigen Amtes, Berlin, PA AA, B 85-REF 513/1262

Versuch und Wagnis. Die indische Nirmala-Schwesternschaft in Deutschland (Dezember 1968). Die Schwester. Eine Zeitschrift für Krankenpflege 7(12):4–5

Weiterführende Literatur

Chang-Gusko Y-S, Han N J-H, Kolb A (Hrsg) (2014) Unbekannte Vielfalt. Einblicke in die koreanische Migrationsgeschichte in Deutschland. Aufl. DOMiD, Köln

Choi S-J, Kim J-U, Kim K-H, Lee YJ, Yoo J-H (2009) Shared. Divided. United. Deutschland-Korea: Migrationsbewegungen im Kalten Krieg. Neue Ges. für Bildende Kunst, Berlin

Friedrich-Ebert-Stiftung, Korea Verband, Koreanische Frauengruppe in Deutschland und ver.di (Hrsg) (2016) Veranstaltungsdokumentation: Ankommen, Anwerben, Anpassen? Koreanische Krankenpflegerinnen in Deutschland – Erfahrungen aus fünf Jahrzehnten und neue Wege für die Zukunft. Friedrich-Ebert-Stiftung, Berlin. https://www.koreaverband.de/downloads/files/FES_Krankenpflegerinnen.pdf. Zugegriffen: 7. Februar 2023

Koreanische Frauengruppe in Deutschland, Berner H, Choi S-J (Hrsg) (2006) zuhause. Erzählungen von deutschen Koreanerinnen. Assoziation A, Hamburg

13 Pflege im Film

Sabine Schlegelmilch

Inhaltsverzeichnis

13.1　Einleitung 193
13.2　Film als Medium von Public History 194
13.3　Konfessionelle Pflege 195
13.4　Kriegskrankenpflege 198
13.5　Psychiatriepflege 201
13.6　Pflege hinter dem Eisernen Vorhang 203
13.7　Fazit 204
Weiterführende Literatur 205

13.1　Einleitung[1]

Überraschend viele Medizinstudierende und Pflegeschüler*innen geben auf Nachfrage im Unterricht an, eine oder mehrere Staffeln der von der ARD produzierten Serie „Charité"

[1] Die ursprünglich in diesen Beitrag eingefügten Abbildungen zur Illustration der besprochenen Beispiele konnten nach Verlagsvorgabe aus rechtlichen Gründen nicht abgedruckt werden. An ihrer Stelle wurden Timecodes zum Auffinden der besprochenen Szenen eingefügt.

S. Schlegelmilch (✉)
Institut für Geschichte der Medizin der Universität Würzburg, Würzburg, Germany
E-Mail: sabine.schlegelmilch@uni-wuerzburg.de

(2017–2021) gesehen zu haben. Als Begründung wird neben allgemeinem „Interesse an Geschichte" meist angeführt, dass man sieht, wie es „früher" im Krankenhaus war und wie man „früher" behandelt hat. Das zeigt, dass Fernsehproduktionen durch ihre längere Verfügbarkeit in Mediatheken und teilweise bei Streamingdiensten auch ein jüngeres Publikum erreichen, wenn sie Identifikationspotenzial bieten. Hier scheint dies gegeben zu sein durch den Bezug zur eigenen, sich gerade herausbildenden Berufsidentität. Es wird im Gespräch mit diesen Zuschauer*innen aber auch oft deutlich, dass „früher" für sie einen relativ vagen Begriff von jeglicher Zeit vor der eigenen Geburt umreißt. Diese sieht man als fremd an und gleicht daher das Handeln der Figuren eher mit dem eigenen Verhalten ab, als es nach der (unbekannten) Logik der dargestellten Zeit zu beurteilen. Somit bieten Produktionen wie „Charité" zum einen ein hohes Identifikationspotenzial, sie verankern aber auch leicht aufgrund des oft fehlenden Kontextwissens allzu vereinfachte, mitunter auch verfälschte Botschaften.

Eine Untersuchung von 2010 unter Studierenden der Universität Magdeburg hat gezeigt, zu welchen Ergebnissen die Nutzung solcher Geschichtsangebote führen kann. Nach der Vorführung des zweiteiligen Fernsehfilms „Die Flucht" (2007), in dem erzählt wird, wie die Gräfin von Mahlenberg im Jahr 1944 vor den näher rückenden sowjetischen Soldaten von ihrem Gut in Ostpreußen nach Bayern flieht, war nach der Historikerin Silke Satjukow die Grundbotschaft, die bei den jungen Zuschauer*innen ankam: „Die Deutschen" lebten vor dem Krieg gegen die Sowjetunion in einem friedlichen Idyll auf den ostpreußischen Ländereien. In diese wohlgeordnete Welt brachen die marodierenden Truppen der Roten Armee ein, vor denen „die Deutschen" fliehen mussten. In der Erinnerung der Zuschauer*innen wurden Gräueltaten und Ähnliches – entgegen der tatsächlichen Darstellung – ausschließlich „den Russen" zugerechnet. Die das Gut-Böse-Schema relativierenden, historisch korrekten Informationen zu Hintergründen des Dargestellten (aus dem Off gesprochen) blendeten sie völlig aus. Das Geschehen um eine offensichtlich starke Identifikationsfigur verfestigte sich zu einer „erfühlten" Position in der Beurteilung des historischen Geschehens. Dieses Beispiel zeigt, wie wichtig es ist, Public History auch hinsichtlich der Darstellung von Pflege in solchen Formaten zu hinterfragen und zu kommentieren. Die Geschichte des eigenen Berufs zu kennen, formt professionelles Selbstbewusstsein. Dies sollte jedoch nicht auf verzerrten Geschichtsbildern fußen.

13.2 Film als Medium von Public History

Public History, wörtlich übersetzt: öffentliche Geschichte, ist ein Sammelbegriff für jegliche Art von Produktion und Rezeption von Geschichtsinhalten, die außerhalb der rein wissenschaftsinternen Diskussionen der akademischen Forschung stattfindet. Das heißt nicht, dass Public History nicht wissenschaftlich fundiert sein kann – sie ist es in vielen Fällen durchaus. Auch bei fiktionalen Film- und Serienproduktionen findet meist eine wissenschaftliche Beratung statt, allerdings ist hier die Pflegegeschichte bei Weitem nicht so selbstverständlich vertreten wie die Medizingeschichte. Diese Produktionen repräsentieren zudem nur einen kleinen Ausschnitt der Public History. Für den Bereich der Fernsehproduktionen ist auch an die Doku-Formate zu denken. Sie stellen ebenso wenig wie die rein fiktionalen Produktionen die historischen Begebenheiten rein objektiv dar: Auch sie arbeiten mit Emotionalisierung, um ihre Botschaft zu vermitteln. Ab den 2000er-Jahren nahmen hierfür die Einbindung von Spielszenen, die das historische Geschehen unmittelbarer erfahrbar machen sollen, sowie die Befragung von Zeitzeug*innen deutlich zu. Letztere werden oft vor speziell ausgeleuchteten Hintergründen und mit musikalischer Untermalung bewusst als Träger*innen besonders authentischer Erfahrungen inszeniert. Je nach Anteil solcher Zeitzeug*innen-Erzählungen an der Produktion zerfällt die Darstellung von Geschichte dadurch wieder in eine Ansammlung individueller, sehr subjektiver Geschichten, wie es beispielsweise in der Dokumentation „Frauen an der Front" der Fall ist.

Public History
Der Begriff wurde ursprünglich in den USA geprägt. Hiermit wird jedes Format von Geschichtsdarstellung gekennzeichnet, das bewusst für eine Öffentlichkeit gestaltet wurde, ohne dass es dieser eine besondere Vorbildung abverlangt. Das Ziel der Public History ist somit die Kommunikation von und der Austausch über historische Themen jenseits der akademischen Fachwissenschaft. In Deutschland liegt der thematische Schwerpunkt der Public History im Bereich der Geschichte des 20. Jahrhunderts, besonders der Zeit des Nationalsozialismus.

Historische Pflege wurde in deutschen Fernsehproduktionen bislang noch nie um ihrer selbst willen dargestellt. Außer zu Krankenschwestern in den Ausnahmesituationen der beiden Weltkriege (und hier auch nur im Doku-Bereich) gibt es keine Produktion, die allein die historische Pflege irgendeiner Epoche zum Mittelpunkt der Erzählung macht. Es existiert somit zum Beispiel auch kein Biopic, also keine verfilmte Biografie, zu Agnes Karll, der Gründerin der „Berufsorganisation der Krankenpflegerinnen Deutschlands", der Vorläuferorganisation des heutigen Deutschen Berufsverbands für Pflegeberufe (DBfK) (vgl. Kap. 11). Dies führt dazu, dass die durch zahlreiche internationale Produktionen bekannte Galionsfigur der britischen Pflege, Florence Nightingale, auch in Deutschland in der Wahrnehmung vieler als die alleinige „Erfinderin" professioneller Krankenpflege gilt (vgl. Kap. 4). Als der DBfK 2020 eine Kampagne zur Unterstützung der durch die Corona-Krise überlasteten Pflegekräfte startete, stellte er ein im eigenen Auftrag produziertes Video online („Lady with the Lamp"). Es sollte zur Veränderung der Verhältnisse aufrufen – mit der Stimme Florence Nightingales, die als historische Figur mit ihrer Lampe und ungläubigem Blick durch die Gänge eines modernen deutschen Krankenhauses wandelt. Das Video wurde über 50.000-mal aufgerufen und erhielt durchweg positive Kommentare. Unter anderem schrieb ein Zuschauer, es sei eine „tolle Präsentation der Wirksamkeit und Wichtigkeit des Pflegeberufes und … der Entwicklung der Pflege in Deutschland bis ins Jahr 2020". Hier wird deutlich, dass die Darstellung der deutschen Pflegetradition bisher keine hinreichend große Plattform gefunden hat, die das professionelle Image der Pflege auch in der Öffentlichkeit unterstützen könnte.

Meist sind in Historienformaten Krankenschwestern (und in seltenen Fällen auch Pfleger) Nebenfiguren im Geschehen, auch wenn sie durchaus ein eigenes Profil entwickeln können. Pflegerische Tätigkeiten werden hierbei aber eher selten oder nur kurz gezeigt. Dadurch wird „die Krankenschwester" weniger durch ihr professionelles Können als durch ihre persönliche Haltung und Reaktion auf die Umwelt und damit als personifizierter Kommentar zu „ihrer" Zeit charakterisiert. Das setzt wiederum voraus, dass ein besonderes Interesse an der Darstellung dieser bestimmten Zeit überhaupt besteht. Ein solches Interesse richtet sich gewöhnlich auf „große" Gestalten (Robert Koch) oder auf die deutsche Geschichte prägende Erfahrungen (Weltkriege, Wirtschaftswunderzeit, Deutsche Demokratische Republik [DDR]). Die Pflege gehört in diesem Rahmen zum Gesamtbild, ihre eigenständige Professionalität jedoch wird (wie im realen Leben) dem Publikum kaum sichtbar.

Zu guter Letzt muss daran erinnert werden, dass die einschlägigen Fernsehproduktionen in einer langen Tradition der Erzählung bestimmter Inhalte stehen. Schon in den Stummfilmen der 1910er-Jahre wurden Liebesgeschichten von Lazarettschwestern gezeigt; der Arztfilm als beliebtes Genre der 1930er- bis 1950er-Jahre etablierte bestimmte Stereotype auch der Pflege (die ruppige Oberschwester; die junge, für den Verzicht lebende Krankenschwester). Diese wurden mit Aufkommen des Fernsehens in Serien und Fernsehfilme übersetzt und vor allem über konservativ erzählende Formate wie die legendäre „Schwarzwaldklinik" und andere Vorabendserien immer weitergereicht. All diese Produktionen zeigten zu ihrer Zeit zwar keine historische Pflege, waren also nicht Produkte der Public History. Sie fließen aber heute mit ihren Erzähltraditionen in diese mit ein.

13.3 Konfessionelle Pflege

Die erste Staffel der Serie „Charité" (2017) setzt im Jahr 1888 ein und zeigt dem Publikum als Protagonisten den Begründer der Bakteriologie, Robert Koch, flankiert von anderen Größen der Medizin: Emil Behring, Paul Ehrlich und Rudolf Virchow. Ein Kommentar der *Zeit* lautete bezüglich dieses Schaulaufens von Superhelden der Medizin denn auch, die Serie habe das, „was man unter dem Bildungs- und Unterhaltungsauftrag der Öffentlich-Rechtlichen verstehen kann: dem Zuschauer einen spannenden Topos wissenschaftlich fundiert und fiktional ausgestaltet nahezubringen". Wesentlich kritischer fiel jedoch ein Artikel zur Darstellung der Pflege in der *Frankfurter Allgemeinen Zeitung* aus, der diesbezüglich die wissenschaftliche Fundiertheit deutlich infrage stellte. Er prangerte das dort gezeichnete Bild der Pflege als unqualifizierte weibliche Gabe an. Diese Kritik bezog sich v. a. auf die Protagonistin Ida Lenze, die aus finanzieller Not in der Charité als Lohnwärterin beginnt. Ungelernte „Wärterinnen" waren zu dieser Zeit für die Verrichtung von Hilfsarbeiten wie Putzen, Essensausgabe und Ähnliches zuständig, sie trugen auch keine Krankenschwesteruniformen [vgl. Charité, St. 1, F. 1, Timecode: 00:30]. Sie werden jedoch in der Serie den im Orden umfangreich ausgebildeten konfessionellen Pflegekräften, den evangelischen Diakonissen, gleichrangig an die Seite gestellt [vgl. Charité, St. 1, F. 2, Timecode: 40:40]. So versorgt Lenze zum Beispiel in der dritten Folge gleich im Kreißsaal ein Neugeborenes. Die Oberin selbst fasst die wesentlichen Tätigkeiten für beide Gruppen so zusammen: Kranke waschen, ihre Ausscheidungen beseitigen, des Nachts bei ihnen wachen oder den Fußboden scheuern. Somit entsteht ein Bild von Pflege als weibliche Begabung, „die keiner weiteren Ausbildung bedarf und kaum spezielle Fertigkeiten aufweist". Denn männliche Wärter, die es durchaus gab, werden nicht gezeigt. Bereits in der ersten Szene der Serie schwört zudem die Oberin ihr Personal darauf ein, nicht den „Irrlehren" der Zeit zu folgen, die auch von Ärzten verbreitet würden: Nur weil man glaubt, sogenannte Bazillen im Mikroskop entdeckt zu haben, ist man der Heilung von Krankheit nicht einen Schritt nähergekommen, sagt sie. Dies stellt nichts anderes als die historische Wahrheit dar. Es sollte nach Robert Kochs Entdeckung des Tuberkelbazillus im Jahr 1882 bis in die 1940er-Jahre dauern, bis mit der chemischen Zubereitung von Penicillin Tuberkulose (Tbc) behandelt werden konnte, ja sogar bis in die 1950er-Jahre, bis ein flächendeckender Einsatz von Antibiotika in deutschen Krankenhäusern gewährleistet werden konnte. Bis dahin war das Einzige, was den Kranken unter Umständen zu helfen vermochte, die Infektion zu überleben, professionelle Pflege.

Fortschrittsgeschichte
In dieser aus Sicht der Geschichtswissenschaften überholten Perspektive wird die Geschichte als eine geradlinige Entwicklung gezeichnet: Die Gegenwart stellt dabei den besten und höchsten Entwicklungsstand dar, der bislang überhaupt erreicht werden konnte. Dieser stete Fortschritt wird ermöglicht durch die Abfolge großer Entdeckungen und Entwicklungen, die besonders begabte Forscher (!) und die zwingende innere Logik der Forschung selbst hervorbringen. Gegen diese überholte Deutung steht die Wahrnehmung der (Medizin-)Geschichte als dynamischer Prozess, dessen Einzelergebnisse durch viele verschiedene Akteur*innen und Einflussfaktoren bestimmt werden. Dieser Prozess produziert auch Fehlschläge, Umwege und Irrtümer.

Da die gesamte Serie jedoch im Zeichen der „großen Männer" steht – Koch sucht ein Heilmittel gegen Tuberkulose, Behring und Ehrlich gegen Diphtherie, und Virchow forscht nicht mehr wie vergangene Jahrhunderte in Körpersäften, sondern in Zellen nach Krankheitsursachen –, wird mit diesem Anfangsstatement die konfessionelle Pflege sofort als das Lager der fortschrittsfeindlichen Gegenkräfte innerhalb der Charité charakterisiert. Diese Erzählung funktioniert gut für ein Publikum, das medizinhistorisch vielleicht nicht so bewandert ist und Kochs Entdeckung des Bazillus noch immer mit der erfolgreichen Bekämpfung der Tuberkulose gleichsetzt. Nach dieser Erzähllogik scheint es auch rückschrittlich, wenn die an Tbc erkrankte Schwester Therese in das Mutterhaus nach Kaiserswerth zurückgeschickt werden soll, um dort gepflegt zu werden, statt an der Charité zu bleiben (Lenze: „Hier kann ihr viel besser geholfen werden!"). Entsprechend logisch erscheint es, wenn Lenze unbedingt Medizin studieren will und so in der fünften Folge verkündet: „Ich will den Menschen aber wirklich helfen und nicht nur pflegen!" Die junge Frau, die gegen alle

Widerstände und unter Verzicht auf die gute Partie eines wohlhabenden Medizinstudenten, der um sie wirbt, ihr Ziel verfolgt, Medizinerin zu werden, ist Sympathieträgerin und Identifikationsfigur der Staffel. Sie relativiert die in der Serie durchaus vorhandenen Hinweise darauf, dass Koch eben keinen Erfolg hatte. Es steht zu befürchten, dass die dominante fortschrittsgeschichtliche Botschaft zuungunsten der Pflege ähnlich einseitig verfängt wie bei dem eingangs geschilderten Beispiel „Die Flucht". Diese auch historisch nicht korrekte Darstellung der konfessionellen Pflege ist deswegen schade, da es bislang beinahe die einzige ist (s. u.). Immerhin bietet sie in einer Blinddarm-OP-Szene, die einer anderen Szene der etwas älteren US-Serie „The Knick" (2014/15), die in einem New Yorker Krankenhaus im Jahre 1910 spielt, verdächtig ähnelt, ein Bild der Diakonisse als „Tropfschwester" beim Verabreichen der Narkose [vgl. Charité, St.1, F.1, Timecode: 06:25]. Sie zeigt, dass auch die konfessionelle Pflege mehr konnte als zu beten und „große" Ärzte zu behindern.

Exemplarische Quellenanalyse
Für die Quellenanalyse wurde eine Szenensequenz aus Folge 5 („Götterdämmerung") der ersten „Charité"-Staffel ausgewählt, da in ihr das Pflegepersonal dominiert. Es lässt sich gut herausarbeiten, wie sich zwei erzählerische Leitmotive der Serie fortsetzen: Zum einen werden Rückschrittlichkeit und Fortschritt kontrastiert, zum anderen wird der Fortschritt an Medizin, nicht Pflege gekoppelt. Dies lässt sich im Unterricht kritisch diskutieren.

Zu Beginn der Sequenz, die gegen Mitte der Folge zu finden ist [Timecode: 28:00–30:50; 33:05–33:30], sind die Diakonissen zu sehen, die mit dem Pfarrer auf dem Gottesacker am Grab der an Tuberkulose verstorbenen Schwester Therese stehen. Die Kamera fährt über ihre Gesichter, die Trauer, aber auch Gottergebenheit gegenüber dem unausweichlichen Tod ausdrücken. Getragene Musik unterstreicht die Szene und damit den Verlust der jungen Schwester. Die Wärterinnen sind hingegen bei der Beerdigung nicht anwesend, sondern separat in einem eigenen Raum um ihre Kollegin Edith versammelt. Auch Ida Lenze befindet sich dort, obwohl sie mit Therese befreundet war; sie schaut auf die Beerdigung und das geistliche Personal von oben herab, aus der Ferne, durch ein geschlossenes Fenster, was ihre eigene Distanz zu den Geschehnissen und der Welt der Diakonissen unterstreicht. Wärterin Edith will im Gegensatz zur Haltung der duldsamen Diakonissen den Tod Thereses nicht einfach hinnehmen, sondern ihn als Folge des schwächenden Arbeitsdienstes in der Charité anprangern und so als Argument für die Gründung eines Pflegevereins nutzen. Die Etablierung der ersten Berufsorganisation stellt einen wichtigen Punkt in der Geschichte der Pflege dar (vgl. Kap. 11). Deswegen scheint diese Szene gut geeignet, um zu illustrieren, wie sich die Pflegenden gegen unhaltbare Arbeitsbedingungen und eigene Rechtlosigkeit auflehnen. Jedoch fordert ausgerechnet die nach historischer Realität unausgebildete Wärterin fortschrittlich (und in Rotkreuz-ähnlicher Tracht, s. u.) einen Pflegeverein von ihren Kolleginnen, während die professionell pflegenden Diakonissen als passive Dulderinnen die Umstände als gottgegeben akzeptieren. Zudem werden wieder Wärterinnen und Diakonissen unterschiedslos als ausgebildetes Pflegepersonal dargestellt. Es zerfällt nurmehr in eine fortschrittlichere Gruppe (die historisch gar nichts mit Pflege zu tun hat) und eine rückschrittliche Gruppe (die damals professionell ausgebildeten Diakonissen).

Gleichzeitig wird das Bild gezeichnet, die eine Gruppe unterdrücke die andere („Die Macht der Diakonissen muss gebrochen werden") und sei sogar mitschuldig an den schlechten Pflegebedingungen, weil die Wärterinnen in ihrer freien Zeit wie Nonnen geistliche Pflichten zu erfüllen hätten („Statt dieser ewigen Beterei brauchen wir mehr Zeit zum Ausruhen!").

Edith fragt Ida vor den versammelten Wärterinnen, ob sie dem geforderten Pflegeverein beitreten würde. Diese antwortet: „Ist es nicht egal, unter welcher Schwesternhaube wir die Handlanger der Ärzte sind? Frauen sollten endlich das Recht bekommen, selbst Medizin zu studieren – ein Pflegeverein kümmert doch niemand!" Der Pflege eine Stimme zu geben ist also kein lohnendes Ziel – Medizin zu studieren dagegen das Wesentliche. Lenze wird im Folgenden auch wieder als Ärztin in spe erkennbar, als Wärterin Stine plötzlich keine Luft mehr bekommt. Ida diagnostiziert Diphtherie, indem sie in einem dunklen Raum einen sehr vagen Blick in Stines Mund wirft; sie ordnet an: „Sie müssen sofort auf Station"; sie bestimmt während der pflegerischen Behandlung mit Kalkwasser zum Gurgeln (historisch korrekt) den neuen, effektiveren Therapieweg: „Was wir jetzt brauchen, ist das Diphtherieserum!" Der im Behandlungsraum anwesende Medizinstudent gibt ihr, gegen seine zuerst vorgeschlagene Verschreibung, recht und legitimiert ihre Anordnung so als medizinisch fundiert. Im Behandlungsraum überlagern sich zwei Welten: Ida handelt als Pflegerin, wenn sie Stine gurgeln und ausspucken lässt, der dabei geführte Dialog mit dem Medizinstudenten zeigt sie aber entgegen dem optischen Eindruck (Uniform, Pflegehandlung) bereits als Ärztin. Ihre Gegenspielerin ist wieder einmal Oberin Martha. Sie läuft auf den Behandlungsraum zu und damit frontal auch auf die Kamera, die auf ihre rechte Hand fokussiert [Timecode: 30:17]. Dadurch wird die Flasche mit Kalkwasser, die sie hält, immer größer, bis sie fast den Bildschirm ausfüllt – sie ist das Symbol der rückschrittlichen (pflegerischen) Behandlung. Idas Entschlossenheit zur Anwendung des Diphtherieserums (und damit zu einem Menschenversuch) führt schließlich zur Injektion desselben – die in Großaufnahme gezeigte Spritze ist das medizinische Gegenbild zur Kalkwasserflasche [Timecode: 33:20]. Grobe Darstellungsfehler wie die Injektion von Behrings Serum, dessen großer Vorteil seine intravenöse Verabreichung sein soll, die aber ohne Venenstauung und nicht mal in eine Vene vorgenommen wird, sowie die sekundenschnelle Wirksamkeit des Antitoxins stören offensichtlich die heroische Erzählung von der rettenden Medizin nicht. Die besprochenen Szenen laden also ein zur kritischen Diskussion über die Abwertung einerseits der historischen konfessionellen Pflege, andererseits der Pflege insgesamt (gegenüber einer vermeintlich viel wichtigeren Medizin).

13.4 Kriegskrankenpflege

Unzählige Fernsehproduktionen bereiten die Geschehnisse der nationalsozialistischen Zeit und hier speziell auch der Kriegszeit auf. Anlässlich des Gedenkens an „100 Jahre Erster Weltkrieg" kamen 2014 bis 2019 noch viele entsprechende Sendungen hinzu. Das große öffentliche Interesse an diesen Ausnahmephasen der deutschen Geschichte führte dazu, dass auch die historische Figur der Lazarettschwester Aufmerksamkeit erhielt. Mit „14 – Tagebücher des Ersten Weltkriegs", hier Folge 3: „Die Verwundung", und „Frauen an der Front. Krankenschwestern im Zweiten Weltkrieg" liegen zwei (halb-)dokumentarische Produktionen vor, die das Erleben junger Krankenschwestern in den Kriegslazaretten darstellen. Beide Produktionen können als eine Art Emotionsgeschichte der Pflege in den Weltkriegen bezeichnet werden. Denn sie schildern gleichermaßen das innere Erleben der Schwestern als Abfolge von naivem nationalem Idealismus, dem Empfinden mangelnder Vorbereitung, schlagartiger Desillusionierung und pflichtbewusstem Ausharren unter traumatisierenden Bedingungen bis zum Ende. Der Fernsehdreiteiler „Unsere Mütter, unsere Väter" (2013) verleiht dem Trauma noch eine akustische Kulisse: Es wird stets das Radio laut aufgedreht, um mit der Musik die schrecklichen Schreie der Verwundeten zu übertönen. Hier werden auch die improvisierten Verhältnisse gezeigt, in denen die Ärzte und Schwestern arbeiten mussten. Lazarette wurden in beiden Weltkriegen oft in Räumlichkeiten wie verlassenen Gutshäusern, Ställen und Ähnlichem untergebracht. Der überwiegende optische Eindruck ist der des roten Blutes, in das alles getränkt zu sein scheint [F. 3, Timecode: 29:18].

In einem Interview mit dem Historiker Norbert Frei in der *Süddeutschen Zeitung* wurde eine Erzählweise, die Geschehnisse des Zweiten Weltkriegs einfach wiedergibt, wie sie Beteiligte darstellten, als „Krankenschwesterperspektive" bezeichnet. Gemeint ist, dass Zeitzeug*innen zwar tatsächlich in jugendlicher

Naivität viele Dinge während ihres Einsatzes nicht mitbekamen oder richtig einordnen konnten, dass sie aber sowohl in den erlebten Situationen wie später, wenn sie darüber sprachen, Dinge auch verdrängten (wie es in der Nachkriegszeit üblich war). Sie passten ihre eigene Rolle während der Geschehnisse in ihrer Erinnerung und Erzählung so an, dass es zu ihrem Selbstbild passte. Dieses war für die Krankenschwester meist das der aufopferungsvollen Helferin, die ein willkürliches Schicksal an grausame Orte verschlagen hatte, wo sie ihre Tätigkeit wie alle anderen tapfer meistern musste. So erzählen auch die durchweg sympathischen älteren Frauen in „Frauen an der Front" von ihrem Einsatz als Krankenschwestern im Zweiten Weltkrieg. Sie erwähnen zwar, dass es so etwas gab wie Massenerschießungen, ein Judenghetto, und eine von ihnen muss sich plötzlich in der Doku die Augen zuhalten, da sie das Bild von Erhängten wieder vor sich sieht. Aber selbst als eine andere davon berichtet, dass sie nach ihrer Rückkehr nach Deutschland den Amerikanern helfen musste, die Insassen eines befreiten Konzentrationslagers zu versorgen, bleiben die dort vorgefundenen Umstände weitgehend unkommentiert. Dass etwa Krankenschwestern auch vor der Befreiung in Konzentrationslagern arbeiteten, im Dienst des Regimes, mochten die Macher der Doku als Gegengewicht zu den Erzählungen offensichtlich nicht anbringen. So haben die Krankenschwestern in dieser Erzählweise scheinbar mit den politischen Geschehnissen nie etwas zu tun, sie heilen nur deren Folgen.

Hans Wulff weist in seiner Forschung darauf hin, dass in der Filmgeschichte die Krankenschwester, die ein Liebesverhältnis mit einem feindlichen Soldaten unterhält, in besonderem Ausmaß ein uneingeschränkt geltendes Ethos des Helfens verkörpert. Dieses unterscheide nicht zwischen „unseren" und „den anderen" Soldaten. So ordnet auch Schwester Charlotte in „Unsere Mütter, unsere Väter" in einer Triagesituation die Versorgung eines russischen Soldaten an und wird dafür von dem Arzt zurechtgewiesen, dass es schon nicht genug Morphium für die eigenen Soldaten gebe. Das ärztliche Ethos scheint hier anders gelagert zu sein als das pflegerische. Schwester Anna in dem Fernsehfilm „Dresden" versorgt einen verwundeten britischen Piloten, da sie nicht damit leben kann, nicht zu helfen. Durch das Gespräch mit dem Pfarrer in der Frauenkirche erfährt sie (und die Zuschauer*innen) Vergewisserung, dass diese pflegerische Haltung eine christliche ist. In dem Spielfilm „Der Rote Baron" (2008) wird schließlich in dieser alten Erzähltradition auch die belgische Krankenschwester Käte Otersdorf, die im Ersten Weltkrieg den deutschen Flieger Manfred von Richthofen gesund pflegte, inszeniert. Beide sind reale historische Gestalten, wenn auch die im Film ausgeschmückte Liebesbeziehung nicht belegbar ist. Otersdorf bringt im Film dem jungen Baron als Stimme der Vernunft bei, dass er kindisch und bemitleidenswert, Krieg kein Spiel und die Zahl der Lazarette bereits zu hoch sei. Der Baron beginnt über sein Kriegshandwerk nachzudenken, gibt zu, dass sie ihm die Augen geöffnet hat, und will nicht mehr zum Tod beitragen. All dies ist nicht nur historisch unhaltbar (der reale Richthofen bestand nach seiner Verletzung gegen den Rat der Ärzte darauf, sofort wieder Einsätze zu fliegen). Die Figur der Krankenschwester wird hier auch benutzt, um das pflegerische Ethos, das sich als nationenübergreifend versteht, zu einer moralischen Oberinstanz über Krieg und Frieden im Allgemeinen aufzublähen. Dies verfälscht nicht nur die Realität (und das Machtgefälle) der Geschlechterrollen der dargestellten Zeit, sondern ist mit seinen holzschnittartigen Charakteren nach einer der zahlreichen negativen Kritiken schlicht „dümmliche Didaktik".

Problematisch ist neben solchen verfehlten Darstellungen die Übernahme ideologisch gefärbter Sprache der Zeit, die junge Leute heute oft nicht als solche identifizieren können. Deswegen ist es gerade bei einer für den Unterricht entstandenen Produktion wie dem Kurzfilm „Liebe im Krieg", der auf dem Youtube-Kanal der Deutschen Welle abrufbar ist, schwierig, dass die historische Figur Helene Mierisch (1896–1986) fassbar gemacht werden soll über kaum kommentierte Zitate aus ihrem 1934 (!) veröffentlichten Tagebuch. Wir erfahren zum

Beispiel im O-Ton, dass sie stolz war auf die Anerkennung der Oberschwester, die zu ihr sagte: „Schenken wir uns das Du wie die Soldaten. Du bist mit Deinen 18 Lenzen Schwester durch und durch. Ein guter Kamerad, Schwester!" Der „Kamerad Schwester" ist ein idealisierendes Bild beider Weltkriege. Schwester und Soldat waren demnach Kameraden im Krieg. Diese Rolle konnte zunächst auch als ein Stück Emanzipation gesehen werden: „Sie wollen es den Männern gleichtun und fordern ihr Recht zu dienen", heißt es in „Die Verwundung", und der Kommentar fährt fort mit der offensichtlich geschlechtsspezifischen Aufteilung der Pflichten zwischen den Männern und den Frauen in Uniform: „nicht um zu töten, sondern um Leben zu retten." Die traditionelle Geschlechterauftilung zwischen den Männern, die draußen in der Welt ihre herrischen Aufgaben erfüllen, und den Frauen, die zu Hause ihrer weiblichen Pflichten walten, wurde somit auf das Kriegsgeschehen und die Lazarette übertragen. Die Krankenschwestern mussten hier als Mutter-, Schwester- und Freundinnenersatz die emotionalen Bedürfnisse der verwundeten Soldaten erfüllen.

In „Frauen an der Front" berichten die Schwestern, dass sie das auch taten. In einer frühen Stummfilmszene aus der unmittelbaren Zeit nach dem Ersten Weltkrieg werden die Krankenschwestern schon als das gezeigt, was die Verwundeten nach Aussagen der Zeitzeug*innen in den Dokus auch riefen: Sie waren „Engel", während die Männer von draußen aus der „Hölle" kamen. Es ist wichtig, diese bis ins Religiöse reichende Stilisierung der Kriegskrankenschwester zu kennen, um Erzählungen in der Public History richtig einordnen zu können. Konkret bedeutet dies: Schwestern waren in Kriegszeiten tatsächlich oft eine emotionale Stütze der verwundeten Soldaten. Man muss jedoch aufpassen, dass die Stilisierung zum „Engel" oder „Kameraden" nicht durchgängig als charakterisierender Wesenszug der Schwester die gesamte Darstellung durchzieht. Hier würde dann unkritisch eine historische Idealisierung zur authentischen Personendarstellung erklärt.

Jüngere Produktionen brechen mit der positiven „Krankenschwesterperspektive" auf die Pflege. In „Unsere Mütter, unsere Väter" verrät Schwester Charlotte die jüdische Ärztin, die ihr als ukrainische Hilfsschwester zugeteilt ist und ihren Glauben verschweigt. Sie bereut dies später und versucht, sich mit der sowjetischen Krankenschwester Sonja anzufreunden. Schwester Hildegard, ihre Kollegin, tritt herrisch gegenüber Sonja als Vertreterin der Feindesmacht auf und weist Charlotte barsch mit antisemitischen Floskeln zurecht, als diese sich Gedanken über das Schicksal der jüdischen Ärztin macht. Hildegard scheint in ihrer Aggressivität von Angst getrieben, die Propaganda vom „Endsieg" könnte sich doch nicht erfüllen, und zeigt schließlich ihrerseits Charlotte wegen „Wehrkraftzersetzung" an. Somit werden beide Schwestern als in das System verstrickt gezeigt. Gleichzeitig wird dennoch deutlich zwischen der Protagonistin, der guten Charlotte, und ihrer Widersacherin, der bösen Hildegard, polarisiert.

Auch in der zweiten Staffel von „Charité", die in den letzten beiden Jahren des Zweiten Weltkriegs spielt, wird der ideologische Konflikt innerhalb des Pflegepersonals ausgetragen. Der Pfleger Martin stellt sich gegen Schwester Christel, die sich der nationalsozialistischen Ideologie, die u. a. in Form von Eugenikbelehrung in den Pflegealltag Einzug erhalten hat (vgl. Charité, St. 2, F. 2, Timecode: 20:08; vgl. auch Kap. 8), treu ergeben zeigt. Sie will einen Patienten, in dessen Kleidung ein Flugblatt der „Weißen Rose" gefunden wird, denunzieren; sie tätigt antisemitische Äußerungen; bei der Weihnachtsfeier singt sie demonstrativ laut die nationalsozialistische Version von „Stille Nacht, Heilige Nacht"; sie bespitzelt den politischen Häftling Hans von Dohnanyi. Der kriegsversehrte Pfleger Martin dagegen lehnt den Nationalsozialismus ab. Dies ist in seiner Figur schon dadurch angelegt, dass Martin homosexuell ist und deswegen bereits inhaftiert wurde. Als am Ende der letzten Folge Schwester Christel von der Kugel eines sowjetischen Soldaten tödlich getroffen wird, Pfleger Martin (den sie inzwischen aufgrund seiner Homosexualität auch noch denunziert hat) aber nur leicht verletzt wird, scheint den Charakteren aus Zuschauersicht Gerechtigkeit getan. Durch die beiden Figuren wird deutlich, dass es unter dem Pflegepersonal genauso politische Positionen gab – für und gegen das Regime – wie in der restlichen Bevölkerung auch. Diese Täter*innen tauchten nach Kriegsende wie alle anderen unter und wollten nie dabei gewesen sein: In einer der letzten Szenen näht sich der Arzt, der Tbc-Versuche an behinderten Kindern durchgeführt hat, einen Judenstern auf den weißen Kittel. Gleichzeitig nimmt Kinderschwester Käthe, die ein behindertes Kind gemeldet hat, ihre Rotkreuzbrosche mit dem schwarzen Adler ab, da diese ihre leitende Position in der organisierten Schwesternschaft verraten würde.

Schwester Käthe und ihre Meldung berühren eines der bedrückendsten Themen hinsichtlich der Pflege in der nationalsozialistischen Zeit: den ideologiegeleiteten Umgang mit „lebensunwertem" Leben, und hier vor allem mit Kindern. Nicht nur fanden unzählige jüdische Kinder in den Konzentrationslagern den Tod. Die „Kinder-Euthanasie", das organisierte Töten von behinderten Kindern und Jugendlichen in speziellen Fachabteilungen, kostete zusätzlich Tausende von Betroffenen das Leben. Auch schwer erziehbare Kinder waren von dieser Ausmerzung betroffen. Der Film „Nebel im August" (2016) erzählt nach einer wahren Begebenheit die Geschichte von Ernst Lossa, der zu Beginn der 1940er-Jahre als schwer erziehbar in die Heil- und Pflegeanstalt Irsee eingewiesen und dort schließlich zu Tode gespritzt wurde. Kontrahentinnen sind im Film die konfessionelle Schwester Sophia und die nichtkonfessionelle Schwester Edith. Letztere ist eine Täterfigur, die die Kinder „erlöst", indem sie ihnen in Himbeersaft aufgelöste Barbiturate einflößt. Sie ist es auch, die Ernst Lossa schließlich die todbringende Spritze verabreicht [Timecode: 01:47:30]. Schwester Sophia dagegen pflegt die Kinder hingebungsvoll und versteckt schließlich eines, um es vor dem Tod zu bewahren. Sie muss zu ihrem Schrecken erfahren, dass der Anstaltsleiter selbst diesen „Gnadentod" der Kinder unterstützt. Ihr Glaube an „eine höhere Gerichtsbarkeit als die [des] Führers" wird zusätzlich erschüttert, als auch ihr Bischof ihr keine Unterstützung bietet. Zwischen beiden Schwestern steht der Pfleger Paul, der sich mit dem Jungen anfreundet und schließlich einen (ungehörten) Einspruch gegen dessen Ermordung wagt. Der Film leidet daran, dass er sehr konventionell und teilweise kitschig erzählt, sodass eine Kritik auch von „Bullerbü"-Szenen sprach. Die Darstellung der Pflege rieche, so eine zweite Kritik, zwar phasenweise nach Klischee, bilde aber in den Personen der beiden Schwestern und des Pflegers die Realität von Widerstand, Mitläufertum und Täterschaft realistisch ab.

13.5 Psychiatriepflege

Verglichen mit Produktionen über die nationalsozialistische Zeit sind solche, die die Pflege der Nachkriegszeit thematisieren, eher selten. Die zwei fiktionalen Produktionen, in denen Krankenschwestern zu sehen sind, zeigen diese interessanterweise in Verbindung mit der Durchführung der Elektrokonvulsionstherapie (EKT) in der Psychiatrie, umgangssprachlich „Elektroschocktherapie" genannt. In dem nach einer realen Begebenheit gedrehten Fernsehfilm „Ich werde nicht schweigen" (2017), der in den 1950er-Jahren in Oldenburg spielt, wird die Kriegerwitwe Margarethe Oelkers mit der Diagnose Schizophrenie in die Heil- und Pflegeanstalt Wehnen eingewiesen. Dem liegt aber keine wirkliche Erkrankung zugrunde, sondern die Tatsache, dass ihr verstorbener Mann in eben jener Anstalt gearbeitet hat. Deren Leiter will ihr aus Vertuschungsgründen aber hierfür keine Bestätigung für die Rentenkasse ausstellen. Als sie in ihrer Verzweiflung ihm gegenüber laut wird, lässt er sie kurzerhand einweisen.

Bereits mit diesem Auftakt der Geschichte wird die Psychiatrie, erzählt aus der Perspektive der Patientin, als ein Ort der Strafe für nicht gesellschaftskonformes Verhalten charakterisiert. Hierdurch werden auch die dort arbeitenden Ärzte und Pfleger*innen zu ausführenden Organen eines Systems, das nach Kriegsende zwar nicht mehr über Leben und Tod entscheiden kann wie in „Nebel im August", jedoch noch nach der gleichen Willkür handeln zu dürfen scheint wie der gerade überwundene

Unrechtsstaat. Mit der Entlassung aus der Anstalt ist für Oelkers der Schrecken nicht vorbei. Sie muss an den verhassten Ort zurück, um sich einer „Nachuntersuchung" zu unterziehen. Als sie hier einer Gruppe von Krankenschwestern begegnet, erleidet die traumatisierte Patientin eine Panikattacke. Schon die zuerst nur als verschwommene weiße Flecken wahrgenommene Tracht der Schwestern löst bei ihr einen Flashback aus. Sie erinnert sich – filmisch umgesetzt in kalten Farben und mit Verzerreffekt in Bild und Ton – daran, wie drei der Schwestern ihr in Fixierung die Elektroden für die EKT an die Schläfe legten und ihr mit Gewalt den Mund öffneten, um Brei zur Zwangsernährung einzuführen („Na gut – wenn du nicht willst, dann müssen wir das machen!"). Die Szene kombiniert hier eindringlich (wenn auch in der Kombination nicht historisch korrekt) die Erfahrungen von EKT und Zwangsernährung. In Oelkers' Erinnerung begleitet Schwester Hilde auch mit einer weiteren Kollegin den zynischen Arzt Gruner, für den sie Ordnung im Krankensaal schafft („Ruhe da im Sauhaufen!") und dessen Wertung von den „nutzlosen Essern" beide Schwestern zu teilen scheinen. Der Film thematisiert ein reales Problem der Nachkriegszeit: die Wiederbegegnung traumatisierter Opfer mit ihren einstigen Peinigern, die die Entnazifizierungsprozesse ohne berufshindernde Urteile überstanden hatten und nun in ihren alten (oder neugeschaffenen) Positionen arbeiteten. Dies galt zum einen für die Ärzteschaft in Kliniken und in neuen Positionen der Gesundheitsverwaltung – wo sich die Opfer dann um die Revision ihrer früheren, stigmatisierenden Gutachten bemühen mussten. Es galt gleichermaßen aber auch für das Pflegepersonal, unter dem sich ebensolche Täter*innennaturen befinden konnten.

In „Ku'damm 56", einem dreiteiligen Fernsehfilm von 2016, ist die Krankenschwester, die bei der EKT assistiert, zu jung, um noch in das nationalsozialistische System verstrickt gewesen zu sein. Eva Schöllack ist die mittlere von drei Schwestern, deren strenge, alleinerziehende Mutter (der Mann ist seit 1944 vermisst) als Lebensziele allein den Erfolg ihrer Tanzschule und die Verheiratung ihrer Töchter kennt. Das Leitthema von „Ku'damm 56" ist die Auseinandersetzung mit dem restaurativen Frauenbild der 1950er-Jahre in der Bundesrepublik Deutschland (BRD). Dieses wollte die durch die Kriegsnöte entstandene Unabhängigkeit und Eigenständigkeit der Frauen wieder durch deren alleinige Rolle als Hausfrau und Mutter ersetzen. So stellt auch Eva die drängenden Aufforderungen ihrer Mutter, eine Heirat mit dem Klinikleiter Prof. Fassbender herbeizuführen, nicht in Frage, ebenso wenig wie dessen Behandlung von Psychiatriepatient*innen mit EKT (für die sie sie fixiert). Diese Frauen, wie auch ihr homosexueller Schwager, der ebenfalls bei Fassbender in Behandlung ist, stellen nach der Logik der Zeit schließlich Menschen dar, die die gesellschaftlich definierte Norm für ihr Geschlecht verletzen. Eva heiratet schlussendlich – wie erstrebt – den Klinikleiter und wiederholt damit das Happy End, das die meisten der klassischen Arztfilme der 1930er- bis 1950er-Jahre auf der Leinwand inszenierten. Allerdings geschieht dies nicht wie im Kino aus großen romantischen Gefühlen, sondern mit gezieltem Kalkül. Die Ehe wird denn auch unglücklich und scheitert. Hiermit wird der Standarderzählung der alten Liebesfilme (Krankenschwester heiratet Arzt) in „Ku'damm 56" eine andere Perspektive verliehen. Eva, die als junges naives Mädchen unreflektiert das System mitträgt (das gesellschaftliche wie das medizinische), ist Krankenschwester. Sie hätte jedoch ebenso gut Sekretärin oder Verkäuferin sein können, denn ihre Ausbildung und Arbeit ist nicht auf eine lebensbegleitende Ausübung ihres Berufs angelegt. Sie ist vielmehr von vornherein begrenzt durch die (angestrebte/anzustrebende) zukünftige Ehe und Mutterschaft. Evas Darstellung ist diesbezüglich also durchaus realistisch. Als Krankenschwester jedoch bleibt ihr Charakter flach. Ihre Arbeit in der Psychiatriepflege scheint sich im Fixieren der Patient*innen vor und dem Abwischen der Liege nach den Behandlungen zu erschöpfen.

13.6 Pflege hinter dem Eisernen Vorhang

Genauso wenig wie die Nachkriegskrankenschwester der BRD ist die der DDR in der Public History angekommen. Eine Ausnahme bildet der Film „Einer trage des anderen Last", der 1988 noch in der DDR selbst gedreht wurde und auf das Jahr 1950 zurückblickt. Er handelt von zwei jungen Männern, der eine überzeugter Sozialist und Parteimitglied, der andere evangelischer Vikar, die in einer Lungenheilanstalt in der noch jungen DDR miteinander in einem Zimmer und damit auch mit ihren konkurrierenden Weltanschauungen klarkommen müssen. Schon die erste Szene der eigentlichen Handlung wird dominiert von Oberschwester Walburga, auf die der Patient Josef Heiliger, ein Jungkommunist, auf dem Waldweg zum Sanatorium trifft. Sie nimmt ihm sofort seinen Koffer aus der Hand, fragt ihn barsch, ob er seine Einweisung nicht gelesen habe (worin steht, dass das Gepäck am Bahnhof abgeholt wird), und kündigt ihm an, er werde sich noch manches abgewöhnen müssen, wie zum Beispiel den Helden zu spielen. Mit dem Beginn des Films wird so schon deutlich, dass Schwester Walburga eine Autoritätsperson darstellt. Diese Autorität ist jedoch nicht einfach in ihrem barschen Auftreten, sondern in ihrem Fachwissen begründet.

Sie ist es, nicht der Arzt, die sich im Film bei der Vorstellung von Heiligers Befund durch Fachsprache abhebt („Starke Verwachsung. Fieber. Exsudat. Kaustik nach Ansicht von Dr. Zimmer inakzeptabel."). Sie gilt den Patient*innen auch als Stimme des Arztes („Bringen Sie ihm das bei, Oberschwester"). Der Chefarzt Dr. Stülpemann geht seinerseits mit den Krankenschwestern ohne Hierarchiegefäle um. Die zweite Szene – nachdem die Oberschwester Heiliger im Wald zurechtgewiesen hat – zeigt, wie Stülpemann mit der alten Schwester Inka während eines gemeinsamen Weges darüber redet, dass der Betrieb ohne sie gar nicht auskommen kann. Der Film ist deswegen spannend, da er einerseits thematisiert, dass es in Kliniken, Sanatorien u. Ä. Kontinuitäten im Personal teilweise über verschiedene Staatsformen hinweg gab: Das gezeigte Sanatorium wurde nach Aussage von Oberschwester Walburga 1929 gegründet und hat so mit weitgehend identischem Personal die Weimarer Republik, die nationalsozialistische Zeit, die unmittelbaren Nachkriegsjahre sowie die nun neu gegründete DDR erlebt. Schwester Inka, deren Rolle mit einer Schauspielerin besetzt wurde, die ihrerseits in der Weimarer Republik ihr Filmdebüt hatte, verkörpert diese Kontinuität in der ganz eigenen Welt des Sanatoriums.

Andererseits zeigt der Film neben charakteristischer Bürgertums- und Kapitalismuskritik und dem Konflikt von Politik und Kirche auch in den Figuren der Schwestern die DDR-Perspektive, nämlich die der klassenlosen Gesellschaft: Auch wenn die Pflegetätigkeiten jeweils nur kurz zu sehen sind, wirken die Schwestern alle ebenso selbstständig und professionell wie der Arzt. Vor allem, wenn die hochbetagte Schwester Inka ihre Uhr gewissenhaft jeweils auf die Sekunde genau beobachtet, bevor sie den Gong zum Essen schlägt, wird klar, dass diese Genauigkeit ein über Jahrzehnte eingeübtes professionelles Verhalten ist.

Neuere Darstellungen von historischer Pflege sind selten. Überraschenderweise ist die Pflege in der dritten Staffel von „Charité", die zur DDR-Zeit spielt, auch nicht so präsent wie in den ersten beiden Staffeln. Sie ist im Wesentlichen reduziert auf zwei Figuren: die Oberin Martha, die berlinernde Seele des Ganzen, und Schwester Ariana. Letztere ist eine Arbeitskraft aus dem sozialistischen „Bruderstaat" Kuba. Sie steht stellvertretend für die vielen kubanischen Gastarbeiter*innen in der DDR, die als Arbeitsmigrant*innen mit begrenzter Aufenthaltserlaubnis kamen. Ihre selbstverständliche Integration in das Schwestern-Team der Charité in der Serie dürfte nicht wirklich dem realen DDR-Alltag entsprechen, denn Forschungsergebnissen zufolge wurden Gastarbeiter*innen hier nicht weniger diskriminiert als in der BRD. Deutlich mehr Profil als Schwester Ariana gewinnt Oberin Martha. Es gehört zu einer langen Erzähltradition in der deutschen Filmgeschichte, dass

Oberschwestern gewöhnlich als rundlich, ruppig und pragmatisch dargestellt werden, ihr Herz aber am rechten Fleck haben – so auch Martha. Es verwundert daher nicht, dass diese Typen-Rolle wieder mit derselben Schauspielerin besetzt wurde, die schon in „Unsere Mütter, unsere Väter" die Oberschwester in dem Lazarett an der Ostfront gespielt hatte. Oberin Martha verwaltet im Wesentlichen den vorherrschenden Material- und Personalmangel: Sie weist die Schwestern an, Handschuhe für die erneute Benutzung auszuwaschen, Mullbinden zu schneiden, im WC Glühbirnen auszuwechseln und Wasser nachzufüllen. Deutlich wird thematisiert, was in den 1950er- bis 1970er-Jahren selbst in Spielfilmen der DDR gezeigt wurde: Nicht nur ärztliches, sondern auch Pflegepersonal verließ mit der Hoffnung auf bessere Lebensbedingungen die DDR, solange es noch ging. In einer Szene wird dies besonders deutlich, als Martha im Schwesternzimmer gleich vier Krankenschwestern nicht vorfindet, weil diese offensichtlich an dem Tag nicht mehr zur Arbeit erschienen, sondern in den Westen geflohen sind [Charité St. 3, F. 3, Timecode: 08:00]. Aufeinander angewiesen zu sein in einer Mangelwirtschaft, aber auch die gemeinsame Organisation in der Gewerkschaft Gesundheitswesen ließen in der DDR (im Gegensatz zur BRD) berufsständische Hierarchien zwischen Ärzteschaft und Pflege abflachen. Dieses Arbeiten auf Augenhöhe wird in der Serie dadurch vermittelt, dass Martha Dr. Wendt ausdrücklich mitteilt, dass sie gegen die eigene Gefühlslage deren ärztliche Entscheidung nachvollziehen kann, nicht dem langjährigen Hausmeister, sondern einem Patienten mit besseren Heilungschancen das letzte Penicillin zu verabreichen. Dr. Wendt erklärt ihrerseits Martha ihre Forschungen. Bei den großen Ansprachen Prof. Prokops zum Geist der Charité in der Mitte und am Ende der Serie werden die Pflegenden ausdrücklich in deren Erfolg eingeschlossen. Auch Martha kann hier neben dem Professor das Wort ergreifen.

Zum Einsatz von Film im Unterricht
Unterrichtsinhalte mit Ausschnitten aus Filmen und Serien zu ergänzen ist im Sinne des Methodenwechsels didaktisch sinnvoll. Grundsätzlich ist zu fragen:

Was ist die didaktische Intention des Ausschnitts? Soll er als Einstieg in ein Thema dienen oder eine bereits im Unterricht behandelte Thematik illustrieren? Hier ist darauf zu achten, dass (teil-)fiktionale Formate immer interpretierende Erzählungen sind, keine Bildprotokolle, wie es früher „tatsächlich war". Oder soll der Ausschnitt eine Thematik vertiefen/hinterfragen (z. B. durch eine Diskussion des Gezeigten)?

Wo beginnt/endet der Abschnitt genau, der dieser Intention dient? Es ist für eine konzentrierte Aufnahme des Gezeigten aufseiten der Schüler*innen besser, den Ausschnitt als solchen parat zu haben, als im Unterricht auf einer DVD oder in einem Stream zu suchen und so die Konzentration durch optische Ablenkung zu unterbrechen.

Was ist der genaue Arbeitsauftrag an die Schüler*innen? Er sollte in *einem* präzisen Satz/*einer* Frage formuliert sein. Methodisch sinnvoll ist oft: Ausschnitt zeigen (offene Aufnahme aufseiten der Schüler*innen) – Arbeitsauftrag – Ausschnitt erneut zeigen (gezielte Aufnahme).

Alle Filme/Serien in diesem Beitrag sind auf DVD oder im Stream erhältlich (Stand zum Zeitpunkt der Publikation).

13.7 Fazit

Die Public History der Pflege ist bisher noch nicht wirklich untersucht worden. Die vorgestellten Produktionen zeigen, dass dies nötig wäre, um Defizite in der Darstellung zu benennen und zu beseitigen. Dies würde helfen, ein historisch korrektes Bild der deutschen Geschichte der Pflege in der Öffentlichkeit zu etablieren. Hierzu sollten ausgewiesene Pflegehistoriker*innen für Beratung und Kommentierung hinzugezogen werden. Es stellt insgesamt eine eigenartige Entwicklung dar, dass es zunehmend Regisseur*innen und Schauspieler*innen sind, die in Begleitformaten zu Filmen und Serien dem Publikum die Geschichte erklären und als Beleg für die eigenen Aussagen auf die Inhalte der eigenen Produktionen verweisen. So entsteht der Eindruck, deren Interpretation der Geschichte sei der Stand des heutigen Wissens über die jeweilige Zeit und es gebe auch nur diese Sichtweise. Alicia von Rittberg, die Darstellerin der Krankenwärterin Ida Lenze, erzählt beispielsweise in einem Video in der ARD-Mediathek begeistert davon, wie man in „Charité" Staffel 1 lernt, wie groß der Fortschritt der Medizin sei („es passiert unterbewusst, weil du den Figuren und den emotionalen Strängen so wahnsinnig gerne folgst"). Es ist bemerkenswert, dass in den gut elf Minuten Laufzeit des Interviews die Hauptdarstellerin nicht *einmal* die Worte „Pflege", „Krankenschwester" o. Ä. ausspricht, dafür aber vielfach „Medizin" und „Fortschritt". Ihre Perspektive auf Geschichte ist die der Drehbuchautorinnen, die eine einseitige, in den Geschichtswissenschaften seit langem überholte Erzählung verfolgen. Sie wollten zudem mit Ida Lenze eine Vorkämpferin des Frauenstudiums konstruieren, bestätigen aber (unbewusst) auch ein gängiges deutsches Serien-Klischee: Die beste Schwester ist immer die, die nicht in der Pflege bleiben, sondern selbst Medizin studieren will wie schon Schwester Christa aus der „Schwarzwaldklinik". Die besprochenen Produktionen übernehmen also Stereotype. Sie schaffen sie aber auch selbst: Bis auf wenige Ausnahmen sind die dargestellten Schwestern immer Rotkreuzschwestern. Die Tracht mit hellblauem Kleid, weißer Schürze und Kragenbrosche mit rotem Kreuz identifiziert die Schwester als solche für die Zuschauer*innen. Auch Ida Lenze trägt 1888 bereits eine solche Uniform, inklusive einer runden Kragenbrosche, nur zeigt diese nicht das Kreuz, sondern ist einheitlich dunkel. Der langjährige Erfolg einer Serie wie „Um Himmels willen" (2002–2021, 20 Staffeln), bei der es darum geht, wie eine Gruppe Nonnen ihrer Umwelt hilft und für den Erhalt ihres Klosters kämpft, spricht dagegen, dass konfessionelle Charaktere generell nicht von den Zuschauer*innen angenommen werden. Die Rotkreuzschwester ist jedoch, trotz der anhaltenden Bedeutung der konfessionellen Pflege im 20. Jahrhundert, im deutschen Fernsehen das optische Aushängeschild der Pflege. Es lassen sich auch hier Bildtraditionen aus der großen Zeit der Arztfilme (s. o.) vermuten.

Dass junge Krankenschwestern in den Historienformaten teilweise in der Art, wie sie reden oder sich verhalten, wie aus unserer eigenen Zeit zurücktransportiert wirken, ist in den fiktionalen Produktionen der Preis dafür, dass sie einem heutigen (jüngeren) Publikum als Identifikationsfiguren dienen können. Genau solche fehlen aber noch weitgehend ausgerechnet für die Nachkriegszeit, als die nichtkonfessionelle Pflege sich etablierte. Was das Doku-Format betrifft, treten Pflegekräfte hier zuweilen als Zeitzeug*innen auf, wie zum Beispiel die Stationsschwester Inge Sprinck, die in „Mensch gegen Virus – Von der Spanischen Grippe bis Corona" über den Pflegealltag während der Asiatischen Grippe Ende der 1960er-Jahre berichtet. Ihre Erzählung, dass Schwestern damals Maske und Handschuhe nicht kannten, ruft im Unterricht häufig großes Staunen hervor und korrigiert auch Darstellungen wie die maskentragende Schwester Ariana in „Charité" Staffel 3. Solche in Dokus zu anderen Themen versteckten Interviews lassen sich aber leider nicht gezielt recherchieren.

Weiterführende Literatur

Atzl I, Kreutzer S, Nolte K (2017) Nachtrag zur Serie „Charité". Das Klischee der einfältigen Krankenschwester. Frankfurter Allgemeine Zeitung 11.05.2017. https://www.faz.net/aktuell/feuilleton/medien/grundsatzkritik-an-der-ard-serie-charite-15007641.html. Zugegriffen: 25. Okt 2023

Buß C (2008) Dandy mit Maschinengewehr. Spiegel Online 08.04.2008. https://www.spiegel.de/kultur/kino/flieger-abenteuer-der-rote-baron-dandy-mit-maschinengewehr-a-546077.html. Zugegriffen: 25. Okt 2023

Internationale Forschungsstelle DDR (2021) „Sozialismus ist die beste Prophylaxe!" Das Gesundheitswesen der Deutschen Demokratischen Republik. https://ifddr.org/studien/studies-on-the-ddr/gesundheit/. Zugegriffen: 25. Okt 2023

Freund W (2016) Die unerträgliche Einsamkeit des Ernst Lossa. Welt Online 28.09.2016. https://www.welt.de/kultur/kino/article158417450/Die-unertraegliche-Einsamkeit-des-Ernst-Lossa.html. Zugegriffen: 25. Okt 2023

Satjukow S (2016) Geschichtsaneignungen in der Mediengesellschaft des 21. Jahrhunderts. In: Stiftung Haus der Geschichte der Bundesrepublik Deutschland (Hrsg) Inszeniert: Deutsche Geschichte im Spielfilm. Kerber, Bielefeld/Berlin, S 32–39

Schlegelmilch S (2017) Gute Ärzte, gute Quoten. Die Genese des deutschen Film- und Fernseharztes. In: Schlegelmilch S (Hrsg) Film als medizinhistorische Quelle (= Themenheft, Medizinhistorisches Journal 52/3). Steiner, Stuttgart, S 219–251

Schröder C (2016) Mörderische Pflege. Zeit Online 28.09.2016. https://www.zeit.de/kultur/film/2016-09/nebel-im-august-ernst-lossa-euthanasie. Zugegriffen: 25. Okt 2023

Ströbele C (2017) Das Labor des Dr. Koch. Zeit Online 21.02.2017. https://www.zeit.de/kultur/film/2017-03/charite-ard-soenke-wortmann-rezension/komplettansicht. Zugegriffen: 25. Okt 2023

Tieschky C, Winkler W (2005) M 01.07 Geschichtsfernsehen. „Kopfsalat mit Zeitzeugen", Interview mit dem Historiker Norbert Frei. Süddeutsche Zeitung 22./23.01.2005. https://www.bpb.de/lernen/angebote/grafstat/ende-des-zweiten-weltkriegs/171321/m-01-07-geschichtsfernsehen/. Zugegriffen: 25. Okt 2023

Wulff H (2021) Zwischen humanitärem Auftrag und militärischer Pflicht. Die Kriegsschwestern der Filmgeschichte. Tà katoptrizómena 131 (Photographie und Bildwelten). https://www.theomag.de/131/hjw19.htm. Zugegriffen: 25. Okt 2023

Teil IV
Geschichte der Pflege im Kontext der Gesundheitsversorgung

14 Pflegende und Gepflegte

Karen Nolte

Inhaltsverzeichnis

14.1 Einleitung 209
14.2 Pflegende als Erziehende 210
14.3 Pflegebeziehungen im 19. Jahrhundert am Beispiel
protestantischer Pflege – Normen in der Pflege 212
14.4 Pflegebeziehungen im 19. Jahrhundert am Beispiel
protestantischer Pflege – Pflegepraxis............................. 213
    14.4.1 Arme Kranke 214
    14.4.2 Reiche Kranke... 215
    14.4.3 Kinder und Jugendliche.................................. 216
14.5 Pflegende-Gepflegten-Beziehung in der Privatpflege um 1900 216
14.6 Wandel der Beziehungen von Pflegenden und Gepflegten
im 20. Jahrhundert 217
    14.6.1 Krise der Funktionspflege in den 1970er-Jahren................. 219
    14.6.2 Auswirkungen von Technisierung.......................... 219
    14.6.3 „Patientenzentrierte Krankenpflege"........................ 220
14.7 Schlussbemerkung 221
Quellen... 222
Weiterführende Literatur 222

14.1 Einleitung

Die Beziehung zwischen Pflegenden und Gepflegten ist heute zwar fester Bestandteil theoretischer interaktionistischer Pflegemodelle.

Ergänzende Information Die elektronische Version dieses Kapitels enthält Zusatzmaterial, auf das über folgenden Link zugegriffen werden kann https://doi.org/10.1007/978-3-662-69826-6_14.

K. Nolte (✉)
Institut für Geschichte und Ethik der Medizin, Heidelberg, Deutschland
E-Mail: karen.nolte@histmed.uni-heidelberg.de

Dennoch scheint auch den meisten gut ausgebildeten Pflegenden unklar zu sein, mit welchen professionellen Konzepten die emotionale, zwischenmenschliche Beziehung zu kranken Menschen gestaltet werden kann. So reflektierten Pflegefachpersonen in einer pflegewissenschaftlichen Studie von 2006 in Interviews selbstkritisch, dass Sympathien das Maß an emotionaler Zuwendung zu Patient*innen stark prägen.

Im Folgenden soll die Beziehung zwischen Pflegenden und Patient*innen aus historischer Perspektive betrachtet werden. Dabei geht es darum, diese Beziehung in einen historischen Kontext zu stellen, was auch bedeutet, Konzepte von Pflege zu historisieren: Was beinhaltete Pflege? Welche äußeren Umstände prägten die Beziehung zwischen Pflegenden und Gepflegten? Welche Aspekte bestimmten Vorstellungen von einer „guten Pflege"?

Schon im 19. Jahrhundert beschränkte sich die Pflege nicht allein auf das körperliche Wohl der Kranken, vielmehr sollte deren Lebensstil zunächst im christlichen und später im eugenischen und gesundheitlich-präventiven Sinne beeinflusst werden. Daher wird zunächst die Rolle von Pflegenden als Erziehende in einem historischen Überblick dargestellt. Im darauffolgenden Abschnitt soll dargelegt werden, wie die Beziehung von Pflegenden und Gepflegten im 19. Jahrhundert in der protestantischen Krankenpflege gestaltet wurde. Im Weiteren wird herausgearbeitet, wie Pflegende ihre Patient*innen in der besonderen Situation der Privatpflege um 1900 wahrnahmen. Für das 20. Jahrhundert wird die Beziehung zwischen Pflegenden und Gepflegten anhand der Debatte über Humanität im Krankenhaus seit den späten 1950er-Jahren sowie mittels der Schriften zur „patientenzentrierten Pflege" aus den 1970er- und frühen 1980er-Jahren aufgezeigt.

Zu den Quellen
Normative Vorstellungen der professionellen Beziehung zwischen Pflegenden und Gepflegten finden sich in Krankenhausordnungen und Krankenpflege-Lehrbüchern aus unterschiedlichen Zeiten. Diese Normen, die bestimmten, wie Pflegende sich idealerweise zu verhalten hatten, sagen nur begrenzt etwas über den tatsächlich gelebten Alltag aus. Mit dem distanzierten Blick auf historische Entwicklungen lassen sich normative Setzungen in der Pflege leichter erkennen als im aktuellen Pflegealltag. Zudem lässt sich bei der Beschäftigung mit Geschichte die historische Bedingtheit von Normen, d. h. ihre Veränderbarkeit, aber auch ihre Kontinuität identifizieren.

Einblick in die Praxis des Umgangs mit Gepflegten geben beispielsweise sogenannte Schwesternbriefe von protestantischen Krankenschwestern aus der 1836 in Kaiserswerth bei Düsseldorf gegründeten Diakonissengemeinschaft, private Briefe der Reformerin Agnes Karll an ihre Mutter aus der Zeit um 1900 und Interviews mit christlichen Krankenschwestern im 20. Jahrhundert im Rahmen von Oral History (vgl. Kap. 2). In den Schwesternschaften waren ausschließlich Frauen; aus diesem Grund wird hier und im Weiteren die weibliche Form Krankenschwester und Krankenpflegerinnen verwendet.

Aus den alltagsnahen schriftlichen Quellen kann die Perspektive der Pflegenden auf ihre Patient*innen herausgearbeitet werden, die sie häufig einfach „meine Kranke", „mein Kranker", „Pflegling" oder auch „Pflegebefohlene" nannten. Eine patientenzentrierte Analyse des Verhältnisses von Pflegenden und Kranken ist nur möglich, wenn die Schilderungen der Krankenpflegenden „gegen den Strich" gelesen werden, da selten Beschreibungen von Patient*innen selbst in autobiografischen Texten zu finden sind. Eine wichtige Schnittstelle, an der Kranke als soziale Akteur*innen in den Schilderungen der Pflegenden sichtbar werden, sind Konflikte und Krisensituationen. Anhand der von Pflegenden dokumentierten Quellen lässt sich die Patientenperspektive allerdings nur punktuell rekonstruieren. Besonders eindringlich beschreiben Krankenpflegende die Pflege von Schwerkranken, die von besonderer Intensität war, weshalb diese Quellen tiefere Einblicke in die Beziehung von Pflegenden und Gepflegten geben.

14.2 Pflegende als Erziehende

Um 1800 war für das aufstrebende Bürgertum ein Verständnis von Reinlichkeit, auch Hygiene, zentral; hierbei ging es aber noch nicht um Hygiene im mikrobiologischen Sinne. Vorstellungen von keimfreier Sauberkeit entstanden erst im ausgehenden 19. Jahrhundert, seit sich mit der Entdeckung des Krankheitserregers der Tuberkulose durch Robert Koch (1843–1910) im Jahr 1882 im deutschsprachigen Raum die Bakteriologie und somit ein neues Verständnis von Infektionskrankheiten entwickelte. Im frühen 19. Jahrhundert ging es um Vorstellungen von Reinlichkeit im Sinne von Sauberkeit und Ordnung im Haushalt einerseits und in menschlichen Beziehungen andererseits. Dazu gehörten auch frühe eugenische Konzepte der bewussten Partnerwahl, um die Bevölkerung rein von Erbkrankheiten zu halten. Diese sozialhygienischen Gedanken finden sich bereits im ausgehenden 18. Jahrhundert in einem von dem Mediziner Johann Peter Frank (1742–1821) verfassten mehrbändigen Werk über ein staatliches Gesundheitswesen und in Schriften des Mannheimer Arztes Franz Anton Mai (1742–1814). Nicht nur Mediziner und Pastoren sollten diese bevölkerungspolitischen Ideen eines staatlichen Gesundheitswesens vertreten, sondern auch Krankenpflegerinnen waren Vertreterinnen der bürgerlichen Hygienebewegung. Sie gingen als protestantische Armen- und Krankenpflegerinnen in die Armutsviertel, um arme Kranke zu Reinlichkeit, Ordnung und Sittlichkeit im christlich-bürgerlichen Sinne zu erziehen. Auch Kaiserswerther Diakonissen wurden als Gemeindepflegerinnen in die Haushalte städtischer Armutsviertel entsandt, um kranke arme Menschen zu Reinlichkeit und Ordnung im Haushalt, aber auch im christlich-sittlichen Verständnis zu Reinheit anzuleiten. Somit waren auch Krankenpflegerinnen Botschafterinnen dieser neuen bürgerlichen Ordnungsvorstellungen.

Mit der Entwicklung der Bakteriologie mussten Kranke und ihre Familien besonders über die Übertragungswege bakterieller Infektionen informiert und es musste ihnen gezeigt werden, wie Infektionen durch Hygienepraktiken vermieden werden konnten. Krankenpflegerinnen kam eine besondere Bedeutung in dieser Patient*innenedukation zu. So wurden um 1900 spezielle Tuberkuloseschwestern ausgebildet, die in Arbeiter*innenhaushalten den Frauen Praktiken zur Vermeidung der Ansteckung mit Tuberkulose nahebringen sollten und sie zugleich zu strikter Sauberkeit im Haushalt anwiesen. Dieser Hygieneerziehung wurde Nachdruck verliehen, indem die Zuteilung von materieller Unterstützung von der Bereitschaft abhängig gemacht wurde, Hygienemaßnahmen umzusetzen.

Krankenpflegende wirkten also auch intensiv daran mit, staatliche Vorstellungen von Hygiene und Ordnung sowie die Gesundheitspolitik im Sinne bevölkerungspolitischer Ziele umzusetzen. So waren sie in der Weimarer Zeit als Fürsorgeschwestern an der erbbiologischen Erfassung der armen Bevölkerung beteiligt. Fürsorge und Pflege waren also auch stets mit der Einflussnahme auf das Gesundheitsverhalten der Gepflegten verbunden, die zuweilen auch mit der Erfassung von erbbiologischen Informationen einhergehen konnte. Somit legten Pflegende in diesen Bereichen wesentliche Grundlagen für die im Nationalsozialismus zwangsweise durchgeführten Sterilisationen von Menschen, die schon in der Weimarer Zeit als „Erbkranke" aktenkundig geworden waren. Wie im Kapitel zur Geschichte der Pflege im Nationalsozialismus näher ausgeführt wird, wirkten Krankenpfleger*innen auch an den Krankenmorden an „erbkranken" Patient*innen mit psychischen Erkrankungen und mit Behinderungen mit.

In den 1950er- und 1960er-Jahren wurden insbesondere Gemeindepfleger*innen angewiesen, Familien, die sie besuchten, über hygienische Maßnahmen zur Vermeidung von Infektionen aufzuklären sowie für Impfungen gegen die zu der Zeit grassierenden Infektionskrankheiten zu werben. Da Impfungen gegen Diphtherie, Tetanus, Röteln und Poliomyelitis in der Bundesrepublik Deutschland im Gegensatz zur Deutschen Demokratischen Republik nicht der Impfpflicht unterlagen, war ihre Überzeugungsarbeit bei Eltern für die Impfung von Säuglingen und Kleinkindern entscheidend für den Erfolg der damaligen Impfprogramme. Gemeindepfleger*innen waren maßgeblich beteiligt an dem Impfprogramm gegen Kinderlähmung (Poliomyelitis) sowie bei der Durchführung von Röntgenreihenuntersuchungen zur Früherkennung von Lungentuberkulose.

Auch in der Gegenwart wirken Pflegekräfte auf Patient*innen ein und transportieren die jeweils politisch und gesellschaftlich gewollten Werte in die pflegerische Versorgung. Die Förderung von eigenverantwortlicher Gesundheitserhaltung wurde zunächst über die Konzepte von Prävention und Gesundheitsförderung versucht. Mittlerweile soll dies über die Unterweisung in Selbstmanagementstrategien und Gesundheitskompetenz erreicht werden. Diese Konzepte gehören seit den 1970er-Jahren international zur politischen Agenda, gefördert über die Weltgesundheitsorganisation (WHO) und nationale Gesundheitssysteme (vgl. Kap. 17), und sind frühe Elemente des heute bestimmenden Selbstoptimierungstrends. Hierbei sollen einerseits Gesundheitssysteme vor (finanzieller) Überlastung geschützt und andererseits Menschen unter Beachtung ihres Autonomie- und Freiheitsstrebens gelenkt werden. In diesem Sinne wird angenommen, dass Menschen naturgemäß nach Selbstoptimierung streben. Ist dieser Drang bei Patient*innen nicht erkennbar, sollen Pflegekräfte Defizite identifizieren. Auf eine mangelnde Gesundheitskompetenz wird als Konsequenz mit Edukation und Beratung von Patient*innen reagiert, um sie wieder auf den „richtigen" Weg zu bringen. Im Sinne von patientenorientierter Pflege dient hier auch die Anamnese, in der neben physischen, psychischen und sozialen Pflegeproblemen auch das Verhalten von Patient*innen und ihre Lebenssituation festgehalten wird, als Basis, um auf deren gesundheitsbezogenes Verhalten einwirken zu können.

Einfluss gesellschaftlicher Strukturen auf die Pflege
Der Einfluss von Pflegekräften auf Patient*innen ist in allen gesellschaftlichen Strukturen und politischen Systemen (wie Demokratie, Diktatur) zu beobachten. Doch war dieser Einfluss jeweils historisch spezifisch geprägt. Daher sollte er in pflegerischen Bildungsprogrammen sowohl in seiner historischen als auch in seiner gegenwärtigen Ausprägung besprochen und reflektiert werden.

14.3 Pflegebeziehungen im 19. Jahrhundert am Beispiel protestantischer Pflege – Normen in der Pflege

Bevor Pflegebeziehungen im Alltag in den Blick genommen werden, soll kurz der normative Rahmen des Verhältnisses zwischen Pflegenden und Gepflegten skizziert werden, der sich zum einen aus den Dienstordnungen und Ausbildungsmaterialien von Diakonissen aus dem Mutterhaus in Kaiserswerth bei Düsseldorf ersehen lässt, zum anderen aus den von Ärzten verfassten Handbüchern der Krankenpflege.

In der christlichen Krankenpflege wurde die Versorgung der Kranken als Dienst am Nächsten, somit als „Liebesdienst" verstanden und strikt von der sogenannten Lohnwärterei abgegrenzt. Als Letztere betrachtete man die Pflege von Männern und Frauen aus den unteren sozialen Schichten durch Krankenwärter*innen, die den Status von Dienstbot*innen hatten und ohne Bindung an eine konfessionelle Schwesternschaft gegen Lohn arbeiteten. In der „Haus-Ordnung und Dienst-Anweisung" der Kaiserswerther Diakonissengemeinschaft von 1852 wird dementsprechend das Verhältnis der Diakonissen zu den Kranken charakterisiert. Demnach hatte die Diakonisse den „Armen und Kranken herzliches Erbarmen, Freundlichkeit, Sanftmuth und Geduld" entgegenzubringen. Hierbei handelte es sich um christliche Tugenden. Aus dieser Ordnung ist auch zu ersehen, welche Grundhaltung eine Diakonisse in ihrer Arbeit und in ihrem Selbstverständnis einnehmen sollte: Demut und Selbstverleugnung sollten zu ihren wesentlichen Eigenschaften gehören, d. h., sie sollte ihre Arbeit nicht tun, um Anerkennung und Lob zu erhalten, sondern um Jesus und dem Herrgott zu dienen.

Die von Diakonissen und anderen Krankenpflegerinnen geforderte Sanftmut und Zartheit gegenüber den zu Pflegenden steht in einem Spannungsverhältnis zu der für den

Stationsalltag geforderten strikten Disziplin, der sich die Kranken zu unterwerfen hatten. Kein Kranker und keine Kranke durfte ohne Erlaubnis der Krankenpflegerin das Zimmer oder gar die Station verlassen. Eine Schwester hatte die Besuchszeiten zu reglementieren, mitgebrachte Speisen und eingehende Päckchen oder Briefe zu kontrollieren und gegebenenfalls zurückzuhalten, wenn der jeweilige Inhalt nach ihrer Einschätzung belastend oder gar gesundheitsschädigend für die ihr anvertrauten Kranken war. Die Krankenpflegerinnen wurden angewiesen, auf der Station für Ordnung, Reinlichkeit und Pünktlichkeit zu sorgen. Dies sollte allerdings nach Vorstellung der Ärzte nicht durch „Kommandieren" erreicht werden, da Pflegende keineswegs als Vorgesetzte der Kranken erscheinen sollten. Vielmehr sollten sie durch vorbildhaftes Verhalten die Kranken dazu anregen, ihnen nachzueifern.

Als besondere Herausforderung in sittlich-moralischer Hinsicht galten für Diakonissen ihre männlichen Kranken. Auf der Männerstation arbeiteten daher männliche Krankenwärter, die für die Körperpflege der Patienten eingesetzt wurden, weil den Diakonissen aus sittlich-moralischen Gründen eine solche Tätigkeit nicht zugemutet werden sollte. In der Gemeindepflege allerdings war zuweilen auch die Körperpflege bei Männern unumgänglich, wie aus den Berichten der Diakonissen hervorgeht.

Von den Pflegenden wurde erwartet, dass sie stets ein offenes Ohr für die Sorgen und seelischen Nöte ihrer Patient*innen hatten. Diese Aufgabe barg nach Ansicht der ärztlichen Autoren der Handbücher für Krankenpflege allerdings die Gefahr der „Schwatzhaftigkeit" in sich – daher wurden Pflegende ermahnt, sich nicht zu einer „unpassende[n] und tadelnswerthe[n] Neugier" verleiten zu lassen (Gedike 1854, 15; vgl. Online-Materialien). Doch fürchteten Ärzte nicht nur, dass Pflegende intime Details aus Gesprächen mit ihren Kranken ausplauderten. Vielmehr sahen sie auch die Gefahr, dass Kranken Einzelheiten über ihre Krankheit oder gar eine schlechte Prognose mitgeteilt wurden, welche nach Auffassung der Ärzte nicht für ihre Ohren bestimmt waren.

In einem Krankenpflegelehrbuch wurde das Pflegepersonal zu strikter Verschwiegenheit verpflichtet: Nicht nur gegenüber Dritten, sondern auch den Patient*innen selbst durften sie ohne Erlaubnis des Arztes nichts über ihren Krankheitszustand mitteilen. Dieses Schweigegebot galt insbesondere gegenüber unheilbar Kranken, die Ärzte in der Regel nicht über ihren nahen Tod aufklären wollten. Diakonissen, für die der Kern ihrer Krankenpflege die Sorge für den Seelenzustand der Kranken war – die sogenannte Seelenpflege –, taten sich mit diesem Schweigegebot zuweilen recht schwer. Denn sie deuteten den Krankheitsprozess als „Schule des Herrn", d. h. als Prüfstein Gottes für fromme Kranke und Strafe Gottes für sündige Kranke. Die Kranken sollten sich so bewusst wie möglich mit ihrem Leiden und so bald wie möglich mit ihrem Sterben auseinandersetzen (vgl. Kap. 9).

14.4 Pflegebeziehungen im 19. Jahrhundert am Beispiel protestantischer Pflege – Pflegepraxis

Wie im Kapitel „Pflege und Religion" (Kap. 10) näher ausgeführt wird, war die sogenannte Seelenpflege, die Sorge um das seelische Wohl der Kranken, zentral für das Selbstverständnis von protestantischen Krankenpflegerinnen des 19. Jahrhunderts, auch wenn sie gründlich in der Leibespflege ausgebildet waren und sich selbstverständlich um die Pflege des kranken Körpers kümmerten. Die Seelenpflege umfasste die religiöse Unterweisung der Kranken, um sie zum christlichen Glauben zurückzuführen. Dieser Bildungsauftrag, den die Diakonissen auszuführen hatten, zielte nicht nur auf die Reinheit der Seelen ihrer Kranken, sondern auch auf deren persönliche Reinlichkeit. Sich und ihre Wohnung stets rein zu halten, bedeutete nicht nur die Erziehung zu hygienischem Verhalten, vielmehr assoziierten die christlichen Krankenschwestern äußere Reinlichkeit mit innerer Reinheit im religiösen Sinne.

Diakonissen bewerteten ihre Beziehung zu den Kranken stets im Kontext der Seelenpflege:

Die Pflege frommer Kranker wurde daher als erfüllend oder gar „erhebend" dargestellt, während der Kontakt mit sündigen Kranken, die sich einer „Seelenpflege" oder gar Bekehrung zum christlichen Glauben widersetzten, als „schwer" und belastend empfunden wurde. Im Folgenden wird das Verhältnis der Diakonissen zu drei Gruppen von Kranken aufgezeigt: zu armen Kranken, reichen Kranken sowie zu Kindern und Jugendlichen.

14.4.1 Arme Kranke

Die Krankenpflege Kaiserswerther Prägung war erstens eng mit der „Sozialen Frage" verknüpft. Zweitens konnten Armut und Krankheit dem Konzept der „Inneren Mission" zufolge nur wirksam bekämpft werden, wenn die armen Kranken zum christlichen Glauben zurückgeführt würden – war doch ihr Unglaube und die damit verbundene Unsittlichkeit nach Auffassung der wohltätigen Protestant*innen die wesentliche Ursache für ihre Armut. Entsprechend vorbelastet traten auch die Diakonissen armen Kranken gegenüber. Über das tatsächliche Ausmaß der geistlichen und materiellen Armut ihrer Pfleglinge berichteten Diakonissen aus der Gemeindepflege ebenso erschüttert wie über den Schmutz in deren Wohnungen, was – wie bereits erwähnt – mit seelischer Unreinheit im christlichen Sinne verknüpft wurde.

> **„Soziale Frage" und „Innere Mission"**
> Der Begriff „Soziale Frage" wurde im 19. Jahrhundert verwendet, um die sozialen Probleme zu beschreiben, die mit der Industrialisierung entstanden waren: Dadurch, dass viele Menschen in die Städte kamen, entstanden sogenannte Mietskasernen – Wohnhäuser, in denen viele Menschen beengt lebten. Bei ihrer Tätigkeit in Fabriken erhielten die Arbeiter*innen einen so geringen Lohn, dass sie unterhalb des Existenzminimums leben mussten. Durch Mangelernährung, zumeist feuchte und dunkle Behausungen sowie harte Arbeitsbedingungen war die Gesundheit der Arbeiter*innen gefährdet. Theodor Fliedner, der Gründer der Kaiserswerther Diakonissenanstalt, war wie andere Akteur*innen der „Inneren Mission" davon überzeugt, dass nicht die prekären Arbeits- und Wohnbedingungen in den Städten Armut erzeugten, sondern die Abkehr vom christlichen Glauben, die zu „geistlicher" und letztlich zu „materieller" Armut geführt habe. Ziel der „Inneren Mission" war es, die vom christlichen Glauben Abgekommenen mit religiöser Unterweisung zum Glauben zurückzuführen, um so die Ursachen der Armut zu bekämpfen. Zugleich erhielten betroffene Menschen Hilfe gegen die materielle Armut und Kranke wurden von christlichen Krankenpfleger*innen versorgt.

In der Gemeinde mussten Kranke, um eine gute Pflege zu erhalten, die Missionierungsbestrebungen der Diakonissen über sich ergehen lassen. Das bedeutete, dass sie christliche erbauliche Literatur oder Bibeltexte vorgelesen bekamen und dass die Schwestern mit ihnen beteten oder Choräle sangen. Schließlich sollten die Kranken – und besonders die Sterbenden – sich zu ihren Sünden bekennen und Gott um Vergebung bitten, um ihre Seele zu heilen oder selig zu sterben. Zugleich wiesen die christlichen Krankenpflegerinnen die ungläubigen armen Kranken dazu an, ihre Wohnung reinlich und ordentlich zu halten.

In der Praxis war dies häufig nicht so einfach umzusetzen, wie die Schilderungen Kaiserswerther Diakonissen in der Gemeindepflege bei Begegnungen mit Schwerkranken aus Armenvierteln eindrücklich zeigen.

Exemplarische Quellenanalyse
Die Kaiserswerther Diakonisse Schwester Dorothea Haube, über deren Biografie nichts Näheres herauszufinden ist, beschrieb in einem Brief an das Vorsteherpaar des Mutterhauses 1853

den Fall einer schwerkranken „unverheirathete[n] Person" mit Kind, die sie zwar zunächst rufen ließ, dann jedoch ablehnte, von ihr gepflegt zu werden, als sie merkte, dass die Pflege nur zusammen mit vehementen Bekehrungsversuchen zu haben war. Erst als sie im Sterben lag, ließ die verzweifelte Frau die Diakonisse wieder zu sich kommen. Die Schwester beschrieb die Situation, als sie die Wohnung der schwerkranken Frau betrat, wie folgt: „Als sie nun krank wurde und ihr Elend so hoch stieg, ließ sie mich rufen, und als ich hinkam hatte sie denn schon alles im Leihhause stehen. Sie saß in der größten Fieberhitze aufrecht in einer Bettstelle ohne Bett, ohne Stroohsack [sic!], ja so gar ohne Strooh, kein Hemde am Leibe, nur ein altes Kleid hatte sie umgehängt. Eine dicke Eiterbeule hatte sie am Rücken, welche der Arzt eine Pestbeule nannte." Fieber und Eiterbeule wurden nach der damals noch geltenden Vier-Säfte-Lehre als Zeichen dafür gedeutet, dass Krankheitsstoffe aus dem Körper abgeleitet werden mussten. Die Pestbeule steht jedoch auch für die Unreinheit der Frau im christlichen Sinne.

Die Schwester ließ der Kranken gegenüber keinen Zweifel daran, dass ihr körperliches und materielles Elend eine Folge ihres sündigen Lebenswandels war: „Ich sprach sie an mit den Worten: Ach Lehna, Lehna[,] was bringt doch die Sünde alles mit sich. Ich verschaffte ihr zuerst die nöthige Kleidung, Strooh, Bettücher, ein Kissen, welches ich auch leider alles erbetteln muß und sorgte dann auch für Nahrung. Auch hatte sie ein Kind von zehn Jahren, das wollten die Läuse wegtragen, an welchen ich leider nichts thun konnte, als bloß für Kost sorgen, weil ich sahe, daß [es] mit der Mutter des Kindes schnell zu Ende ging."

Die hier im materiellen und hygienischen Sinne als ärmlich charakterisierten Verhältnisse spiegelten nach dem christlichen Verständnis der protestantischen Pflegerin den Zustand der Seele der schwer Erkrankten, nämlich deren „geistliche Armut", wider. Der Schmutz in der Wohnung, drastisch geschildert durch die Läuse des Kindes, ist Ausdruck für fehlende Reinlichkeit und zugleich für mangelnde Reinheit der Seele.

„Ich rief natürlich auch gleich einen Seelsorger herbei, der sie treulich besucht und auch, das weiß ich, auf betenden Händen getragen hat. Da sie auch noch eine Freundin bei sich hatte[,] so hatte ich denn nicht nöthig beständig da zu sein und besuchte sie dreimal täglich." Offenbar widerstand die Sterbende weiterhin den Versuchen der Diakonisse, sie zu Gott zurückzuführen und ihr so ein seliges Sterben zu ermöglichen. Dorothea Haube bewertete die Arbeit bei dieser Schwerkranken als schwere Pflege – sie hatte regelrechte Furcht vor der sündigen Kranken: „Ich ging mit schwerem Herzen hin u. wieder fort, ob der Geist des Herrn im Stillen an ihrem Herzen hat arbeiten können[,] ich weiß es nicht: die letzte Nacht war Schw. Christine auch mit bei ihr, weil es mir so sehr unheimlich bei der Sterbenden wurde."

Die Diakonissen hatten also zuweilen Sorge, dass sie den Anfechtungen ihres Glaubens durch die ungläubigen Kranken nicht standhalten könnten. Deshalb ging „Schwester Dorothea" nur noch in Begleitung von „Schwester Christine" zu der „sündigen" Kranken. Die Schilderungen der Diakonisse zeigen eindrücklich die Widerstände, denen sich die frommen Schwestern gegenübergestellt sahen, wenn sie Leibespflege mit Seelenpflege, der Bekehrung ihrer Kranken zum christlichen Glauben, verbinden wollten.

14.4.2 Reiche Kranke

Reichen Kranken begegneten die Diakonissen ebenfalls mit Vorbehalten, nach dem biblischen Gleichnis, dass es leichter sei, dass ein Kamel durch das Nadelöhr gehe, als dass ein Wohlhabender ins Reich Gottes komme. Die Schwestern beschrieben in ihren Briefen, wie sie an das Bett reicher Kranker traten, um ihnen zu verdeutlichen, dass sie zwar reich an irdischen Gütern, jedoch geistlich arm seien. Auf diese Weise kehrten sie für diesen Moment die sozialen Verhältnisse um, indem sie mit ihrer klein- oder zuweilen gar unterbürgerlichen Herkunft einem reichen Kranken selbstbewusst mit einem Gefühl der Überlegenheit gegenübertraten.

Doch hatten die Schwestern zuweilen auch Mühe, diese Position gegenüber reichen Kranken zu behaupten. So schilderte eine Diakonisse ihre Erfahrung mit einem jungen reichen Kaufmann, der an Typhus erkrankt und dem Tod knapp entkommen war. Als dieser nämlich auf dem Weg der Besserung war, versuchte die Schwester ihn zu belehren, als er nach einer Zeitung fragte, indem sie ihm nahelegte, einen „Dankpsalm" zu lesen, um Gott für die Besserung seines Zustands zu danken. Der Patient entgegnete der Diakonisse daraufhin zu ihrem Entsetzen, dass nur seine gute Natur, die Ärzte und die Schwestern ihm geholfen hätten. Mit Genugtuung beschrieb die Schwester im Weiteren, wie der junge Kaufmann einen Rückfall erlitt und nun doch zugänglicher für das Wort Gottes wurde. Ihren Schilderungen zufolge wurde aus dem ungläubigen Materialisten ein frommer Christ.

Eine andere Schwester beschrieb, wie eine reiche Dame sich dem Heiland „an den Hals geworfen" habe, und brachte so ihre Verachtung für eine reiche Patientin zum Ausdruck, obwohl diese eigentlich das tat, was Diakonissen von Schwerkranken erwarteten: Sie wollte beten und den Herrn um Vergebung für ihre Sünden bitten. Hier wird sehr deutlich, dass die Beziehung zwischen Pflegender und Gepflegter darüber entschied, wie letztlich ihr Seelenzustand von der Krankenschwester eingeschätzt wurde.

14.4.3 Kinder und Jugendliche

Besonders bewegend für die Diakonissen war die Pflege schwer erkrankter Kinder und Jugendlicher. Eine wichtige Basis für die Seelenpflege war die biblische Empfehlung, das Reich Gottes anzunehmen wie ein Kind, um hineinzukommen. Demnach galt für die Seelenpflege die Grundannahme: Je mehr das Wesen eines Pfleglings dem eines Kindes ähnelte, desto aussichtsreicher waren die Bemühungen um dessen Seelenzustand. Nach zeitgenössischen bildungsbürgerlichen Vorstellungen waren demnach Ungebildete offener für die Seelenpflege als Gebildete, junge Kranke williger als ältere und Frauen zugänglicher als Männer.

Demzufolge ist es nicht erstaunlich, dass Diakonissen bei der Pflege von Kindern deren Offenheit für das Wort Gottes als vorbildlich herausstellten. Eine Diakonisse schilderte Mitte des 19. Jahrhunderts die Geschichte eines Mädchens, das an Lungenschwindsucht litt und bereits zwei Jahre lang im Krankenhaus gepflegt wurde. Das Mädchen habe sich nach Jesus gesehnt und darauf gefreut, bald zu ihrem Heiland zu kommen. Schließlich sei sie im festen Vertrauen auf ihren Heiland gestorben. Die Frömmigkeit des Mädchens war für die Schwester trotz dessen schwerer Krankheit eine Freude gewesen, die ihr die Pflege sehr erleichtert habe. Diese und andere Geschichten der mit kindlichem Gemüt glaubenden kleinen Kranken wurden in der Darstellung der Diakonissen jeweils kontrastiert mit besonders „sündigen" erwachsenen Kranken, die sich gegen die Missionierungsversuche sperrten.

Das Verhältnis der Diakonissen zu den Kranken war also wesentlich durch deren Bereitschaft bestimmt, sich der Seelenpflege der frommen Schwestern zu öffnen. „Schwere Pflegen" waren in der Wahrnehmung der Diakonissen demnach nicht primär durch körperlich harte Arbeit in der Leibespflege oder harte Arbeitsbedingungen wie häufige Nachtwachen bedingt, sondern vor allem durch den bedauerlichen Seelenzustand der Kranken und ihren Widerstand gegen die Seelenpflege.

14.5 Pflegende-Gepflegten-Beziehung in der Privatpflege um 1900

Privatpflegerinnen wurden von Angehörigen immer dann gerufen, wenn ein kranker Mensch zu Hause ärztlich behandelt und gepflegt werden sollte und Verwandte die Pflege nicht leisten konnten oder wollten. Angeboten wurde Privatpflege von katholischen Schwesternschaften, der evangelischen Diakonie, dem Roten Kreuz und dem Viktoriakrankenhaus in Berlin, das

Niederlassungen zur Organisation von Privatpflege einrichtete. Aufgrund der großen Nachfrage bot allerdings ein Großteil der Privatpflegerinnen, ausgebildete Krankenschwestern, häusliche Pflege auf eigene Rechnung an. Sie hatten keine Schwesternschaft im Rücken, die die Arbeitsbedingungen vertraglich festlegte und im Krankheitsfall oder bei Erschöpfung für eine soziale Absicherung der Krankenpflegerinnen sorgte. Die auch in abwertender Weise als „wilde Schwestern" bezeichneten Privatpflegerinnen mussten meist auf die Bedürfnisse und Ansprüche der auftraggebenden Angehörigen eingehen, was zuweilen einer Selbstausbeutung dieser Pflegenden gleichkam. So verlangten Angehörige, dass die Pflegenden im Haushalt wohnten, Tag und Nacht verfügbar waren und zuweilen auch den Haushalt miterledigten. Auch waren die in der Privatpflege Arbeitenden darauf angewiesen, dass Angehörige von Pfleglingen und Hausärzte, seltener auch Hausärztinnen, sie weiterempfahlen. Arbeitszeit und Tätigkeitsbereiche waren also in den Privathaushalten nicht festgelegt und Pflegende erfüllten meist alle Wünsche, um eine Empfehlung für die nächsten Pflegestellen zu bekommen.

Eine dieser Privatkrankenpflegerinnen war Agnes Karll (1868–1927), die später berufspolitisch im Rahmen der bürgerlichen Frauenbewegung, im Allgemeinen Deutschen Frauenverein, aktiv wurde und auf die schlechten Arbeitsbedingungen und die uneinheitlichen Pflegestandards aufmerksam machte. Sie wurde die erste Vorsitzende der 1903 gegründeten „Berufsorganisation der Krankenpflegerinnen Deutschlands sowie der Säuglings- und Wohlfahrtspflegerinnen" (kurz: B.O.K.D.). Die Organisation forderte eine dreijährige Berufsausbildung in der Krankenpflege und eine soziale Absicherung von Pflegenden bei Krankheit und im Alter (vgl. Kap. 11).

Von Agnes Karll sind handschriftliche Briefe an ihre Mutter Ida Karll überliefert, in denen sie ihre Arbeit in der Privatpflege beschrieb. Sehr ausführlich berichtete sie ihrer Mutter von der Pflege einer schwerkranken Frau. In der Schilderung wird deutlich, wie sehr die kindlich wirkende Kranke ihre Pflegerin in Anspruch nahm. Außer während des notwendigen Schlafs hatte die Privatpflegerin keinen einzigen Augenblick für sich selbst. Agnes Karll thematisierte in ihren Briefen an die Mutter ihre extreme Arbeitsbelastung; zuweilen sei es ihr zu viel gewesen und so vorgekommen, als wenn die Kranke ein Kind und sie die Mutter sei, die das Kind keinen Moment entbehren könnte. Sie habe so viel Geduld bei der Pflege aufbringen müssen.

Aus den Schilderungen Agnes Karlls ist zu ersehen, dass für sie die Pflege der Kranken aufgrund von deren Haltung zum Sterben schwer war. So kritisierte sie, dass die Kranke sich an die Nichtigkeiten des Lebens klammere und sich gegen den Willen Gottes auflehne. Den Zustand der Kranken nahm sie als „geistliche Not" wahr, die für sie belastender war als die körperlichen Anstrengungen der Pflege. Deutlich wird die sehr enge persönliche Beziehung zwischen Privatpflegerin und der Kranken – Karll thematisierte das Fehlen persönlicher Freiräume, da sie außer einem Mittagsschlaf, mit dem sie die durchwachte Nacht zu kompensieren versuchte, keine freien Stunden hatte. Ihre Briefe geben eindrucksvoll Einblick in den Alltag einer Privatpflegerin, die Tag und Nacht ganz für die Bedürfnisse ihrer Kranken da sein musste. Diese und ähnliche Erfahrungen mit der Ausbeutung der Arbeitskraft von Pflegenden auch in der stationären Pflege veranlassten Agnes Karll schließlich zu ihrem berufspolitischen Engagement, mit dem sie nicht nur die Qualifikation von Krankenpflegenden standardisieren wollte, sondern auch bessere und vor allem geregelte Arbeitszeiten sowie soziale Absicherung in der Krankenpflege erreichen wollte (vgl. Kap. 11).

14.6 Wandel der Beziehungen von Pflegenden und Gepflegten im 20. Jahrhundert

Im folgenden Abschnitt geht es um den historischen Wandel in der stationären Krankenpflege der zweiten Hälfte des 20. Jahrhunderts, von dem die ambulante Pflege noch lange unberührt blieb. Noch bis in die 1960er-Jahre war in konfessionellen Krankenhäusern die Beziehung zwischen Pflegenden und Gepflegten dadurch geprägt, dass Krankenschwestern ihre gesamte Lebenszeit der Pflege ihrer Patient*innen widmeten. Die Organisation der stationären Pflege orientierte sich am Modell der Familie. So wurde die Stationsschwester als „Mutter" bezeichnet und die Schwestern lebten in Form einer „Stationsfamilie" zusammen. Die Schwestern arbeiteten von 5:30 Uhr – unterbrochen durch eine längere Mittagspause – bis 20 oder 21 Uhr auf der Station. So konnten sie über den ganzen Tag hinweg ihre Pfleglinge beobachten und wahrnehmen, in welchem körperlichen und seelischen Zustand sie jeweils waren. Die genaue Krankenbeobachtung war seit dem 19. Jahrhundert eine zentrale Pflegekompetenz. Eine Krankenschwester war für einen bestimmten Teil der Kranken auf der Station zuständig. Da die Patient*innen in dieser Zeit noch durchschnittlich 25 Tage in Krankenhäusern verweilten, hatten Pflegende eine längere Beziehung zu ihnen. Diese intensive Beziehung befähigte die Krankenpflegerinnen, auch kleine Veränderungen im Allgemeinzustand der Patient*innen wahrzunehmen. Sie teilten den Ärzt*innen ihre detaillierten Beobachtungen mit und „übersetzten" ärztliche Befunde laienverständlich für ihre Pfleglinge. So waren sie auch in einer Rolle der Vermittlerin zwischen Kranken und Ärzt*innen.

In den 1960er-Jahren veränderten sich Berufsbild und -alltag von Krankenpflegenden grundlegend. Durch den Ausbau des Krankenhauswesens und die damit steigende Zahl der Krankenhausbetten wuchs der Bedarf an qualifizierten Pflegekräften. Zugleich wurde das traditionelle Modell des „Liebesdienstes" am Kranken für jüngere Frauen unattraktiv, da diese nicht mehr ihr gesamtes Leben der Krankenpflege widmen wollten. Sie wünschten sich eine klare Trennung von Beruf und Privatleben, d. h., sie wollten die Krankenpflege als Beruf mit geregelten Arbeitszeiten ausüben. Auch das Modell des Berufszölibats war für viele Frauen nicht mehr tragbar. 1956 wurde in kommunalen Krankenanstalten die wöchentliche Arbeitszeit auf 54 Stunden und in sämtlichen öffentlichen Krankenhäusern 1960 auf 48 Stunden reduziert. Um die neuen Arbeitszeitregelungen umzusetzen, wurde Schichtdienst mit drei Schichten zunächst in den öffentlichen und später auch in konfessionellen Krankenhäusern eingeführt. Zugleich setzte in den späten 1950er-Jahren die Technisierung und Spezialisierung der Krankenbehandlung in den Krankenhäusern und Kliniken ein. Auch durch diese Entwicklung wandelte sich der Stationsalltag grundlegend. In den Pflegezeitschriften findet sich schon Ende der 1950er-Jahre eine Fülle von Artikeln, die den Verlust der Humanität in dem zur „Gesundheitsfabrik" verkommenden Krankenhaus beklagen. Mit dieser Klage verbunden waren bereits Vorstellungen einer ganzheitlichen Krankenpflege.

Die Pflegenden nahmen eine Fragmentierung ihrer Tätigkeiten durch den Schichtdienst wahr; dadurch veränderte sich auch das Verhältnis zwischen Pflegenden und Gepflegten grundlegend. Auch die kürzere Verweildauer der Patient*innen im Krankenhaus hatte eine distanziertere Beziehung zwischen den beiden Gruppen zur Folge. Zugleich hatte im Laufe der 1960er-Jahre auch in konfessionellen Krankenhäusern ein biomedizinisch geprägtes Verständnis von Krankheit Einzug in die Pflege gehalten, sodass sich die Pflegehandlungen nun auf die Wiederherstellung des verwundeten oder kranken Leibs konzentrierten. Diakonissen, die noch an dem tradierten Konzept der ganzheitlichen Pflege von Körper und Seele festhielten, gehörten im Laufe der 1960er-Jahre zur Minderheit des Pflegepersonals, das nun mehrheitlich aus Krankenpflegenden bestand, die jenseits des Modells der in der Schwesterngemeinschaft aufgehobenen Diakonisse mit einem beruflichen Verständnis in der Krankenpflege ausgebildet worden waren (vgl. Kap. 10).

Rationalisierung und Fragmentierung der Krankenpflege
Mit dem aufkommenden Mangel an Pflegefachkräften in den späten 1950er-Jahren, der sogenannten Schwestern-

not, wurde die stationäre Pflege rationalisiert, indem technische Geräte zur Arbeitserleichterung eingesetzt wurden wie Spülapparate für Steckbecken und Urinflaschen sowie Patient*innenheber. Zudem kam es zu einer Auslagerung von Arbeiten wie der Sterilisierung von Instrumenten und Pflegeobjekten und der Zubereitung und Verteilung von Essen durch die Einführung von Zentralküche und Tablettsystem. Des Weiteren wurde die Pflege durch das neu eingeführte Schichtsystem und die Funktionspflege, die in den 1960er-Jahren Einzug fand, fragmentiert. Bei der Funktionspflege unterteilte man die Tätigkeiten auf der Station nach Funktionen. Demzufolge übernahm eine Pflegeperson beispielsweise die Körperpflege bei allen Patient*innen, eine andere verteilte die Medikamente und verabreichte Injektionen, wieder eine andere sorgte für das Essen usw. Die nach Funktionen verteilte Pflegearbeit musste von einer Pflegekraft koordiniert und die Ausführung aller Pflegeaufgaben kontrolliert werden.

14.6.1 Krise der Funktionspflege in den 1970er-Jahren

Die Rationalisierung und Ökonomisierung der Pflege sowie der Wandel von einem christlichen zu einem primär biomedizinischen Krankheitskonzept hatten also Veränderungen in der Pflegepraxis und in der Beziehung von Pflegenden zu den Kranken bewirkt, die vonseiten der Pflegenden sehr kritisch wahrgenommen wurden.

Als Folge steigender Gesundheitskosten wurde 1977 mit dem Kostendämpfungsgesetz, um Geld einzusparen, vor allem Pflegepersonal in den Kliniken und Krankenhäusern abgebaut. Bereits in den 1960er-Jahren war die Funktionspflege in den deutschen Krankenhäusern und Kliniken eingeführt worden, da man sich davon versprach, die Arbeitskraft der Pflegenden so effektiver einzusetzen. Diese kritisierten früh die fabrikähnliche Organisierung der Pflege. Die Schweizer Pflegepädagogin und katholische Ordensschwester Liliane Juchli (1933–2020; vgl. Kap. 4) mahnte Mitte der 1970er-Jahre an, dass die Funktionspflege die Gefahr in sich berge, dass die Patient*innen nicht mehr wüssten, wer eigentlich für sie und ihre Bedürfnisse zuständig sei. Patient*innen fühlten sich wie „Arbeitsobjekte". Demgegenüber betonte sie die Vorzüge des „Zimmerpflegesystems", wobei eine Pflegefachperson allein für die Patient*innen in einem Zimmer oder im Team mit anderen Kolleg*innen für eine größere Zahl von Kranken in bis zu vier Zimmern verantwortlich sei, da in diesem System durch klare Zuständigkeit eine verbindliche Beziehung zwischen Pflegenden und ihren Patient*innen hergestellt werden könne.

In den 1980er-Jahren mehrte sich unter Pflegenden die Kritik an der Funktionspflege, die es ermöglichte, auch eine größere Zahl von gering oder nicht ausgebildeten Pflegepersonen in die Versorgung der Kranken einzubinden. Die große Herausforderung sei die Koordinierung der kleinteilig zerlegten Pflegetätigkeiten, um sicherzustellen, dass jeder Patient bzw. jede Patientin tatsächlich alle Pflegeleistungen erhalte. Zudem seien in dem System der Funktionspflege menschliche Zuwendung und Gespräche mit Patient*innen nicht eingeplant. Nicht nur für die Gepflegten war das Pflegesystem also unübersichtlich und führte zur Entfremdung vom Pflegepersonal. Auch hatten Pflegende den Eindruck, dass sie den Bedürfnissen der Patient*innen nicht mehr gerecht werden konnten. Obgleich sie nun weniger Stunden arbeiteten als noch in den 1950er-Jahren, häuften sich durch die Fragmentierung und Sinnentleerung der Pflegepraxis Zustände von Erschöpfung, die dem heutigen Burn-out-Syndrom ähnelten.

14.6.2 Auswirkungen von Technisierung

Auch die Technisierung führte in der Wahrnehmung von Pflegenden, aber ebenso aus

Sicht der Patient*innen zu einem Wandel in der Beziehung zwischen Pflegenden und Kranken. Seit den 1970er-Jahren mehrten sich Artikel in der Zeitschrift *Die Schwester/Der Pfleger*, die den Verlust von „Humanität" in dem technisierten und rationalisierten Betrieb eines Krankenhauses beklagten. So wurde festgestellt, dass sich das Krankenhaus innerlich und äußerlich strukturell fundamental verändert habe. In die medizinische Diagnostik und Therapie habe das „technische Denken" Einzug gehalten, sodass aus den ehemaligen Krankenhäusern diagnostisch-therapeutisch orientierte Kliniken mit einer „Apparatemedizin" geworden seien. Das Krankenhaus sei zu einem „modernen Wirtschafts- und Leistungsbetrieb" geworden. Die traditionellen Qualifikationen der Pflege würden verkümmern und der kranke Mensch könne nicht mehr als ganze Person gepflegt werden.

Demgegenüber finden sich allerdings auch Berichte in den Pflegezeitschriften, die durchaus euphorisch über technische Neuerungen zur Erleichterung der Pflege und für den Bereich der Intensivpflege und Diagnostik berichteten. Pflegende eigneten sich – auch bedingt durch den technischen Fortschritt in der Intensivmedizin – den Umgang mit Monitoren und Beatmungsgeräten an und erwarben somit eine unverzichtbare Expertise, mit der sie kompetent intensivpflegebedürftige Patient*innen betreuen konnten. Eine Intensivkrankenpflegerin betonte gar, dass gerade die technischen Apparate bei den schwerkranken Patient*innen Sicherheit und Vertrauen hervorrufen würden, und widersprach so dem technikpessimistischen Tenor anderer Stimmen in den Pflegezeitschriften.

In den 1980er-Jahren charakterisierte die Pflegepädagogin Hilde-Dore Abermeth (* 1934) Intensivpflege als „Zerreißprobe" zwischen den gleichrangigen Verpflichtungen der „Zuwendung zur Technik" und der „Zuwendung zum todbedrohten Patienten": Vernachlässige die Intensivschwester die Technik, um sich dem*der Schwerkranken und den Angehörigen zuzuwenden, könne dies im schlimmsten Fall den Tod des*der Patient*in zur Folge haben. Sie problematisiert, dass die menschliche Zuwendung hinter der Technik zurückstehen müsse. Die Leerstelle in dieser Argumentation ist der Mangel an Fachpersonal in der Intensivpflege – denn mit ausreichend Pflegepersonal würde diese Dilemmasituation nicht entstehen.

14.6.3 „Patientenzentrierte Krankenpflege"

Mitte der 1970er-Jahre hat die bereits erwähnte Liliane Juchli das Modell der „Aktivitäten des täglichen Lebens" (ATLs) in die Pflege eingeführt. Damit wurde nicht nur die Krankenpflege systematisiert, sondern auch explizit an den Bedürfnissen des kranken Menschen ausgerichtet.

Das Modell ähnelte stark dem von der US-amerikanischen Pflegetheoretikerin Virginia Henderson (1897–1998) bereits in den 1920er-Jahren entworfenen Modell der 14 Grundbedürfnisse kranker Menschen. Juchli strukturierte die Grundpflege und die Ausbildung in der 2. Auflage ihres Krankenpflege-Lehrbuchs von 1976 entlang dieser ATLs. Die Bedürfnisse des kranken Menschen wurden also ins Zentrum der Pflegearbeit gestellt und entsprechend den 12 ATLs aufgegliedert in „ruhen und schlafen", „sich bewegen", „sich waschen und kleiden", „essen und trinken", „Ausscheidung", „Regulierung der Körpertemperatur", „atmen", „für Sicherheit sorgen", „sich beschäftigen", „kommunizieren", „Sinn finden" und „sich als Mann oder Frau fühlen". Zur Umsetzung der ATLs war zunächst eine sorgfältige Krankenbeobachtung zentral, um daraus die angemessenen Pflegemaßnahmen fachgerecht ableiten zu können. Der beklagte Verlust von „Humanität" im Krankenhaus führte also als Gegenreaktion zu dieser Entwicklung und mit ihr zu sukzessiven Veränderungen der Haltung von Pflegenden gegenüber ihren Patient*innen.

So wurde in der Kaiserswerther Diakonie 1977 eine Fortbildung zur „patientengerechten Krankenpflege" organisiert, die Pflegende dabei unterstützen sollte, sich auf eine an den Bedürfnissen der Patient*innen orientierte Krankenpflege zurückzubesinnen und den Menschen wieder als „Körper-Seele-Einheit" zu verstehen.

Wie im ersten Teil dieses Kapitels ausgeführt, war die Pflege von Körper und Seele tatsächlich ursprünglich bis in die zweite Hälfte des 20. Jahrhunderts noch kennzeichnend für das Pflegeverständnis Kaiserswerther Prägung. Die Fortbildung in Kaiserswerth hatte nicht nur die Verbesserung der Versorgung von Patient*innen zum Ziel, vielmehr reflektierten die Pflegefachpersonen über ihr Berufsverständnis und strebten eine bessere Teamarbeit an. Nicht nur die Teilnehmer*innen der Fortbildung problematisierten die Arbeitsbedingungen in der Pflege, die eine Patientenorientierung erschweren. Postuliert wurde von berufspolitisch aktiven Pflegefachpersonen, dass eine patientenorientierte pflegerische Versorgung nur möglich sei, wenn es auch eine „Personalorientierung" gebe, die die Bedürfnisse und Arbeitsbedingungen der Pflegenden berücksichtige. Auch wurde in den zunehmenden Verwaltungsaufgaben neben der vermehrten Technisierung der Pflege eine der Ursachen gesehen, warum Pflegende sich immer weiter von ihren Patient*innen entfernt hätten.

Mit dem Konzept der „patientenzentrierten Pflege" wollten Pflegende der vielbeklagten, pessimistisch betrachteten „Entmenschlichung" in der Krankenpflege entgegentreten. Wie bereits anhand der Beiträge in den Pflegezeitschriften ausgeführt wurde, war die „Humanisierung" der Krankenversorgung in dieser Zeit ein vieldiskutiertes Thema in Pflege und Medizin.

In diesem Zusammenhang forderte die bereits erwähnte Pflegepädagogin Hilde-Dore Abermeth in ihrem „Arbeitsbuch" zur „patientenzentrierten Krankenpflege" von 1978, dass „der Patient" im Krankenhaus mit seiner individuellen Persönlichkeit wieder mehr in den Mittelpunkt der Krankenpflege gerückt werden müsse. In Reaktion auf die fragmentierte Pflegepraxis ihrer Zeit war es ihrer Ansicht nach notwendig, dass Pflegende bewusster lernten, in „dem Patienten" wieder den kranken Menschen und nicht nur erkrankte Organe zu sehen.

Liliane Juchli propagierte 1992 ein Konzept der „ganzheitlichen Pflege", das weitaus mehr umfasste als eine an den körperlichen und seelischen Bedürfnissen der Patient*innen orientierte Pflege. Es sei eine Pflege, die in „übergreifenden Zusammenhängen" denke und alte Zuschreibungen der sich aufopfernden Helferin zurückweise. Juchli verstand darunter eine Pflege, „die nicht kausal auf die Medizin ausgerichtet und am Befund verhaftet bleibt, sondern eine Pflege, die sich am individuellen Menschen, an seinen Bedürfnissen und seinem Befinden orientiert, die gleichwertig neben der Medizin steht und die auch dann noch wirksam und sinnvoll ist, wenn die Medizin nichts (mehr) tun kann" (Juchli 1992, 71; vgl. Online-Materialien). Diese Definition von ganzheitlicher Pflege erinnert an das Selbstverständnis von Pflege, wie es Diakonissen im 19. und noch in der ersten Hälfte des 20. Jahrhunderts hatten. Für sie war Pflege weitaus mehr als die Sorge um den kranken Leib. Die umfassende Sorge um den Seelenzustand des kranken Menschen begriffen christliche Krankenpflegerinnen als genuin eigenen Kompetenzbereich der Pflege, der sich dem ärztlichen Einfluss entzog. Hier scheint sich ein Kreis zu schließen, zumal Juchli als katholische Schwester sich vermutlich auf Traditionen christlicher Krankenpflege bezog.

14.7 Schlussbemerkung

Die Beziehung von Pflegefachpersonen zu den Patient*innen ist – wie in diesem Kapitel gezeigt werden konnte – jeweils an historisch spezifischen gesellschaftlichen Werten und Normen ausgerichtet und durch gesellschaftliche und ökonomische Strukturen geprägt.

Bis heute steht die Frage einer „patientenorientierten" oder „ganzheitlichen" Pflege auf der Agenda zur Optimierung der Qualität von Pflege, was aber auch eine Verbesserung der Arbeitsbedingungen von Pflegefachkräften beinhalten sollte. Die Arbeitsbedingungen durch den zugespitzten Pflegenotstand stehen der patientenorientierten Pflege im Weg. In manchen Krankenhäusern wurde aufgrund des Personalmangels die Funktionspflege wiedereingeführt. Viele Pflegefachpersonen verlassen den Beruf, da sie den Bedürfnissen der Patient*innen und somit den Ansprüchen an sich selbst nicht gerecht werden können. Dieses Leiden an der

Diskrepanz zwischen dem eigenen Anspruch und den Möglichkeiten angesichts des sich immer mehr zuspitzenden Fachkräftemangels wird in der Pflegeethik als „moral distress" bezeichnet.

Quellen

Gedike CE (1854) Von den zur Krankenwartung nothwendigen Eigenschaften (Auszug). In: Handbuch der Krankenwartung. Zum Gebrauch für die Krankenwart-Schule der K. Berliner Charité-Heilanstalt, sowie zum Selbstunterricht. 3., gänzlich umgearbeitete und vermehrte Aufl. Verlag August Hirschwald, Berlin (Auszug S 13 & 15)

Haube D (1853) Brief an die Vorsteherelten vom 11.2.1853. Archiv der Fliedner-Kulturstiftung Kaiserswerth, 2-01, 4187, Cleve, Schwesternbriefe 1845–1854

Juchli L (1992) Ganzheitliche Pflege. Vision oder Wirklichkeit. RECOM Verlag, Basel, Baunatal (Auszug aus These 2, S 69–71)

Quatmann L (1981) Auswirkungen der patientenzentrierten Krankenpflege auf Patient und Pflegeeinheit. Die Schwester/Der Pfleger 20(8):633–634

Weiterführende Literatur

Kreutzer S (2005) Vom „Liebesdienst" zum modernen Frauenberuf. Die Reform der Krankenpflege nach 1945. Campus, Frankfurt a. M., New York

Kreutzer S (2010) Fragmentierung der Pflege. Umbrüche pflegerischen Handelns in den 1960er Jahren. In: Kreutzer S (Hrsg) Transformationen pflegerischen Handelns. Institutionelle Kontexte und soziale Praxis vom 19. bis 21. Jahrhundert. V&R Unipress, Göttingen, S 109–130

15 Pflege und andere Gesundheitsberufe

Pierre Pfütsch und Karen Nolte

Inhaltsverzeichnis

15.1	Einleitung	223
15.2	Das Verhältnis von Pflege und Medizin	225
	15.2.1 Ärztliche Dominanz in der Pflegeausbildung	226
	15.2.2 Unterordnung der Pflege in der Praxis	227
	15.2.3 Beginnender Wandel im Verhältnis von Pflege und Medizin	229
15.3	Das Verhältnis von Pflege zu anderen nichtärztlichen Gesundheitsberufen	231
15.4	Fazit: Markt, Macht und Prestige als Konfliktfelder	232
Quellen		233
Weiterführende Literatur		233

15.1 Einleitung

Seit einigen Jahren diskutieren Expert*innen darüber, wie das Gesundheitssystem in Deutschland auf Herausforderungen wie die steigende Lebenserwartung und damit einhergehende Multimorbidität der Patient*innen reagieren kann. Eine Möglichkeit wird in der Schaffung neuer Gesundheitsberufe gesehen. Ein Beispiel hierfür ist der *Physician Assistant*, ein Gesundheitsberuf, der in den USA weit verbreitet ist und viele Aufgaben von Ärzt*innen wahrnimmt. Eine weitere Möglichkeit, die weniger radikal in bestehende Strukturen des Systems eingreift und daher schneller umgesetzt werden kann, ist die Optimierung der Zusammenarbeit bestehender Gesundheitsberufe. Interprofessionalität gilt daher seit einigen Jahren als ein zentraler Schlüsselfaktor zur Verbesserung der gesundheitlichen Versorgung.

Bundesweit entstehen Studiengänge, Projekte und Programme, die die Zusammenarbeit verschiedener Berufsgruppen im Gesundheitswesen verbessern und professionalisieren sollen. So haben Studierende im Studiengang „Interprofessionelle Gesundheitsversorgung" seit dem Wintersemester 2011/12 in Heidelberg die Möglichkeit, die Ausbildung in einem von ihnen gewählten Gesundheitsberuf mit

Ergänzende Information Die elektronische Version dieses Kapitels enthält Zusatzmaterial, auf das über folgenden Link zugegriffen werden kann https://doi.org/10.1007/978-3-662-69826-6_15.

P. Pfütsch (✉)
Institut für Geschichte der Medizin des Bosch Health Campus, Stuttgart, Deutschland
E-Mail: pierre.pfuetsch@igm-bosch.de

K. Nolte
Institut für Geschichte und Ethik der Medizin, Heidelberg, Deutschland
E-Mail: karen.nolte@histmed.uni-heidelberg.de

wissenschaftlichen Grundlagen zu kombinieren und ihr Studium mit einem Bachelor of Science abzuschließen. Dabei lernen sie nicht nur gemeinsam mit Studierenden anderer nichtärztlicher Gesundheitsberufe, sondern auch mit Medizinstudierenden.

Bereits im Jahr 2008 hat die Robert Bosch Stiftung eine Expertengruppe einberufen, die analysieren sollte, wie durch Interprofessionalität, Interdisziplinarität und Kooperation in den Gesundheitsberufen die gesundheitliche Versorgungsqualität in Deutschland gesteigert werden könnte. Als Konsequenz daraus legte die Stiftung 2013 das Förderprogramm „Operation Team – Interprofessionelle Ausbildungen und Fortbildungen der Gesundheitsberufe" auf. Ziel war es, dass chronisch kranke und multimorbide Patient*innen sicher und gut versorgt werden und dabei von den Kompetenzen und der Zusammenarbeit verschiedener Gesundheitsprofessionen profitieren.

Um das zu gewährleisten, müssen professionelle Zusammenarbeit und eine gute interprofessionelle Kommunikation erlernt und trainiert werden. Interprofessionelle Kompetenzen müssen demnach Teil der Ausbildung der Gesundheitsberufe werden. In Deutschland gibt es inzwischen viele Gesundheitsberufe, deren Anzahl durch Ausdifferenzierung und Spezialisierung (vgl. Kap. 3) in den letzten 50 Jahren stark angewachsen ist. Das macht die interprofessionelle Zusammenarbeit noch wichtiger.

Interprofessionalität im Gesundheitswesen
Interprofessionalität liegt vor, wenn Angehörige unterschiedlicher Berufsgruppen mit unterschiedlichen Spezialisierungen, beruflichen Selbst- und Fremdbildern, Kompetenzbereichen, Tätigkeitsfeldern und unterschiedlichem Status im Sinne einer sich ergänzenden, qualitativ hochwertigen, patientenorientierten Versorgung unmittelbar zusammenarbeiten, damit die spezifischen Kompetenzen jedes einzelnen Berufes für die Patient*innen (optimal) nutzbar gemacht werden.

Mittlerweile existieren in der Forschung auch andere Bezeichnungen zur gemeinsamen Zusammenarbeit, etwa „multiprofessionelle Zusammenarbeit" oder „transprofessionelle Zusammenarbeit", mit unterschiedlich konnotierten Verständnissen. Jedoch wird die Bezeichnung „interprofessionelle Zusammenarbeit" in den überwiegenden Fällen genutzt, da hierbei die Eigenständigkeit der Professionen bzw. Berufsgruppen betont wird. In der Zusammenarbeit bringen sie ihre Expertise und Kompetenzen ein.

Will man das Verhältnis von Berufsgruppen zueinander beschreiben, muss man sich zunächst Folgendes vergegenwärtigen: Arbeitsverhältnisse bzw. -beziehungen sind oft mehrschichtig. So gibt es rechtliche, soziale, wirtschaftliche, gesellschaftliche und auch private Faktoren, die solch ein Verhältnis prägen. Des Weiteren lassen sich diese Verhältnisse auf unterschiedlichen Ebenen betrachten. So kann man die Zusammenarbeit von konkreten Akteur*innen – also zum Beispiel einer Ärztin und eines Pflegers – oder aber auch das Verhältnis von organisationalen Einheiten – also „die Krankenpflege" und „die Ärzteschaft" – zueinander beschreiben. Während die erste Ebene vor allem Alltagshandlungen und -praktiken abbildet, zeigt die zweite eher (berufs-)politische Diskussionen und Prozesse auf.

Im vorliegenden Kapitel wird zunächst das Verhältnis von Pflege und Medizin betrachtet. Da dieses bereits relativ gut erforscht ist, wird sowohl auf die Ebene einzelner Personen als auch auf die übergeordnete Ebene der Organisationen eingegangen. Im zweiten Teil wird dann das Verhältnis zwischen Pflege und anderen nichtärztlichen Gesundheitsberufen thematisiert. Da es zu diesem Bereich bislang nur wenig historische Forschung gibt, stehen hier die (berufs-)politischen Perspektiven im Vordergrund.

15.2 Das Verhältnis von Pflege und Medizin

Wir wissen relativ wenig über die Pflege in der Antike. Das liegt nicht nur an fehlenden Quellen, sondern auch daran, dass in den vorhandenen Quellen Pflege nie singulär behandelt wurde. Therapie, Kuration und Pflege waren demnach in der Antike nicht getrennt. Jedoch gab es in der griechischen Antike innerhalb der Medizin ein ausgeprägtes Lehrer-Schüler-Verhältnis. Die Schüler waren es, die vornehmlich unter Aufsicht des Lehrers Tätigkeiten ausübten, die wir heute auch den pflegerischen Aufgaben zurechnen würden. Eine Trennung von Medizin und Pflege setzte mit der Gründung der ersten Universitäten im 12. und 13. Jahrhundert ein. In dieser Zeit begann die Medizin, sich zu einer gelehrten Wissenschaft zu entwickeln. Mit dieser Entfaltung der Medizin zur Wissenschaft war implizit auch eine Hierarchisierung gegenüber der Pflege und anderen heilkundigen Personen verbunden, die sich in den folgenden Jahrhunderten zunehmend verfestigte. Dieser Zustand wird auch in den Auseinandersetzungen um das preußische Krankenpflegeexamen von 1907 deutlich: Die Ärzte wollten zwar, dass die Pflegenden gut ausgebildet sind, allerdings nur in engen Grenzen und ohne dass sie den Hoheitsanspruch der Medizin gefährden könnten. In England (v. a. in London) gab es bereits Mitte des 19. Jahrhunderts einen leichten Wandel: Die ärztliche Profession (gerade in den Städten) war mittlerweile so gefestigt, dass sie in der Pflege keine große Konkurrenz mehr sah. Daher erhielt die Pflege von der Medizin auch Unterstützung bei ihrer Weiterentwicklung. Doch allein schon die Tatsache, dass die Medizin über die Pflege „bestimmen" konnte, verdeutlicht wieder die Hierarchie auf dieser Ebene.

> **Dominanz der Ärzteschaft**
> Gerade die Pflege und die Medizin sind zwei Bereiche, die sich förmlich gegenseitig bedingen und nur im gemeinsamen Wechselspiel miteinander funktionieren. Daher war deren Verhältnis traditionell sehr eng und oftmals von Konflikten geprägt, die sich insbesondere aus der hierarchischen Unterschiedlichkeit der Berufsgruppen ergaben.

Die Ausdifferenzierung der nichtärztlichen Gesundheitsberufe, die parallel zur Spezialisierung der Medizin und zur Entwicklung der Medizintechnik verlief, nahm Ende des 19. Jahrhunderts Fahrt auf. Zu diesem Zeitpunkt hatten die akademisch ausgebildeten Ärzte ihre weniger qualifizierten Konkurrenten wie Wundärzte bzw. Handwerkschirurgen bereits verdrängt. Allein mit den von ihnen so bezeichneten „Kurpfuschern" mussten die Ärzte längere Kämpfe um die Deutungshoheit auf dem medizinischen Markt führen.

Durch die Gründung von Ärztekammern und die damit einhergehende Professionalisierung hatte sich die Ärzteschaft spätestens zu Beginn des 20. Jahrhunderts eine Position erkämpft, die ihr fortan großen Einfluss bei der staatlichen Anerkennung von neuen oder neu zu regelnden Gesundheitsberufen sicherte. Sie dominierte fortan den medizinischen Markt. Dieser Einfluss hält bis heute an. So sind etwa die Landesärztekammern seit der Einführung des Berufs der Arzthelferin in den 1950er-Jahren als die nach dem Berufsbildungsgesetz „zuständigen Stellen" für die Aus- und Fortbildung von Medizinischen Fachangestellten verantwortlich.

Auch die Hebammen stehen seit der zunehmenden Verlagerung von Geburten aus dem häuslichen Bereich in Krankenhäuser im Spannungsverhältnis zu den Ärzt*innen. Konkret geht es dabei um Fragen der Deutungshoheit und der Zuständigkeit für bestimmte Aufgabenfelder. Auch zwischen der Ärzteschaft und Pflegeberufen kam und kommt es durch die enge Form der Zusammenarbeit oft zu Konflikten, die das Verhältnis prägen.

15.2.1 Ärztliche Dominanz in der Pflegeausbildung

In Deutschland führte die fehlende Einheitlichkeit der pflegerischen Ausbildung vor 1900 oftmals zu Problemen zwischen Ärzten und Pflegenden. Ein neuer Arzt wusste nie, auf welchen Ausbildungs- bzw. Wissensstand er bei den Schwestern stoßen würde, mit denen er zusammenarbeiten sollte. Das machte die Kooperation schwierig. Daher plädierten nun immer mehr Ärzte für gesetzliche Regelungen hinsichtlich der Ausbildung in der Krankenpflege, um dadurch zu einer gewissen Vereinheitlichung des Kenntnisstandes der Schwestern und Pfleger zu kommen. Im Jahr 1907 wurde dann in Preußen ein staatliches Krankenpflegeexamen eingeführt, welches Mindeststandards für Krankenpfleger*innen festlegte.

Exemplarische Quellenanalyse
Julius Wilhelm Rudolf Salzwedel, Oberstabsarzt an der Berliner Charité, verfasste 1896 die 7. und 1904 die 8. Auflage des Krankenpflegelehrbuchs für seine Einrichtung. Auch das erste amtliche Krankenpflegelehrbuch aus dem Jahr 1909 stammte u. a. aus seiner Feder. Es fügt sich in die Reihe von Krankenpflegelehrbüchern ein, die von Ärzten geschrieben wurden, um Pflegende nach ärztlichem Bedarf auszubilden und den Kompetenzbereich der Pflegenden einzuhegen. In diesem Lehrbuch wurde immer wieder auf die Weisungsbefugnis der Ärzte gegenüber den Pflegenden abgehoben. Die genaue Ausgestaltung der Ausbildung sollte nach Meinung Salzwedels den einzelnen Ärzten vorbehalten bleiben; so würde der Arzt selbst am besten wissen, in welche Richtung er die spezifische Weiterbildung der Pflegerinnen und Pfleger zu ergänzen und zu vervollständigen habe. Zum Verhältnis der Pflegenden zum Arzt schreibt er: „Der Pfleger soll sich stets bewusst sein, dass er auf Veranlassung des Arztes zur Pflege und Beobachtung des Kranken angestellt ist. Der Arzt verordnet die Annahme eines Pflegers nicht nur für die Bequemlichkeit der Kranken oder ihrer Angehörigen. Er beabsichtigt vielmehr durch sachgemässe Pflege, welche eine genaue und verständige Ausführung seiner Anordnungen gewährleistet, die Heilung zu befördern. Der Arzt sieht somit die Krankenpflege selbst als ein wichtiges Heilmittel an. Ohne Zögern, gehorsam und pünktlich hat der Pfleger auch die scheinbar unwichtigsten Verordnungen und Befehle des Arztes auszuführen und den Kranken zur Befolgung der ärztlichen Vorschriften mit Ernst und Aufmerksamkeit anzuhalten. … Der Wahrheitsliebe des Krankenpflegers muss der Arzt unbedingt vertrauen können, ebenso seiner Aufrichtigkeit. Diese muss den Pfleger veranlassen nicht zu dulden, dass hinter dem Rücken des Arztes dessen Verordnungen bewusst verabsäumt oder durch andere ersetzt werden. – Der Krankenpfleger darf niemals Aeusserungen des Arztes über den Kranken diesem oder seinen Familienangehörigen mitteilen, ohne von dem Arzt ausdrücklich dazu ermächtigt zu sein" (Salzwedel 1904, XXXf.; vgl. Online-Materialien). Diese Ausführungen zeigen deutlich die ärztlichen Vorstellungen zum Verhältnis zwischen Ärzten und Pflegenden. Zunächst fällt auf, dass das Verhältnis durch die Ärzteschaft definiert wird. Den Pflegenden wird von ihr mitgeteilt, wie sie sich richtig zu verhalten haben. Die Deutungshoheit darüber liegt also bei den Ärzten. Zwar wird die Pflege durchaus als wichtiger Faktor für die Heilung der Patient*innen wertgeschätzt, doch zugleich wird betont, dass eine erfolgreiche Pflege einzig in der Befolgung ärztlicher Anweisungen besteht. Damit wird den Pflegenden seitens der Ärzte jede Form von Eigenständigkeit abgesprochen. Salzwedel spricht in seinem Lehrbuch explizit von Pflegern und nicht von Schwestern.

Der deutsch-österreichische Chirurg Theodor Billroth (1829–1894) verfasste ebenfalls ein kleines Lehrbuch für die allgemeine Krankenpflege, thematisierte hier aber ausdrücklich das Geschlecht der Pflegenden. So schrieb er in seinem Vorwort, dass er ganz bewusst auf anatomische und physiologische Darstellungen verzichte, weil das die Frauen nur überfordern würde. „Die Krankenpflegerin soll die Helferin des Kranken und des Arztes sein, sie soll lernen, die Anordnungen des Arztes zweckmäßig und genau auszuführen, doch sie soll nicht selbst auf eigene Hand curiren wollen, [sonst] wird sie immer versucht sein, nach ihrem Halbwissen die Anordnungen des Arztes zu kritisieren, ihrer Meinung nach wohl gar verbessern wollen" (Billroth 1892, IV; vgl. Online-Materialien).

Zugleich wird deutlich, dass aus ärztlicher Sicht zu viel Wissen auch die Hierarchie zwischen Arzt und Pflegerin gefährden würde. Schließlich wurden die bedingungslose Unterordnung und Gehorsam von den Pflegenden gefordert. Innerhalb der Krankenpflege sah Billroth verschiedene Aufgaben vor, für die nicht jede Pflegerin gleich geeignet sei: „Nur besonders begabten, in ihrer absoluten Zuverlässigkeit und Sorgfalt vielfach erprobten Pflegerinnen kann die unmittelbare Assistenz bei Operationen und das Verbinden von Wunden, fast möchte ich sagen, als eine besondere Auszeichnung durch den Arzt übertragen werden" (Billroth 1892, 114). Dabei war klar, dass die Auswahl der Pflegerinnen für solche Aufgaben den Ärzten vorbehalten war und die Schwestern eine passive und untergeordnete Rolle spielten.

Salzwedels und Billroths Aussagen bilden in erster Linie die ärztliche Perspektive auf das Verhältnis von Pflege und Medizin ab. Als Aussagen in Lehrbüchern sind sie zudem ausschließlich normativ zu verstehen: Schwestern und Pfleger sollten sich so verhalten wie in den Büchern beschrieben. Die Betonung liegt hier auf „sollen". Ver- und Gebote in normativen Texten verweisen auch darauf, dass solche ärztlichen Handlungsanweisungen notwendig waren, da Pflegende sich in der Praxis offensichtlich oft anders verhielten. Dies lässt sich auch schon früher anhand der „Haus- und Dienstordnung" für Kaiserswerther Diakonissen von 1855 nachvollziehen. Dort wurde betont, dass Krankenschwestern ihren Patient*innen keineswegs Hausmittel verabreichen dürften. Dass diese Anweisung überhaupt in der Ordnung aufgeführt wurde, verweist auf die Praxis, in der Diakonissen offensichtlich selbstverständlich Hausmittel anwandten. Interessant ist die Begründung: Das Verbot wurde nicht damit begründet, dass Hausmittel den Kranken schaden, sondern dass durch dieses Handeln der Pflegenden die Autorität des Arztes infrage gestellt würde.

15.2.2 Unterordnung der Pflege in der Praxis

Es etablierte sich also ein Arbeitsverhältnis, welches in erster Linie durch Hierarchie geprägt war. Auf der Seite der Pflegenden führte dies oft zu Frust und Unzufriedenheit. Dies lässt sich auch am Beispiel der Biografie der Pflegereformerin Agnes Karll (1868–1927) zeigen. Sie hatte ursprünglich den festen Vorsatz, Ärztin zu werden, und sympathisierte mit der bürgerlichen Frauenbewegung, welche für Frauen den Zugang zu akademischen Berufen forderte. Im Deutschen Reich war Frauen bis in die späten 1890er-Jahre der Zugang zu einem Universitätsstudium verwehrt. Die Familie Karll, die durch den Besitz eines Gutshofes wohlhabend war, verarmte in den 1870er-Jahren durch die Misswirtschaft des Vaters. Demzufolge fehlten die finanziellen Mittel, um der intelligenten und bildungshungrigen Agnes das ersehnte Studium in der Schweiz zu ermöglichen. So ließ Agnes Karll sich zunächst zur Lehrerin und dann als Krankenpflegerin ausbilden, um ihrem Traumberuf etwas näher zu kommen. Dass Karll gern selbst Ärztin geworden wäre, sollte später ihr Verhältnis zu Ärzten entscheidend prägen.

Aus Agnes Karlls Briefen, die sie an ihre Mutter Ida Karll schrieb, lässt sich ersehen, wie sie ihr Verhältnis zu Ärzten charakterisierte und deren Handeln bewertete. Tatsächlich nahm die Beschreibung ihrer Zusammenarbeit mit Ärzten viel Raum in ihren Briefen ein. Als Karll als 20-jährige Krankenschwester im Universitätsklinikum in Göttingen arbeitete, kritisierte sie die Unmenschlichkeit der Ärzte, die unnötige operative Eingriffe bei schwerkranken Patient*innen mit zweifelhaftem Erfolg vornahmen:

„Sehr schwere, unangenehme Operationen, u. denn mit dem sehr zweifelhaften Erfolg des Hinhaltens auf wer weiß wie lange! Fr. Brand ist wieder da, als Herr Professor die Nachoperation machte, mußte er konstatieren, daß das Carcinom längst nicht ganz entfernt, sehr bald mit tödlichem Ausgang recidieren werde, der arme Mann mit den 5 Kindern. Nun ist die Schlußoperation auch nur halb gelungen und sie muß sich so quälen, wenn sie auch das schlimmste gar nicht ahnt ...." (Agnes Karll an Ida Karll, 2.3.1890; vgl. Online-Materialien).

Ihren Umgang mit Medizinstudenten beschrieb Agnes Karll als „unangenehme Beigabe" in dem für sie interessanten Arbeitsbereich der Universitätsklinik:

„Aber ein interessanteres Arbeitsfeld kann es nicht geben, als eine Universitätsklinik, wenn die Studenten, die einem da sans facon in alle Krankenzimmer kommen, auch eine recht unangenehme Beigabe sind, da sie oft genug unmanierlich sein sollen. Ich habe jetzt während der Ferien ziemlich Ruhe von dieser Plage, da nur wenige da sind, meist Staatsexaminanden und die sind sehr höflich, weil die Schwester ihnen oft behilflich sein muß" (Agnes Karll an Ida Karll, 27.3.1888; vgl. Online-Materialien).

Karll genoss sichtlich die Abhängigkeit, in der Medizinstudenten sich für kurze Zeit gegenüber Krankenschwestern befanden, da sie sich ansonsten in der strengen Hierarchie der Klinik Ärzten bedingungslos unterordnen musste.

Später, als Agnes Karll in Berlin in der Privatpflege arbeitete, war sie recht abhängig von der Gunst der Hausärzte, da diese in der Regel die Privatpflegerin weiterempfahlen. Privatpflegerinnen arbeiteten auf eigene Rechnung ohne ein Mutterhaus im Rücken, das Verträge für die Krankenschwestern aushandelte und auch dafür sorgte, dass die Schwestern im Falle von Krankheit und Alter versorgt waren (vgl. Kap. 11). Sie beschrieb, wie sie regelmäßig bei Ärzten „Klinken putzen" musste, um Pflegestellen zu bekommen. Diese Abhängigkeit bedeutete, dass sie, die rund um die Uhr schwerkranke Patient*innen pflegte, die Anordnungen von Ärzten nicht infrage stellen durfte, wenngleich sie diese zuweilen nicht für sinnvoll hielt. Sie beschrieb, dass der Hausarzt ihr bei der Pflege einer an Darmkrebs erkrankten Patientin keinen Entscheidungsspielraum einräumte, was die Dosierung von Morphium betraf, als die Patientin unter starken Schmerzen litt. Als die Schwerkranke dann keine Schmerzen mehr hatte und der Hausarzt ihr nun freie Hand bei der Dosierung von Morphium gab, beschrieb sie ihre Reaktion wie folgt:

„Das war zu viel für mich in dem Augenblick war ich so bitterböse auf den guten Alten u. so wie er fort war bekam ich einen Lach- und Weinkrampf, worauf ich mich allmählich wieder zurecht fand. 8 Tage lang die Qual, Tag und Nacht u. Morphium sparen zu müssen, nicht über das bestimmte Quantum gehen dürfen und nun wo's auch ohne dem erträglicher war, freie Verfügung!" (Agnes Karll an Ida Karll, 21.11.1894; vgl. Online-Materialien).

Immer wieder wird in den Briefen Agnes Karlls deutlich, dass es ihr schwerfiel, sich Ärzten unterzuordnen, wenn sie deren Entscheidungen für falsch hielt. Es gab keine Möglichkeit, mit dem Arzt interprofessionell auf Augenhöhe die Maßnahmen in Therapie und Pflege abzuwägen.

Diese Unterordnung von Pflege unter die Medizin war jedoch je nach historischem Kontext unterschiedlich stark ausgeprägt. Außerdem hing das Verhältnis zwischen Pflegenden und Ärzten auch immer stark vom „Setting" ab. Konfessionell ausgebildete Schwestern entwickelten einen anderen Habitus, der ihnen ein selbstbewussteres Auftreten ermöglichte (vgl. Kap. 10). Zum Beispiel verfügten die Diakonissen der evangelischen Krankenpflege über vergleichsweise große Eigenständigkeit, da sie eher der Autorität des Vorsteherpaars unterstanden als der des Arztes. Zudem war die Seelenpflege, in der sie ganz unabhängig von Ärzten agierten, für sie zentral. Durch ihre ständige Präsenz auf Station prägten sie den dortigen Alltag entscheidend. So berichtete eine Schwester, die seit ihrer Ausbildung in den 1950er-Jahren in der Krankenpflege tätig war, rückwirkend über das Verhältnis zwischen Ärzten und Diakonissen, dass kein Arzt jemals gegen eine langjährige Stationsschwester angekommen sei. Ihrer Erinnerung nach sei das aber auch kein großes Problem gewesen, da die Chefärzte das „Standing" der Stationsschwester in der Regel akzeptiert hätten und sich dankbar auf die Schwestern verließen. Viele Assistenzärzte hätten sogar von den erfahrenen Diakonissen gelernt. Hier funktionierte die Zusammenarbeit aus Sicht der Pflege deshalb so gut, da die Ärzte den Diakonissen Respekt entgegenbrachten und ihnen einen eigenen Bereich überließen.

15.2.3 Beginnender Wandel im Verhältnis von Pflege und Medizin

Lange Zeit wurde das asymmetrische Verhältnis zwischen Pflege und Medizin als gegeben hingenommen und kaum problematisiert. Warum Konflikte zwischen Ärzten und Schwestern nur in seltenen Fällen offen zutage traten, hat in den 1960er-Jahren der Psychologe Leonard Stein mithilfe des Modells des „doctor-nurse-game" beschrieben. Demnach lief die Zusammenarbeit zwischen (damals meist männlichen) Ärzten und (überwiegend weiblichen) Pflegenden nach ganz bestimmten Regeln ab, die die Autorität der hierarchisch höhergestellten Ärzte nicht infrage stellten. Sowohl Ärzte als auch Schwestern hatten in diesem „Spiel" vorgegebene Rollen, die es auszufüllen galt, sollte die Zusammenarbeit im Rahmen der hierarchischen Struktur funktionieren. Vorschläge, Empfehlungen und Ideen von Schwestern mussten so an die Ärzte herangetragen werden, dass diese den Eindruck hatten, sie seien selbst darauf gekommen, und sie dann bereitwillig durchsetzten. Eine weitere Regel des Spiels war es, abweichende Meinungen nicht offen auszusprechen und dadurch die Arbeit am Laufen zu halten. Offenkundig galt diese Regel in erster Linie für die Schwestern. Grund für die Herausbildung dieses Verhältnisses war also eine doppelte Hierarchisierung aus sozialem Status und Geschlecht, die ein Aufbegehren nahezu unmöglich machte.

Allerdings wandelten sich seit den 1960er-Jahren allmählich die Beziehungen zwischen Ärzten und Pflegenden, weshalb das „doctor-nurse-game" dann schließlich in den 1980er-Jahren nicht mehr in der Weise funktionierte, wie Stein dies noch 20 Jahre zuvor beschrieben hatte. Gründe hierfür waren das steigende Selbstbewusstsein der Pflegenden durch die zunehmende Professionalisierung des Berufsfeldes, ein beginnender Wandel der Ärzterolle weg vom „Halbgott in Weiß" und die zunehmende Feminisierung der Medizin. Dadurch wurde es Krankenschwestern und Pflegern auch vereinfacht, ihre Meinung gegenüber Ärzt*innen zu äußern. Das führte nun auch dazu, dass Konflikte vermehrt offener zutage traten.

Auch in anderen Untersuchungen konnte bestätigt werden, dass das traditionelle „doctor-nurse-game" nicht mehr greift. Bei einer Analyse des Verhältnisses von (männlichen) Krankenpflegern zu (weiblichen) Ärztinnen wurden die traditionellen Geschlechterzuschreibungen des „doctor-nurse-game" umgedreht. Es konnte aufgezeigt werden, dass es Ärztinnen viel schwerer haben als Ärzte, ihre durch die Hierarchie vorgegebene Machtposition durchzusetzen. In Konfliktsituationen beschreiben Krankenpfleger das Verhalten von Ärztinnen als „zickig" oder „emotional" und werten es damit ab.

Wie eingangs erwähnt, führt die Transformation unseres Gesundheitssystems dazu, dass gegenwärtig nach neuen Lösungen gesucht wird, die Versorgungsqualität zu erhalten bzw. zu verbessern. Da die ärztlichen Aufgaben immer mehr zunehmen und komplexer werden, wird u. a. über Möglichkeiten und Grenzen der Delegation an bzw. Substitution ärztlicher Leistungen durch andere Gesundheitsberufe wie die Pflege diskutiert.

Delegation und Substitution
Worin liegt der Unterschied zwischen Delegation und Substitution? In beiden Modellen geht es grundsätzlich darum, ärztliche Tätigkeiten auf eine andere Berufsgruppe zu verlagern. Bei der Delegation wird die andere Berufsgruppe von den Ärzten angeleitet und überwacht. Der delegierende Arzt bzw. die Ärztin trug die Verantwortung für das Handeln der Delegationsempfänger. Die Entscheidungshoheit über die Durchführung der übertragenen Behandlungsmaßnahme – das „Ob" – verbleibt bei der De-

> legation beim Arzt, während die Durchführungsverantwortung – das „Wie" – auf den Delegationsempfänger übergeht. Die Substitution geht noch einen Schritt weiter. Die substituierte ärztliche Tätigkeit wird hier komplett von einer anderen Berufsgruppe übernommen und geht auch in deren Verantwortungsbereich über. Damit obliegt der ausführenden Berufsgruppe im Rahmen der Substitution nicht nur die Entscheidung über das „Wie", sondern auch über das „Ob" der Durchführung einer Maßnahme.

Sowohl die Delegation als auch die Substitution sind seit langem Gegenstand juristischer Diskussionen. Dass Delegation grundsätzlich möglich ist, hat bereits das Reichsgericht 1932 anerkannt und wurde 1975 vom Bundesgerichtshof nochmals bestätigt. Daher wird seitdem zwischen allen Akteur*innen diskutiert, welche Tätigkeiten delegierbar bzw. substituierbar sind und welche keinesfalls. Je nach Interessenlage des*der Akteur*in fällt die Meinung anders aus. So gibt es momentan noch keinen von allen Parteien anerkannten Katalog mit delegierbaren ärztlichen Tätigkeiten. Die Substitution ärztlicher Leistungen wird kritischer gesehen und von den Ärzteverbänden unisono abgelehnt. Die Ärzteschaft befürchtet einen Verlust ihrer Aufgabengebiete und damit auch ihres Einflusses im Gesundheitswesen.

Ein historisches Beispiel für die Delegation ärztlicher Aufgaben an Pflegepersonal ist das Verabreichen von Spritzen, wobei hier stets nach der Art der Injektion unterschieden wurde. So hieß es im bereits erwähnten Krankenpflegelehrbuch von Salzwedel 1904 zur Verabreichung von subkutanen Injektionen: „Der Arzt überlässt die Ausführung solcher Einspritzungen zuweilen einem Pfleger, zu dem er besonderes Vertrauen hat. Der Pfleger rechtfertige dies [sic!] Vertrauen durch gewissenhafte Innehaltung folgender Regeln: Die Einspritzung darf nur auf bestimmte ärztliche Anordnung gemacht werden. Sie muss pünktlich zur verordneten Zeit gegeben werden; es darf weder mehr noch weniger als die verordnete Menge der Arznei unter die Haut gelangen" (Salzwedel 1904, 131; vgl. Online-Materialien).

Gerade die subkutane Injektion verstetigte sich in den folgenden Jahrzehnten als eine relativ unproblematische Praxis ärztlicher Delegation. Anders sah es hingegen bei intramuskulären Injektionen aus. Auch diese wurden in Krankenpflegelehrbüchern beschrieben, allerdings mit dem Hinweis, dass die Anweisungen genau zu befolgen seien, da es zu Haftpflichtsfällen wegen Spritzenabszessen und Nervenschädigungen kommen könnte. Lange und teilweise auch heute noch wird die Delegation in einem Befähigungsnachweis, umgangssprachlich „Spritzenschein", festgehalten.

Die Delegation als neue Form der Zusammenarbeit zwischen Medizinern und Pflegenden führte zwar dazu, dass die Pflegenden auf den ersten Blick Kompetenzzuwächse erhielten, auf den zweiten Blick bedeutete das aber zeitgleich auch einen Aufgabenzuwachs. Als Ende der 1970er-Jahre der Personalmangel in der Pflege wieder zunahm, wurde ausgehend vom stationären Sektor der sogenannte Spritzenstreik initiiert. Ziel war es zum einen, sich wieder verstärkt auf die eigentlichen Arbeiten der Pflege – die sogenannte Grundpflege – konzentrieren zu können, und zum anderen, für die Medizin und die Pflege voneinander eindeutig abgrenzbare Aufgaben- und Verantwortungsbereiche zu definieren. Tatsächlich wurden die täglichen Routineblutentnahmen auf den Stationen wieder zu einer Aufgabe, die in der Regel von Assistenzärzt*innen ausgeführt werden mussten.

Während es hier noch relativ klar um ärztliche oder pflegerische Aufgaben ging, ist das Konfliktpotenzial bei einer Vielzahl von anfallenden Aufgaben, die sich nicht einem der beiden Bereiche zuordnen lassen, noch größer. Dazu zählen u. a. das Aufräumen, Transportdienste oder administrative Tätigkeiten. Früher wurden solche Aufgaben wie selbstverständlich von Pflegepersonen übernommen. Die Veränderung des Berufsbildes der Krankenpflege führt jedoch dazu, dass Pflegende solche zuarbeitenden und unterstützenden Tätigkeiten nicht mehr unhinterfragt übernehmen wollen, wenngleich sie für das Funktionieren des Gesundheitssystems überaus wichtig sind. Die Ärzt*innen wiederum sehen es auch nicht als ihren Aufgabenbereich an. Und so werden diese Arbeiten weiterhin an Pflegende delegiert, was für die Zusammenarbeit ein weiteres Konfliktfeld darstellt, sodass die ärztliche Autorität in Zukunft weiter infrage gestellt werden könnte.

Trotzdem ist die Delegation weiter auf dem Vormarsch. Ein Katalysator für die Diskussion dieser Frage wird zukünftig die zunehmende Akademisierung von Gesundheitsfachberufen sein. Denn eine Akademisierung der nichtärztlichen Gesundheitsberufe trägt dazu bei, die Kluft zwischen dem Bildungsgrad von Pflegenden und Ärzt*innen signifikant zu verringern. Das führt wiederum dazu, dass auch das Selbstbewusstsein der nichtärztlichen Gesundheitsberufe wächst und zuvor nicht hinterfragbare Gegebenheiten zunehmend nicht mehr einfach hingenommen und zur Diskussion gestellt werden. Bis in die 1970er-Jahre hinein galten solche Berufe wie Rettungssanitäter*innen, Physiotherapeut*innen, Logopäd*innen oder auch Krankenpfleger*innen als „Heilhilfsberufe", die den Ärzt*innen allenfalls assistieren durften – und dies ganz klar in von den Ärzt*innen vorgegebenen Grenzen. Genau dieses Verständnis hat sich jedoch in vielen Gesundheitsberufen in den letzten Jahrzehnten gewandelt. In anderen europäischen Ländern ist der Prozess der Akademisierung längst weiter vorangeschritten oder sogar bereits abgeschlossen (vgl. Kap. 4).

15.3 Das Verhältnis von Pflege zu anderen nichtärztlichen Gesundheitsberufen

Das historische Verhältnis von Pflegenden zu anderen nichtärztlichen Gesundheitsberufen zu beschreiben ist ungleich schwieriger, da es viel komplexer und weniger eindeutig ist als das zu den Ärzt*innen.

Die Krankenpflege ist nicht nur die zahlenmäßig größte der nichtärztlichen Gesundheitsberufsgruppen, sie stellt in Deutschland auch traditionell eine Art „Sammelberuf" für nichtärztliche Gesundheitsberufe dar. Zum einen war es daher nicht verwunderlich, dass in vielen neu entstehenden Gesundheitsberufen zunächst Personen, die aus der Pflege kamen, eingesetzt wurden, da sie über eine gewisse Grundausbildung verfügten. Die erste deutsche Polizeiassistentin 1903 war eine Krankenschwester. Und auch für die Besetzung der Fürsorgestellen für Tuberkulosekranke wurden zunächst Krankenschwestern herangezogen. Zum anderen führte dies dazu, dass es im 20. Jahrhundert immer wieder Überlegungen gab, diverse Ausbildungen zusammenzulegen. So kam beispielsweise in den 1970er-Jahren die Idee auf, das erste Ausbildungsjahr in den Gesundheitsberufen als eine Art Grundausbildung zu vereinheitlichen. In Anbetracht der teilweise großen Unterschiede der Berufsinhalte und auch der Zugangsvoraussetzungen hielt man die Idee jedoch für nicht umsetzbar und ließ sie wieder fallen. Ungeachtet dessen überschnitten sich dennoch viele Ausbildungsinhalte insbesondere in der Krankenpflege und in anderen Gesundheitsberufen. Deswegen gab es auch eine gewisse Durchlässigkeit zwischen den Berufsgruppen.

Im Gegensatz zum Verhältnis zur Ärzteschaft begegneten sich die Pflege und die anderen Gesundheitsberufe annähernd auf Augenhöhe und nicht auf hierarchisch unterschiedlichen Stufen. Das bedeutete jedoch keineswegs, dass es hier zu weniger Konflikten kam. Da die Machtpositionen weniger klar abgesteckt waren, gestalteten sich die Aushandlungsprozesse und Verteilungskämpfe zwischen den Berufsgruppen ungleich komplexer.

Ein Beruf, dessen Tätigkeitsfeld sich des Öfteren mit der Pflege überschnitt, ist der der Hebamme. Die strikte Trennung von Hebammen- und Pflegeausbildung ist eine deutsche Besonderheit in Europa. Gerade Klinikhebammen, die auch meist in den Schwesternwohnheimen auf dem Klinikgelände untergebracht waren, übernahmen oftmals auch pflegerische Aufgaben oder halfen, wenn gerade keine Geburten anstanden, im Operationssaal mit. Bis in die 1930er-Jahre kam es zudem häufiger vor, dass Frauen sowohl eine Berufsausbildung als Hebamme als auch als Krankenpflegerin hatten. Dadurch überschnitten sich die Tätigkeiten noch mehr.

Am 19. Dezember 1939 erließen die Nationalsozialisten die Verordnung zur Abgrenzung der Berufstätigkeit der Hebammen von der Krankenpflege. Pflegekräfte, die sowohl das Hebammen- als auch das Krankenpflegeexamen besaßen, mussten eine der beiden Zulassungen abgeben (vgl. Kap. 8). Außerdem wurde Krankenpflegerinnen die Ausbildung zur Hebamme untersagt. Der Erlass des Gesetzes hatte mehrere Gründe. Zum einen spielten hygienische Überlegungen eine Rolle. So sollte die Übertragung von Krankheitskeimen durch Krankenschwestern auf die Wöchnerin oder den Säugling verhindert werden. Zum anderen gab es politische Gründe: Es sollte einem Mangel an Pflegekräften begegnet werden, indem eine mögliche Abwanderung in die Geburtshilfe untersagt wurde. Darüber hinaus wollte die nationalsozialistische Regierung verhindern, dass konfessionell orientierte Pflegekräfte die nationalsozialistisch geführte Hebammenberufsorganisation beeinflussen konnten. Zudem wurde ein Jahr zuvor das Reichshebammengesetz erlassen, das ebenfalls dazu beitragen sollte, beide Berufe stärker voneinander zu trennen.

Ähnelten sich bis dahin der Arbeitsalltag der Krankenschwester und der Klinikhebamme sehr, sollten sich die Hebammen nun verstärkt allein auf den Geburtsprozess und damit auf den Kreißsaal konzentrieren. Durch die im Gesetz installierte Hinzuziehungspflicht von Hebammen bei Geburten konnten diese ihren Tätigkeitsbereich gegenüber Ärzten und Krankenschwestern langfristig sichern.

Ein zentraler Tätigkeitsbereich, der an der Schnittstelle zwischen Hebammenwesen und Krankenpflege lag, war die Wochenbettpflege. Während zu Beginn des 20. Jahrhunderts bei den Hausgeburten ungelernte Wickel- oder Wartefrauen die Nachsorge übernahmen, oblag diese Aufgabe in den Kliniken meist den Hebammen. Aufgrund der hohen Sterblichkeitsraten von Neugeborenen zu Beginn des 20. Jahrhunderts forderten Ärzte und Politiker eine Verbesserung der Wochenbettpflege. Da sich die Hebammen nun aber durch das Reichshebammengesetz auf die Geburt konzentrieren sollten, versuchte man 1943 mit der Vereinheitlichung der Ausbildung zur Wochenbettpflegerin ein neues Berufsfeld für die Nachsorge zu schaffen. In einer Ausbildung von sechs Monaten sollten die Wochenbettpflegerinnen alles Nötige zur Versorgung von Wöchnerinnen erlernen.

Die Hebammen waren über den Verlust dieses Aufgabenfeldes nur wenig erfreut. Von politischer Seite wurde daher immer wieder beteuert, dass die Wochenbettpflegerinnen nicht in Konkurrenz zu den Hebammen treten sollten, wozu sie aufgrund ihrer deutlich kürzeren Ausbildung auch gar nicht in der Lage waren. Abgesehen davon konnten sich die Wochenbettpflegerinnen nie wirklich behaupten, denn es gab einen weiteren Berufszweig, der ihnen vom Ausbildungsstand her weiter überlegen war: die Säuglings- und Kinderkrankenschwestern. Diese übernahmen nach und nach die Betreuung der Wöchnerinnen. Da in den 1950er- und 1960er-Jahren die hohen Sterblichkeitsraten von Neugeborenen deutlich sanken, bestand nun auch der einstige Grund zur Schaffung des Berufes der Wochenbettpflegerin nicht mehr, weshalb er in der zweiten Hälfte des 20. Jahrhunderts schnell wieder verschwand.

Gegenwärtig ist allerdings wieder eine Teilung des Tätigkeitsfeldes zu beobachten. In den Kliniken werden die Wöchnerinnen weiterhin von den Krankenpflegerinnen betreut, Nachsorgebesuche zu Hause werden jedoch durch niedergelassene Hebammen bzw. Entbindungspfleger durchgeführt. Für Wöchnerinnen, die eine intensivere und längere Betreuung nötig haben, etabliert sich gerade ein Tätigkeitsbereich, welcher sich Mütterpflege nennt, eigentlich aber nichts anderes als die vergessene Wochenbettpflege ist.

15.4 Fazit: Markt, Macht und Prestige als Konfliktfelder

Das Verhältnis zwischen Berufsgruppen ist durch ein Mit- und ein Gegeneinander geprägt. Bei einer historischen Betrachtung stehen oft die

Konflikte im Mittelpunkt, weil hier die Quellenlage ungleich besser ist. Große Bedeutung kommt dabei der Frage nach den Ursachen zu. Die Konfliktforschung hat in den letzten Jahren gezeigt, dass Auseinandersetzungen ihre Ursache meist in der Frage nach der Verteilung knapper Ressourcen haben, sie aber auch aus dem Anspruch auf Anerkennung entstehen können. Daher und weil Konflikte immer auch mit Fragen von Macht verschränkt sind, gelten Markt, Macht und Prestige als zentrale Handlungsfelder im Agieren der Beteiligten. So werden nämlich in den verschiedensten Kontexten von den Akteuren ganz unterschiedliche Beweggründe für ihr Handeln angeführt, die sich bei näherer Betrachtung immer wieder auf die Kernbereiche Markt, Macht und Prestige – und damit wieder auf die zentralen Elemente Ressourcenverteilung und Anerkennung – zurückführen lassen.

Jede Berufsgruppe ist darum bemüht, ihren Kompetenz- und Aufgabenbereich zu sichern und gegen andere Berufe abzugrenzen. Zugleich gibt es aber auch ein Streben nach Weiterentwicklung, was meist die Übernahme vermeintlich höherwertiger Tätigkeiten nach sich zieht. Auf der anderen Seite existiert aber oftmals wiederum eine Berufsgruppe, die diese Tätigkeit bereits zu ihren Aufgaben zählt und sichern will. So entstehen die meisten Konflikte zwischen Berufen. Dies lässt sich gut an den immer wiederkehrenden Diskussionen um die Delegation und Substitution ärztlicher Tätigkeiten beobachten. Obwohl die Ärzteschaft wiederholt über hohe Arbeitsbelastung klagt, ist sie in vielen Fällen nicht bereit, Aufgaben auf andere Gesundheitsberufe wie die Pflege zu übertragen.

Konflikte sollten aber nicht immer negativ gedeutet werden. Auch das zeigt die historische Perspektive. So ist die Bedeutung von Konflikten insbesondere in ihrer Wirkung für sozialen und gesellschaftlichen Wandel zu suchen. Auseinandersetzungen legen unterschiedliche Standpunkte offen, regen Veränderungen an und dienen auch dem Hervorbringen von Entscheidungen. Bei aller Förderung von Interprofessionalität, Kommunikation und guter Zusammenarbeit sollte man sich immer bewusst machen, dass Konflikte also durchaus zu einem gesellschaftlichen Miteinander dazugehören und sogar produktiv wirken können. Begreift man Konflikte als Innovatoren für Veränderungen, dann sind Markt, Macht und Prestige auch die zentralen Beweggründe für solche Veränderungen.

Quellen

Billroth T (1892) Die Krankenpflege im Hause und im Spitale, 4. Aufl. von Carl Gerold's Sohn, Wien

Karll A (1888, 1890, 1894) Briefwechsel mit ihrer Mutter Ida Karll und anderen Familienangehörigen. Bundesarchiv Berlin, BArch R 190/777, Bl. 111–116; BArch R 190/777, Bl. 221–228; BArch R 190/779, Bl. 1045–1056

Salzwedel R (1904) Handbuch der Krankenpflege. Zum Gebrauch für die Krankenwartschule des Königlichen Charité-Krankenhauses sowie zum Selbstunterricht. 8. Aufl. August Hirschwald, Berlin

Weiterführende Literatur

Braunschweig S (Hrsg) (2006) Pflege – Räume, Macht und Alltag. Chronos, Zürich

Büttner A, Pfütsch P (Hrsg) (2020) Geschichte chirurgischer Assistenzberufe von der Frühen Neuzeit bis in die Gegenwart. Mabuse, Frankfurt a. M

Kälble K, Kaba-Schönstein L (2004) Berufsgruppen- und fachübergreifende Zusammenarbeit – Terminologische Klärungen. In: Kaba-Schönstein L (Hrsg) Interdisziplinäre Kooperation im Gesundheitswesen: eine Herausforderung für die Ausbildung in der Medizin, der sozialen Arbeit und der Pflege. Mabuse, Frankfurt a. M., S 39–42

Loos M (2006) Symptom: Konflikte. Was interdisziplinäre Konflikte von Krankenpflegern und Ärztinnen über Konstruktionsprozesse von Geschlecht und Profession erzählen. Mabuse, Frankfurt a. M

Nolte K (2011) The relationship between doctors and nurses in Agnes Karll's letters around 1900. Women's History Mag 65:8–17

Pfütsch P (Hrsg) (2019) Marketplace, Power, Prestige: The Healthcare Professions' Struggle for Recognition (19th–20th Century). (Medizin, Gesellschaft und Geschichte, Beiheft 70) Franz Steiner, Stuttgart

Stein LI (1967) The doctor-nurse game. Arch Gen Psychiatry 16:699–703

Rehabilitation und Pflege

16

Elsbeth Bösl und Ulrike Winkler

Inhaltsverzeichnis

16.1	Einleitung	235
16.2	Die historische Entwicklung der Rehabilitation	238
	16.2.1 19. Jahrhundert	238
	16.2.2 Erster Weltkrieg und Weimarer Republik	239
	16.2.3 Nationalsozialismus und Zweiter Weltkrieg	241
	16.2.4 Rehabilitation in der BRD	242
	16.2.5 Rehabilitation in der DDR	245
	16.2.6 Gemeinsamkeiten in der Rehabilitation in BRD und DDR	245
	16.2.7 Ausblick	248
16.3	Fazit	249
Quellen		249
Weiterführende Literatur		249

16.1 Einleitung

Dieser Beitrag geht dem Verhältnis von Pflege und Rehabilitation bei Behinderung in seinem geschichtlichen Gewordensein nach. Dazu blicken wir sowohl auf die Ebene des Sozialrechts und der Sozial- und Gesundheitspolitik als auch in den Bereich der Institutionen und Einrichtungen Deutschlands. Beachtung findet auch der semantische, also sprachliche Bereich, denn Sprache, ihr Wandel und ihr Gebrauch sind im Kontext von soziokulturellen Kategorien wie Behinderung sehr wirkmächtig. Sprache verrät, wie und was eine Gesellschaft über einen Menschen mit Beeinträchtigung denkt. Dem überblicksartigen Charakter des Beitrags ist es geschuldet, dass die individuelle Sicht und das Erleben der Menschen, die Pflege- oder Rehabilitationsmaßnahmen erhielten oder gaben, nur ansatzweise berücksichtigt werden können.

Ergänzende Information Die elektronische Version dieses Kapitels enthält Zusatzmaterial, auf das über folgenden Link zugegriffen werden kann https://doi.org/10.1007/978-3-662-69826-6_16.

E. Bösl (✉)
Universität der Bundeswehr, Historisches Institut, Wirtschafts-, Sozial- und Technikgeschichte, Neubiberg, Deutschland
E-Mail: elsbeth.boesl@unibw.de

U. Winkler
Trier, Deutschland
E-Mail: ulrike.winkler@unibw.de

Der Begriff der Rehabilitation
Der Begriff „Rehabilitation" ist aus dem mittelalterlichen Latein hervorgegangen. Er bezog sich seinerzeit ausschließlich auf einen „Rechtsakt der Wiedereinsetzung in den früheren gesellschaftlichen Stand". Dieses Verständnis von Rehabilitation umfasste nicht nur die juristische, sondern auch eine soziale (Wieder-)Eingliederung. Heute wird Rehabilitation schlicht als die erneute (re-) Befähigung (-habilitatio) eines Menschen verstanden.

Der Begriff hat jedoch einen historischen Wandel durchlaufen. Nach dem Ersten Weltkrieg wurde das Prinzip der (Wieder-)Befähigung und (Wieder-)Eingliederung sukzessive im deutschen Sozialrecht verankert. Alle Maßnahmen und Leistungen dienten also vor allem der (Wieder-)Herstellung von Arbeitsfähigkeit und der Integration in den Arbeitsmarkt. Noch lange nach dem Zweiten Weltkrieg blieb dieser grundsätzliche Fokus auf Arbeits- und Leistungsfähigkeit bestehen. Erst im Laufe der späten 1960er- und 1970er-Jahre wurde Rehabilitation in beiden deutschen Staaten breiter gedacht. Rehabilitation wurde zunehmend als Instrument der Integration und Teilhabe gesehen, gleichwohl konnte sie exkludierend wirken: Menschen, die aus unterschiedlichen Gründen, beispielsweise wegen der Art oder Schwere ihrer Beeinträchtigungen, nicht als rehabilitationsfähig (oder bildungsfähig) eingestuft wurden, waren von vielen Leistungen und Hilfen ausgeschlossen.

Wir vertreten im Folgenden die These, dass sich Pflege und Rehabilitation sowohl im fachlichen Diskurs als auch in der Alltagspraxis vielfach überschnitten, wobei immer wieder Widersprüchlichkeiten auftraten. Eine klare begriffliche Abgrenzung zwischen Pflege und Rehabilitation ist kaum möglich, wie die aktuelle Definition der Weltgesundheitsorganisation (WHO) zeigt. Demnach gehört zur Pflege auch die Betreuung während der Rehabilitation. Darüber hinaus umfasst Pflege die physischen, psychischen und sozialen Aspekte des Lebens in deren Auswirkung auf Gesundheit, Krankheit, Behinderung und Sterben.

Die Pflegewissenschaft benennt heute vier professionelle Handlungsfelder: die präventive, die kurative, die palliative und die *rehabilitative* Pflege. „Pflege" ist demnach immer mehr als „nur" die Wiederherstellung bzw. Erhaltung organischer Funktionen. Vielmehr geht es darum, den Menschen in seiner Gesamtheit zu sehen und ihm – sei er auch noch so krank oder beeinträchtigt – Handlungs- und Verhaltensspielräume in größtmöglicher Selbstbestimmung zu eröffnen. Hier finden wir eine erste Überschneidung mit dem Tätigkeitsfeld Rehabilitation.

In den 1970er-Jahren entwickelte die WHO ein komplexes Rehabilitationsverständnis. Demnach gehört zur Rehabilitation der koordinierte Einsatz medizinischer, sozialer, beruflicher, pädagogischer und technischer Maßnahmen. Damit soll erreicht werden, dass die Betroffenen an allen Lebensbereichen so weit wie möglich teilhaben und ihr Leben möglichst frei gestalten können. Je mehr sozialpolitisches Gewicht die WHO-Definition in Deutschland erlangte, desto mehr Menschen fielen unter den Rehabilitationsbegriff und erhielten demzufolge Zugang zu Hilfen und Leistungen.

Der Integrationsgedanke setzte sich ebenfalls durch. Er ging über den bisher priorisierten Bereich der Erwerbsarbeit hinaus: Die Teilhabe am Leben in der Gemeinschaft und an ihren Lebensvollzügen war das Ideal. Zeichen dieses Denkwandels waren etwa neue ambulante und wohnortnahe Rehabilitationsangebote, die Auflösung der bevormundenden Anstaltsstrukturen, der Ausbau von Freizeit- und Urlaubsangeboten und nicht zuletzt die Aufbrüche im Sonderschulsystem. In der Bundesrepublik Deutschland (BRD) wurden diese und weitere integrative Maßnahmen früher als in der Deutschen Demokratischen Republik (DDR) ergriffen. Doch die wesentlichen Umbrüche erfolgten erst im vereinigten Deutschland in den 1990er- und

2000er-Jahren. Einen ausschlaggebenden und bis heute nachwirkenden Anteil hatte hierbei die Selbsthilfe- und Emanzipationsbewegung der Betroffenen.

Stets sind bei der Rehabilitation die Grenzen zur Pflege fließend, denn auch deren Ziel ist es, Menschen unabhängig(er) von medizinischen Hilfsmitteln (etwa Dauerbeatmungsgeräten) und professioneller pflegerischer Unterstützung zu machen. Dies gilt insbesondere für die Gruppe der chronisch erkrankten Menschen, aber auch für eine Reihe von Menschen mit Beeinträchtigungen, die dauerhafte oder punktuelle Pflege benötigen. Ihre mit pflegerischer und technischer Intervention erreichbare größere Unabhängigkeit kann, wenn entsprechende Strukturen vorhanden sind, ebenfalls zur (Wieder-)Eingliederung in gesellschaftliche Prozesse beitragen. Im Alltag überlappen pflegerische und rehabilitative Aspekte häufig. Eine weitere Überschneidung haben Pflege und Rehabilitation, wenn Menschen mit Behinderungen erkranken oder aufgrund ihres Alters einer pflegerischen Betreuung bedürfen. Je nach Beeinträchtigung kann sich der Alterungsprozess zudem unterschiedlich auswirken, sodass spezifische Rehabilitations- und Pflegemaßnahmen angezeigt sind.

„Behinderung" im Verständnis der Disability Studies
Wir verwenden einen Begriff von „Behinderung", der sich immer mehr in der sozial- und rehabilitationswissenschaftlichen Forschung, aber auch im Alltagsverständnis durchsetzt. Landläufig wurde unter Behinderung eine individuelle, körperliche, seelische oder kognitive Beeinträchtigung verstanden, die angeboren oder im Lauf des Lebens, zum Beispiel durch Alter, Krankheit, Unfall oder Kriegsfolgen, entstanden sein kann. Demgegenüber versteht die Behindertenrechtskonvention der United Nations (UN) von 2008 Behinderung als gesellschaftlich hergestelltes und reproduziertes Hindernis für selbstbestimmte Teilhabe am Leben in der Gemeinschaft in seiner Fülle.

Diese neue Denkweise geht auf Impulse der internationalen Behindertenbewegung ebenso zurück wie auf Denkwenden in den Sozial- und Rehabilitationswissenschaften: Im Verständnis der interdisziplinären Disability Studies, das wir hier einführend vorstellen möchten, wird die „Behinderung" eines Menschen nicht mehr (ausschließlich) auf etwaige sicht- oder unsichtbare körperliche, psychische oder kognitive Schädigungen oder Beeinträchtigungen zurückgeführt. Vielmehr wird „Behinderung" als ein komplexes soziokulturelles, also gesellschaftlich geschaffenes, Konstrukt begriffen, das in verschiedenen historischen Phasen und von Kultur zu Kultur ganz unterschiedlich aussehen kann. Charakteristisch ist jedoch, dass den „verkörperten Andersheiten" meist bestimmte, mehrheitlich defizitorientierte Eigenschaften zugeschrieben wurden. Auf dieser Grundlage fand (und findet) eine gesellschaftliche Platzierung statt, die die Betroffenen häufig in ihren Teilhabemöglichkeiten benachteiligt und sie auf diese Weise „behindert".

Die Disability Studies machen zudem darauf aufmerksam, dass „Behinderung" – anders als gemeinhin angenommen wird – nicht die Ausnahme ist, sondern die Regel. Jeder Mensch kann im Laufe seines Lebens von irgendeiner Form der Behinderung betroffen sein. Dasselbe gilt für – zumindest temporäre – Pflegebedürftigkeit. Viele Mitglieder der Selbstbestimmt-Leben-Bewegung lehnen den Begriff der „Pflege" ab, da er in ihren Augen den hilfsbedürftigen „behinderten", alten oder chronisch kranken Menschen zu sehr als Objekt eines spezifischen Handlungskonzepts sieht. Stattdessen haben deren Vertreter*innen den Begriff der „Assistenz" geprägt, der eine umfassende Selbstbestimmung der Betroffenen beinhaltet.

16.2 Die historische Entwicklung der Rehabilitation

16.2.1 19. Jahrhundert

Um die Mitte des 19. Jahrhunderts sprengten die Herausbildung der kapitalistischen Wirtschaftsordnung und der allmähliche Übergang vom Agrar- zum Industriestaat das von großer materieller Ungleichheit geprägte, aber immerhin stabile Gefüge der Gesellschaft. Der damit einhergehende wirtschaftliche und soziale Wandel war im deutschsprachigen Raum mit Landflucht und Verstädterung verbunden. Die Hoffnung der Menschen, in den städtischen Ballungsräumen Unterkunft, Arbeit und Auskommen zu finden, zerschlug sich häufig. Armut, Krankheit, Elend und Verwahrlosung waren oft die Folgen der unzumutbaren Lebens- und Wohnverhältnisse. Insbesondere Alte und Kinder, aber auch Menschen mit Beeinträchtigungen litten unter der Auflösung der althergebrachten familiären Sozial- und örtlichen Wirtschaftsstrukturen, die ihnen bis dahin ein Mindestmaß an Sicherheit und Versorgung geboten hatten.

Diese Begleiterscheinungen der Industrialisierung und Urbanisierung überforderten Staat und Gesellschaft. Sozialstaatliche Strukturen existierten nur in Ansätzen. In dieser Situation trat das als „freie christliche Liebestätigkeit" verstandene Wirken von Christ*innen auf den Plan, welches sich unter dem Dach der 1848 ins Leben gerufenen Inneren Mission (vgl. Kap. 10), die die Vorläuferin der Diakonie war, und der 1897 gegründeten Caritas zu sammeln begann. Auf vielen Hilfefeldern waren diese Frauen und Männer die Ersten und über Jahrzehnte hinweg die Einzigen, die sich um gesellschaftliche Randgruppen kümmerten. In „Blödenasylen" und „Krüppelanstalten", in „Siechenheimen", „Rettungshäusern", „Magdalenien" und „Herbergen zur Heimat" fanden die Betroffenen Hilfsangebote vor: Obdach, Pflege, Betreuung, Unterricht, Ausbildung und Beschäftigung sowie Seelsorge.

Erklärtes Ziel war es, die Aufgenommenen möglichst gut für ein Leben „draußen" vorzubereiten, damit sie sich selbst versorgen und sich einen eigenen Platz im Erwerbsleben schaffen konnten. Es ging also um deren gesellschaftliche Rehabilitation, wenngleich der Begriff selbst noch nicht verwendet wurde. Erschien eine (Wieder-)Eingliederung nicht möglich, etwa bei schwer- bzw. schwerstmehrfachbehinderten oder dauerhaft pflegebedürftigen Menschen, boten die konfessionellen Einrichtungen eine lebenslange Fürsorge, die auch einen Platz auf einem anstaltseigenen Friedhof umfasste.

Einen Entwicklungsschub erfuhren die Bemühungen der konfessionellen Einrichtungen durch die Sozialgesetzgebung, die vorrangig die Notlagen von abhängig Beschäftigten, etwa bei Krankheit, Unfall und Alter, abmildern sollte. Das Deutsche Reich begriff sich im ausgehenden 19. Jahrhundert als moderner Interventionsstaat, der für seine Bürger*innen ein zunehmend dichteres soziales Netz knüpfte, die praktische Arbeit aber weiterhin in großen Teilen den konfessionellen Einrichtungen überließ und diese dafür bezahlte (Subsidiaritätsprinzip). Der neuen sozialmedizinisch-politischen Denkweise entsprechend sollten Ärzteschaft sowie Bildungs- und Fürsorgeeinrichtungen Menschen, die als „defizitär" oder geschädigt angesehen wurden, therapeutisch behandeln, schulen, ausbilden und erziehen, um sie (wieder) arbeitsfähig und möglichst unabhängig von der Hilfe durch Staat und Gesellschaft zu machen.

Doch nicht nur auf Produktivität, auch auf die Bildungsfähigkeit kam es an. Es war Gegenstand anhaltender fachlicher und öffentlicher Debatten, wer „bildbar" und einer Schul- und Ausbildung zugänglich war. Hierfür wurden Kategorien aufgestellt, die in komplexe Kriterienkataloge eingingen und dazu beitrugen, die Betroffenen zu stigmatisieren. Zwar gab es auch Ansätze einer Pädagogik für Menschen, denen „Schwachsinn", „Imbezillität" oder „Idiotie" attestiert wurden, doch blieben ihnen die entstehenden Hilfsschulen meist verschlossen. Aufgenommen wurden ausschließlich Kinder und Jugendliche, denen ein Mindestmaß an „Bildbarkeit" unterstellt wurde.

Wurden Schwere oder Art einer Beeinträchtigung als Eingliederungshindernis erachtet, dann sollten die Betroffenen zumindest gepflegt, lebenslang „bewahrt" und zu einer Beschäftigung herangezogen werden. Da diese sehr häufig nur monotone Tätigkeiten vorsah wie beispielsweise Zupf- und Steckarbeiten, konnten sich die Betroffenen vielfach weder motorisch noch persönlich oder kognitiv weiterentwickeln. So schien sich ihre „Unbildbarkeit" vermeintlich zu bestätigen. Dauerhafte Pflegebedürftigkeit wurde dabei mindestens teilweise als Hindernis für (Wieder-)Befähigung und (Wieder-)Eingliederung betrachtet.

Während bürgerliche Familien und noch wohlhabendere Schichten es sich leisten konnten, für Pflege, Betreuung und Bildung aufzukommen, war das für die Mitglieder der städtischen Unterschichten meist unmöglich. Sie waren auf kirchlich oder obrigkeitlich organisierte Hilfe und deren Einrichtungen angewiesen. Trotz der wachsenden Zahl von entsprechenden Heimen und Anstalten fanden Versorgung und Betreuung ohnehin meist weiter in den Familien und innerhalb der örtlichen Netzwerke statt. Die Hauptlast trugen mehrheitlich Frauen.

Zwischen den 1880er und den 1920er Jahren entstanden schließlich jene ideellen, institutionellen und sozialrechtlichen Pfade, die die deutsche Behindertenpolitik zum Großteil bis heute formen. Schrittweise wurde das Prinzip Rehabilitation in den drei Teilbereichen des gegliederten Systems deutscher Sozialstaatlichkeit – Fürsorge, Sozialversicherung und Versorgungswesen – verankert. In diesem System waren die Art und die (vermutete) Ursache einer Beeinträchtigung, das Geschlecht sowie der Erwerbsstatus wichtige Kriterien, die darüber entschieden, ob und welche Hilfen geleistet wurden. Das wird als „Kausalprinzip" bezeichnet. Es führte zu erheblichen Ungleichheiten, galten doch in den drei Leistungsbereichen je eigene gesetzliche Grundlagen. Zudem besaßen die verschiedenen Leistungsträger unterschiedliche Kompetenzen, was auch Auswirkungen auf das soziale Ansehen der Leistungsempfänger*innen hatte.

Es gab also seit dem 19. Jahrhundert gezielte und strukturierte Versuche, Menschen mit Behinderungen zu bilden, zu unterstützen und mit verschiedenen Mitteln in die Gesellschaft einzugliedern, aber auch ebenso gezielte Maßnahmen, um sie zu isolieren und in geschlossene, der Gesellschaft oft verborgene Einrichtungen abzuschieben.

16.2.2 Erster Weltkrieg und Weimarer Republik

Der Erste Weltkrieg war eine wichtige, jedoch bedrückende Zäsur für die Rehabilitation von Menschen mit Behinderungen. Einerseits wurde angesichts des massenhaften Sterbens gesunder Soldaten vermehrt die Existenzberechtigung „behinderter" Menschen zur Disposition gestellt. Dies galt vor allem für Menschen mit geistigen Beeinträchtigungen. Denn je mehr sich die Versorgungslage der deutschen Bevölkerung verschlechterte, desto mehr wurden diese Menschen als „nutzlos" und „unproduktiv" angesehen. Viele ließ man in den Heil- und Pflegeanstalten verhungern und an Krankheiten sterben. Andererseits erfuhr die Rehabilitation jedoch einen enormen Schub durch den Krieg. Für die Kriegsbeschädigten entstanden spezialisierte Reservelazarette, Kuranstalten und Heime, in denen ganzheitliche Maßnahmen zur Wiedereingliederung stattfanden: medizinische Nachbehandlungen, z. B. Nachamputationen mit entsprechender Pflege, Medicomechanik-Anwendungen und Prothesenversorgung sowie Arbeitstraining und Umschulungen.

Eigene Fürsorgestellen, Ausbildungseinrichtungen und Arbeitsvermittlungen kümmerten sich um die Kriegsbeschädigten – getreu dem Motto „Arbeit statt Almosen". Soldaten mit Hirnverletzungen beispielsweise kamen in eigens für sie eingerichtete Lazarette und Heime, in denen zum Teil bis heute angewandte Rehabilitationsmaßnahmen entwickelt wurden. In München zum Beispiel erarbeitete der jüdische Nervenarzt Max Isserlin (1879–1941) die ersten Therapien für Aphasiepatient*innen, nachdem er entdeckt hatte, welche Hirnareale für das Sprach- und Wortverständnis zuständig sind.

Langfristig bedeutsame Innovationen gab es auch auf dem Feld der Gefäßchirurgie und der Prothesentechnik. Prothesen bestanden nun zu einem großen Teil aus standardisierten, industriell massenproduzierten Konstruktionselementen. Standardansätze machten sie vielfach kompatibel für sogenannte Arbeitsaufsätze wie Greifer, Haken oder Feilen. Eine führende Rolle nahm die 1919 in Berlin gegründete Ottobock SE & Co. KGaA ein. Kriegsbeschädigte, die in der industriellen Produktion arbeiteten, wurden teils direkt mit den Maschinen, die sie bedienten, verbunden. Orthopäden, Orthopädiemechaniker und Arbeitswissenschaftler arbeiteten daran, den Prothesenbau zu rationalisieren und damit die Produktivität der Prothesennutzer zu steigern. Der Orthopäde Konrad Biesalski (1868–1930), eine zentrale Person der Kriegsbeschädigtenfürsorge des Ersten Weltkriegs, prägte 1914 den Satz, dass es kein Krüppeltum mehr gebe, wenn nur der „eiserne Wille" bestehe, es zu überwinden.

Ingenieure trieben die funktionale Normierung des Körpers und seiner Funktionen voran, um den Ersatz menschlicher Körperfunktionen zu beschleunigen. Derlei medizinisch-technische Erfolge führten dazu, dass Kriegsbeschädigung zunehmend als ein soziales, aber durch technische Mittel zu lösendes Problem angesehen wurde. Dies hatte zur Folge, dass Menschen, die nicht auf medizinisch-technischem Weg rehabilitiert und erfolgreich in den Arbeitsprozess integriert werden konnten, weiter abgewertet wurden. Das galt für dauerpflegebedürftige Schwerstbeschädigte ebenso wie für Menschen mit seelischen Kriegsbeschädigungen, die als Simulanten diffamiert wurden. Manchen von ihnen wurde unterstellt, dass sie sich eine Beschädigtenrente „erschleichen" wollten.

Der Erste Weltkrieg hinterließ auf der sprachpolitischen Ebene ebenfalls seine Spuren. So galt es nun als unangemessen, einen aufgrund einer Hirnverletzung kognitiv beeinträchtigten Soldaten als „Idioten" oder einen beinamputierten Kriegsheimkehrer als „Krüppel" zu bezeichnen, denn diese Männer hatten im „Dienst für das Vaterland" ihre Gesundheit und ihre Gliedmaßen geopfert. Fortan sprach man von „Kriegsbeschädigten" bzw. Schwerbeschädigten, wenn sie um wenigstens 50 % in ihrer Erwerbsfähigkeit eingeschränkt waren und unter die Regelungen des Schwerbeschädigtengesetzes von 1920 fielen. Dieses Gesetz sollte ihre Eingliederung in den Arbeitsmarkt erleichtern.

Auch von den sogenannten Opfern der Arbeit, also Menschen, deren Erwerbsfähigkeit durch Arbeitsunfall oder Berufskrankheit gemindert war, wurde dies erwartet. Die gesetzliche Unfallversicherung hatte bereits seit 1884 die Aufgabe, die Minderung der Erwerbsfähigkeit mithilfe von Rehabilitationsmaßnahmen zu beseitigen und ihre sozialen Auswirkungen zu mildern. Seit 1925 hatten die Versicherten sogar einen Rechtsanspruch darauf, dass ihnen die Berufsgenossenschaften zur Wiederaufnahme des früheren Berufs oder, wenn dies nicht möglich war, zur Aufnahme eines neuen Berufs sowie zu einer Arbeitsstelle verhalfen. Sozialrechtlich gesehen gehörten diese zu den privilegierten Menschen mit Behinderungen.

Der nun zunehmend als diskriminierend empfundene Begriff des „Krüppels" wurde vor allem für Menschen benutzt, deren körperliche Behinderungen angeboren oder im Lauf des Lebens durch Krankheit oder körperlichen Verschleiß entstanden waren. Wenn sie nicht aus wohlhabenden Verhältnissen kamen, galten sie als „bedürftig". Für sie war daher die öffentliche Fürsorge zuständig, was ihre sozialrechtliche Situation ebenso schwächte wie ihr gesellschaftliches Ansehen. Durch das preußische Krüppelfürsorgegesetz von 1920 und vergleichbare Gesetze der übrigen deutschen Länder wurden jedoch auch diese Menschen in das Rehabilitationsprinzip miteinbezogen. Es verpflichtete die örtlichen und überörtlichen Fürsorgeverbände, im Interesse der Allgemeinheit für „bedürftige Krüppel" tätig zu werden. Angeboten wurden medizinische Behandlung, Schul- und Berufsausbildung, Anstaltspflege sowie Maßnahmen, die der Herstellung der Erwerbsfähigkeit dienten. Einen individuellen Rechtsanspruch auf die Hilfen gab es aber nicht. Die Hilfen für Menschen mit Sinnesbehinderungen regelten wiederum eigene Gesetze.

Durch weitere Gesetzesmaßnahmen – etwa die Reichsfürsorgeverordnung (1924) – eröffnete die Weimarer Republik der Rehabilitation neue

Möglichkeiten und Wege. Aufgrund der zunehmenden Finanznot konnten viele beabsichtigte Maßnahmen aber nicht umgesetzt werden. Menschen mit geistigen und seelischen Behinderungen waren im Sozialrecht und Rehabilitationswesen ohnehin im Nachteil.

16.2.3 Nationalsozialismus und Zweiter Weltkrieg

Diese skizzierten Pfade der bürgerlichen Behindertenpolitik und Sozialgesetzgebung verließ das nationalsozialistische Regime ab 1933 nur zum Teil. Das System wurde nicht grundsätzlich verändert, sondern den rassenideologischen Prinzipien des Nationalsozialismus (NS) unterworfen. Die Nationalsozialisten entzogen den Menschen, die aus politischen oder rassenideologischen Gründen aus der „Volksgemeinschaft" ausgeschlossen worden waren, Leistungen und Rechte. Längst herrschte ein Nützlichkeitsdenken vor. Denn bereits im Kaiserreich hatten einige Sozialmediziner und Psychiater mit Politikern die Ansicht geteilt, dass die öffentlichen Hilfen danach verteilt werden sollten, ob jemand als sozial „wertvoll" oder als „minderwertig" anzusehen war, als „erbkrank" oder „erbgesund". Längst war – in Deutschland wie auch in anderen europäischen und außereuropäischen Ländern – diskutiert worden, unerwünschte Menschen von der Fortpflanzung abzuhalten, indem man sie lebenslang in Anstalten internierte oder sterilisierte. Der Strafrechtler Karl Binding (1841–1920) und der Psychiater Alfred Hoche (1865–1943) hatten in ihrer 1920 erschienenen Schrift auch die Tötung von „Ballastexistenzen" und „Schädlingen" gerechtfertigt.

Wenngleich derlei menschenverachtende Ideen die Gesundheits- und Sozialpolitik längst erreicht hatten, so schuf sich doch erst die NS-Diktatur die rechtlichen und institutionellen Möglichkeiten, um Rassenideologie und Eugenik in Zwangsmaßnahmen umzusetzen. Fürsorge hatte „produktiv" zu sein und unterstützte nur die als „nützlich" Eingestuften. Schwer- und schwerstbehinderte Menschen wurden den zunehmend unter finanziellem und schon bald existenziellem Druck stehenden konfessionellen Einrichtungen überlassen. Wer als „rassisch minderwertig" und ökonomisch „unbrauchbar" galt, war unmittelbar der Verfolgung und später auch der Ermordung ausgesetzt. Behörden, Ärzte- und Lehrerschaft sowie Anstaltsleitungen beteiligten sich bereitwillig an der Ausgrenzung der „Minderwertigen" bis hin zu Zwangssterilisationen und zum organisierten Mord. Auf Grundlage des 1934 in Kraft getretenen „Gesetzes zur Verhütung erbkranken Nachwuchses" wurden bis 1945 im Deutschen Reich und den annektierten Gebieten rund 400.000 Menschen zwangssterilisiert (vgl. Kap. 8).

Nun gingen Heilen und Vernichten, Nutzbarmachen und Töten, Verfolgung und Ausbeutung miteinander einher. Menschen, deren Beeinträchtigungen als nicht erblich bedingt galten und die darüber hinaus volkswirtschaftlich „brauchbar" erschienen, wurden einer widersprüchlichen Mischung aus Ausnutzung, Ausgrenzung und teilweiser Teilhabe ausgesetzt. Hierzu griff man auch auf Rehabilitationsmaßnahmen zurück. Das Gesetz über die Schulpflicht von 1938 verwies Kinder mit Körper-, Sinnes- und bestimmten kognitiven Beeinträchtigungen in spezielle, von den Regelschulen abgetrennte Einrichtungen, die meist als Sonderschulen bezeichnet wurden. Unterrichtet und gefördert wurde nur, wer für das Regime brauchbar erschien – als Arbeitskraft, perspektivisch aber auch als Soldat. Einige Gruppen wurden zum Teil aktiv in die Gliederungen der Nationalsozialistischen Deutschen Arbeiterpartei (NSDAP) einbezogen. Für blinde, gehörlose und zeitweise auch für körperbehinderte Kinder und Jugendliche gab es eigene Banne der Hitlerjugend, deren Aktivitäten überwiegend an die größeren Anstalten und Schulen angebunden waren. Das bedeutete Zugehörigkeit zur sogenannten „Volksgemeinschaft".

Auch die gleichgeschalteten Selbsthilfeorganisationen und Interessenverbände bemühten sich bewusst um die Teilhabe ihrer Mitglieder an der „NS-Volksgemeinschaft" und vertraten selbst eugenische Ideen, um die eigene Position zu stärken. Der aus dem Selbsthilfebund der Körperbehinderten hervorgegangene Reichsbund der Körperbehinderten und auch der Reichsbund der Gehörlosen Deutschlands grenzten sich lautstark von den „erblich belasteten", „minderwertigen" Menschen ab. Auf der sprachlichen Ebene gingen nun Menschen mit körperlichen Beeinträchtigungen als „Körperbehinderte" in die Gesetzes- und Amtssprache des „Dritten Reiches" ein. Der Begriff des „Krüppels" verschwand zusehends.

Zu den auf perfide Weise als „nützlich" eingestuften Menschen gehörten auch die meisten Kriegsbeschädigten und Arbeitsunfallopfer. Einige Versorgungs- und Eingliederungsmaßnahmen für sie wurden erweitert. Die Kriegsbeschädigten des Ersten und später des Zweiten Weltkriegs wurden zudem vom Regime als „Ehrenbürger des Vaterlandes" hofiert und für die Propaganda genutzt. Doch auch sie waren nicht völlig geschützt vor Verfolgungen. Lebensgefahr bestand vor allem für die Männer mit Kriegstraumata oder schwerster Pflegebedürftigkeit.

Im Krieg arbeiteten Rehabilitation und Pflege Hand in Hand, verfolgte man doch ein gemeinsames Ziel: die Wiederherstellung der Einsatzfähigkeit von „Behinderten" für Krieg und Wirtschaft. Trotz des massenhaften Einsatzes von Zwangsarbeitskräften gelang es dem NS-Staat nicht, seinen Bedarf an Rüstungsgütern, Ausrüstungsgegenständen und Nahrungsmitteln zu decken. Jede Arbeitskraft sollte genutzt werden, auch die von Menschen mit Behinderungen. Ermöglicht durch den Zweiten Weltkrieg vollzog sich aber währenddessen der organisierte Massenmord an – nach heutigem Kenntnisstand – mindestens 300.000 geistig „behinderten" und psychisch erkrankten Menschen. Dabei konnten die Nationalsozialisten auf die Zustimmung oder zumindest auf das Schweigen der Bevölkerung zählen. Die Propaganda brachte den Menschen nahe, dass es ihnen nützte, wenn man die „Wertlosen" beseitigte. Viele Deutsche machten sich diese Position zu eigen.

Dieses eugenische Gedankengut verschwand nicht mit dem Kriegsende 1945, sondern wurde nur nicht mehr so offen ausgesprochen. Noch in den 1970er-Jahren ergaben bundesdeutsche Umfragen, dass ein großer Teil der Befragten meinte, ein Leben mit einer schweren Behinderung sei nicht lebenswert und schwerbehinderte Kinder sollten abgetrieben oder getötet werden. Immer wieder zeigten Studien, dass gesellschaftliche Vorurteile gegenüber Menschen mit Behinderungen massiv waren. Sie sind es auch noch heute.

16.2.4 Rehabilitation in der BRD

Beide deutschen Staaten hielten grundsätzlich am bis dahin entwickelten Rehabilitationsprinzip fest: medizinische Behandlung und technische Unterstützung, Ausbildung oder Umschulung und (Wieder-)Eingliederung durch Arbeit und Beschäftigung. Bestehen blieben auch die alten sprachlichen Muster und die Hierarchien im staatlichen Hilfesystem. Weiterhin wurden Menschen mit seelischen und kognitiven Behinderungen stark stigmatisiert und von vielen sozialen Leistungen ausgeschlossen.

Die Bundesrepublik knüpfte – nun unter demokratischen und rechtsstaatlichen Vorzeichen und unter den Leitlinien der sozialen Marktwirtschaft – an die behindertenpolitischen Traditionslinien des Kaiserreichs und der Weimarer Republik an. Als vorrangig zu lösendes Problem wurde die Rehabilitation der etwa 1,66 Mio. Kriegsbeschädigten betrachtet, deren Versorgung als Akt der politischen Befriedung und Demokratisierung verstanden wurde. Das Bundesversorgungsgesetz von 1950 und das Schwerbeschädigtengesetz von 1953 sorgten für eine sozialrechtliche Besserstellung der Kriegsopfer in den meisten Teilleistungen bzw. Schutzbereichen. Opfer von Arbeitsunfällen hatten eine vergleichbar gute Position in der frühen Bundesrepublik.

Kriegsbeschädigte bedurften zwar auch in der DDR in großer Zahl der Unterstützung und Versorgung, doch die dortige Regierung tat sich in ideologischer und materieller Hinsicht schwerer damit, ehemaligen Angehörigen der Wehrmacht Hilfe zur Rehabilitation zu leisten. Diese sollten zwar nach Bedarf versorgt und in den Arbeitsprozess integriert werden, aber nur in dem Umfang, wie das auch für die übrigen „Geschädigten", so der offizielle Sprachgebrauch, vorgesehen war. Die DDR wollte nicht mehr nach der Ursache der Schädigung (Kausalprinzip) unterscheiden, sondern nur nach dem Bedarf, der sich aus einer bestimmten Schädigung ergeben hatte (Finalprinzip). Sonderregelungen gab es für Verfolgte des NS-Regimes („Opfer des Faschismus", OdF), Angehörige der Nationalen Volksarmee und Opfer von Arbeitsunfällen. Die DDR etablierte also damit weitgehend das finale Prinzip. Hingegen restaurierte die Bundesrepublik die kausale Denkweise und damit aufgrund der unterschiedlichen Leistungsgesetze auch die Ungleichheitslagen, die erst im Lauf der 1970er-Jahre durch Angleichungsgesetze abgeschafft wurden.

Der zunehmende wirtschaftliche Wohlstand der Bundesrepublik gebot nun, das System der Leistungen und die Rehabilitationsmaßnahmen auszubauen. Kliniken, Heime und Sonderschulen expandierten. Geleitet war die Behindertenpolitik aber vom überambitionierten Ideal der funktionalen Normalisierung: Menschen sollten den Erwartungen der Mehrheitsgesellschaft angepasst und Behinderung dadurch sozial unsichtbar gemacht werden – oft mit technischer Hilfe. Die überzogenen Machbarkeitsphantasien zeigten sich deutlich zum Beispiel an der Rehabilitation der ca. 900 kriegsbeschädigten Ohnhänder, also Menschen, die keine Hände oder Arme hatten. Kern des 1952 begonnenen Programms war eine ehrgeizige zentrale Umschulungskampagne, obwohl die örtlichen Sozialverwaltungen nahegelegt hatten, dass sich die Mehrheit der infrage kommenden Personen dafür gar nicht interessierte oder nicht eignete. Das Ohnhänderprogramm war ein nationales Prestigeobjekt, an dem sich die Behindertenpolitik beweisen sollte. Der gewünschte Erfolg blieb jedoch meist aus. Die Rehabilitanden konnten oder wollten die optimistischen Rehabilitationsprognosen nicht erfüllen.

Exemplarische Quellenanalyse
Abb. 16.1 entstand 1957 an einem Stand der Firma Siemens & Halske bzw. Siemens-Schuckert-Werke auf der Ausstellung „Der Schwerbeschädigte am Arbeitsplatz" in Berlin. Sie zeigt einen Ohnhänder an einem Materialprüfungstisch. Bundespräsident Theodor Heuss (1884–1963) lässt sich die Arbeit des Ohnhänders demonstrieren. Dieser sollte vorführen, wie ihn die Leistungen der medizinisch-technischen Rehabilitation dazu befähigten, selbstständig einer beruflichen Tätigkeit nachzugehen. Selbst die Schwerstgeschädigten, so die überoptimistische Aussage der Vorführung, könnten wieder unabhängig und produktiv gemacht werden.

Verschwiegen wurde, dass Ohnhänder bei den meisten täglichen Verrichtungen Hilfe und oft auch pflegerische Unterstützung benötigten, die sie überwiegend von weiblichen Angehörigen erhielten. Die Ausstellung sollte der Welt nur die Erfolge zeigen. Sie fand während der 7. Generalversammlung des Weltfrontkämpferverbandes statt – bemerkenswerterweise im geteilten Berlin. Präsentiert wurden Innovationen der Orthopädie und der Prothetik, technische Arbeitshilfen und sozialstaatliche Maßnahmen, die verdeutlichen sollten, wie die BRD die Kriegsbeschädigten in das Erwerbsleben integrierte. Schwerbeschädigte demonstrierten mehr als 50 Produktionsvorgänge verschiedener Berufe. Derlei Schauen waren häufig in der Bundesrepublik und in Zeiten der Systemkonkurrenz auch Teil der deutsch-deutschen Politik.

Der hier gezeigte Ohnhänder hatte eine sogenannte Krukenberg-Zange, eine operativ aus den Resten der Unterarmknochen gebildete Zange, die gegeneinander beweglich war. Der Orthopäde Hermann Krukenberg (1863–1935) hatte diese Operation im Ersten Weltkrieg entwickelt. Das Ergebnis war optisch sehr auffällig, funktional aber wegen der erhaltenen Hautsensibilität vorteilhaft. Obwohl die Krukenberg-Zange auf viele befremdlich wirkte und die Beeinträchtigung offensichtlich machte, waren die meisten Betroffenen damit sehr zufrieden. Sie nutzten ungern die mechanischen Prothesen, die man ihnen zur Verfügung stellte. Diese waren zwar etwas weniger auffällig, hatten aber viele funktionale Nachteile. Auch als Anfang der 1960er-Jahre die ersten myoelektrischen Arm-

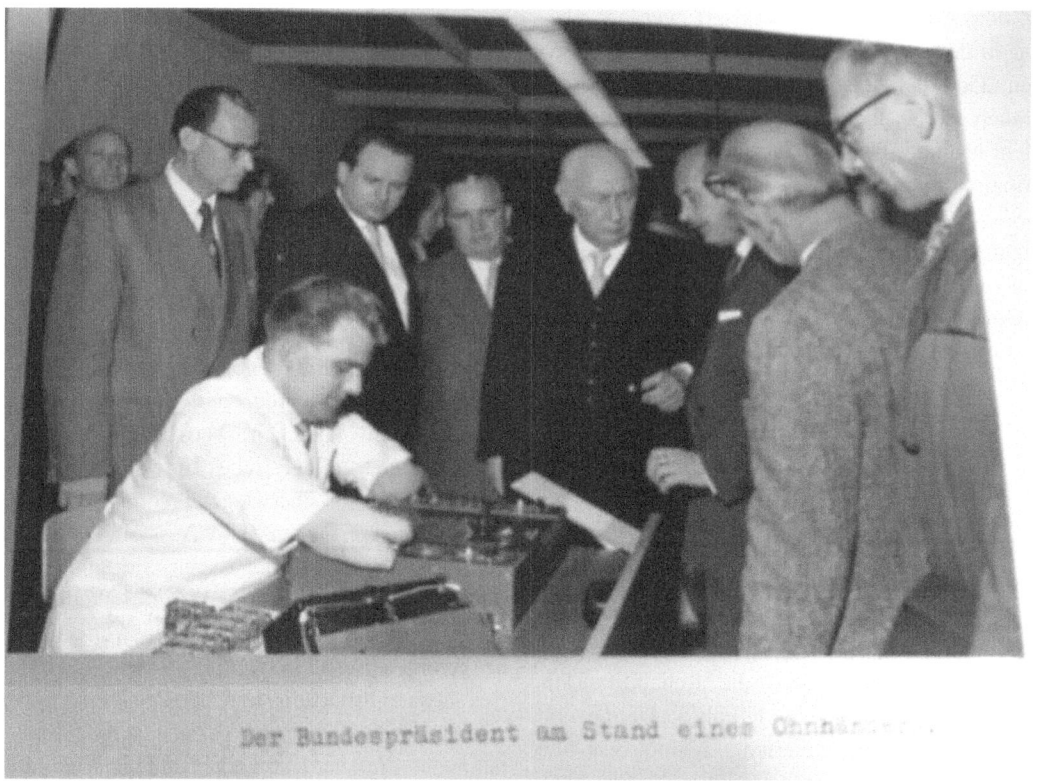

Abb. 16.1 Der Bundespräsident am Stand eines Ohnhänders, Mappe: Ausstellung Schwerbeschädigte am Arbeitsplatz" vom 25.10–1.11.1957 in Berlin, Siemens Corporate Archiv 7475 (© Siemens Historical Institute, mit freundlicher Genehmigung)

prothesen entwickelt wurden, fanden sie unter Ohnhändern wenig Zustimmung. Diese kritisierten vor allem die Machbarkeitsphantasien und den Fortschrittsoptimismus, die mit Prothesen einhergingen.

1963 versprach der Film „Der Krukenberg-Greifarm: Rehabilitationsmöglichkeiten im täglichen und beruflichen Leben", dass Ohnhänder im täglichen Leben unabhängig von Pflege, Hilfe und Begleitung werden könnten. Dieser Behauptung verweigerten sich viele. Ein Referent des Verbands der Kriegs- und Zivilbeschädigten, Sozialrentner und Hinterbliebenen (VdK), Bodo Stahr, protestierte, dass Hände nie technisch ersetzt werden könnten. Der Öffentlichkeit werde ein ganz falsches Bild von der Situation der Ohnhänder vermittelt: „Der Film … kann bei Laien auch die Meinung aufkommen lassen, als ob die Ohnhänder vom Anziehen, Rasieren, Frühstücken, Autofahren und der Ausübung der Berufstätigkeit alles selbständig verrichten können, das würde auch heißen, dass sie völlig rehabilitiert sind, keine Begleitpersonen benötigen und gar nicht so hilfsbedürftig sind, wie es die ‚bösen Verbände' immer hinstellen. Die Filmszene mit dem blinden Ohnhänder, der mit dem Mund Wäscheklammern zusammensetzt, ist geradezu eine Beleidigung für diesen Personenkreis der Allerschwerstversehrten. Es wird doch niemand glauben, dass eine solche Arbeit Freude macht und geeignet ist, Lust und Liebe für eine berufliche Tätigkeit zu erwecken. Ich glaube, irgendwo muss der Rehabilitierung eines Schwerstbeschädigten eine Grenze und ein Ende gesetzt werden" (Stahr 1963; vgl. Online-Materialien). Stahrs Kritik war nicht gegenstandslos, denn verschiedene Berufsgenossenschaften hatten nach Bekanntwerden des Films begonnen, den Ohnhändern die Pflegezulage zu entziehen, und der Bundesrechnungshof hatte eine Prüfung der Pflegezulage nach dem Bundesversorgungsgesetz angeordnet.

16.2.5 Rehabilitation in der DDR

Auch in der DDR gab es einen ausgeprägten Machbarkeitsoptimismus, in dem die Technik eine zentrale Rolle spielte. Politisch war unbedingt gewollt, dass sich die Geschädigten nicht nur in den Arbeitsprozess einfügten, sondern auch aktiv am Aufbau der sozialistischen Gesellschaft teilnahmen, indem sie sich gesellschaftlich betätigten. Wer der Unterstützung bedurfte, sollte bedürfnisgerecht vom Staat versorgt werden. Die Wiedereingliederung wurde stets als „komplexe Rehabilitation" begriffen. In ihr sollten medizinische, pädagogische, berufliche und soziale Maßnahmen ineinandergreifen, um zu einer geschlossenen Rehabilitationskette zu kommen. Die 1957 gegründete Forschungsgruppe Rehabilitation betonte, dass die Rehabilitationsarbeit auf einer wissenschaftlichen Grundlage zu entwickeln sei, die möglichst alle für die Rehabilitation relevanten Disziplinen in sich vereinigen sollte. Da in der Rehabilitationspraxis der DDR zunächst viele Mediziner*innen tätig waren, lag der Schwerpunkt aber auf der medizinischen Rehabilitation. Das änderte sich erst im Laufe der Jahre.

„Komplexe Rehabilitation" bedeutete auch, dass alle gesellschaftlichen Bereiche ihren spezifischen Teil zur sozialen Integration der „geschädigten" Bürger*innen beizutragen hatten. Hauptverantwortlich waren die staatlichen Einrichtungen des Gesundheits-, Sozial- und Bildungswesens, die Betriebe sowie die staatliche Sozialversicherung beim Freien Deutschen Gewerkschaftsbund (FDGB) – dem einheitlichen Träger der Kranken-, Renten- und Unfallversicherung –, die Volkssolidarität, die sich vor allem der älteren Menschen annahm, die Verbände für Blinde und Sehschwache sowie für Gehörlose und Schwerhörige, der Deutsche Verband für Versehrtensport in der DDR und das Deutsche Rote Kreuz der DDR.

Das Gesundheitswesen, das vorgeblich zu den besten der Welt zählte, sollte den Geschädigten optimale Therapie und Versorgung zukommen lassen. In den sukzessive ausgebauten Rehabilitationseinrichtungen wollte man die Betroffenen ausbilden oder umschulen. Technische Hilfsmittel und Medizintechnik sollten die Menschen selbständig, produktiv und zur völligen Teilhabe fähig machen. In der sozialistischen Gesellschaft würde, so das Ideal, Behinderung nicht mehr auftreten, weil u. a. Technik und hindernisfreies Bauen Schädigungen irrelevant machen würden.

Diesen umfassenden humanistischen Anspruch, dessen Rehabilitationsziel durchaus über das bundesrepublikanische hinausging, hielt die DDR dem Westen propagandistisch entgegen. Allerdings klaffte zwischen Anspruch und Wirklichkeit oft eine deutliche Lücke. Das Ideal der bedürfnisgerechten Versorgung wurde häufig nicht erreicht – vor allem aufgrund von Kapazitätsproblemen des zentral geplanten Wirtschaftssystems und des Gesundheits- und Sozialwesens, das sich fast ausschließlich aus öffentlichen Geldern finanzierte.

16.2.6 Gemeinsamkeiten in der Rehabilitation in BRD und DDR

In beiden deutschen Staaten galt die Aufmerksamkeit zunächst nur ganz bestimmten Gruppen von Menschen mit Beeinträchtigungen. In der DDR wurde die Versorgung der voraussichtlich dauerhaft Arbeitsunfähigen zeitweise sogar absichtlich vernachlässigt. Auch hier bestand eine Diskrepanz zwischen Programmatik und tatsächlicher Praxis. Übergangen wurden, in West und Ost, vor allem diejenigen, die als „geistig behindert" galten. In der Bundesrepublik verbesserte sich ihre sozialrechtliche Lage erst durch die Neuordnung der Fürsorge im Bundessozialhilfegesetz von 1961. Dessen Hilfen für Behinderte, namentlich die Hilfen zur Eingliederung, sollten zur Teilhabe am Leben in der Gemeinschaft in seiner Fülle verhelfen, was damals sogar über die Rehabilitationsziele der anderen Sozialleistungsgesetze hinausging.

Menschen mit kognitiven Beeinträchtigungen gehörten nun ebenfalls zu den Anspruchsberechtigten, doch es fehlte noch an Konzepten und Einrichtungen für ihre Rehabilitation. Erst im Lauf der späten 1960er- und der 1970er-Jahre entstanden Frühförderstätten, heilpädagogische ambulante Angebote und Tagesstätten für Erwachsene mit kognitiven Beeinträchtigungen. Unterdessen wurden weitere Personenkreise in das Rehabilitationswesen einbezogen: die Versicherten der gesetzlichen Rentenversicherung durch die Rentenreform 1957 sowie der noch größere Personenkreis der Nichterwerbstätigen durch die Neuregelungen der Krankenversicherung 1970 und 1974.

Bereits 1957, insbesondere aber durch das Arbeitsförderungsgesetz von 1969, erhielt auch die Bundesanstalt für Arbeitsvermittlung und Arbeitslosenversicherung einen Rehabilitationsauftrag. Dieser war sehr weit gefasst und enthielt nicht nur individuelle Hilfen, sondern förderte die in den 1960er-Jahren entstehenden Berufsförderungs- und -bildungswerke sowie die Werkstätten für Behinderte (WfB). Die Bilanz der Expansion war ambivalent: Sie führte zu mehr Leistungen für größere Personenkreise, aber auch zu einem völlig unübersichtlichen Rehabilitationssystem, zu immer mehr Großeinrichtungen und, zum Beispiel im Fall der Werkstätten, zu immer mehr Rentabilitätszwängen. Bis zum „Gesetz zur Sicherung der Eingliederung Schwerbehinderter in Arbeit, Beruf und Gesellschaft" von 1974 blieben außerdem die Ungleichheiten erhalten.

In der DDR führte insbesondere der VIII. Parteitag der Sozialistischen Einheitspartei (SED) von 1971, auf dem der Staatsratsvorsitzende Erich Honecker (1912–1994) versprach, im Zuge des neuen Konzepts der „Einheit von Wirtschafts- und Sozialpolitik" die Lebenssituation und die Versorgung von „geschädigten" Menschen deutlich zu verbessern, zu einer Ausweitung von Leistungen und Maßnahmen. Weitere Impulse gingen 1973 vom „Gemeinsamen Beschluss des Politbüros des Zentralkomitees der SED, des Ministerrates der DDR und des Bundesvorstandes des FDGB über weitere Maßnahmen zur Durchführung des sozialpolitischen Programms des VIII. Parteitags" und 1976 von der „Verordnung zur weiteren Verbesserung der gesellschaftlichen Unterstützung schwerst- und schwergeschädigter Bürger" aus. Letztere hob unter anderem die staatliche Aufgabe hervor, technische Hilfsmittel in ausreichender Zahl und in größerer Bandbreite zur Verfügung zu stellen.

Und doch blieben die Mängel in der DDR enorm. Die Defizite im rehabilitativen Bereich reichten vom fehlenden bzw. nicht einschlägig ausgebildeten Personal über Kurheime und Rehabilitationseinrichtungen, die für Menschen mit Gehbehinderungen unzugänglich waren, bis hin zum Mangel an Inkontinenzprodukten und fehlendem Insulin. Bereits eingeleitete Rehabilitationsmaßnahmen scheiterten daran, dass die Rehabilitationseinrichtungen für Menschen mit Körperbehinderungen oft keine pflegebedürftigen Personen aufnahmen. Dies lag zum Teil daran, dass viele Ärzt*innen und Pflegekräfte die DDR vor dem Mauerbau verlassen hatten. Die dadurch verursachte Lücke im Gesundheitsbereich konnte die DDR – trotz erheblicher Anstrengungen – bis zu ihrem Ende nie kompensieren. Zum anderen befanden sich viele Rehabilitationseinrichtungen in Gebäuden aus dem 19. Jahrhundert, die etliche architektonische Barrieren aufwiesen. Rollstuhlfahrer*innen beispielsweise konnten oft nicht aufgenommen werden, weil es keinen Aufzug gab und Zimmer sowie Bäder nicht rollstuhltauglich waren.

Einige Betroffene griffen daher zur Selbsthilfe. So entwickelte der Vater eines gelähmten Sohnes in Karl-Marx-Stadt einen elektrisch betriebenen „Treppensteiger", um ihm das Verlassen seiner im ersten Stock gelegenen Wohnung zu ermöglichen. In Halle gründete sich 1987 eine Selbsthilfegruppe von Patient*innen mit Multipler Sklerose, die dem Stadtrat eigene Pläne für eine barrierefreie Stadt vorlegte, welche von offizieller Seite aufgegriffen wurden. Zugleich bemühte sich die Selbsthilfegruppe um pflegerische Hilfsmittel, vor allem Inkontinenzprodukte, die in der DDR Mangelware waren. Individuelle Selbsthilfe, die Unterstützung von Angehörigen und Nachbarn und

Westkontakte glichen institutionelle, technische und bauliche Mängel und Nöte im Alltag manchmal recht gut aus, oft gelang dies aber nicht. Wenn sich Bürger*innen außerhalb der dafür von der Partei vorgesehenen Strukturen zusammenschließen wollten, sah die SED-Führung das kritisch. Da der Staat ein Alleinvertretungsinteresse für sämtliche Belange der Bevölkerung postuliert hatte, wurden derlei bürgerschaftliche Initiativen schnell als Kritik am Staatssozialismus bewertet und entsprechend verhindert.

In der Bundesrepublik, wo zunächst die großen, von den Kriegsbeschädigten dominierten Verbände, vor allem der VdK (heute Sozialverband VdK) und der Reichsbund, der heutige Sozialverband Deutschland (SoVD), die politische Interessenvertretung übernommen und aufgrund ihrer hohen Mitgliederzahlen erfolgreich auf die staatliche Behindertenpolitik eingewirkt hatten, kamen seit den 1960er-Jahren zunächst immer mehr Elternvereine und Selbsthilfeorganisationen auf. Um die Wende zu den 1970er-Jahren drängten dann Jugendliche und junge Erwachsene mit Behinderungen darauf, Verantwortung für ihre Anliegen zu übernehmen. Vielerorts gründeten sich lokale Interessenvertretungen und Selbsthilfevereine wie die „Clubs Behinderter und ihrer Freunde". Diese arbeiteten „von unten" daran, baulich-technische Hindernisse und Vorurteile abzubauen. Während solche lokalen Initiativen meist auf die Kooperation mit den „Nichtbehinderten" setzten, lehnten die ab 1977 gegründeten „Krüppelgruppen" dies als bevormundend ab. Das Wort „Krüppel" verwendeten sie nun bewusst als Kampfbegriff. Aktiv brachten sich deren Protagonist*innen als Politiker*innen in die spätere Gleichstellungs- und Antidiskriminierungsgesetzgebung auf Landes- und Bundesebene ein.

Ein wichtiger Moment war 1981 das „Internationale Jahr der Behinderten" – in der DDR „Internationales Jahr der Geschädigten" –, das die Vereinten Nationen ausgerufen hatten. Einerseits konnten die westdeutschen Gruppen und Initiativen diese Gelegenheit nutzen, um die Öffentlichkeit auf ihre Anliegen aufmerksam zu machen, doch andererseits störte viele der bevormundende Grundtenor des Aktionsjahres. Zum wichtigsten Thema der 1980er-Jahre wurde das selbstbestimmte Leben. Selbstbestimmt zu leben hieß unter anderem, selbst zu entscheiden, wie und wo man lebte, welche Hilfen man in Anspruch nahm und wer helfen – auch pflegen – sollte. Selbstbestimmung und Selbsthilfe gingen miteinander einher: Menschen mit Behinderungen berieten andere im Umgang mit Behörden und Diensten und gaben ihr Wissen weiter. Begriffe wie „Empowerment", „Peer Counseling" und „Peer Support" bedeuteten, dass nicht Personal oder wissenschaftliche Expert*innen darüber entscheiden sollten, wie jemand lebte, sondern die „Experten in eigener Sache" selbst.

Die Selbstbestimmt-Leben-Bewegung
Statt in erlernter Hilflosigkeit und in Abhängigkeit von Anstaltsrationalitäten zu verbleiben, sollten Menschen mit Behinderungen Hilfen zur Selbsthilfe erfahren. Ziel war es, dass Betroffene mithilfe von Assistent*innen ein selbstbestimmtes Leben führen können, sei es in der Pflege zu Hause, im Haushalt, Beruf, in der Ausbildung oder Freizeit. Vor allem sollten sie selbst entscheiden, wann, wo und von wem sie Unterstützung bekommen wollten. Das Vorbild war das Center for Independent Living (CIL), das ursprünglich in Berkeley (USA) gegründet worden war und nun weltweit Nachahmung fand. Das Hauptproblem der ersten Jahre war, dass es in Deutschland die ambulanten Hilfen nicht gab, die für eine selbstbestimmte Lebensführung nötig waren. Pflegedienste und wohnortnahe ambulante Hilfen mussten erst geschaffen, Hilfskräfte eingestellt und bezahlt werden. Die Selbstbestimmt-Leben-Bewegung entwickelte das Konzept der „Persönlichen Assistenz".

Assistenz wurde gegenüber Begriffen wie „Versorgung", „Pflege" oder „Hilfe" bevorzugt. Assistenz kann alle Formen von Hilfen umfassen – Hilfen zur Körperpflege, Haushaltsführung, Kommunikation, Mobilität oder Ernährung. Dies führt manche Menschen mit Behinderungen, die solche Assistenz in Anspruch nehmen, zum Arbeitgeber*innenmodell: Sie tun dies eigenverantwortlich als Arbeitgeber*innen mit allen Rechten und Pflichten. Das Ziel ist es, ungleiche Machtverhältnisse zwischen Unterstützenden und Unterstützten abzubauen. Das Arbeitgeber*innenmodell wird über die Pflege- und Krankenversicherung oder die Sozialhilfe finanziert.

16.2.7 Ausblick

Doch Selbstbestimmung heißt auch: viel Planung, Umsicht und Verantwortung – auch gegenüber den Assistierenden. Zudem: Das Selbstbestimmt-Leben-Konzept, die damit entstandenen Dienste und Strukturen wurden von Menschen mit Körper- und Sinnesbehinderungen etabliert. Die Herausforderung der Gegenwart besteht darin, auch anderen Menschen mit anderen Formen von Beeinträchtigungen Chancen auf ein selbstbestimmtes Leben zu erschließen.

Dazu gehört auch eine gleichberechtigte Mitbestimmung in mindestens den politischen Belangen, die sie selbst betreffen. Zugang zu dem komplexen Politiknetzwerk, in dem Behindertenpolitik beraten und entschieden wird, und zu den nicht weniger komplexen Ebenen der Sozialleistungs- und Einrichtungsträger haben sich die Selbsthilfe- und Interessenvereinigungen von Menschen mit Behinderungen seit etwa 1970 allmählich verschafft. In Ostdeutschland war dies im Wesentlichen erst nach 1990 möglich, jedoch bildeten sich dort nach der politischen Wende sehr rasch höchst aktive Behindertenverbände, die sich in der Folge mit jenen aus den westlichen Bundesländern zusammenschlossen.

Unterdessen wurden mit der Verschlechterung der wirtschaftlichen Entwicklung in den 1990er-Jahren die Schwächen des bundesdeutschen Systems der Rehabilitation noch deutlicher. Alle Hilfen bei Behinderung wurden zunehmend ökonomischen Kriterien unterworfen. Das Marktprinzip zog in die sozialen Einrichtungen ein. Bis heute fehlt es an den Ressourcen, um den individuellen Rechten der Betroffenen ganz zu entsprechen. Denn diese Rechte wurden in den letzten Jahrzehnten noch deutlich erweitert und präzisiert. 2001 trat nach langer Vorbereitungszeit das Sozialgesetzbuch IX „Rehabilitation und Teilhabe von Menschen mit Behinderungen" in Kraft. Es führte Sozialleistungsrecht und Schwerbehindertenrecht zusammen und nannte Selbstbestimmung und gleichberechtigte Teilhabe als oberste Ziele der Rehabilitation. Neu war, dass Rehabilitationsleistungen mit Gleichstellungsbestimmungen verknüpft wurden.

Für ihre Gleichstellung in allen sozialen und politischen Belangen hatten Mitglieder der Behindertenbewegung jahrelang gekämpft. Bereits 1994 wurde der Satz „Niemand darf wegen seiner Behinderung benachteiligt werden" in Artikel 3 Absatz 3 des Grundgesetzes aufgenommen. Um dieses Benachteiligungsverbot gesetzlich zu konkretisieren, entstand 2002 das Behindertengleichstellungsgesetz des Bundes. Ein Novum in der Geschichte der Behindertenpolitik war, dass das „Forum behinderter Juristinnen und Juristen" unmittelbar an der Gesetzesformulierung beteiligt war. Landesgleichstellungsgesetze regelten die Zuständigkeiten der Bundesländer. Ein zivilrechtliches Antidiskriminierungsgesetz, das Allgemeine Gleichbehandlungsgesetz, folgte 2006. Auf dieser gesetzlichen Basis wurde die Behindertenpolitik insgesamt um das Prinzip der Menschen- und Bürgerrechte und der Gleichstellung bzw. Gleichbehandlung erweitert. Wo zuvor Integration das Leitbild gewesen war, lautet das Ziel heute Inklusion. Ihre wichtigste rechtliche Grundlage ist nun die UN-Behindertenrechtskonvention.

16.3 Fazit

Menschen mit Behinderungen hatten im Verlauf der Geschichte immer wieder mit Vorurteilen und Benachteiligungen zu kämpfen, auch hinsichtlich ihrer pflegerischen Versorgung. Aber erst mit der Industrialisierung wurde ihre Situation prekär. Konfessionelle Anstalten und Heime traten an die Stelle familiärer Strukturen und versuchten, im Rahmen ihrer Möglichkeiten Obdach, Pflege und ein Mindestmaß an Rehabilitation, Beschulung und Ausbildung zu gewährleisten. Der Erste Weltkrieg bedeutete einen regelrechten Schub für die Rehabilitation, wovon aber insbesondere kriegsversehrte Soldaten profitierten. Im Nationalsozialismus schlug das bereits seit längerem bestehende Narrativ der „Ballastexistenzen" in eine mörderische Praxis um, der Hunderttausende Menschen mit geistigen Behinderungen und psychischen Erkrankungen zum Opfer fielen. Nach dem Zweiten Weltkrieg verfolgten beide deutschen Staaten eine jeweils eigene Rehabilitationspolitik, die durchaus Parallelen (Primat der Wiederherstellung der Erwerbsfähigkeit) aufwiesen. Aufgrund ihrer ökonomischen Schwäche expandierte die Rehabilitation in der DDR nicht so stark wie in der Bundesrepublik.

Zweifellos wurde im 20. Jahrhundert viel erreicht, zunächst im Hinblick auf Rehabilitation und Integration, später hinsichtlich von Teilhabe und Selbstbestimmung. Heute geht es darum, unter zunehmend schlechteren ökonomischen Bedingungen das Erzielte zu erhalten und zu verteidigen. Oft scheitert echte Inklusion weniger an finanziellen oder organisatorischen Hindernissen als vielmehr an veralteten Strukturen bei den Trägern, an Vorurteilen und Denkblockaden in der Gesellschaft.

Es wäre wünschenswert, wenn sich Rehabilitation und Pflege hier zu einem Bündnis im Sinne der Betroffenen und ihrer Angehörigen zusammenfinden würden. Ein Anfang wurde 1985 gemacht, als das Krankenpflegegesetz die Rehabilitation zum prüfungsrelevanten Inhalt der krankenpflegerischen Ausbildung mit mindestens 20 Unterrichtsstunden erklärt hat.

Quellen

Schreiben von E. P. an den Kreisarzt Dr. Magyar (1977). Stadtarchiv Halle, A 3.15 Gesundheits- und Sozialwesen Nr. 218 Eingaben von Bürgern

Greifig W (1990) Sonst nichts vom Leben 1–5. In: Greifig W (1992) Mit Rollust krückwärts. 10 Jahre Münchner Crüppel Cabaret. Texte – Satiren – Materialien. Edition Harmsen, Paris/Hamburg/Melbourne/Heidelberg, S 73–74, 76–77, 80, 84–85, 88

Leben im Hirnverletztenzentrum München (1920–1938). Stadtarchiv München, DE-1992-FS-ALB-131-01, DE-1992-FS-ALB-131-02; Ullstein Bilderdienst, 00199560, 00203849

Ohnhänder (1957). Ausstellung „Schwerbeschädigte am Arbeitsplatz" (25.10.-1.11.), Berlin. Siemens Corporate Archiv Berlin, 7475

Weiterführende Literatur

Bock G (1986) Zwangssterilisation im Nationalsozialismus. Studien zur Rassenpolitik und Frauenpolitik. Westdeutscher, Opladen

Bösl E (2009) Politiken der Normalisierung. Zur Geschichte der Behindertenpolitik in der Bundesrepublik Deutschland. Transcript, Bielefeld

Faulstich H (1998) Hungersterben in der Psychiatrie 1914–1949. Mit einer Topographie der NS-Psychiatrie. Lambertus, Freiburg im Breisgau

Rudloff W (2003) Überlegungen zur Geschichte der bundesdeutschen Behindertenpolitik. Zeitschrift für Sozialreform 49:863–886

Schmuhl H-W (2010) Exklusion und Inklusion durch Sprache. Zur Geschichte des Begriffs Behinderung. IMEW, Berlin

Waldschmidt A (2020) Disability Studies zur Einführung. Junius, Hamburg

Wiethoff C (2017) Arbeit vor Rente. Soziale Sicherung bei Invalidität und berufliche Rehabilitation in der DDR (1949–1989). be.bra wissenschaft, Berlin

Winkler U (2020) Konzepte von Behinderung außerhalb Europas und der USA. Ende des 19. Jahrhunderts bis Mitte des 20. Jahrhunderts. In: Hartwig S (Hrsg) Behinderung. Kulturwissenschaftliches Handbuch. J. B. Metzler, Stuttgart, S 155–160

Prävention und Gesundheitsförderung in der Pflege

17

Pierre Pfütsch und Jette Lange

Inhaltsverzeichnis

17.1 Einleitung 251
17.2 Entwicklung von Prävention und Gesundheitsförderung 252
17.3 Historisches Verhältnis von Prävention und Pflege 256
    17.3.1 Prophylaxen 256
    17.3.2 Ernährung 258
    17.3.3 Selbstprävention 258
17.4 Gesundheitserziehung als pflegerische Aufgabe 259
17.5 Fazit 261
Quellen 262
Weiterführende Literatur 262

17.1 Einleitung

Die Schweizer Pflegeexpertin Anna Gogl entwickelte in den 1980er-Jahren das Modell der sogenannten Barfuß- und Rucksackpflege, welches seit den 2000er-Jahren immer mehr Eingang in die pflegewissenschaftliche Literatur findet. Es ist auf alte Personen mit Demenz ausgerichtet, die noch zu Hause leben, eigentlich hilfsbedürftig sind, sich aber weigern, Hilfe in Anspruch zu nehmen. Es soll dazu beitragen, die alten Personen so weit zu motivieren, jenes Maß an Hilfe anzunehmen, das ihnen ermöglicht, ihren Alltag zu bewerkstelligen, ihre Rollen in der Gemeinschaft befriedigend zu gestalten und sich auf eine persönliche Weiterentwicklung einzulassen, um die Auswirkungen von Gesundheitsstörungen möglichst gering zu halten.

Die Initiatorin Anna Gogl versteht den Rucksack zum einen als Symbol, um unbeschwert Lasten tragen zu können, und zum anderen bietet er die Möglichkeit, einfaches Zubehör für die Pflege bei sich zu haben. Die Bezeichnung „barfuß" soll ausdrücken, dass es sich bei diesem Pflegeansatz um eine Dienstleistung handelt, die sich von den Betroffenen gebrauchen lässt. Die Pflege soll sich unvoreingenommen nach den Be-

Ergänzende Information Die elektronische Version dieses Kapitels enthält Zusatzmaterial, auf das über folgenden Link zugegriffen werden kann https://doi.org/10.1007/978-3-662-69826-6_17.

P. Pfütsch (✉)
Institut für Geschichte der Medizin des Bosch Health Campus, Stuttgart, Deutschland
E-Mail: pierre.pfuetsch@igm-bosch.de

J. Lange
Institut Pflegewissenschaft, IMC Krems University of Applied Sciences, Krems, Österreich
E-Mail: jette.lange@imc.ac.at

dürfnissen der zu Pflegenden richten. Die Benennung des Modells drückt auch die Demut aus, welche den Erlebnissen und Erfahrungen der alten Personen entgegengebracht werden soll.

Dieses Modell der häuslichen Krankenpflege soll dazu beitragen, eine weitere Verschlechterung des Gesundheitszustandes der Patient*innen abzumildern. Gogl berichtet in ihren Beispielen, dass sie immer zunächst das Vertrauen der Patient*innen gewinnen musste. Danach konnte ganz Unterschiedliches angestoßen werden, wie Wohnungsreinigungen, Unterstützung bei Alltagsroutinen, Organisation von Mahlzeiten oder auch die Hilfe bei der Körperpflege. Solche Pflegehandlungen sind als präventive Handlungen zu verstehen. Sie sollen in erster Linie nicht dazu beitragen, einen Genesungsprozess zu begleiten oder zu optimieren, sondern die Verschlechterung des Gesundheitszustandes verhindern bzw. hinauszögern. Prävention und Gesundheitsförderung sind Themen, die gegenwärtig innerhalb der Pflege immer mehr an Bedeutung gewinnen, wenngleich sie, historisch betrachtet, dort schon immer eine Rolle spielten.

Im ersten Teil des Kapitels wird auf die Entwicklung der Konzepte Prävention und Gesundheitsförderung eingegangen, wobei der Fokus auf dem historischen Kontext, den gesellschaftlichen und medizinischen Rahmenbedingungen liegt. Im zweiten Abschnitt wird dem historischen Verhältnis von Prävention und Pflege nachgespürt, bevor dann im letzten Teil schließlich die Gesundheitserziehung als Aufgabenfeld von Pflege dargestellt wird.

17.2 Entwicklung von Prävention und Gesundheitsförderung

Will man die historischen Wurzeln von Prävention in der Pflege suchen, ist es zunächst sinnvoll, zu klären, was „Prävention" eigentlich genau ist und wo das Konzept herkommt. Der Begriff entstand in der Rechtswissenschaft und hatte zunächst nichts mit Gesundheit zu tun. In seiner Alltagsbedeutung heißt Prävention zunächst ganz allgemein, dass etwas unternommen wird, bevor ein bestimmtes Ereignis oder ein bestimmter Zustand eintreten, damit diese dann eben nicht eintreten oder aber zumindest der Zeitpunkt des Eintritts zeitlich nach hinten geschoben wird. Prävention galt im 19. und beginnenden 20. Jahrhundert als ein Versuch, in gesellschaftliche Prozesse wie Verarmung oder Industrialisierung und die damit einhergehenden gesundheitlichen Gefahren formend einzugreifen. Im 20. Jahrhundert fand der Begriff durch die Debatte um soziale Medizin und Volkshygiene langsam Eingang in die Sozialmedizin, wo er sich spätestens seit den 1960er-Jahren etabliert hat. Aufgrund seiner vielfältigen Anwendungsmöglichkeiten ist Prävention heutzutage aber auch in vielen anderen Bereichen zu finden. Man denke beispielsweise an die Unfall-, Kriminalitäts-, Suizid- oder Suchtprävention.

Die Idee einer gesunden Lebensführung ist jedoch noch viel älter als die Bezeichnung „Prävention". Lange Zeit war die Diätetik („Lehre von der gesunden Lebensweise") eine der wichtigsten Leitideen der Medizin. Der von Hippokrates in der griechischen Antike entwickelte Ansatz wurde in der römischen Kaiserzeit wieder aufgegriffen und weiterentwickelt. Der griechische Arzt Galen von Pergamon hatte in dieser Tradition die *sex res non naturales* entwickelt. Hierbei handelt es sich um sechs Lebensbereiche, die nicht von der Natur gegeben sind und durch den Menschen selbst beeinflusst werden können. Dazu zählen Licht und Luft, Essen und Trinken, Bewegung und Ruhe, Schlafen und Wachen, Ausscheidungen sowie Anregungen des Gemüts.

Die Lehre von den *sex res non naturales* wurde vor allem von der arabischsprachigen Welt aufgenommen und gelangte dann über Übersetzungen ins Lateinische im Hochmittelalter nach Europa, wo sie in den sogenannten *Regimina sanitatis* („Gesundheitsregeln"), populären Gesundheitsbüchern oder Mondkalendern von zentraler Bedeutung waren. Dort wurde gelehrt, dass man für ein ausgewogenes Verhältnis dieser Bereiche sorgen müsse, um gesund zu leben. Dies folgte den Vorstellungen der Humoralpathologie, nach der der Säftehaushalt des Körpers im Gleichgewicht gehalten werden sollte. Auch wenn die Säftelehre bereits seit dem 17. Jahrhundert als wissenschaftlich überholt galt, waren diätetische Vorstellungen noch bis weit ins 19. Jahrhundert hinein wirkmächtig und prägten das Gesundheitsverhalten großer Teile der Bevölkerung.

Prävention muss als historisches Konzept betrachtet werden, welches sich an politische, gesellschaftliche, soziale und wirtschaftliche Rahmenbedingungen der jeweiligen Zeit anpasst. Dementsprechend verstand man in unterschiedlichen Zeiten auch immer etwas anderes unter Prävention. Im Bereich der Gesundheit lag der Fokus in der Weimarer Republik auf einer gruppenspezifischen Gesundheitsfürsorge. So nahm etwa die Schulgesundheitsfürsorge die Gruppe der Schüler*innen in den Blick. Im Nationalsozialismus (NS) galt dann eine gewisse Pflicht zur Gesundheit, die an den „Volkskörper" rückgebunden wurde. Die politische Führung erwartete, dass jede*r einzelne Deutsche sich um seine Gesundheit bemühte, um das deutsche Volk in seiner Gesamtheit stark und leistungsfähig zu machen. Personen, die nicht diesem Ideal entsprachen, wurden aus der Volksgemeinschaft ausgeschlossen.

In der unmittelbaren Nachkriegszeit ging es dann vor allem darum, dem Ausbruch von Seuchen vorzubeugen. Mit dem zunehmenden Wunsch nach Planung und Kontrolle des eigenen Lebens wurde Prävention in Westdeutschland seit dem Ende der 1960er-Jahre immer wichtiger. Daher verstand man unter Prävention nun verstärkt eine sozialmedizinisch begründete Risikovermeidung des Individuums. Jede Bürgerin bzw. jeder Bürger sollte für sich selbst auf seine bzw. ihre Gesundheit achten. Daher wurden vor allem wohlstandsgesellschaftliche Thematiken wie Rauchen, Alkoholkonsum und Ernährung zu wichtigen Feldern der Prävention. In der Deutschen Demokratischen Republik (DDR) sprach man hingegen von Prophylaxe und bezog diese auf die Herstellung der „sozialistischen Persönlichkeit", die auch ein gesundheitsbewusstes Leben miteinschloss.

Der Risikobegriff
In den 1970er- und 1980er-Jahren hatte in Westdeutschland der Risikobegriff auf politischer und gesellschaftlicher Ebene Konjunktur. Risiken selbst sind Ergebnisse statistischer Forschung und ihre Wahrnehmung sowie der Umgang mit ihnen sind immer auch das Resultat gesellschaftlicher Konstruktionsprozesse. So sind es in der von dem Soziologen Ulrich Beck 1986 ausgerufenen Risikogesellschaft nicht die abstrakten Risiken selbst, sondern es ist ihre konkrete Thematisierung durch die (Massen-)Medien, die als bedrohlich wahrgenommen wird. In engem Zusammenhang mit dem Risikobegriff steht derjenige der Sicherheit. So sollte etwa der Bau von Leitplanken oder die Vorschrift zum Tragen eines Sicherheitsgurtes das Risiko von schweren Autounfällen minimieren.

Auch in der Medizin und Gesundheitsforschung hielt der Risikobegriff Einzug. Waren zu Beginn des 20. Jahrhunderts noch überwiegend Infektionskrankheiten die statistisch häufigsten Krankheits- und Todesursachen, verschob sich das im Laufe des Jahrhunderts zunehmend in Richtung der chronisch-degenerativen Krankheiten, wobei Herz-Kreislauf-Erkrankungen, Krebs, Lungen- und Stoffwechselkrankheiten im Vordergrund stehen. In westlichen Wohlstandsgesellschaften rückte damit zunehmend die Problematik eines ungesunden Lebensstils in den Mittelpunkt. Die Bedrohung durch Krankheitserreger wie Viren und Bakterien wurde dahingehend – bis zum Aufkommen des HI-Virus Anfang der 1980er-Jahre – weniger problematisiert.

Um Faktoren, die als Auslöser solcher Krankheiten gelten, näher bestimmen zu können, wurden in vielen Industrieländern große Herz-Kreislauf-Bevölkerungsstudien durchgeführt. Am bekanntesten ist die Framingham-Herzstudie, die bereits 1948 in den United States of America (USA) startete und bis in die Gegenwart läuft. Relativ schnell wurde in diesen Forschungen deutlich, dass es ganz unterschiedliche Faktoren wie Bluthochdruck, Rauchen oder Übergewicht waren, die einen Großteil der Herz-Kreislauf-Erkrankungen auslösten. Ausgehend von dieser Erkenntnis entwickelte man in der US-amerikanischen Epidemiologie das Risikofaktorenmodell. Durch die Logik dieses Modells, nach dem sich die Wahrscheinlichkeit für den Eintritt einer Herz-Kreislauf-Erkrankung durch das Vorhandensein eines Risikofaktors erhöht, wurde individuelles Fehlverhalten wie Rauchen oder falsche Ernährung für Erkrankungen verantwortlich gemacht.

erkennen, um diese dann erfolgreicher kurieren zu können. Ein klassisches Beispiel der Sekundärprävention sind die Krebsfrüherkennungsuntersuchungen wie das Mammografie-Screening oder die Prostatakrebsvorsorge. Dadurch sollen Tumore so früh wie möglich gefunden werden. Denn je früher diese bekämpft werden, desto größer sind die Heilungsaussichten für die Patient*innen. Unter Tertiärprävention wird die Verhütung bzw. Verzögerung bzw. Abmilderung der Verschlimmerung einer bereits eingetretenen Erkrankung verstanden. Hierunter fallen vor allem Maßnahmen der Rehabilitation, aber auch die Einhaltung einer Diät im Falle einer Diabeteserkrankung zählt dazu.

Gegenwärtig bildet Prävention in Abgrenzung zu Kuration, Rehabilitation und Pflege die vierte Säule des deutschen Gesundheitssystems und hat die Vermeidung eines schlechteren Gesundheitszustandes zum Ziel. In den Gesundheitswissenschaften wird Prävention nach unterschiedlichen Gesichtspunkten differenziert, zum Beispiel nach dem Zeitpunkt des „Eingriffes" in Primär-, Sekundär- und Tertiärprävention oder nach dem „Angriffspunkt" in Verhaltens- und Verhältnisprävention.

Prävention
Die Primärprävention setzt beim gesunden Menschen an und hat das Ziel, Eintrittswahrscheinlichkeiten von bestimmten Krankheiten zu senken. Dazu zählen unter anderem Maßnahmen wie Impfungen oder Beratungen zur Änderung gesundheitsschädigender Lebensweisen. Eine Masernimpfung soll vor der Ansteckung mit der Krankheit schützen. Die Sekundärprävention greift später, wenn Krankheiten bereits eingetreten sind. Mithilfe sekundärpräventiver Maßnahmen wird versucht, Anzeichen von Erkrankungen bereits in frühen Stadien zu

Die Verhältnisprävention war gerade in früheren Jahrhunderten enorm wichtig. Durch den Bau von Kanalisationen oder die Einführung der Müllabfuhr sollten die Hygiene innerhalb der Stadt und damit die gesundheitlichen Verhältnisse verbessert werden. Das sollte sich positiv auf große Teile der Bevölkerung auswirken. Auch aktuell wird vom Staat noch Verhältnisprävention betrieben. Man denke etwa an die Gesetzgebung zur Verringerung der Schadstoffemissionen oder die Regulierung von Trinkwasservorschriften.

Das Ziel der Verhaltensprävention hingegen ist es, das Individualverhalten der Menschen so zu verändern, dass sie ihre Gesundheit von sich aus schützen. Ihr Gesundheitsverhalten soll sich bestenfalls langfristig positiv verändern. Dazu werden Anreize und Sanktionen geschaffen. So führt etwa die Erhöhung der Tabaksteuer dazu, dass Rauchen teurer wird. Das soll wiederum zum Rauchverzicht beitragen. Kampagnen für gesunde Ernährung (z. B. „5 am Tag", die fünf Obst- bzw. Gemüsemahlzeiten pro Tag empfiehlt) sollen die Menschen dazu motivieren, ihre Essgewohnheiten gesünder zu gestalten.

In den größeren Kontext von Prävention fällt auch das Konzept der Gesundheitsförderung. Mit den Konferenzen der Weltgesundheitsorganisation (WHO) in Alma-Ata 1978 und in

Ottawa 1986 wurde Gesundheitsförderung als neues Konzept festgeschrieben. Damit wollte man weg von einem eher autoritären, bevormundenden Zugang zu Patient*innen kommen. Vielmehr sollte im Rahmen der Patientenversorgung der eigene Anteil, also das Selbstverschulden der Patient*innen an den eigenen Krankheitssituationen, verdeutlicht sowie die Selbstbestimmung der Patient*innen gefördert werden. Nach Ansicht der WHO sollte ein entsprechend stabiler Gesundheitszustand aufrechterhalten werden, damit Menschen ein sozial und ökonomisch produktives Leben führen könnten. Der Fokus auf Gesundheit war außerdem eng verknüpft mit dem Ziel, im Gesundheitssystem Kosten zu sparen, indem es zu weniger Krankenhauseinweisungen, kürzeren Liegedauern und besserer Versorgung vor und nach dem Krankenhausaufenthalt kommen würde.

Beide Begriffe – Prävention und Gesundheitsförderung – werden oftmals synonym verwendet, unterscheiden sich aber dennoch grundlegend voneinander. Während Prävention danach fragt, wie Krankheiten verhindert werden können, ist Gesundheitsförderung positiver ausgerichtet und interessiert sich dafür, wie die Gesundheit der Menschen erhalten bzw. verbessert werden kann. Sprich: Was kann man für ein noch gesünderes Leben tun?

Leitbegriffe
Im Bereich der gesundheitlichen Bildung existiert eine Vielzahl von Begriffen und Bezeichnungen, die teilweise synonym verwendet werden, obwohl konzeptionelle und strategische Unterschiede bestehen. Viele dieser Begriffe stammen aus verschiedenen Wissenschaftsdisziplinen (u. a. Soziologie, Psychologie, Medizin). Die Ursachen für die inhaltlichen Überlappungen und Unschärfen liegen vor allem in der Entstehung zu unterschiedlichen historischen Zeitpunkten und in der gegenwärtigen Weiterentwicklung von diesen Konzepten und theoretischen Modellen. Wenn man diese Begriffe voneinander unterscheiden will, muss man sich immer bewusst machen, dass deren Bedeutungsinhalte im Laufe der Zeit weiterhin Veränderungen unterliegen und ihre Relevanz von der Definitionsmacht verschiedener professioneller Akteursgruppen in Politik, Gesellschaft, Medizin und Gesundheitswissenschaft bestimmt wird.

Gesundheitsvorsorge gilt als wertneutraler Begriff zur Beschreibung gesundheitspräventiver Praktiken. Er legt einen Schwerpunkt auf die Vermeidung zukünftiger Erkrankungen. *Gesundheitsfürsorge* hingegen hat einen paternalistischen Charakter und wurde vor allem in der Weimarer Republik verwendet, als die Idee aufkam, politische und gesellschaftliche Akteure müssten sich um die Gesundheit der Bürger*innen bemühen. Aus der in Westdeutschland noch bis in die 1950er-Jahre verwendeten Bezeichnung der *hygienischen Volksbelehrung* ging das Konzept der *Gesundheitserziehung* hervor, welches ein weites Spektrum von Aktivitäten, sozialer Mobilisierung und gesundheitspolitischer Interessenvertretung umfasste. Ein Beispiel ist der 1954 gegründete Bundesausschuss für gesundheitliche Volksbelehrung e. V., der 1969 in Bundesvereinigung für Gesundheitserziehung umbenannt wurde.

Die *Gesundheitsaufklärung*, die in der Bundesrepublik Deutschland vor allem mit der 1967 errichteten Bundeszentrale für gesundheitliche Aufklärung (BZgA) als Konzept an Bedeutung gewann, ist der Gesundheitserziehung strukturell sehr ähnlich. Während Gesundheitserziehung zur Verhaltensänderung vor allem auf Kinder und Jugendliche zielt und neben Handlungswissen auch Werte und Normen vermitteln will, wird mit dem Begriff „Gesundheitsaufklärung" eher eine distanzierte Position des Absenders verbunden, die den Adressat*innen mehr eigene Entscheidungsfreiheit zubilligt. Die Gesundheitsaufklärung soll geprüfte, sachliche Information anbieten und an die Eigenverantwortung appellieren.

17.3 Historisches Verhältnis von Prävention und Pflege

Mit der Änderung der Berufsgesetze in der Pflege im Jahr 2003 wurde Prävention erstmals konkret als Aufgabe von professionellen Pflegefachpersonen benannt. Das lag vor allem daran, dass durch das häufigere Auftreten von chronischen Krankheiten und Multimorbidität im Alter die Zahl der Pflegebedürftigen stieg, gleichzeitig aber die pflegerischen Ressourcen abnahmen. Außerdem war international bereits in vielen Ländern Prävention als pflegerische Aufgabe verankert. Daher ist Prävention nicht zuletzt auch ein Instrument zur Kostensenkung und zur Verhinderung der Überforderung unseres Pflegesystems. Ziel von Prävention in der Pflege ist es, gesundheitlichen Problemen sowohl bei Pflegebedürftigen als auch bei Pflegenden selbst vorzubeugen. Prävention soll dabei helfen, das Fortschreiten der Pflegebedürftigkeit zu verlangsamen.

Was wir heute mittels des Begriffs „präventive Handlungen" beschreiben würden, gibt es in der Pflege schon lange. Die Verhinderung einer Verschlechterung des Gesundheitszustands der Patient*innen war seit jeher Aufgabe von professionell Pflegenden. Die Krankenbeobachtung beispielsweise galt bereits sehr früh als eine der Kernkompetenzen der Krankenpflege schlechthin, weil sie sich nicht nur auf das Erscheinungsbild, sondern – entsprechend dem christlichen Ethos der Krankenpflege – auch auf den Seelenzustand und die Persönlichkeit von Patient*innen erstreckte. Durch die regelmäßige und genaue Beobachtung des/der Patient*in konnte die Schwester bereits vor der Etablierung technischer Beobachtungs- und Diagnosegeräte frühzeitig kleinste Veränderungen wahrnehmen, hier ggf. gesundheitliche Gefahren erkennen. Die Kompetenz der Krankenbeobachtung wurde durch eine überwiegend erfahrungsbasierte Ausbildung und auf der Grundlage längerer Verweildauern von Patient*innen erlangt. Das Konzept der „Aktivitäten des täglichen Lebens", welches in den 1970er-Jahren in den USA entwickelt und später von Liliane Juchli im deutschsprachigen Raum etabliert wurde, orientiert sich zudem an diätetischen Leitvorstellungen.

17.3.1 Prophylaxen

Auch Prophylaxen sind ein inhärenter Bestandteil pflegerischer Arbeit. In der heutigen Zeit werden die wichtigsten Prophylaxen mit dem Deutschen Netzwerk für Qualitätsentwicklung in der Pflege (DNQP) verknüpft. Das DNQP wurde ab 1992 an der Hochschule Osnabrück aufgebaut und entwickelte 2002 seinen ersten Expertenstandard zur Dekubitusprophylaxe. Gerade die Dekubitusprophylaxe hat eine lange Geschichte. Erstmals 1814 hatte der Pariser Chirurg Alexis Boyer die Unterbrechung des Blutkreislaufs durch die Komprimierung beim langen Liegen als Ursache des Wundliegens ausgemacht, was damals als „Brand" bezeichnet wurde. Diese Erkenntnis hielt dann später Einzug in die pflegerische Praxis.

Exemplarische Quellenanalyse

Im *Handbuch der Krankenpflege* aus dem Jahr 1904, welches von dem Chirurgen und Leiter der chirurgischen Klinik der Charité in Berlin, Julius Wilhelm Rudolf Salzwedel, verfasst wurde, heißt es bereits dazu:

„1. Vom Wundliegen ist jeder Kranke bedroht, wenn es der Pfleger an der nötigen Aufsicht, Sauberkeit und der Sorgfalt für gute Instandhaltung des Lagers fehlen lässt. Am meisten gefährdet sind Kranke, die sich oft mit Stuhlgang und Urin beschmutzen (Durchfälle). Alle schwer fiebernden Kranken erfordern besondere Aufsicht, ebenso die Unbesinnlichen, Gelähmten, Unempfindlichen und Geisteskranken. Das Gleiche gilt von den Zuckerkranken und den Kranken, die wie die Nieren- und Herzkranken an beträchtlichen wassersüchtigen Anschwellungen leiden. Sehr magere und besonders sehr fette Personen zeigen im allgemeinen schneller Neigung zum Wundliegen, als die Menschen von mittlerer Ernährung.

2. Das Wundliegen kann schon nach sehr kurzem Krankenlager eintreten. Unbeachtet verschlimmert es sich sehr schnell und kann selbst zu einer todbringenden Krankheit werden, nachdem das ursprüngliche Leiden vielleicht geheilt war. Die dem Wundliegen besonders ausgesetzten Körperstellen müssen deshalb von Anfang an täglich bei der Körperreinigung genau nachgesehen und geprüft werden" (Salzwedel 1904, S 50 f.; vgl. Online-Materialien).

Das Wundliegen wurde hier als eine große Gefahr für jeden bettlägerigen Patienten beschrieben. Um ein Wundliegen zu verhindern, wurde den Schwestern und Pflegern eine wichtige Stellung zugeschrieben. Gleichzeitig war damit auch eine große Verantwortung verbunden, denn das Auftreten eines Wundliegens wurde von den Ärzten schnell als Hinweis auf eine ungenügende bzw. unzureichende Pflege betrachtet. Diese Aussage muss in Hinblick auf das Publikationsmedium Krankenpflegelehrbuch verstanden werden. Vornehmlich Ärzte gaben Anfang des 20. Jahrhunderts Lehrbücher für Krankenpflege heraus, die den theoretischen (Arzt-)Unterricht unterstützen und ergänzen sollten. Die Aussage appellierte also auch an das berufliche Verständnis von Schwestern und Pflegern, aufmerksam, sorgfältig und hygienisch zu arbeiten. Salzwedel beschrieb die notwendigen Maßnahmen der Pflege für die Verhinderung des Wundliegens folgendermaßen:

„1. Der Pfleger kann viel zur Verhütung des Wundliegens beitragen, wenn er diese Stelle stets kontrolliert und sie besonders sauber und trocken hält. Er muss Kranken, die ihre Lage wechseln dürfen, oft behilflich sein sich umzudrehen, muss sie auch selbst dazu auffordern und Unbesinnliche oder ganz Ungehilfliche auf die andre Seite legen.-

Mit Recht wird dem Pfleger stets ein Vorwurf gemacht, wenn er diese Vorsichtsmassregeln ungenügend befolgt. Gute, aufmerksame Pfleger erreichen es durch dieselben fast stets, dass ihre Schwerkranken, selbst die vom Wundliegen wohl am meisten bedrohten Typhuskranken, von demselben freibleiben.

2. Im einzelnen gehört zur Verhütung des Wundliegens, dass ein Leintuch, sowie das Hemd stets glatt und faltenlos liegen, dass sich nicht Brotkrumen, Sandkörner und andere fremde Körper im Bett ansammeln. Bei Verunreinigungen muss der Kranke sofort gründlich gesäubert werden und trockene Wäsche und Unterlagen erhalten.

3. Die gesäuberten Körperteile müssen völlig abgetrocknet werden, weil auf der Haut zurückbleibende Feuchtigkeit die Haut erreicht und empfindlicher macht

4. Zum Austrocknen der Haut dienen auch die verschiedenen Puder, unter denen das Salicylstreupulver zu den zweckmässigsten gehört (Wismutpulver, Dermatolpulver). Auch das Abreiben mit Rum, starkem Branntwein, Weingeist, Schwefeläther, reinem Zitronensaft oder Essig trocknet und säubert die Haut besonders gut. Muss man Wundliegen befürchten, so beginne man möglichst früh solche Mittel unmittelbar nach jedem Waschen und Reinigen des Kranken anzuwenden" (Salzwedel 1904, S 51 f.; vgl. Online-Materialien).

Das sorgfältige Anziehen bzw. das Straffziehen des Leintuchs wurde, wie auch hier, schnell als wichtige Fertigkeit im Detail beschrieben, die Pflegende zur Verhütung des Wundliegens zu erlernen hatten. Zusätzlich zum regelmäßigen Straffziehen und Wechseln des Leintuches sollten gerötete Stellen mit kaltem Wasser, eventuell auch mit Zitronensaft gewaschen und dann sorgfältig getrocknet werden. Einige Jahre später wurden dann Kranzkissen aus Gummi empfohlen, die den besonders mageren bettlägerigen Kranken unter den Steiß gelegt werden sollten. In Herstellerkatalogen aus dem frühen 20. Jahrhundert findet man ein vielfältiges Angebot von Kranz-, Luft- und Wasserkissen zur Verhütung des Wundliegens.

Bis in die 1960er-Jahre hinein wurde das Straffziehen des Leintuchs und dann schließlich auch das Umlagern als wesentliche Pflegepraktik zur Dekubitusprophylaxe beschrieben. Noch in den Auflagen aus den 1990er-Jahren des von der Schweizer Barmherzigen Schwester Liliane Juchli verfassten und für Generationen von Pflegenden bestimmenden Lehrbuchs zur Praxis und Theorie der Krankenpflege wurde das Straffziehen des Leintuchs im Rahmen des komplexen Systems des „Schweizer Einheitsbettes", mit dem Pflegende das Bettenmachen systematisch erlernten, als professionelle Pflegepraktik vermittelt.

Auch heute noch gehört es zu den grundlegenden Fähigkeiten des Bettens und Lagerns im Pflegeberuf, auf Faltenfreiheit und Sauberkeit zu achten. Mit der Einführung von unterschiedlichen Antidekubitusmatratzen wurde das Straffziehen als Maßnahme für Faltenfreiheit einer Vor- und Nachteil-Debatte unterzogen. So sollen beispielsweise Spannbettlaken, die Faltenfreiheit vereinfachen, bei Wechseldruckmatratzen nicht verwendet werden – das Straffziehen des Bettlakens verringert in diesem Fall die Effektivität dieser Matratzenart.

17.3.2 Ernährung

Ein weiteres wichtiges Aufgabenfeld, welches man im Bereich der Prävention verorten kann, ist die Ernährung der Patient*innen. Auch wenn es in der professionellen Krankenpflege zumeist um Diät- oder Schonkost ging, war eine ausgewogene Ernährung immer ein Teil nicht nur der Gesundwerdung, sondern auch der Verhinderung neuer Krankheiten. Das Wissen über die fachgerechte Ernährung von zu Pflegenden war für Schwestern und Pfleger früher überaus wichtig und nahm eine zentrale Stellung in ihrer Ausbildung ein. In einem Krankenpflegelehrbuch des Dresdner Chirurgen und Militärarztes Paul Rupprecht aus dem Jahr 1914 wurde auf zehn Seiten detailliert beschrieben, wie die korrekte Ernährung in der Pflege zu erfolgen habe. Selbst Rezepte oder detaillierte Speisepläne fanden sich darin. Zur Herstellung einer Fleischbrühe wurde Folgendes empfohlen: „Ein Pfund Rindfleisch ohne Fett und Sehnen wird in feine Würfel geschnitten und in ein fest verschlossenes Einmachglas oder einen verschließbaren Kochtopf getan. Dies Gefäß stellt man zusammen mit einem Kochthermometer in einen mit Heu und lauem Wasser angefüllten Topf und erhitzt diesen auf gelindem Feuer 1 h lang auf 90–94 °C. Dann öffnet man, gießt den Inhalt durch ein Haarsieb und reicht den Fleischsaft, der rötlich aussehen muß, ohne jede Zutat oder nach Belieben mit etwas Salz und Eigelb" (Rupprecht 1914, S 43; vgl. Online-Materialien).

Der Speiseplan, den Rupprecht beschrieb, war durchaus umfangreich:

„1. zum *ersten Frühstück* um 7 oder um 8 Uhr morgens: Kaffee, Tee, Kakao oder Milch mit Zucker, Weißbrot und Butter.

2. zum *zweiten Frühstück* um 10 Uhr morgens: Butterbrot mit gesottenem Ei, kaltem Fleisch oder frischem Obst, dazu Fleischbrühe, oder Milch

3. zum *Mittagessen* um 12 oder um 1 Uhr: Braten mit geschmortem Obst oder Kartoffeln, danach eine Mehlspeise; oder Fisch mit Butter und Kartoffeln; oder gesottenes Fleisch oder Wurst mit trocknem oder mit grünem Gemüse.

4. Um 4 Uhr: Kaffee, Tee oder Milch mit Butterbrot, Kuchen, Obst

5. zum *Abendessen* um 7 oder 8 Uhr abends: Butterbrot mit Käse oder mit kaltem Fleisch; oder Kartoffeln mit Butter und Häring, oder eine Suppe. Dazu Brot. – Als Getränk Wasser –" (Rupprecht 1914, S 36; vgl. Online-Materialien).

Mit dem Aufstieg der Ernährungswissenschaft kam es auch zu neuen Erkenntnissen über Bestandteile der Nahrung wie Vitamine, Eiweiße, Kohlenhydrate und Fette. Diese zogen dann auch in die Pflege ein. Es entstanden nach Krankheitsbildern differenzierte Ernährungsformen wie die Vollkost oder die Schonkost, deren richtige Zusammensetzung den Pflegenden bekannt sein musste.

17.3.3 Selbstprävention

Häufig wird davon ausgegangen, dass zumindest der zweite Aspekt von Prävention in der Pflege – ein präventives Verständnis von Pflegefachkräften gegenüber den eigenen Verhaltensweisen – eine Idee der Gegenwart ist. Schnell verortet man diese heute als Selbstsorge bezeichnete Präventionsform im Bereich des Betrieblichen Gesundheitsmanagements einzelner Einrichtungen. Doch auch hierfür finden sich historische Vorläufer. Im *Leitfaden der Krankenpflege in Frage und Antwort* aus dem Jahr 1916 heißt es konkret auf die Frage, wie sich das Pflegepersonal selbst frisch und gesund erhalten solle: Es solle seine freie Zeit durch einen Aufenthalt an der frischen Luft ausnutzen. Des Weiteren soll es auch bei der Pflege Schwerkranker zur rechten Zeit auf die eigene Erholung und besonders auf ausreichend Schlaf bedacht sein und nicht durch Überanstrengung sich und den Kranken schädigen. Man war sich also bereits vor über 100 Jahren bewusst, dass gerade Pflegende Erholung, Schlaf und Ruhe brauchten, um ihre eigene Gesundheit zu schützen.

Zur Frage, vor welchen Gesundheitsschädigungen sich das Pflegepersonal hüten solle, wurde in dem Leitfaden vor dem Missbrauch alkoholischer Getränke und vor betäubenden Arzneimitteln gewarnt. Gerade Letztere stellten für Pflegefachkräfte ähnlich wie für Ärzt*innen aufgrund des leichteren Zugangs eine größere Gefahr dar. Auch zur Verhütung der Übertragung von ansteckenden Krankheiten gab der Leitfaden Antworten: Man sollte auf peinliche Reinlichkeit achten, indem man zum Beispiel häufig badete und seine Kleider wechselte, außerdem sollte man sich vor dem Angehustetwerden schützen und seinen Körper durch zweckmäßige Ernährung, ausreichend Schlaf und viel frische Luft widerstandsfähig machen. Darüber hinaus wurden noch Schutzimpfungen gegen Pocken, Diphtherie, Wundstarrkrampf und Typhus empfohlen.

17.4 Gesundheitserziehung als pflegerische Aufgabe

Sowohl in der NS-Krankenpflegeverordnung von 1938 als auch im ersten Krankenpflegegesetz der Bundesrepublik von 1957 waren die Gesundheitslehre sowie die persönliche und allgemeine Hygiene als notwendiger Inhalt der Ausbildung bereits gesetzlich verankert. In der NS-Krankenpflegeverordnung wurde aufgrund der ideologischen Kontrolle der Bevölkerung auch die „Volksgesundheit" mit der „gesundheitlichen Vor-, Für- und Nachsorge" als Pflichtinhalt der Ausbildung gesetzt. Krankenschwestern hatten im „Dritten Reich" die Aufgabe, der Bevölkerung die Pflicht zur Gesunderhaltung des Volkskörpers näherzubringen (vgl. Kap. 8). So waren sie beispielsweise in der Gemeindepflege auch dafür zuständig, die Bevölkerung bezüglich „Rassengesundheit" aufzuklären, aber auch Meldung zu geben, falls die „Erbgesundheit" einer Familie in Gefahr war. Gemeindepflege meint hierbei die häusliche Versorgung von Mitgliedern einer (oftmals ländlichen) Gemeinde durch Gemeindeschwestern, die in Gemeindestationen wohnten und regelmäßig Gemeindemitglieder besuchten.

Nähe zu den Patient*innen
Aufgrund der Nähe zu den Patient*innen wurde Pflegenden ein großer Einfluss auf dieselben zugeschrieben. Die Nähe wurde dabei nicht nur durch die intime pflegerische Arbeit an der Patientin bzw. am Patienten hergestellt, sondern häufig auch durch eine ähnliche soziale Herkunft aus einem nichtakademischen Milieu. Somit schienen Pflegende den Patient*innen näher zu sein als beispielsweise Ärzt*innen. Dieses Verhältnis wiederum erlaubte bessere Einblicke in die Situation von und einen leichteren Zugang zu Patient*innen und damit entsprechende Überzeugungsmöglichkeiten. Pflegende spielten und spielen also eine strategische Rolle in der erfolgreichen Erziehung zu gesundheitsbewusstem Verhalten. Als Beispiel wurde der Gemeindeschwester attestiert, dass sie nicht nur Einfluss auf Patient*innen, sondern auch auf Angehörige und die weitere Umgebung habe und durch ihr Netzwerk in der Gemeinde besser gesundheitsförderliche Maßnahmen und Informationen verteilen könne als andere Berufsgruppen.

In einem Artikel der *Agnes Karll-Schwester* – dem Publikationsorgan des Agnes Karll-Verbandes (vgl. Kap. 11) – von 1961 wird von einer

Krankenschwester beschrieben, dass sie gesundheitserzieherische Aufgaben hat und hierbei mit Ärzt*innen und der Krankenhausfürsorge zusammenarbeiten sollte – bzw. das Aufgabengebiet der Krankenhausfürsorge übernehmen sollte, wenn eine solche Stelle im Krankenhaus nicht vorhanden war. In der Ausbildungs- und Prüfungsordnung zum Krankenpflegegesetz von 1965 waren Gesundheitserziehung und Gesundheitsfürsorge in Kombination mit „Allgemeine[r] und persönliche[r] Hygiene" und „Grundzüge[n] der Mikrobiologie und Desinfektionslehre" als eigenständiges Lehrfach in einem Mindestumfang von 80 Stunden integriert.

Im Verlauf der 1970er-Jahre wurde, insbesondere initiiert von der WHO, der Fokus verstärkt von Krankheit auf Gesundheit gelenkt. Pflege sollte weniger auf medizinische Behandlung ausgerichtet sein, sondern mehr auf Gesunderhaltung und damit auf Gesundheitserziehung. Diese Konzepte sollten in den pflegerischen Verantwortungsbereich aufgenommen und die Rolle des Pflegeberufs in den Gesundheitswesen der europäischen Länder gestärkt werden. In Großbritannien wurden beispielsweise bei der Restrukturierung des Nationalen Gesundheitssystems (NHS) den Pflegefachkräften – zumindest theoretisch – wesentlich mehr Entscheidungsmöglichkeiten in der stationären Gesundheitsversorgung mit mehr administrativer Verantwortung zugestanden, als sie dies vorher hatten. Praktisch wurde die Umsetzung unter anderem durch den Machtanspruch der britischen Ärzteschaft gehemmt.

Diese Verschiebung von Krankheitsausrichtung zu Gesundheitsorientierung kann auch als Ausdruck gesellschaftlicher Umbrüche gewertet werden. So veränderten sich gesellschaftliche Strukturen und Dynamiken in den 1960er- und 1970er-Jahren von vorwiegend autoritären und paternalistischen hin zu eher individualistischen und liberalen Tendenzen. Das bedeutet, dass die Wünsche und Bedürfnisse des/der Einzelnen größere Bedeutung für die Menschen bekamen als die der Gesellschaft. Mitbestimmung, individuelle Gestaltungsmöglichkeiten und Entscheidungsfreiheiten wurden immer stärker in den verschiedenen Bereichen des Lebens eingefordert, zum Beispiel im Arbeitsleben, in der Bildung und in der Gesundheitsversorgung. Das Konzept von Empowerment entstand zu dieser Zeit im sozialen Sektor und zog innerhalb der nächsten 30 Jahre in den Gesundheitsbereich ein. Mit diesen gesellschaftlichen Umbrüchen veränderte sich auch die Perspektive auf die gesundheitliche Versorgung der Bevölkerung und individual-demokratische Konzepte der Gesundheitsförderung, -aufklärung und -bildung wurden dominanter.

Von diesen gesellschaftlichen Umbrüchen profitierte wiederum die Pflege: Aus dem Verständnis heraus, dass Pflege zu einem Assistenzberuf verkommen sei, sahen einige politisch und wissenschaftlich aktive Pflegefachpersonen die Chance, den Pflegeberuf aus der medizinischen Krankheitsorientierung der Ärzte heraus zu einem verstärkt gesundheitsorientierten Beruf zu entwickeln und so seine Position in der Gesundheitsversorgung zu verbessern. Der Blick auf Gesundheit und damit auf Gesundheitsinformation, -erziehung und später auch auf Gesundheitsbildung eröffnete also die Möglichkeit, sich einen von Ärzt*innen unabhängigen Kompetenzbereich zu erschließen. Die aktuelle Etablierung des Case Managements als pflegerisches Handlungsfeld ist als Weiterführung dieser Entwicklung zu verstehen.

Gesundheitsförderung
Die Konferenzen in Alma-Ata (1978) und in Ottawa (1986) waren internationale Zusammentreffen, um Ziele und Strategien für die Gesundheit der Weltbevölkerung zu diskutieren und festzulegen. In Alma-Ata wurde die Strategie "Gesundheit für alle im Jahr 2000" abgestimmt und in der Ottawa-Charta die WHO-Definition von Gesundheit aus dem Jahr 1946 um das Konzept der Gesundheitsförderung ergänzt. Die Alma-Ata-Deklaration enthielt die Verständigung darauf, dass ein soziales Hauptziel von Regierungen, internationalen Organisationen und der Weltgemeinschaft sein sollte, ein Gesundheits-

level aller Menschen bis zum Jahr 2000 zu erreichen, das ihnen erlaubt, ein sozial und ökonomisch produktives Leben zu führen.

Primäre Gesundheitsversorgung *(Primary Health Care)* wurde dabei als ein Schlüsselkonzept zum Erreichen dieses Zieles verstanden. Es meint eine niedrigschwellige Kontaktmöglichkeit der Bevölkerung mit Angehörigen von Gesundheitsfachberufen und eine außerklinische Versorgung nahe an der Lebenswelt der Menschen. Im anglophonen Sprachgebrauch wurde dieses Konzept im Rahmen der Alma-Ata-Deklaration wesentlich früher für Gesundheitsfachberufe eingeführt und findet sich in gemeindenahen Sozial- und Gesundheitsorganisationen wieder. Hierzu gehören beispielsweise die im Ausland bekannten Walk-in-Clinics wie Sexual Health Clinics, aber auch Organisationen, die Pflege-, Sozial- und Betreuungsservices verbinden.

In Deutschland wurde dieses Konzept der Gesundheitsförderung nur teilweise genutzt und es fällt bis heute vornehmlich in die Verantwortungssphäre der (Haus-) Ärzt*innen und der Krankenkassen. Mittlerweile gibt es aber auch hierzulande Ansätze, die primäre Gesundheitsversorgung als Erstkontakt mit Vertretern nichtärztlicher Gesundheitsfachberufe zu etablieren. Beispiele sind Gesundheitskioske, medizinische Versorgungszentren und Praxisverbünde.

Die pflegerischen Aufgaben in den 1970er- und 1980er-Jahren sollten neben der Gesundheitserziehung auch die Gesundheitsinformation und -aufklärung enthalten. Hierbei war man nicht nur darauf bedacht, Patient*innen im Sinne einer gesünderen Lebensführung aufzuklären und zu dieser anzuhalten. Pflegepersonal sollte auch selbst mit einer gesunden Lebensweise und einem entsprechenden Auftreten als Vorbild dienen und in Fortbildungskursen dazu geschult werden. In einem Artikel zur Psychohygiene und Gesundheitserziehung in der Zeitschrift *Krankenpflege* – Publikationsorgan des Deutschen Berufsverbandes für Krankenpflege – von 1982 wurde die Vorbildfunktion von Gesundheitspersonal mit den Beispielen herausgestellt, dass ein rauchender Arzt nicht glaubhaft zur Nikotinabstinenz, ein Pfleger mit Alkoholfahne nicht zur Alkoholabstinenz auffordern könne.

In der Ausbildungs- und Prüfungsverordnung zum Krankenpflegegesetz von 1985 waren die gesundheitsfördernden Inhalte in den Oberpunkt „Hygiene und medizinische Mikrobiologie" integriert. Dieser Bereich umfasste 120 Stunden und hatte unter anderem einen starken Fokus auf Gesundheit mit ihren Wechselwirkungen zu Lebensalter und Umwelt, gesunde Lebensweise, Sexualerziehung, Süchte, gesunde Ernährung und deren Umsetzung für unterschiedliche Personengruppen sowie Psychohygiene.

Bereits in diesem Jahrzehnt startete die Diskussion um die Bezeichnung „Krankenpflege" und die damit gesetzte Krankheitsorientierung der Pflege. Jedoch fand erst mit dem Krankenpflegegesetz vom 2003 die Gesundheitsperspektive Eingang mit den geänderten Berufsbezeichnungen „Gesundheits- und Krankenpfleger*in" bzw. „Gesundheits- und Kinderkrankenpfleger*in". In der dazugehörigen Ausbildungs- und Prüfungsverordnung wird die Gesundheitsförderung nicht mehr explizit, sondern geht entsprechend dem Lernfeldkonzept in den Begriffen zur Gesundheitsvorsorge, Beratung, Prävention und Rehabilitation auf. Insbesondere der Prävention wird eine stärkere Bedeutung beigemessen. In der Ausbildungs- und Prüfungsverordnung des Pflegeberufegesetzes von 2017 sind Gesundheitsförderung und Prävention im Rahmen der Pflegeprozesssteuerung als Thematiken gesetzt.

17.5 Fazit

Prävention in der Pflege mutet beim ersten Blick modern an, beim zweiten Blick wird jedoch schnell klar, dass präventive Aufgaben schon immer zum Bereich pflegerischer Tätigkeiten gehört haben. Bereits seit Jahrhunderten gehört die Sorge um die Verhinderung einer Verschlechterung des Gesundheitszustands von Patient*innen zu den originären Aufgaben der Pflege. Neu ist höchstens das Labeling als Prävention und die damit einhergehende Bedeutungssteigerung von Prävention. Inwieweit dies letztendlich wirklich zu einer grundlegenden Aufgabenverschiebung innerhalb der Pflege führen wird, bleibt noch abzuwarten.

Strukturell deutet zumindest auch das im Jahr 2016 in Kraft getretene Präventionsgesetz in diese Richtung. Es weist den Pflegekassen einen spezifischen Präventionsauftrag zu. Der „Leitfaden Prävention in stationären Pflegeeinrichtungen" des GKV-Spitzenverbandes legt Kriterien für die Leistungen der Pflegekassen zur Prävention fest und soll diese dabei unterstützen, entsprechende Angebote zu entwickeln und umzusetzen. Es soll den Pflegenden selbst bewusst gemacht werden, dass Prävention eine zentrale Aufgabe ihres Tätigkeitsspektrums ist. Dies lässt sich nun auch im neuen Pflegeberufegesetz und den dazugehörigen empfehlenden Rahmenlehrplänen wiederfinden. Hier wird das Case Management als pflegerisches Tätigkeitsfeld festgeschrieben und mit ihm innerhalb der Rehabilitation die Prävention als pflegerische Aufgabe verankert.

Auch die Förderung von Gesundheit kann eine längere Geschichte im Pflegeberuf aufweisen. Wurde sie noch bis in die zweite Hälfte des 20. Jahrhunderts im Rahmen von Volkshygiene, Psychohygiene und gesundheitlicher Volksbelehrung verstanden, veränderte sie sich mit dem Einbezug pädagogischer Konzepte zur Gesundheitserziehung, -information bzw. -aufklärung. Mit der Ottawa-Charta von 1986 wurde Gesundheitsförderung als Konzept verankert. Potenziale der weiteren Ausgestaltung des Pflegeberufs finden sich in der Übernahme des Konzeptes in den rechtlich geregelten Verantwortungsbereich der Pflege.

Quellen

Fritsche W, Meyer WF (1968) Gesundheitserziehung und Gemeindepflege. Die Agnes Karll-Schwester 22(1):3–6

Rupprecht P (1914) Die Krankenpflege im Frieden und im Kriege. Zum Gebrauch für Jedermann insbesondere für Pflegerinnen, Pfleger und Ärzte. 7., unveränderte Aufl. F. C. W. Vogel, Leipzig (Auszug S 36–47)

Salzwedel R (1904) Das Wundliegen. In: Salzwedel R (1904) Handbuch der Krankenpflege. Zum Gebrauch für die Krankenwartschule des Königlichen Charité-Krankenhauses sowie zum Selbstunterricht. 8. Aufl. August Hirschwald, Berlin (Auszug S 50–54)

Weiterführende Literatur

Hähner-Rombach S (Hrsg) (2015) Geschichte der Prävention. Akteure, Praktiken, Instrumente. Franz Steiner, Stuttgart

Kickbusch I, Hartung S (2014) Gesundheitsgesellschaft. Ein Plädoyer für eine gesundheitsförderliche Politik. 2. Aufl. Huber, Bern

Lengwiler M, Madarász J (Hrsg) (2010) Das präventive Selbst. Eine Kulturgeschichte moderner Gesundheitspolitik. Transcript, Bielefeld

Ruckstuhl B (2011) Gesundheitsförderung. Entwicklungsgeschichte einer neuen Public-Health-Perspektive. Juventa, Weinheim, München

Schmiedebach H-P (Hrsg) (2018) Medizin und öffentliche Gesundheit. Konzepte, Akteure, Perspektiven. De Gruyter, München

Stöckel S, Walter U (Hrsg) (2002) Prävention im 20. Jahrhundert. Historische Grundlagen und aktuelle Entwicklungen in Deutschland. Juventa, Weinheim, München

The manufacturer's authorised representative in the EU is Springer
Nature Customer Service Centre GmbH, Europaplatz 3, 69115 Heidelberg,
Germany. If you have any concerns regarding our products, please
contact ProductSafety@springernature.com

Printed and bound by CPI Group (UK) Ltd, Croydon, CR0 4YY
26/03/2026
02078935-0020